现代临床护理规范

▼

主编 焦文 许芳 王亚楠 张娥
张景莉 刘晓妮 杨丽丽

黑龙江科学技术出版社
HEILONGJIANG SCIENCE AND TECHNOLOGY PRESS

图书在版编目（CIP）数据

现代临床护理规范 / 焦文等主编. -- 哈尔滨：黑龙江科学技术出版社，2024.4

ISBN 978-7-5719-2362-4

Ⅰ．①现… Ⅱ．①焦… Ⅲ．①护理—技术操作规程 Ⅳ．①R472-65

中国国家版本馆CIP数据核字（2024）第068958号

现代临床护理规范

XIANDAI LINCHUANG HULI GUIFAN

主　　编　焦　文　许　芳　王亚楠　张　娥　张景莉　刘晓妮　杨丽丽
责任编辑　陈兆红
封面设计　宗　宁
出　　版　黑龙江科学技术出版社
　　　　　地址：哈尔滨市南岗区公安街70-2号　邮编：150007
　　　　　电话：（0451）53642106　传真：（0451）53642143
　　　　　网址：www.lkcbs.cn
发　　行　全国新华书店
印　　刷　黑龙江龙江传媒有限责任公司
开　　本　787 mm×1092 mm　1/16
印　　张　23
字　　数　579千字
版　　次　2024年4月第1版
印　　次　2024年4月第1次印刷
书　　号　ISBN 978-7-5719-2362-4
定　　价　238.00元

编委会

前言

FOREWORD

护理与人类健康密切相关，其任务是促进健康、预防疾病、恢复健康、减轻痛苦。在现代社会中，护理作为医疗工作中的重要组成部分，其角色和地位举足轻重。不论是在医院抢救患者的生命，有效地执行治疗计划，进行专业的生活照顾、人文关怀和心理支持，还是在社区、家庭中对有健康需求的人群进行保健指导，预防疾病，护理都发挥着越来越重要的作用。

临床护理实训是整个护理工作中的重中之重，是训练和引导护理人员运用护理理论去解决各种临床护理问题，提高独立工作能力的重要阶段。医学的快速发展、医改的不断深化，以及人民群众多样化、多层次的健康服务需求，都对护理人员的服务能力和临床护理实践提出更高的要求。为了适应临床护理工作的需要，普及护理学新进展，编者精心编写了《现代临床护理规范》一书。

本书在编写过程中，充分吸取和借鉴国内外最新护理技术操作标准，将现代护理的基本理论和基本技能相结合，注重培养护理人员分析问题和解决问题的能力，提升护理人员实践动手能力和综合运用能力。内容主要讲解了临床各科室常见疾病的护理，针对书中涉及的各种疾病，未对其病理生理、发病机制、病因等知识进行赘述，而详细阐述了疾病的护理评估、护理诊断、护理措施与护理评价。全书逻辑清晰、结构合理、重点突出、易于理解，注重科学性和实用性的统一，力求让护理人员在工作中可以通过查阅本书解决实际问题。

由于时间仓促，编者编写经验有限，疏漏之处在所难免。为了进一步提高本书的质量，诚恳地希望各位读者不吝赐教，以便共同进步。

《现代临床护理规范》编委会

2023 年 12 月

目录

CONTENTS

第一章　护理学绪论

第一节　医学模式的转变

一、医学模式的概念

医学模式是人们对医学(同人的健康有关的科学)的总的看法和观点,是指用什么观点和方法来研究和处理健康和疾病问题,是人们宇宙观、世界观在医学领域的应用和反映。医学模式说明了医学科学的指导思想、理论框架,决定着人们对生命、生理、病理、预防、治疗等问题的基本观点,指导人们的医学实践活动。医学模式也可称为"医学观"。

医学模式不是人们主观臆定的,也不是少数学者头脑中的产物,而是人们在防病治病的实践中逐渐形成而由学者们提炼、概括出来的。因此,医学模式对医学的实际状况起着形象化、符号化和理想化的认识功能,是通过理想的形式近似地反映客观事物及其内在联系的一种形式。医学模式是客观医学状况的反映,具有客观性这一特征。

既然医学模式是医学状况的客观反映,医学模式的形成和转变自然离不开医学科学的发展。随着人们对自然界和人类自身的了解和认识的不断加深,医学模式也会发生相应的转变。因此,医学模式是人们在一定的历史条件下对疾病和健康各种具体认识的抽象和概括,具有历史性和时代性的特征。一定历史条件下形成的医学模式,标志着人们对疾病、健康认识的水平和发展阶段,反映人们对自身认识的进程。从这个意义上讲,医学模式从来都不是固定不变的,医学模式的更替,是人们对生命、健康、疾病认识不断前进的必然结果。

医务工作者在从事医疗护理实践中,常常自觉不自觉地遵循一定的医学模式,这是一种认识和处理健康与疾病问题的思维习惯。这种习惯一方面是从老师那里学来的,另一方面也是由个人在医疗护理实践中体会产生的,久而久之,便成了一种相对固定的模式。如果医务工作者不了解医学模式的特点,不愿意随着医学模式的发展和转变来改变自己的思维习惯是很不明智的。

研究医学模式可以帮助医疗卫生人员更好地把握医学的时代特征,从整体上认识医学发展的来龙去脉,了解和预见医学的未来,促进医学理论体系的发展和建设。特别是对于正在形成和发展的护理专业来说,研究医学模式,有助于确定更为理想的护理工作模式,完善和发展护理理论,把握时代对护理工作的要求。

二、整体医学模式

西方著名的"医学之父"希波克拉底的主要观点包括以下几项。

(1)唯物主义辩证观点:虽然当时医学主要由宗教控制,但希波克拉底已经提出某些不同的看法。他有朴素的整体观。他反对轻视或依赖理论,认为应该"把哲学运用于医学,把医学运用于哲学。"

(2)四体液学说:他认为生物体的生命决定于4种体液,即血、黏液(痰)、黄胆和黑胆,4种性质:热、冷、干、湿的各种不同配合是这4种体液的基础。每种体液又与生物体的一定型的"气质"相适应。

(3)医师必须精通医术和技术操作:注重观察实际,重视患者及其外在环境和生活条件。

(4)医师必须了解当地的气候、土壤、水及居民的生活方式,并对该城市中的生活条件进行研究后,才能做好人群的预防工作。

(5)强调医师的品行和道德。在大致相同的历史时期,希波克拉底和《黄帝内经》的学者们在世界的东西方,不约而同地借助古代朴素的唯物论和辩证法,对各自的医学理论和实践经验,从整体角度上进行了总结和阐发,形成了大致相同的以整体观点为特点的医学模式。

三、生物医学模式

近代医学时期,占据绝对统治地位的医学模式就是生物医学模式。生物医学渗透到医学的各个角落,支配着医学实践的一切活动。基础医学、临床医学、预防医学、护理学、药物学等都遵循着生物医学模式进行学术研究、医疗护理实践和预防保健工作。

(一)生物医学模式的产生和特点

很早以前,无论是古典的中国医学和希腊医学,都缺乏实证基础。后来,英国的哈维(Harvey)建立了血液循环学说,揭开了近代医学的序幕。在其后的两百多年中,随着社会的进步和科学的发展,人们逐渐认识到生物因素和疾病的关系,特别是细菌学(包括后来形成的微生物学)、病理解剖学等学科的发展,加深了对疾病的理解和认识,使医学从神学转到生物科学的基础上来,从唯心主义转到了唯物主义的基础上来,逐渐形成了以生物科学来解释健康和疾病这一模式,也称为"生物医学模式"。可以说,生物医学模式的出现是医学发展过程中的必然阶段,也是人们对自然界和人类自身认识不断加深的结果。生物医学模式的产生,极大地促进了医学科学的发展,为人类的健康和疾病的预防作出了巨大的贡献。

(二)生物医学模式的基本特征

(1)生物医学模式的基础是生物学。目前生物学已经从细胞生物学发展到了分子生物学的阶段,也就是说从分子水平来研究疾病的变化和发展。

(2)生物医学模式认为人体的各种不适、疼痛等一切疾病都可以从躯体上找到相应的变化的依据。这种模式认为任何疾病都可以用偏离正常的、可测量的生物学(躯体)变量来说明,并根据躯体(生物、生理)过程的紊乱来解释行为的障碍。因此,生物医学模式认为生理正常,找不到生物学上异常的根据的疾病是不存在的。

(3)生物医学模式认为社会和心理因素对于人体的健康是无关紧要的,把身与心视为互不相干的各自独立的部分。

(4)生物医学模式的方法论基础是还原论。认为一切疾病都可以还原为人体生物学的变量,而人体的生理、生化过程也可以还原为物理的与化学的客观过程。单纯用物理、化学改变来说明人体的疾病。

(三)生物医学模式的局限性

尽管生物医学模式对于医学的发展和人类的健康有过不可磨灭的巨大贡献,并且仍将继续做出贡献,但它不可避免地具有一定的局限性。

任何一种医学模式都是人们在一定历史条件下对疾病和健康的总的认识,这种认识会随着社会的进步、科学的发展而不断变化加深。在医学科学发展到今天这个时期,生物医学模式已不能适应人们对健康和疾病认识的新的要求。生物医学模式的局限性也日益被人们发现和认识。

(1)生物医学模式排除了社会和心理因素对健康和疾病的影响。单纯强调生物致病因素和药物、手术治疗的作用,无法解释相同疾病和治疗手段会产生不同效果这一现象。

(2)生物医学模式强调疾病的生物学异常变量,否认有找不到异常变量的疾病存在。用这种模式无法诊断、治疗、护理和预防各种精神病、心因性和功能性疾病。而在现代化工业发达的社会中,这一类患者正在逐渐增多,生物医学模式则无法适应这一要求。

(3)由于生物医学模式常采用分解还原的方法研究机体的功能和疾病的变化,把自然界的事物和过程孤立起来,用静止不变的观点考察人体,把人体看成一架精密的"机器",或是各个器官的组合。这种形而上学的认识方式,妨碍了对实际过程众多因素综合变化的全面认识,忽略了内因和外因相互作用的重要因素,不能辩证地看待内因和外因、局部和整体、平衡和运动等。

(4)生物医学模式只从生物学的角度和还原方法分析和研究人,忽视人有社会属性这一重要事实,对人的心理、精神、社会等因素不太关心,这就导致了医患、护患关系的疏远,关心患者、了解患者、尊重患者权利等伦理观念也淡漠了。

由于存在以上种种局限性,迫使人类在谋求自身健康的努力中,寻求更为理想和科学的医学模式。

四、生物-心理-社会医学模式

(一)产生的背景与条件

关于心理、社会因素对健康和疾病的影响,古代的东西方医学都曾有过广泛的讨论,特别是传统的中医学,一直认为人是一个整体,十分重视人的心理、情绪以及周围环境(包括自然的和社会的)对健康的影响。而西方医学是从神学统治下解放出来并开始走上实验的现代医学发展道路的,它忽略和排除了心理、社会因素。

近几十年来,精神病学和心理学有了迅速的发展,人们越来越感到,人类的健康和疾病摆脱不开心理和社会因素的影响。美国罗切斯特大学医学院精神病学学者恩格尔(G.I.Engel)首次提出了"生物-心理-社会模型",即生物-心理-社会医学模式。

生物-心理-社会医学模式的形成背景和主要条件如下。

(1)生物-心理-社会医学模式是在生物医学得到充分发展的条件下出现的。

(2)医学心理学、社会医学的成就为新的医学模式形成准备了重要条件。许多精神病学家和心理学家都就健康与疾病、社会关系、疾病与心理等方面做了大量研究,使得生物单一因素致病的观点难以坚持下去。

(3)系统论的诞生为新模式提供了方法论的基础。系统论认为人是一个开放系统,人体同环境(自然的和社会的)、人体各系统之间都存在信息、物质和能量的交换,是相互作用和相互影响的。恩格尔特别强调系统论在新模式中的重要作用。

生物-心理-社会医学模式的产生,为人们提供了认识健康和疾病的新的角度和新的观念。恩格尔特别指出,生物-心理-社会医学模式不是对生物医学模式的全盘否定,而是一种扩展和补充,是把"这种框架推广到包括以前被忽视的领域"。也就是说在研究健康和疾病时,除了考虑生物因素之外,还要同时注意心理与社会的因素。

生物-心理-社会医学模式是人类对疾病和健康认识的重大进步和飞跃,是医学科学发展的新的里程碑。有人认为:"新的医学模式的产生不是偶然的,而是在心身医学、临床心理学、行为医学、社会科学等有关边缘学科基础上建立起来的。"

(二)生物-心理-社会医学模式的特点

(1)生物-心理-社会医学模式的基本出发点是把研究对象和服务对象看作既是生物学的人,又是社会的人,强调人是一个整体。因此,认为人的心理、社会因素会影响人的健康。生物-心理-社会医学模式强调要研究疾病不能离开整体的有主观意识的患者,不能不研究患者。

(2)生物-心理-社会医学模式对健康与疾病持有特殊的观点,即把生物因素、社会因素、心理因素综合起来考虑,以确认一个人是否健康。世界卫生组织对健康的定义,表达了生物-心理-社会医学模式对健康的认识。

(3)在诊断思想上,生物-心理-社会医学模式不是单纯依据生物学变量,而是要求用科学上合理的方法既做必要的理化或某些特殊检查,又要研究患者的行为、心理和社会情况。

(4)在治疗观上,新的模式重视患者的主观能动作用,特别是在护理工作上,重视患者的社会心理因素的调整,促使患者康复。

(5)在方法论上,生物-心理-社会医学模式是以系统论为基础的,重视各系统之间、各系统内部的相互作用和影响,重视局部和整体、内因和外因、静止和运动等的统一和协调,使医学科学更加符合辩证唯物主义。

(6)生物-心理-社会医学模式重视医护人员同患者的关系,尊重患者的权利,尊重文化传统、价值观念等影响其健康的因素,关心患者的心理、社会状态,不再认为患者仅是"各个组织器官的组合体"。从这个角度出发,新模式更重视护理工作的重要意义以及护士在调动患者内因促进机体康复方面所发挥的重要作用。

(王亚楠)

第二节 护理学新概念

一、基本概念的转变

护理学是医学的重要组成部分,医学模式直接影响着护理学的指导思想、工作性质、任务以及学科发展的方向。生物-心理-社会医学模式的出现,毫无疑问地对护理专业(从理论和实践各个方面)产生了巨大的影响,其中首先表现在一些基本概念的转变上。

(一)关于人的概念

新的医学模式对人的认识直接影响了现代护理学中有关人的概念。由于护理学研究和服务的对象是人,对人的认识是护理理论和实践等的核心和基础,它影响了整个护理概念的发展,并决定了护理工作的任务和性质。许多护理理论家都对人有过不同的论述,概括起来,有以下一些共同点。

1.人是有生物和社会双重属性的一个整体

人是有生物和社会双重属性的一个整体,而不是各个器官单纯的集合体。人这个整体包含了生理、心理、精神、社会等各个方面。任何一个方面的疾病、不适和功能障碍都会对整体造成影响。生理的疾病会影响人的功能和情绪,心理的压力和精神抑郁又会导致或加重生理的不适而致病。从这个概念出发,就没有单纯的疾病护理,而是对患病的人的护理。

2.人是一个开放的系统

人既受环境的影响又可以影响环境——适应环境和改造环境。人作为自然系统中的一个次系统,是一个开放系统,与周围环境不断地进行着物质、信息和能量的交换。人的基本目标是保持机体的平衡,包括机体内部各次系统间以及机体与环境间(自然环境和社会环境)的平衡。人必须不断调节自身的内环境,以适应外环境的变化,应对应激,避免受伤。强调人是一个整体的开放的系统,是要让护士重视调节服务对象的机体内环境,使之适应周围环境,同时也要创造一个良好的外环境,以利于人的健康。

3.人对自身的健康负有重要的责任

生物-心理-社会医学模式强调人是一个整体,强调人的心理、社会状态对人的健康的影响。因此,人不是被动地等待治疗和护理,而对自身的良好的健康状态有所追求,并有责任维持健康和促进健康,在患病后努力恢复健康。充分调动人的这一内在的主观能动性,对预防疾病促进康复是十分重要的。这个概念对护理工作提出了新的要求,患者不仅仅需要照顾,更需要指导和教育,以便最大限度地进行自我护理。

(二)关于健康的概念

世界卫生组织(WHO)关于健康的概念,指出:"所谓健康就是在身体上,精神上,社会适应上完全处于良好的状态,而不是单纯地指疾病或病弱。"也就是说,它不仅涉及人的心理,而且涉及社会道德方面的问题,生理健康、心理健康、道德健康三方面构成健康的整体概念。这标志着以健康和疾病为研究中心的医学科学进入了一个崭新的发展时期。对健康的概念一直是医学模式的焦点。在新的医学模式下,护理学对健康的概念主要包含以下一些基本思想。

(1)健康是动态的过程,没有绝对静止的健康状态。健康和疾病也没有绝对的分界线,而是一个连续的过程。护理工作要参与健康全过程的护理,包括从维持健康的最佳状态直到让患病的濒死的人平静、安宁地死去。

(2)健康是指个人机体内各个系统内部、系统之间以及机体和外部环境之间的和谐与平衡。最良好的平衡与和谐就是最佳的健康状态。包括所有生理、心理、精神、社会方面的平衡与协调。

(3)健康是有不同水平的。没有绝对的唯一的"健康"标准。对某些没有生理疾病的人,但心情抑郁、精神不振、对周围的事情麻木不仁,可认为是不健康的。而某些已经患了较严重的生理疾病的人,心胸开朗、精神乐观,在其可能范围内最大限度地发挥机体的潜能,可以认为在这种情况下,这些患者是比较健康的。

(4)健康的概念是受社会和文化观念影响的。不同的人会对自己的健康有不同定义。观念转变会影响人对健康的理解。护理工作可以通过宣传教育,改变人们对健康的理解。

(三)关于环境的概念

生物-心理-社会医学模式重视人与环境的相互影响。不仅是自然环境,同样包括社会环境。现代护理学对环境有以下认识。

1.人与环境紧密联系

人的环境分为内环境——人的生理、心理活动,外环境——自然环境和社会环境。自然环境包括人生存的自然空间、水、空气、食物等。社会环境则是指经济条件、劳动条件、卫生和居住条件、生活方式、人际关系、社会安全、健康保健条件等。

2.环境影响人的健康

良好的环境可以促进人的健康,而不良的环境则可能对人的健康造成危害。护理人员有责任帮助自己的服务对象正确认识个体所处的环境,并且尽可能地利用良好的环境,改造不良环境,以利健康。

3.人体应与环境协调和统一

环境是动态的、变化的,人体必须不断地调整机体内环境,使其适应周围环境的变化。如果人体不能很好地与环境相适应和协调,机体的功能就会发生紊乱,以致引起疾病。

4.环境是可以被人改造的

新模式认为人与环境这一对矛盾中,人不完全是被动的。人可以通过自身的力量来创造和改变某一环境。护士的任务则是为患者创造一个有利于康复的环境。

(四)关于护理的概念

对护理的定义,反映了一个人、一个团体和一个社会对护理的认识。这种认识随着医学模式的转变以及社会所赋予护理的任务而不断变化。自从南丁格尔创立护理工作以来,世界范围内有各种各样有关护理的定义,从不同的方面阐述了对护理及护理学的认识。现代护理学对护理的概念大致包含以下内容。

(1)护理是一个帮助人,为人的健康服务的专业。护理的任务是促进健康,预防疾病,帮助患者康复,协助濒死的人平静地、安宁地死去。这些都是在满足人们不同的健康需求。

(2)护理的服务对象是整体的人,包括已经患病的和尚未患病的人。因此,护理工作不仅仅限于医院。

(3)护理学是一门综合自然科学和社会科学知识的科学,是一门独立的应用性学科。护理工作研究和服务的对象是具有自然和社会双重属性的人,不仅要有自然科学(如数学、物理、化学、生物医学等)方面的知识,也要了解社会科学(如心理学、美学、伦理学、行为学、宗教信仰等)方面的知识,才能很好地了解自己的服务对象并为其提供恰当的、优质的服务。

(4)护理既是一门科学,又是一门艺术。护理的科学性表现在护理工作是以科学为指导的。如各种护理操作,消毒无菌的概念。药物的浓度、剂量和使用方法、各种疾病的处理原则等都必须严格遵循客观规律,不可以有丝毫的"创造"和盲干,这是人命关天的大事。而护理又是一门艺术,它不仅表现在护士优雅的举止、整洁的仪表和轻盈的动作能给人以舒适的美感,更主要的是表现在每个患者的情况是千差万别的,护士必须综合地、创造性地应用所掌握的知识,针对每个患者的具体情况提供不同的护理,特别是对不同年龄、不同文化背景、不同心理状态的人,使他们都恢复到各自的最佳状态,这本身就是一项非常精美的艺术。

(5)护理学是一门正在逐渐完善和发展的专业。现代护理学的发展,产生了护理学独特的理论,并且综合和借鉴了相关专业的知识和理论,正在形成护理学独立的知识体系和研究方向。护理学的研究重点和工作重心已经同传统模式下的护理有了很大的不同,但是作为一门专业,目前还不十分完善。护理学的不断发展,将有助于整个医疗保健事业的发展。我们相信,在新的模式下,护理学将会有更快的发展。

二、护理工作内容和护士角色的扩展

医学模式的转变带来了护理模式、护理工作内容以及护士角色的重大的变化,同以往相比,护理工作内容和护士角色都较传统模式下有了相当大的扩展。

(一)护理模式的变化

在生物医学模式下,是以疾病为中心的护理模式。协助医师诊断和治疗疾病、执行医嘱是护理工作的主要内容。无论护理教育还是临床护理,强调的都只是对不同疾病的护理。在这种模式下,护理没有自己的理论体系,医疗的理论基本就是护理的理论。在护理教育上,教材基本上是医疗专业的压缩本,教师多数是临床医师。在以疾病为中心的模式下,护理工作强调的是疾病的护理常规,而不太考虑作为患病的人是什么样的人。护理操作技术是护士独特的本领。因此,在这一模式下,护理仅是一门技术,而不可能成为专业。护理工作也只能是医疗工作的附属,而没有自己独特的研究领域。

生物-心理-社会医学模式的出现,使护理模式由以疾病为中心转向以整体的人的健康为中心,强调了疾病是发生在人体上的。由于对人、健康、环境、护理等概念的转变,提出了整体护理的思想。

整体护理的思想包括以下几项。

(1)疾病与患者是一个整体。

(2)生物学的人和心理、社会学的人是一个整体。

(3)患者和社会是一个整体。

(4)患者和生物圈是一个整体。

(5)患者从入院到出院是一个连贯的整体。

这一新的模式的形成,改变了护士的工作重点和工作内容,也改变了护理教育的课程设置结构及护理管理的重点。除了完成医嘱指定任务之外,护理注重人的心理、社会状态,注重调动患者的内因来战胜疾病。

生物-心理-社会医学模式不仅改变了护理以疾病为中心的模式,建立了以患者为中心的模式。还促使护理模式向更新的阶段——以人的健康为中心的模式发展。在这种模式下,护士的服务对象不仅仅是已经患病的人(不论是住在医院的还是回到家中的),而是所有的人,包括尚未患病的人。世界上一些发达国家的护理工作正由医院内扩展到社区,我国的护理工作正在朝着这个方向努力前进。

(二)护理工作内容的变化

在旧的模式下,护士工作的重点是执行医嘱、协助医师诊治疾病和进行各项技术操作,帮助患者料理生活和促进其康复。护理工作的主要场所是诊所和医院。

在新的模式下,护士的工作除了执行医嘱、协助医师诊治疾病以外,扩大了对患者心理、社会状况的了解,进行心理和精神的护理;健康宣教和指导,使患者尽快恢复健康,减少并发症,最大限度地发挥机体的潜能;教育人们改变不良的生活习惯,主动调节个人的情绪等来预防疾病;及时针对患者的情况与医师和家属进行沟通等。

护士工作任务的扩大还导致了护士工作场所的扩大。由于对健康和疾病是连续和动态过程的理解,对环境的重视,使护理工作从医院扩展到社区,从对患急性疾病的人的护理扩大到对患慢性病和老年患者的护理,从对患者的护理扩大到对尚未患病者的护理;从对个体的护理扩大到对群体的护理。这些任务的扩展为护理工作提供了更为广阔的天地和研究领域,也使护理工作在医疗卫生保健队伍中发挥越来越大的作用。

(三)护士角色的变化

由于护理模式和护理工作任务的变化,护士的角色也由原来传统模式中单纯是照顾者扩大到多重角色。在现代护理学中,护理工作要求护士除了是照顾者(照顾生病的人)之外,还是教育指导者(对患病的人和尚未患病的人)、沟通交流者(医师和患者之间、患者和家属之间、患者和社区保健机构之间、其他辅助人员和患者之间)、组织管理者(病房、诊断、社区)和研究者。

三、现代护理学的研究范围

护理工作任务和功能的转变,向护理学的研究范围提出了新的要求。就致力于人类健康这一总目标来说,护理学作为医学科学的组成部分,仍然是始终如一的。多年来,护理学在各种疾病的护理和常规护理方面积累了相当丰富的经验,形成了较为完整的内容体系。但在生物-心理-社会医学模式下,护理内容和任务日益扩展。把护理学的研究范围仅限于疾病护理(虽然目前我国在这方面的研究仍不够),显然是不能满足科学发展要求的。为适应新的情况,现代护理学的研究范围应包括以下方面。

(1)各种疾病的护理技术和要求:探索新技术应用对护理所提出的新课题,如现代社会常见疾病:心理精神方面疾病、免疫及器官移植、老年病、慢性病、长期依赖药物或某些人工装置存活(如心脏起搏器、瓣膜置换)等患者的护理中的问题。

(2)精神和心理的护理:如患者心理变化的规律、心理平衡的训练与建立,患者心理状态同疾病愈后的关系,护士(医师)行为对患者心理环境的影响,特殊心理护理措施与方法等方面的研究。

(3)社会护理:如社会环境对健康的影响;社会保健体系的构成和建立;家庭护理的体制;健康人成为患者(角色改变后)使社会关系发生变化;建立公众健康指导对预防疾病或慢性患者康复的作用等。

(4)护理管理中的科学化、知识化以及与其他专业人员的协调配合等问题的研究。

(5)人们的健康概念,寻求健康的行为和方式以及在此过程中可能存在的问题。

(6)护理教育方面知识结构、能力要求,在职人员教育等方面问题。

(7)健康宣教方面的问题:对不同年龄、不同健康状态(智力和精神)的人的教育策略和手段等方面的研究。

(8)高科技发展对护理的要求:如器官移植、影像技术和遗传技术的应用、航天等环境中有关人的健康的护理问题等。

由于医学科学以及心理学、行为科学、社会学的巨大进步,特别是医学模式的转变,为各种护理行为提供了理论支持。护理学发展到今天,已经或正在形成护理学本身的学说和观点。护理学已经发展成为既包括护理理论又包括实现这些理论的各种手段(技术)的一门科学。护理学已经逐渐形成一门独立的专业。虽然作为一门科学和专业,特别是在我国,还需要进一步丰富、完善、补充和发展。护理学所面临的研究课题虽然很多,但是树立护理是一门科学、一个专业,而不仅是一个职业这一观点,必将有利于推动我国护理学的发展,有利于提高护理工作的社会地位,有利于人民的健康保障。

(许 芳)

第三节 护理工作模式

护理工作的完成实际上是由一定数量的护理人员组成的工作团队,利用所提供的物质资源按照一定的分配原则和工作程序实现的。其中合理的工作分配和组织原则是影响护理质量的重要因素之一。即使护理人员具有很高的业务水平以及足够的人员配备,若工作分配不合理,势必影响工作的协调性,最终影响护理质量,甚至影响护理人员的成就感而失去对工作的兴趣。护理工作模式是一种为了满足护理对象的护理要求,提高护理工作质量和效率,根据护理人员的工作能力和数量,设计出来的不同结构的工作分配方式。在不同的历史时期,不同的社会文化背景,受不同护理理念的影响以及工作环境、工作条件等的限制,相继出现了各种不同的护理工作模式。

一、个案护理

个案护理是指患者所需的护理完全由一位护理人员完成。此种工作模式适用于需特殊护理的患者,如大手术后、监护病房的患者等,一般由经验较为丰富的高年资护理人员承担,每个人专门护理1~2个患者,当班时负责患者的全部护理工作。

事实上,个案护理是一种最早出现的护理工作模式。最初,由于医院还无法提供必要的医疗服务,护理人员多以特别护士的身份在家庭中照顾患者,分两班制,一星期工作6~7天,只照顾一位患者。后来随着患者主要住在医院,护理人员也回到医院。

(一)个案护理的优点
(1)能够对患者实施细致、全面的观察和护理,满足其各种不同的护理需求。

(2)有助于护患之间的沟通和良好护患关系的建立。

(3)护理人员的职责和任务明确,有助于增强护理人员的责任心。

(二)个案护理的缺点
(1)要求护理人员具有一定的临床工作经验和较高的专业知识和专业技能。

(2)所需人力较大,效率又低,因而人事费用较高。

(3)若患者住院期间每天由不同的护理人员进行护理,患者则无法获得连续性和整体性的护理,同时由于每位患者的护理是由病房的所有护理人员轮流完成的,没有人对患者的护理真正负责和进行协调,给患者提供什么样的护理完全在于护理人员本身的教育及理念,因而不同班次及每天所提供的护理差异很大,缺乏连贯性,势必使护理质量受到影响。

二、功能制护理

到了20世纪50年代,由于经济的大力发展,人们对疾病的治疗和护理的要求也发生了很大的改变,造成医院数量的不断增长和护理人员的严重不足。为了弥补这一矛盾,提高工作效率,护理专业将工业管理的研究成果,如流水线生产、动作与时间的关系以及人员的综合利用,应用于护理管理,将护理服务划分为不同的工作种类,如打针、发药、大量静脉注射、治疗、换药及推送患者等。根据个人的能力及所受训练的不同,每个人负责不同的工作。这就形成了所谓的功能制护理(图 1-1)。

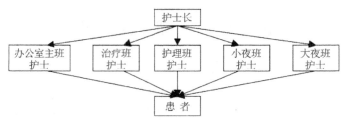

图 1-1　功能制护理

功能制护理所引用的是现代工业流水作业法,就是按工作内容分配护理人员,每组 1~2 个人承担特定的护理工作,如处理医嘱、生活护理、给药、治疗等。由于每个人负责全病房所有患者的少数几项护理工作,重复性高,可以熟能生巧,提高工作效率,节约人力资源,因此,适用于人力严重短缺或为降低人事成本的护理工作。

(一)功能制护理的优点

提高工作效率、节约人力、降低人力成本是功能制护理的突出特点。

(二)功能制护理的缺点

(1)由于每个护理人员只负责几项特定的工作,整个患者的护理工作被分成许多片断,护理人员对患者的病情及护理需求缺乏整体的概念。

(2)由于没有人对患者的护理需求进行整体的分析和考虑,每个护理人员忙于各自所负责的工作任务,对患者的护理缺乏主动性,往往表现为机械地完成医嘱,而患者的心理、社会方面的需要往往被忽视。

(3)护理人员每天都是重复的技术性工作,不能发挥其主动性和创造性,容易产生疲劳和厌倦情绪。

总之,功能制护理工作模式是特定历史时期、特定条件下的必然产物。然而,随着护理的发展,护理理念的改变,尤其是整体护理理念的提出,功能制护理所存在的弊端愈加突出。

三、小组制护理

随着护理人员的不断增加,人们开始思考如何克服功能制护理的弊端,充分发挥护理人员的能力,调动护理人员的积极性,提高护理服务的质量,提出了小组制护理的工作模式。理由是小组形式下各成员分工合作,可激发各成员的积极性、主动性和创造性,能更好地完成护理任务,实现护理目标。

小组制护理是将护理人员分成小组,每组由一位有经验的护理人员任组长,领导小组成员为一组患者提供护理。小组成员间分工合作,通过相互沟通,共同分析患者的需要,共同制订和实施护理计划,可充分发挥集体的力量,更好地完成护理任务。

(一)小组制护理的优点

(1)患者能得到连续性的、有计划的护理,有助于整体护理的实施。

（2）小组成员间通过共同合作,可集思广益,有助于护理质量的提高。

（3）小组成员由不同级别的护理人员组成,可充分发挥不同成员的水平和能力,通过共同参与、互相学习,有利于成员的业务水平和共同协作能力的提高。

（4）小组拥有较大的自主权,可激发小组成员的积极性和创造性,可产生较强的成就感。

（二）小组制护理的缺点

（1）对组长的业务水平、组织和领导能力要求较高。由于小组制护理模式下,护理的责任到组,而非责任到人,若小组缺乏凝聚力和共识,则会影响到小组成员的责任感,从而影响护理服务的质量。

（2）若人员配置不足或不合理,使小组成员没有时间和精力进行充分的沟通和有效的协作,则难以发挥小组护理的优势。

四、责任制护理

随着专业护理人员的增加,受教育层次的不断提高,以及"以患者为中心"的整体护理理念的提出等,护理人员希望能更多地接触患者,为患者提供直接的护理。正是在这种背景下,美国明尼苏达大学医院,在 Marie Manthey 的指导下提出了全责护理的概念。圣路克医学中心等在相关研究的基础上提出了责任制护理工作模式。该模式的主要目的是使护理人员能够有更多的时间和精力直接接触和照顾患者,使患者的护理具有连续性和整体性。

责任制护理是受生物-心理-社会医学模式的影响,在整体护理理念的指导下所产生的一种临床护理工作制度。责任制护理是由具有一定临床经验的护理人员作为责任护士,每个患者从入院到出院都有责任护士负责,要求责任护士对其所负责的患者做到 8 小时在班,24 小时负责。责任护士不在班时,其他护士按护理计划和责任护士的护嘱为患者实施护理。根据责任护士的能力和水平的不同,一般负责 3～6 位患者。这种工作模式与每个患者都有自己的主管医师的形式类似。责任制护理强调以患者为中心,以护理程序为手段,对患者的身心实施全面的、有计划的整体护理。

（一）责任制护理的优点

（1）有助于"以患者为中心"的整体护理理念的贯彻和实施。

（2）保证了患者护理的连续性。

（3）患者的护理责任到人,能激发责任护士的积极性、主动性和创造性,提高对工作的兴趣和满意度。

（4）能够更直接有效地满足患者的各种需要,增加了患者对护理的满意度。

（二）责任制护理的缺点

（1）对责任护士的专业知识和能力要求较高。

（2）对人力的需要量较大,增加了人力资源成本。

责任制护理可以说是一种较为理想的护理工作模式,但由于对护理人员的水平要求较高,加之需要有足够的人员配置等,目前尚难以广泛推广实施。

五、综合性护理

综合性护理是近年来发展的一种护理工作模式,它是将责任制护理和小组制护理结合起来,由一组护理人员为一组患者提供整体护理。护理小组由组长和助理护士组成,其中的组长相当于责任护士,助理护士主要执行患者日常的生活护理等。而护士长则扮演咨询者、协调者和激励者的角色。

综合性护理是在护理人员的水平及人员配置难以满足责任制护理需要的情况下的一种变通形式。

(一)综合性护理的优点

(1)以患者为中心,以整体护理理念为指导,以护理程序为基础,将护理工作的各个环节系统化,既提高了工作效率,又能满足整体护理的需要。

(2)护理人员与患者之间有较多的沟通交流机会,增进了双方的理解,既增强了护理人员的责任感和同情心,又提高了患者的满意度。

(二)综合性护理的缺点

(1)亦需要较多的护理人员。

(2)由于护理人员只固定于一单元中,当患者床位由一个单元转到另一单元时,就必须换由另一小组负责,此时必然影响到患者护理的连续性。

以上对不同的护理工作模式进行了简单的介绍,患者们可以在今后的学习和实践过程中逐渐明晰。从上述的介绍中不难看出,每一种护理工作模式的发展都有其历史背景和意义,各有优缺点。目前,由于不同地区的发展水平不同,不同情景下的具体情况和需要不同等,上述这些工作模式在临床中都有存在。我们应在了解不同模式的具体要求和特点的基础上,结合我国的国情、护理专业发展状况、本单位护理服务的宗旨、护理人员编制和人员素质以及患者的需要等选择适宜的工作模式,只有这样,才能充分发挥护理工作模式的优点,尽量避免其缺点,达到充分发挥护理人员的能力和水平,满足患者的护理需求,提高护理工作质量。

(焦　文)

第四节　护患沟通

护患沟通从狭义来讲是指护士与患者的沟通,从广义来讲是指护理人员与患者、患者家属亲友等的沟通。护患关系是一种帮助性的人际关系,良好的护患关系可帮助患者获得或维持理想的健康状态。而良好的护患沟通,则是建立和发展护患关系的基础,它贯穿于护理工作的每个步骤中,良好的护患沟通有助于加强护患之间的配合,增强患者对护理工作的满意度。在护患沟通中,抱怨沟通占据着主导地位。本节将重点介绍护理人员沟通技能的培养,建立良好护患沟通的途径,护理实践中的常用语,沟通在健康促进中的作月。

一、护患沟通在健康促进中的作用

随着社会的进步,人们对健康的需求越来越高,医学科学发展的目标也是尽可能地去解决人群的健康问题和满足人们的健康需求。但在实际医疗护理服务中,需求与满足需求之间存在着矛盾,如果处理不好,轻者将影响医患、护患关系,重者可能导致医疗纠纷。主要表现在人们对健康需求的无止境性与医学科学的局限性之间的矛盾,从而形成医学责任的有限性。目前在卫生服务系统存在的现象是:①人们的健康问题并没有随着医学的进步而减少。②医患纠纷并没有随医学的发展而下降。③人们对健康的需求永不满足,但医学研究的范围并不能涵盖人类所有的健康问题,医学自身有限的理论和技术能力只能解决部分的健康问题,并非所有的健康问题都能通过医学技术手段解决,人们的期望和实际的结果有差异时,容易出现医疗纠纷。面对医疗护理服务的现实情况,迫切需要卫生服务提供者与被服务对象之间的支持与理解,而沟通则是双方理解的桥梁。

古希腊著名医师希波克拉底曾经说过:"医师有两种东西能治病,一种是药物,另一种是语言。"医务人员和患者及其家属之间的沟通、理解和信任则是有效建立和维持医务人员与患者及其家属之间良好人际关系的关键。

医疗护理服务系统中的沟通将从以下几个方面发挥作用。

(一)沟通有利于建立帮助性人际关系

护患关系是一种帮助性的人际关系,表现在患者寻求医疗护理帮助以获得理想的健康状态,护理人员的中心工作就是最大限度地帮助人们获得健康。护理人员的许多帮助性照顾行为就是通过与患者的沟通来完成和实现的。

(二)沟通有利于提高临床护理质量

良好的护患沟通是做好一切护理工作的基础。由于护理的对象是人,很多的护理工作都需要患者的密切配合,发挥患者的主观能动性,使医疗护理活动能顺利地进行。护患之间的良好配合能增强护理效果,利于患者尽快地恢复健康,从而增强患者对护理工作的满意度。

(三)沟通有利于营造良好的健康服务氛围

人与人之间良好的沟通会产生良好的社会心理氛围,使护患双方心情愉悦。在这种环境中,护患双方相互理解、相互信任,患者和医护人员双方的心理需求得到满足,医护人员会投入更高的热情到工作中,患者会更主动地配合治疗和护理,促使患者早日康复。

(四)沟通有利于健康教育

健康教育是护理活动中全面促进人群健康的一个重要的方面。护士可以通过与患者进行评估性沟通,了解其现有的健康知识需求,并针对患者的个体情况向患者传递有关的健康知识和技能,达到提高患者及家属自我保健的能力。

(五)沟通有利于适应医学模式的转变

生物医学模式是从局部和生物的角度去界定健康与疾病,忽略了人的社会属性,不利于护理工作的进行。现代医学模式不仅把患者看成是生物的人,也是心理的社会的人。参与社会活动与他人交往和沟通是人类重要的心理社会需求,要求护理人员从整体的观念出发,主动关心患者,与患者进行良好的沟通,了解患者的心理精神状态,从整体的角度满足患者的综合要求。

二、护理活动中的治疗性沟通

护士与患者之间的沟通成功与否,除了护患双方本身的因素外,还存在沟通技能的问题。护理活动中的沟通必须是双向的,既需要接收信息,又需要发送信息,才能达到预期的沟通效果。人与人之间由于年龄、性别、背景、受教育程度、生活环境、种族文化差异等因素,使人形成不同的价值观念和生活方式,这些价值观念和生活方式的差异,将直接影响护患之间的沟通效果。认识这些因素,将有助于沟通的成功。

(一)治疗性沟通的含义与特点

治疗性沟通是指护患之间、护理人员之间、护理人员与医师及其他医务人员之间,围绕患者的治疗问题并能对治疗起积极作用而进行的信息传递和理解。治疗性沟通是一般沟通在护理实践中的应用,除一般沟通的特征外,还具有以下自身的特征。

1.以患者为中心

在日常生活中,沟通的双方处于平等互利的地位,沟通的双方能关注对方的动机、情绪,并能根据对方的反应做出相应的改变。在这种沟通中,双方是平等的、无主动与被动之分。而在治疗性沟通中信息传递的焦点是围绕着患者进行的,在护理服务过程中,应以满足患者的需求为主要沟通目的。

2.治疗性沟通有明确的目的性

治疗性沟通的目的在于:①建立和维护良好的护患关系,有利于护理工作的顺利进行。②收集患者的资料,进行健康评估,确定患者的健康问题。③针对患者存在的健康问题实施护理活动。④了解患者的心理精神状态,对患者实施心理护理,促进患者的心理健康。⑤共同讨论确定解决患者的护理问题。医疗护理活动中所有的沟通内容都是为了解决患者的健康问题,达到恢复、促进、维持患者健康的目的,这是治疗性沟通的一个重要特征。

3.沟通过程中的护患自我暴露的要求

沟通过程中的护患自我暴露的要求是与一般性沟通的重要区别。一般来说,在社交性沟通中,沟通双方都会有一定程度和内容的自我暴露,虽然在暴露的量和程度上不一定对等,而在治疗性沟通中,比较注重的是促进患者的自我暴露,以增加患者对自我问题的洞察力和便于护理人员了解患者实际情况,评估患者的需求。而对护理人员,则要求在患者面前尽量减少自我暴露,以免患者反过来担心护理人员而增加患者的压力。

(二)评估患者的沟通能力

评估患者的沟通能力是有效进行治疗性沟通的基础条件。人的沟通能力是不同的,影响患者沟通能力的因素很多,除了不同的经济文化背景、价值观因素外,患者自身的生理、心理状况等因素也会影响患者的沟通能力。护理人员只有充分了解患者沟通能力方面的有关信息,才能有的放矢地进行沟通,达到预期目的。患者沟通能力评估主要包括以下几方面。

1.听力

一定程度的听力是语言沟通应具备的基本条件。当患者的听觉器官受到损伤后,会出现听力的缺陷,直接影响与患者进行有声语言的沟通。除了各种原因引起的耳聋外,老年人随着年龄的增长,也会出现听力下降。

2.视力

据统计,人的信息80%以上是通过视觉获得,视力的好坏,直接影响患者对非语言的沟通,良好的视力能提高沟通的效率。

3.语言表达能力

每个人的语言表达能力不同。如对同一件事情的陈述,有些人描述得很清楚,而有些人却不知道怎样叙述。语言表达能力还受到个体年龄、教育文化背景、个体患病经验等因素的影响。

4.语言的理解能力

良好的沟通,不仅仅需要良好的表达能力,而且需要良好的理解能力。如有些人听不懂外语、方言,容易造成沟通困难。人的理解能力同样受到文化教育等因素的影响。

5.病情和情绪

患者病情的轻重和情绪直接影响沟通的效果。患者病重时无兴趣和精力进行,甚至不能进行语言沟通。护士可以通过观察患者的身体语言获取信息,评估患者,制订护理计划,进行护理干预。

(三)如何引导患者谈话

1.护士要有同情心

护士是否关心患者,对患者是否有同情心,是患者是否愿意与护士沟通的基础和关键。对患者而言,患病后总认为自己的病情很严重,希望护士特别关注、关心、照顾,以他为中心,一切以他为重。但事实上护士不能满足患者的所有要求。因为一个护士不仅要照顾这个特定的患者,同时还要护理其他患者。但护士要从态度和行为二表现出对患者的关心和同情,并对患者做适当的解释,如"请稍候,等我把手里的事处理完就来"。

2.使用开放式谈话方式

开放式谈话原则上是向患者提出问题,即询问患者,患者根据其实际情况回答。而不是由护士提供答案,让患者在几个答案中选择。

例如,患者:"我可以留陪护吗?"护士:"不行,这是医院的规定。"这样,患者与护士的谈话就结束了。这是一种封闭式谈话,护士只能获取少量信息。如果改变问话方式,谈话就会进行下去,并且能获取更多信息。

护士:"按医院规定是不能留陪护的,请问你为什么想留陪护?"患者:"我明天手术,心里有些紧张,希望家属能陪伴我。"这样,护士就可以获得患者紧张的信息,并采取相应措施缓解患者的紧张情绪。

3.学会询问

在医疗护理实践中护理人员可向患者提出一些问题,并采用鼓励的语言和促使患者把自己的真实感受讲出来,询问可帮助医护人员获取信息和确认有关健康问题,以保证医疗护理措施的有效进行。

(四)其他常用护患沟通策略

1.了解患者的价值观、情感和态度

患者的文化程度、生活环境、文化背景、信仰和价值观,直接影响患者对某些事件的看法和采取的行为。护理人员只有在充分了解患者情况的基础上,才能与患者进行很好的沟通,避免误解。

2.尊重患者

每个患者都有尊严,护士应该以礼貌、尊重的态度对待他们,以真心、爱心赢得患者的信任。尊重患者是与患者进行良好沟通并建立良好护患关系的先决条件。病重或视力差的患者,存在生活部分或完全不能自理等问题,易产生孤独、焦虑、自卑的感觉,护士应主动关心患者,多与其沟通,了解和满足患者的需要。

3.掌握谈话节奏

不同的患者,其谈话和反应的节奏不同,有快有慢,护士应根据患者的具体情况,注意掌握沟通的节奏,尽量与患者保持一致,而不能强迫患者与护士保持一致。如与某患者的沟通一直都很顺利,按计划今天护士要与患者进行某个问题的沟通,但患者拒绝回答,或干脆不理睬。这时,护士就要考虑是否交谈进行得太快,患者不能适应是否应该调整谈话节奏或进程。

4.合理分配时间

与患者的沟通需要进行时间安排,如果是比较正式的沟通,如对患者进行评估,进行健康教育,则要有一定的时间计划。如这个话题将要花多长时间。是否需要事先约定。如对糖尿病患者实施胰岛素的自我注射方法教育,在时间安排上注意与主要的治疗和其他护理的时间错开,有足够的时间实施教育计划而不被打断,才能保证健康教育顺利和有效。

5.积极的倾听态度

护士认真、积极的倾听态度,表示出对患者的谈话感兴趣,愿意听患者诉说,是鼓励患者继续交谈下去的动力。如果是正式谈话,需事先安排合适的时间,不要让其他事情分散自己的注意力。仔细倾听患者的诉说,不轻易打断患者的陈述。护士应用自己的眼睛、面部表情、话语传递出对患者的关注。在与患者交谈的过程中,护士注意观察患者的面部表情、姿势、动作、说话的语调等,有时患者的身体语言更能表达患者的真实意思。沟通中最重要的技巧是关注对方,关注患者的需要,而不是关注护士的需要。谈话过程中注意不要有东张西望和分散注意力的小动作,如不停地看表、玩弄手指或钥匙等,这些会使对方认为你心不在焉,影响沟通的进行。同时,护士应及时回应患者,对视力好或有残余视力的患者,可用点头等身体语言示意;对视力差的患者应给予口头上的反应,如"是吗""你说得对"等话语,以促进沟通的继续进行。

6.传递温暖的感觉

护士在与患者沟通时,尽量在各方面使患者感到舒适,如安排谈话的时间、地点、沟通的方式等。在日常护理工作中,护士应表现出愿意与患者接触、愿意帮助他,关心他的行为和态度,使患者感到被尊重、被关心和被重视。真诚对待患者,赢得患者的信任。护患之间只有建立较深的信任感,才能达到较高层次的沟通。

7.巧用非语言沟通

护士的手势、面部表情、语调等也能传递出对患者的关心和对沟通的关注等信息。在患者行走时搀扶他(她),痛苦时抚慰他(她),紧张时握住他(她)的双手以及帮助患者整理用物,将其用物放在患者易于取拿之处,这些行为都是无声的语言,传递着护士的关心和爱心。

8.注意观察患者的非语言表达方式

护士可通过观察患者的面部表情、姿势、眼神等,了解患者的真实信息。患者可能并没有用语言表达自己的情绪,但从患者的表情中护士也可以得到一些信息,如从患者捂住腹部的姿势上,护士能判断出患者可能有腹部不适等。

9.保护患者的隐私

如谈话的内容涉及患者的隐私,不要传播给与治疗和护理无关的医务人员,更不能当笑料或趣闻四处播散。如有必要转达给他人时,应告诉患者并征得其同意。如患者告诉护士她的人工流产情况,若与治疗方案的选择有关,需转告医师时,护士要向患者说明将把这一信息告诉医师并解释转告医师的必要性。

10.理解患者的感觉

人是经验主义的,对于人和事的理解高度依赖于自己的直接经验。人的思维常常以自我为中心,没有切身体验过的事往往觉得难以理解。只有当别人经历的情感是自己曾经体验过或正在体验的,才能真正理解。因此,自我经验的丰富无疑是护理人员理解和同情患者的前提。但是,由于受年龄、阅历和生活视野等因素的限制,人们亲身体验、亲眼所见的事物总是不够的,这就需要靠"移情"来补偿。移情不是指情感的转移,而是对人更高一层的理解与同情。它的含义包括:①用对方的眼光来看待对方世界。②用对方的心灵来体会对方的世界。在护理队伍中,绝大多数护士都不曾体会疾病缠身对人的身心折磨,也未曾遭遇更多的人生坎坷与磨难,故对患者的某些要求及表现缺乏同情和理解。如果我们能设身处地地从患者的角度理解患者的疾苦,倾听他们的诉说并给予真诚的关怀,就能使护理工作更有成效。

11.对患者的需要及时做出反应

在绝大多数情况下,护士与患者交谈都带有一定的目的性。患者的一般需要和情感需要将得到回应。如患者诉说某处疼痛,护士应立即评估患者的疼痛情况,并给予及时处理;如问题严重,护士不能单独处理时,应及时通知医师进行处理,不能因有其他事情而怠慢患者。

12.向患者提供健康有关的信息

护理活动中,护士应尽量利用和患者接触的时间,向患者提供有关信息,解答患者的疑问。在向患者提供信息时,应使用通俗易懂的语言,尽量不用或少用医学专业术语。

对一时不能解答的问题,护士应如实告诉患者并及时、努力地寻求答案,切忌对患者说谎或胡乱解答,对一些可能医师才了解的信息,护士可告诉患者会去问医师,或建议患者直接去问医师。

三、建立良好的护患沟通途径

由于护患之间存在个体差异和群体差异,如儿童与老年患者就有其年龄特点,在沟通过程中既具有一般人际沟通共同的特点,也具有护患沟通独有的特点和途径,了解和掌握好这些特殊年龄段患者的特点,将有利于进行护患沟通,提高护理措施的有效性,促进患者的康复。

特殊年龄段主要是指儿童和老年人,他们在沟通方面具有一定的特点,如不了解他们的特点,将不能进行有效的沟通,甚至会导致沟通的失败。

(一)儿童与青少年的特点及沟通要求

与儿童进行沟通需要一些特别的考虑,才能与儿童及其家长建立良好的治疗性人际关系。不同年龄段的儿童有不同的沟通特点,护士只有了解这些特殊年龄段患者的特点,才能与他们进行有效的沟通。

1.婴儿的特点和沟通技巧

婴儿阶段的患者不具备用语言进行沟通和表达个体感受的能力,常以哭、笑动作等非语言形式表达自己的舒适与否、好恶等。护士在与婴儿沟通时应避免过大和刺耳的声音,不要突然移动,动作应轻缓,轻柔的抚摸有助于使婴儿安静下来。沟通时,护士应面带微笑、在婴儿的视野范围内。多与婴儿接触,特别是将他们抱在胸前,让他们熟悉护士,使他们感到安全和温暖。

2.幼儿或学龄前儿童的特点和沟通技巧

此年龄段的幼儿能用语言和非语言的形式简单地表达自己的意见和感受,他们自我中心意识较强,说话和思维是具体的,不抽象。与这个年龄段的儿童沟通,重点是关注孩子的个人需要和兴趣。告诉孩子他(她)应该怎样做,怎样去感觉,允许孩子自己去探索周围环境(如玩听诊器、压舌板等,但须注意安全)。在与孩子谈话时注意用简单的短句、熟悉的词汇和具体形象的解释。注意避免使用含糊不清的话语,直截了当的语言更利于他们的理解,如直接对孩子说:"现在该吃药了"。

3.学龄期儿童的特点和沟通技巧

学龄期儿童能使用语言进行沟通。他们有较强的求知欲,对周围世界感兴趣,关心自己身体的完整性。在与学龄期儿童交往时,护士应对其感兴趣的事物给予简单的说明和解释,必要时给他们示范怎样操作一些仪器和设备,如给洋娃娃打针,以帮助他们克服对打针的恐惧;鼓励他们表达自己的兴趣、爱好、恐惧等,便于护士针对性地进行护理。

4.少年的特点和沟通技巧

少年人群的抽象思维、逻辑判断能力和行为介于成人和儿童之间,喜欢独立行事。护士应允许他们有自己的想法,不要强迫他们;认真倾听他们的诉说,了解他们的想法。在这个阶段的孩子可能有他们年龄段的一些独特的词汇,所以护士应熟悉并且能运用这些独特的词汇,以利于更好地与孩子进行沟通。

值得注意的是,儿童特别是年龄较小的儿童,对非语言信息比语言信息更敏感,他们往往对一定的姿势和移动的物体更有兴趣,突然的移动或威胁的动作可能会使儿童惊吓,所以护士的任何动作都必须轻缓,温柔、友善和平缓的语调能使患儿感到舒适和容易接受。

儿童也有被尊重的需要,当大人以俯视姿势与他们谈话时,他们会感到不高兴。所以在与儿童交谈时,护士的眼睛应尽量与他们的眼睛处于一个水平面。当孩子患病后,他们会感到无助,护士在与他们交谈时,应坐在矮椅子上或蹲下身来,有时甚至可以将他们抱在怀里或放在腿上。

任何时候,护士在给患儿做解释或指导时,都应使用简单的和直接的语言,并且告诉儿童你希望他怎样做。为了减少儿童的恐惧和焦虑,给儿童的一些解释应该在操作前进行,一般不提早告知。

绘画和游戏是与幼儿有效沟通的两种重要方式。绘画给儿童提供了非语言表达(绘画)和语言表达(解释画面)的机会。儿童的绘画通常能显示出他们自己的经历、喜好等信息,有时候可以作为心理分析的资料。护士也可以从儿童的绘画上开始与他们的交谈。游戏是一种独特的沟通方式。在游戏过程中,儿童与护士逐渐熟悉,戒备和恐惧心理得到缓解,护士就能了解儿童的真实情况。治疗性的游戏能减轻患儿的焦虑和因疾病引起的不适。在给患儿进行体格检查前,先与他们游戏,再进行体格检查,可取得他们的配合。

儿童与他们的父母接触的时间最多,如果患儿不能表达或表达不清,患儿的相关信息就可以从他们的家长处得到核实或由家长提供。

(二)老年人的特点及沟通要求

老年人是社会中一个特殊的群体,随着社会的老龄化,老年人口会越来越多。老年人患病率和住院率也高于其他人群,所以与老年人的沟通是做好老年患者护理服务的关键。

1.老年人的沟通特点

老年人随着机体的生理性老化,感觉器官的功能也逐渐减退或出现病变,如老年性白内障、青光眼、黄斑变性、糖尿病视网膜病变、眼底血管性病变以及老年聋等,加上老年患者的记忆力下降,将严重影响患者与他人的沟通。一般老年人的共同特点如下。①视力差:老年人视力减退的程度和持续时间各异,但都不同程度地影响与他人沟通的能力,特别是患者对他人身体语言的感受。人从外界环境接受各种信息时,有80%以上的信息是从视觉通道输入。由于视力受损,患者接受信息的能力减弱和变慢,所以老年患者对护士所给信息的反应速度不及正常人或年轻人快。②反应变慢:老年人对外界事物的灵敏性和反应速度下降,会不同程度地影响老年人与他人的沟通。③记忆力下降:会直接影响老年人对某些信息的记忆和回忆,从而影响沟通效果。④听力下降:也会直接影响沟通双方口头语言信息的传递和理解。

2.与老年人沟通时的注意事项

(1)选择适当的沟通方式:通过评估老年人的沟通能力,选择适当的方式与老年人进行沟通。如交谈、表情与手势、书写等,强化沟通效果。

（2）语速要慢：因为老年人的反应速度减慢，在与老年人进行沟通时，要适当减缓语言速度，说完一句话后应给一定的时间让老年人反应，切忌催促。

（3）创造一个适宜沟通的环境：如患者舒适的体位，安静的环境，没有人打断，时间充裕。

（4）简短、重复：在与老年人沟通时，注意语句简短，一次交代一件事情，以免引起老年人的混淆。对重要的事情，有必要重复交代，直到老年人理解、记住为止，必要时可用书面记录提示或告知其家属，协助老年人完成。

（张景莉）

第二章 临床护理技术

第一节 无 菌 操 作

一、基本概念

(一)无菌技术

无菌技术是指在医疗、护理操作过程中,防止一切微生物侵入人体,防止无菌物品、无菌区域被污染的操作技术。

(二)无菌物品

无菌物品指灭菌处理后,在无菌有效期内且未被污染的物品。

(三)无菌区

无菌区指灭菌处理后未被污染的区域。

(四)非无菌区

非无菌区指未经灭菌处理,或灭菌处理后被污染的区域。

二、基本操作原则

(一)环境要求

无菌操作环境应清洁、宽敞、定期消毒,物品布局合理。操作30分钟前用浸有消毒液的抹布擦拭桌面、台面、治疗车和治疗盘,操作前30分钟停止清扫工作、减少走动,防止尘土飞扬。

(二)操作者准备

工作人员操作前修剪指甲,洗手,戴好帽子、口罩。必要时消毒手,穿无菌衣、戴无菌手套。

(三)无菌区

(1)无菌区只存放无菌物品,非无菌物品应远离无菌区。

(2)进行无菌操作时,操作者应面向无菌区,手臂保持在腰部或治疗台面以上,身体与无菌区保持一定距离。避免面对无菌区谈笑、咳嗽、打喷嚏。

(3)非无菌物品不可跨越无菌区。

(四)无菌物品

1.存放

无菌物品应与非无菌物品分开放置,存放于无菌包或无菌容器中,不可暴露在空气中;包装外应有明显标志,注明物品名称、灭菌日期,按失效期先后顺序摆放并定期检查,当发现过期、启封或包装受潮时,应重新灭菌。

2.有效期

无菌物品的有效期因其外面的包装材料不同而不同。医用一次性纸袋包装的有效期为1个月,一次性医用皱纹纸、医用无纺布、一次性纸塑袋、硬质容器包装的有效期为6个月。布类包的有效期还与存放区环境条件有关,在温度低于24 ℃、相对湿度在70%以下、通风4~10次/小时的环境条件下,有效期宜为14天,未达到环境标准时有效期宜为7天。

3.使用

手不可直接接触无菌物品,应使用无菌持物钳取用无菌物品;无菌物品一经取出,即使未用,也不可放回无菌容器内;无菌物品疑有污染或已被污染,应予更换并重新灭菌。

4.一次性无菌物品

应符合国家有关规定,在规定有效期内使用,不得重复使用。

5.其他

一套无菌物品只供一位患者使用1次,以防交叉感染。

三、基本操作方法

(一)无菌持物钳的使用

无菌持物钳是用于夹取和传递无菌物品的器械。

1.类别

(1)三叉钳(图2-1A):适于夹取盆、罐等较重的物品,如瓶、罐、盆、骨科器械等;不能夹取细小的物品。

(2)卵圆钳(图2-1B):适于夹取刀、剪、镊、治疗碗、弯盘等,不能夹取较重物品。

(3)镊子(图2-1C):适于夹取缝针、棉球等较小物品。

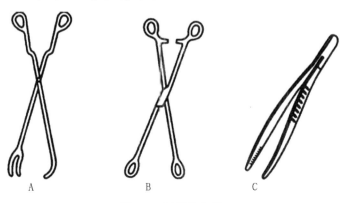

图 2-1 无菌持物钳

A.三叉钳;B.卵圆钳;C.镊子

2.保存

(1)湿式保存:将无菌持物钳(镊)浸泡在盛有器械消毒液的持物钳罐中,液面浸没钳轴节以上 2～3 cm 或镊子的 1/2 以上为宜(图 2-2)。持物钳(镊)及容器每周清洁、灭菌 2 次,同时更换消毒液。使用较多的部门,如手术室、门诊,应每天清洁、灭菌、更换消毒液。

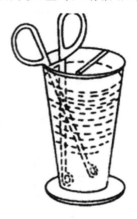

图 2-2　无菌持物钳及罐

(2)干式保存:将灭菌后的无菌持物钳(镊)保存在原灭菌包装内,临用前从灭菌包内取出,暂存于干燥的无菌持物钳罐中,未污染的情况下无菌有效期为 4～8 小时。干式保存无消毒液残留,不污染环境,但易受到环境中微生物的污染。主要适用于手术室、产房、新生儿室、层流病房等空气洁净度较高的场所。

3.目的

保持无菌物品在传递过程中不被污染。

4.评估

(1)环境是否清洁、宽敞、干燥、无尘。

(2)操作者着装等行为规范是否符合无菌操作要求。

(3)用物持物钳的种类,是否在有效期内。

5.计划

(1)环境操作前 30 分钟停止清扫地面,减少人群流动。

(2)操作者穿戴整齐,修剪指甲,取下手表,洗手,戴口罩。

(3)用物根据将要夹取或传递的物品种类,选择合适型号和保存方式的持物钳。

6.实施

无菌持物钳的使用见表 2-1。

表 2-1　无菌持物钳的使用

流程	步骤详解	要点与注意事项
1.检查包装	检查持物钳及罐的外包装	◇有效期因包装材料不同而不同
2.取出	打开包装,取出持物钳及罐	◇手勿接触持物钳柄以外或持物钳罐内部,避免污染持物钳及罐
3.标记时间	在化学指示胶贴上书写开包启用时间	◇具体有效时间受环境空气质量、使用频率影响

续表

流程	步骤详解	要点与注意事项
4.开盖取钳	(1)一手打开罐盖	◇不可在容器盖孔中取放无菌持物钳
	(2)另一手持钳	◇手固定在持物钳上端两个圆环或镊子上部的1/3处,不能触及其他部位
	(3)将钳端闭合,垂直取出	◇钳端不可触及容器口缘,以免污染
	(4)盖上罐盖	◇尽量减少在空气中暴露的时间
5.夹物	按需夹取物品	◇不能用无菌持物钳夹取油纱布;持物钳只可在操作者的胸腹水平移动,不可过高或过低;湿式保存的持物钳使用中不可将钳端倒转向上,以防消毒液倒流污染(图2-3);使用弯持物钳时持物钳弯头朝下(图2-4)
6.保存	打开持物钳罐盖,将钳端闭合后垂直放入,盖上罐盖	◇湿式保存的持物钳浸入消毒液后需要松开轴节,以利于钳端和消毒液接触

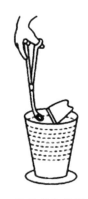

图2-3　持无菌持物钳的姿势

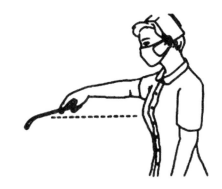

图2-4　持弯无菌持物钳

7.其他注意事项

(1)持物钳罐口径宜宽大,配有带弯月形缺口的盖,容器口边缘高于持物钳关节5 cm或镊子的2/3左右,每个持物钳罐只能放置一把无菌持物钳。

(2)到较远处取物时,应连同持物钳罐一起搬移至操作处,就地使用,尽量减少在空气中暴露的时间。

(3)不能用无菌持物钳直接给患者换药或消毒皮肤,以防被污染。

(二)使用无菌包

1.分类

无菌包根据包装分为闭合式包装无菌包和密封式包装无菌包。

(1)闭合式包装是指关闭包装而没有形成密封,例如,通过反复折叠形成一弯曲路径。包装材料可用全棉布、一次性无纺布。布类包装应选择质厚、致密的棉布,脱浆洗涤后双层缝制成正方形;包布应一用一清洗,无污渍,灯光检查无破损。包装时将清洁、消毒后的物品放在包布中央(玻璃物品须先用棉垫包裹,手术器械须先用内层包布包裹),先将包布的一角盖住物品,再将左右两角先后盖上,最后一角遮盖后,用化学指示胶带粘贴封包(图 2-5),外附标签注明物品名称及灭菌日期,高度危险性物品包内应放置化学指示卡。

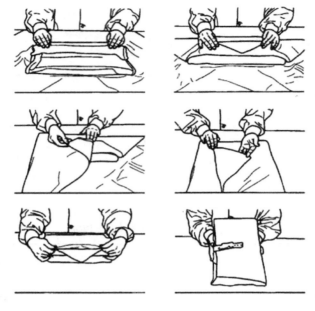

图 2-5　无菌包包扎法

　　(2)密封式包装密封是指包装层间严密封闭。例如,使用纸袋、纸塑袋等材料包装,再用黏合剂或热熔法使之密封(图 2-6),适用于单独包装的器械。纸塑包装透过包装材料可直接观察包内灭菌化学指示物的颜色变化,包外可不放置灭菌化学指示物。

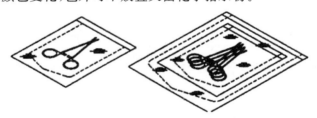

图 2-6　纸塑袋密封式包装无菌包

　　2.目的

取出无菌包内物品使用,并保持无菌包内物品处于无菌状态。

　　3.评估、计划

(1)环境同使用无菌持物钳。

(2)操作者同使用无菌持物钳。

(3)用物无菌包,酌情备笔、无菌持物钳、无菌剪刀。

　　4.实施

无菌包的使用见表 2-2。

表 2-2　无菌包的使用

流程	步骤详解	要点与注意事项
1.封闭式		
(1)检查	查看无菌包的名称、有效期、化学指示胶贴是否变色,包布有无潮湿或破损	◇若化学指示胶贴未变色、超过有效期、包布潮湿或破损不可使用
(2)开外层包布	①将无菌包平放在清洁、干燥、宽敞、平坦的操作处	◇便于操作,避免无菌包受潮或污染
	②按原折痕顺序逐层打开无菌包	◇手只能接触包布四角的外面,不可触及包布内面,不可跨越无菌面
(3)开内层包布	用无菌持物钳打开内层包布	◇不可跨越无菌区
(4)查指示卡	检查包内化学指示卡是否变色	
(5)取物	用无菌持物钳夹取所需物品	◇避免污染无菌物品
(6)包盖	按原折痕包盖无菌包内余物	◇如包内物品不慎被污染,需重新灭菌
(7)记录保存	记录开包时间,将无菌包置于无菌区保存	◇包内物品24小时内使用
(8)一次递送	如需将包内物品全部取出,可将包托于手上打开。另一手将包布四角抓住,稳妥地将包内物品放在无菌区内(图 2-7)	◇投放时,手托包布使无菌面朝向无菌区域
2.密封式		
(1)检查	名称、出厂日期、灭菌有效期、封包有无	◇如有过期、包装漏气或破损,则不能使用
(2)开包装	①用两手拇指和示指在启封处向外翻转揭开封包上下两层,暴露物品(图 2-8A)	◇手不可直接接触内层包装
	②有双层包装的无菌物品需用灭菌剪刀剪开内层包装,或戴无菌手套后用手撕开内层包装	
(3)取物	①用无菌持物钳夹取无菌物品放至无菌区(图 2-8B)	◇一次性无菌注射器、输液器、棉签等无菌物品开包后可直接用手取物
	②将包装袋废弃	◇一次性无菌物品外包装可按生活垃圾处理
(4)取无菌棉签	①按上述方法检查包装后,将包内棉签推至包装一侧,分离1根棉签至另一侧(图 2-9A)	
	②向外翻下包装袋顶部空虚部分,依靠棉签棍棒顶开包装袋(图 2-9B),推出1根棉签棍棒	
	③有揭开窗口的复合碘医用消毒棉签:揭开包装窗口后(图 2-9C),向外翻下包装袋顶部空虚部分,露出棉签棍棒(图 2-9D)	◇手不可触及窗口胶封内面,以防污染
	④持棍棒顶端取出棉签(图 2-9E)	
	⑤封好窗口,书写开启时间	◇开启后,剩余棉签24小时内有效

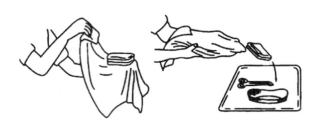

图 2-7　一次递送无菌包内物品法

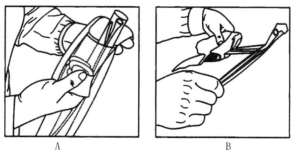

图 2-8　开纸塑袋密封式包装法

A.开外层包装;B.持物钳取物

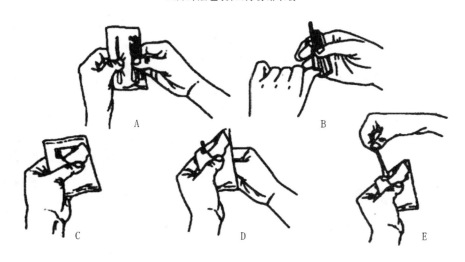

图 2-9　取无菌棉签法

A.将棉签推至一侧;B.顶开包装;C.揭开窗口;D.向外翻折包装,露出棉签棍棒;E.持棍棒顶端取出棉签

(三)使用无菌容器

无菌容器的盖子应能严密地盖住容器的边缘,不小于容器口。硬质容器应设置安全闭锁装置,无菌屏障完整性破坏时应可识别。

1.目的

取出容器内物品使用,并保持无菌容器内存放的无菌物品处于无菌状态。

2.评估、计划

(1)环境同使用无菌持物钳。

（2）操作者同使用无菌持物钳。

（3）用物无菌容器,酌情备笔、无菌持物钳。

3.实施

无菌容器的使用见表2-3。

表 2-3 无菌容器的使用

流程	步骤详解	要点与注意事项
1.检查	查看容器外包装的有效期	◇硬质容器包装的无菌物品有效期为 6 个月；若首次启封,且容器为物品不能一次用完,需书写启封时间,启封后容器内物品24 小时内使用
2.开盖	打开无菌容器盖,将盖内面向上置于稳妥处,或盖内面向下拿在手中	◇手指不可触及容器及盖的边缘、内面;不可在容器上方将盖翻转;避免盖内面与非无菌区接触而污染
3.取物	用无菌持物钳夹取所需物品	◇不可触及容器边缘
4.盖盖	及时将容器盖由近侧向对侧小心盖严	◇避免容器内物品在空气中暴露过久
5.移动	需移动或传递容器时,手托住无菌容器底部	

4.其他注意事项

从无菌容器内取出的无菌物品,即使未用,也不能再放回无菌容器内。

（四）取用无菌溶液

临床常用无菌溶液有玻璃瓶装和输液软袋包装,溶液瓶的胶塞有翻盖式和平盖式等。

1.目的

取用无菌溶液,维持无菌溶液在无菌状态下使用。

2.评估、计划

（1）环境同使用无菌持物钳。

（2）操作者同使用无菌持物钳。

（3）用物按需备无菌溶液,酌情备消毒液、棉签、笔、无菌剪刀。

3.实施

取用无菌溶液步骤见表2-4。

表 2-4 取用无菌溶液

流程	步骤详解	要点与注意事项
1.玻璃瓶装		
（1）检查溶液	①擦去瓶外灰尘或撕去瓶外塑料包装	◇核对无误,确认质量合格,方可使用
	②瓶签药名、剂量、浓度正确,在有效期内	
	③瓶盖无松动	
	④瓶身无裂痕	
	⑤溶液将溶液瓶倒转轻摇,对光检查无混浊、无沉淀、无变色、无絮状物等	
（2）去外盖	去掉瓶盖外的铝盖	◇不可触及容器瓶口边缘

续表

流程	步骤详解	要点与注意事项
(3)消毒	取消毒棉签消毒瓶塞	◇由瓶塞上缘向下旋转消毒至瓶颈膨大部分
(4)拔出胶塞	用单手拇指与示指或双手拇指将橡胶塞边缘向上翻起,捏住边缘拉出	◇手不可触及瓶口及瓶塞的塞入部分
(5)冲瓶口	另一手拿起溶液瓶,倒少量溶液冲洗瓶口	◇瓶签朝向掌心
(6)倒溶液	由原处倒所需液体于无菌容器内,瓶口距离容器10～15 cm	◇太高易致液体溅出,太低使瓶口接触容器导致污染
(7)盖胶塞	①立即将瓶塞盖好,消毒瓶塞翻转部分 ②翻下瓶塞翻转部分	◇瓶内余液24小时内可以再用
(8)记录开瓶时间	剩余溶液如需保存再用,在瓶签上注明开瓶日期和时间	◇手不可触及瓶塞及瓶口
2.软袋包装		
(1)检查溶液	①检查溶液的瓶签,撕掉塑料外包装 ②轻轻挤压软袋 ③依次检查瓶盖、瓶身、溶液	◇以检查有无液体渗漏
(2)消毒	取消毒棉球环形消毒注射液袋输液口连接管中部	
(3)剪开	取无菌剪刀从输液口连接管消毒处剪断	◇手切勿触及管口断端
(4)冲洗	倒少量溶液冲洗管口	
(5)倒液	由原处倒所需液量于无菌容器内	
(6)废弃	将袋内余液及包装废弃	◇若为一般性药物如外用盐水,余液可直接排入下水道。溶液包装软袋按非医疗废物处理

4.其他注意事项

(1)不可将物品伸入无菌溶液内蘸取溶液,或直接接触瓶口倒液。

(2)已倒出的溶液即使未用也不可再倒回瓶内,以免污染剩余的无菌溶液。

(3)尽量使用小包装溶液,避免溶液存留时污染。

(4)平盖式胶塞无翻折部分,可在去外盖、消毒后,使用无菌小持物钳夹住胶塞边缘向上启开瓶盖,或使用无菌纱布包裹胶塞拔出。若余液需要存留,倒液后及时盖上胶塞。

(五)铺无菌盘法

铺无菌盘是将无菌巾铺在清洁干燥的治疗盘内,形成一个无菌区,用以暂时存放无菌物品,供治疗、护理用。无菌巾可以使用棉布或医用无纺布,折叠方法有横折、纵折、扇形折叠法。不管如何折叠,在从无菌巾包内取出无菌巾及铺盘的过程中,护士的手始终只能接触无菌巾的一面,另一面须保持无菌。

1.目的

形成无菌区,供暂时存放备用状态的无菌物品,避免物品污染。

2.评估、计划

(1)环境同使用无菌持物钳。

(2)操作者同使用无菌持物钳。

(3)用物干燥、清洁的治疗盘,无菌巾包,无菌持物钳,酌情备笔。

3.实施

铺无菌盘步骤见表2-5。

表 2-5　铺无菌盘

流程	步骤详解	要点与注意事项
1.放治疗盘	将治疗盘放于治疗台上	◇治疗盘清洁、干燥,治疗台清洁、干燥、宽敞,避免无菌巾受潮或污染,且便于操作
2.取无菌巾	按开无菌包的方法打开无菌巾包,夹取一块无菌巾后将无菌巾包封闭	◇核对无误,检查质量合格,方可使用
3.单巾铺盘	①双手捏住无菌巾一边外面两角,轻轻抖开,双折铺于治疗盘上	◇暴露无菌区域,方便无菌物品放入
	②或将双手捏住无菌巾一边外面两角,轻轻抖开,从远到近,三折成双层底	
	③将上层无菌巾折成扇形,边缘向外	◇无菌巾内面为无菌区,不可触及衣袖及其他有菌物
	④放入无菌物品	◇手臂或其他非无菌物品不能跨越无菌区
	⑤拉开扇形折叠层遮盖于物品上	◇注意对齐上下层边缘
	⑥将开口处向上折2次,两侧边缘分别向下折1次	◇折叠后露出治疗盘边缘,但不暴露无菌物品
4.双巾铺盘	①依上法取一块无菌巾,双手持巾的近侧面一角,由对侧向近侧平铺于治疗盘上	◇无菌面向上
	②放入无菌物品	
	③依上法取另一块无菌巾,双手持巾的近侧面一角,由近侧向对侧覆盖于无菌物品上	◇无菌面向下 ◇注意对齐上下层边缘
	④依次将近侧、对侧、左右两侧多余部分向上反折	◇折叠后不暴露无菌物品
5.开盘使用	需要取出无菌物品进行操作时,先将叉折部分打开,再将上层无菌巾由对侧向近侧打开无菌区	◇打开时手臂不跨越无菌区域 ◇酌情由左向右或由右向左打开均可
6.记录保存	已铺好的无菌盘应注明铺盘时间	◇在未污染、未受潮的情况下,4小时内可以再用

(六)戴、脱无菌手套法

执行某些无菌操作、接触患者破损皮肤黏膜或接触无菌物品时,应戴无菌手套,以保护患者免受感染。

1.目的

维持戴手套后的手为无菌状态,以防止无菌物品被污染,保护患者免受感染。

2.评估、计划

(1)环境同使用无菌持物钳。

(2)操作者同使用无菌持物钳。

(3)用物手套。

3.实施

戴、脱无菌手套步骤见表2-6。

表2-6 戴、脱无菌手套

流程	步骤详解	要点与注意事项
1.戴手套		
(1)检查	核对手套袋外的型号、灭菌标志和有效日期,检查包装是否合格完好	◇确认质量合格、型号合适,方可使用
(2)开手套袋	①用两手拇指和示指在启封处向外翻转揭开封包上下两层,露出手套内包装	◇如为外科手消毒后戴手套,应由他人协助打开手套外包,或自己消毒手前打开
	②一手固定手套外包装翻转处,另一手捏住手套内包装袋并取出	
	③按包装上的手套左右提示,将手套内包装袋放在平稳、干燥处,并打开手套内包装袋两侧	
(3)分次提取法	①一手捏住手套翻折部分(手套内面)取出手套,对准另一手五指戴上。	◇未戴手套的手不可触及手套的外面
	②未戴手套的手掀起另一只袋口,再将已戴手套的手指插入另一手套的翻边内面(手套外面)取出手套,同法将手套戴好	◇已戴手套的手不可触及未戴手套的手或另一手套的内面及有菌物品
(4)一次性提取法	①两手同时掀起手套袋开口处外层,分别捏住手套翻折部分同时取出,两手套五指相对	
	②一手伸入手套内对准五指戴上	
	③已戴手套的手指插入另一手套的翻边内面,同法将手套戴好	
(5)整理	①将手套的翻转处套在工作衣袖外面 ②取无菌纱布推擦手套,使之贴合	◇戴上无菌手套的双手应保持在腰部以上视线范围内
2.脱手套	见图2-10 ①一手捏住另一手套的腕部外面(污染面)将手套翻转脱下	
(1)脱第一只手套		◇不可强拉手套边缘或手指,以免损坏
	②戴着手套的手握住脱下的手套	
(2)脱第二只手套	已脱下手套的手指插入另一手套内(清洁面),将手套翻转脱下	◇已脱手套的手勿接触手套脏污部分
(3)废弃	用手捏住手套的里面丢至医疗废物袋内	
(4)洗手	洗手	◇必要时进行手消毒

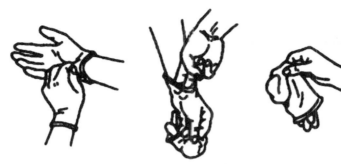

图 2-10 脱手套

4.其他注意事项

(1)戴手套后如发现有破洞,应立即更换;操作中发现手套有破洞,应立即更换并消毒双手。

(2)某些高风险的操作(如接触大量血液或体液)应戴双层手套。

(3)医务人员或患者对乳胶过敏时,可使用非乳胶手套。

(焦 文)

第二节 皮 下 注 射

一、目的

(1)注入小剂量药物,用于不宜口服给药而需在一定时间内发生药效时。

(2)预防接种。

(3)局部供药,如局部麻醉用药。

二、评估

(一)评估患者

(1)双人核对医嘱。

(2)核对患者床号、姓名、住院号和腕带(请患者自己说出床号和姓名)。

(3)评估患者病情、意识状态、配合能力、用药史、药物过敏史、不良反应史等。

(4)向患者解释操作目的和过程,取得患者配合。

(5)查看注射部位皮肤情况(皮肤颜色,有无皮疹、感染)。

(6)协助患者取舒适坐位或卧位。

(二)评估环境

安静整洁,宽敞明亮,必要时遮挡。

三、操作前准备

(一)人员准备

仪表整洁,符合要求。洗手,戴口罩。

（二）按医嘱配制药液

（1）操作台上放置注射盘、纸巾、无菌治疗巾、无菌镊子、2 mL 注射器、医嘱用药液、安尔碘、75％乙醇、无菌棉签。

（2）双人核对药液标签、药名、浓度、剂量、有效期、给药途径。

（3）检查瓶口有无松动、瓶身有无破裂、药液有无混浊、沉淀、絮状物和变质。

（4）检查注射器、安尔碘、75％乙醇、无菌棉签等，包装无破裂，在有效期内。

（5）按正规操作抽吸药液，并贴好标识，置于无菌盘内。

（6）再次核对药液，记录时间并签名。

（三）物品准备

治疗车上层放置无菌盘（内置抽吸好的药液）、治疗盘（安尔碘、75％乙醇）、注射单、快速手消毒剂，以上物品符合要求，均在有效期内。治疗车下层放置生活垃圾桶、医疗废物桶、锐器盒。

四、操作程序

（1）携用物推车至患者床旁，核对床号、姓名、住院号和腕带（请患者自己说出床号和姓名）。

（2）根据注射目的选择注射部位（上臂三角肌下缘、两侧腹壁、后背、股前侧和外侧等）。

（3）常规消毒皮肤，待干。

（4）二次核对患者床号、姓名和药名。

（5）排尽空气；取干棉签夹于左手示指与中指之间。

（6）一手绷紧皮肤，另一手持注射器，示指固定针栓，针头斜面向上，与皮肤呈 30°～40°（过瘦患者可捏起注射部位皮肤，并减少穿刺角度）快速刺入皮下，深度为针梗的 1/2～2/3；松开紧绷皮肤的手，抽动活塞，如无回血，缓慢推注药液。

（7）注射毕用无菌干棉签轻压针刺处，快速拔针后按压片刻。

（8）再次核对患者床号、姓名和药名，注射器按要求放置。

（9）协助患者取舒适体位，整理床单位，并告知患者注意事项。

（10）快速手消毒剂消毒双手，记录时间并签名。

（11）推车回治疗室，按医疗废物处理原则处理用物。

（12）洗手，根据病情书写护理记录单。

五、注意事项

（1）遵医嘱和药品说明书使用药品。

（2）长期注射者应注意更换注射部位。

（3）注射中、注射后观察患者不良反应和用药效果。

（4）注射＜1 mL 药液时须使用 1 mL 注射器，以保证注入药液剂量准确无误。

（5）持针时，右手示指固定针栓，但不可接触针梗，以免污染。

（6）针头刺入角度不宜超过 45°，以免刺入肌层。

（7）尽量避免应用对皮肤有刺激作用的药物做皮下注射。

（8）若注射胰岛素时，需告知患者进食时间。

（张　娥）

第三节　皮　内　注　射

一、目的

(1)进行药物过敏试验,以观察有无变态反应。

(2)预防接种。

(3)局部麻醉的起始步骤。

二、评估

(一)评估患者

(1)双人核对医嘱。

(2)核对患者床号、姓名、住院号和腕带(请患者自己说出床号和姓名)。

(3)评估患者病情、意识状态、配合能力、用药史、药物过敏史、不良反应史。

(4)向患者解释操作目的和过程,取得患者配合。

(5)查看注射部位皮肤情况(皮肤颜色,有无皮疹、感染和皮肤划痕阳性)。

(6)协助患者取舒适坐位或卧位。

(二)评估环境

安静整洁,宽敞明亮,必要时遮挡。

三、操作前准备

(一)人员准备

仪表整洁,符合要求。洗手,戴口罩。

(二)按医嘱配制药液

(1)操作台(治疗室):注射盘、无菌治疗巾、无菌镊子、1 mL 注射器、药液、安尔碘、75%乙醇、无菌棉签等。

(2)双人核对药液标签,药名、浓度、剂量、有效期、给药途径。

(3)检查瓶口有无松动、瓶身有无破裂、药液有无混浊、沉淀、絮状物和变质。

(4)检查注射器、安尔碘、75%乙醇、无菌棉签、包装无破裂、是否在有效期内。

(5)按正规操作抽吸药液,并贴好标识,置于无菌盘内。

(6)再次核对皮试液,并签名。

(三)物品准备

治疗车上层放置无菌盘(内置已抽吸好的药液)、治疗盘(75%乙醇、无菌棉签)、备用(1 mL注射器1支、0.1%盐酸肾上腺素1支,变态反应时用)、快速手消毒剂、注射单,以上物品符合要求,均在有效期内。治疗车下层放置生活垃圾桶、医疗废物桶、锐器盒。

四、操作程序

(1)携用物推车至患者床旁,核对床号、姓名、住院号、腕带和药物过敏史(请患者自己说出床号和姓名)。

(2)选择注射部位(过敏试验选择前臂掌侧下 1/3;预防接种选择上臂三角肌下缘;局部麻醉则选择麻醉处)。

(3)75％乙醇常规消毒皮肤。

(4)二次核对患者床号、姓名和药名。

(5)排尽空气,药液至所需刻度,且药液不能外溢。

(6)一手绷紧局部皮肤,一手持注射器,针头斜面向上,与皮肤呈 5°刺入皮内。

(7)待针头斜面完全进入皮内后,放平注射器,固定针栓并注入 0.1 mL 药液,使局部形成一个圆形隆起的皮丘(皮丘直径 5 mm,皮肤变白,毛孔变大)。

(8)迅速拔出针头,勿按揉和压迫注射部位。

(9)20 分钟后观察患者局部反应,做出判断。

(10)协助患者取舒适体位,整理床单位。

(11)快速手消毒剂消毒双手,签名。

(12)推车回治疗室,按医疗废物处理原则处理用物。

五、20 分钟后判断结果

(1)核对患者床号、姓名、住院号和腕带(请患者自己说出床号和姓名)。

(2)须经两人判断皮试结果,并将结果告知患者和家属。

(3)洗手,皮试结果记录在病历、护理记录单和病员一览表等处。阳性用红笔标记"＋",阴性用蓝色或黑笔标记"－"。

(4)如对结果有怀疑,应在另一侧前臂皮内注入 0.1 mL 生理盐水做对照试验。

六、皮内试验结果判断

(一)阴性

皮丘无改变,周围无红肿,并无自觉症状。

(二)阳性

局部皮丘隆起,局部出现红晕、硬块,直径＞1 cm 或周围有伪足;或局部出现红晕,伴有小水疱者;或局部发痒者为阳性。严重时可出现过敏性休克。观察反应的同时,应询问有无头晕、心慌、恶心、胸闷、气短、发麻等不适症状,如出现上述症状时不可使用青霉素。

七、注意事项

(1)皮试药液要现用现配,剂量准确。

(2)备好相应抢救设备与药物,及时处理变态反应。

(3)行皮试前,尤其行青霉素过敏试验前必须询问患者家族史、用药史和药物过敏史,如有药物过敏史者不可做试验。

(4)药物过敏试验时,患者体位要舒适,不可采取直立位。

(5)选择注射部位时应注意避开瘢痕和皮肤红晕处。

(6)皮肤试验时禁用碘剂消毒,对乙醇过敏者可用生理盐水消毒,避免反复用力涂擦局部皮肤。

（7）拔出针头后,注射部位不可用棉球按压擦擦,以免影响结果观察。

（8）进针角度以针尖斜面全部刺入皮内为宜,进针角度过大易将药液注入皮下,影响结果的观察和判断。

（9）如需做对照实验,应用另一注射器和针头,抽吸无菌生理盐水,在另一前臂相同部位皮内注射0.1 mL,观察 20 分钟进行对照。告知患者皮试后 20 分钟内不要离开病房。如对结果有怀疑,应在另一侧前臂皮内注入 0.1 mL 生理盐水做对照试验。

（10）正确判断试验结果,对皮试结果阳性者,应在病历、床头或腕带、门诊病历和病员一览表上醒目标记,并将结果告知医师、患者和家属。

（11）特殊药物皮试,按要求观察结果。

（张　娥）

第四节　肌 内 注 射

一、目的

注入药物,用于不宜或不能口服或静脉注射,且要求比皮下注射更快发生疗效时。

二、评估

（一）评估患者
（1）双人核对医嘱。

（2）核对患者床号、姓名、住院号和腕带（请患者自己说出床号和姓名）。

（3）评估患者病情、治疗情况、意识状态、用药史、药物过敏史、不良反应史、肢体活动能力和合作程度。

（4）向患者解释操作目的和过程,取得患者配合。

（5）查看注射部位皮肤情况（皮肤颜色,有无皮疹、感染和皮肤划痕阳性）。

（6）协助患者取舒适坐位或卧位。

（二）评估环境
安静整洁,宽敞明亮,必要时遮挡。

三、操作前准备

（一）人员准备
仪表整洁,符合要求。洗手,戴口罩。

（二）按医嘱配制药液
（1）操作台:注射盘、无菌盘、2 mL 注射器、5 mL 注射器、医嘱所用药液、安尔碘、无菌棉签。如注射用药为油剂或混悬液,需备较粗针头。

（2）双人核对药物标签、药名、浓度、剂量、有效期、给药途径。

（3）检查瓶口有无松动、瓶身有无破裂、药液有无混浊、变质。

（4）检查无菌注射器、安尔碘、无菌棉签等，包装无破裂，在有效期内。

（5）按正规操作抽吸药液，并贴好标识，置于无菌盘内。

（6）再次核对药液，记录时间并签名。

（三）物品准备

治疗车上层放置无菌盘（内置抽吸好药液）、安尔碘、注射单、无菌棉签、快速手消毒剂，以上物品符合要求，均在有效期内。治疗车下层放置生活垃圾桶、医疗废物桶、锐器盒。

四、操作程序

（1）携用物推车至患者床旁，核对床号、姓名、住院号和腕带（请患者自己说出床号和姓名）。

（2）协助患者取舒适体位，暴露注射部位，注意保暖，保护患者隐私，必要时可遮挡。

（3）选择注射部位（臀大肌、臀中肌、臀小肌、股外侧和上臂三角肌）。

（4）常规消毒皮肤，待干。

（5）再次核对患者床号、姓名和药名。

（6）拿取药液并排尽空气，取干棉签，夹于左手示指与中指之间，以一手拇指和示指绷紧局部皮肤，另一手持注射器，中指固定针栓，将针头迅速垂直刺入，深度约为针梗的 2/3。

（7）松开紧绷皮肤的手，抽动活塞。如无回血，缓慢注入药液，同时观察反应。

（8）注射毕，用无菌干棉签轻按进针处，快速拔针，按压片刻。

（9）再次核对患者床号、姓名和药名。

（10）协助患者取舒适体位，整理床单位，注射后观察用药反应。

（11）快速手消毒剂消毒双手，记录时间并签名。

（12）推车回治疗室，按医疗废物处理原则处理用物。

（13）洗手，根据病情书写护理记录单。

五、常用肌内注射定位方法

（一）臀大肌肌内注射定位法

注射时应避免损伤坐骨神经。

1.十字法

从臀裂顶点向左或右侧画一水平线，然后从髂嵴最高点做一垂线，将一侧臀部被划分为 4 个象限，其外上象限并避开内角为注射区。

2.连线法

从髂前上棘至尾骨做一连线，其外 1/3 处为注射部位。

（二）臀中肌、臀小肌肌内注射定位法

（1）以示指尖和中指尖分别置于髂前上棘和髂嵴下缘处，在髂嵴、示指、中指之间构成一个三角形区域，示指与中指构成的内角为注射部位。

（2）髂前上棘外侧三横指处（以患者手指的宽度为标准）。

（三）股外侧肌内注射射定位法

在股中段外侧，一般成人可取髋关节下 10 cm 至膝关节的范围。此处大血管、神经干很少通过，且注射范围广，可供多次注射，尤适用于 2 岁以下的幼儿。

（四）上臂三角肌内注射定位法

取上臂外侧，肩峰下 2～3 横指处。此处肌肉较薄，只可做小剂量注射。

（五）体位准备

1.卧位

臀部肌内注射时，为使局部肌肉放松，减轻疼痛与不适，可采用以下姿势。

（1）侧卧位：上腿伸直，放松，下腿稍弯曲。

（2）俯卧位：足尖相对，足跟分开，头偏向一侧。

（3）仰卧位：常用于危重和不能翻身的患者，采用臀中肌、臀小肌肌内注射法较为方便。

2.坐位

为门诊患者接受注射时常用体位。可供上臂三角肌或臀部肌内注射时采用。

六、注意事项

（1）遵医嘱和药品说明书使用药品。

（2）药液要现用现配，在有效期内，剂量要准确。选择两种药物同时注射时，应注意配伍禁忌。

（3）注射时应做到"两快一慢"（进针、拔针快，推注药液慢）。

（4）选择合适的注射部位，避免刺伤神经和血管，无回血时方可注射。

（5）注射时切勿将针梗全部刺入，以防针梗从根部衔接处折断。若针头折断，应先稳定患者情绪，并嘱患者保持原位不动，固定局部组织，以防断针移位，同时尽快用无菌血管钳夹住断端取出；如断端全部埋入肌肉，应速请外科医师处理。

（6）对需长期注射者，应交替更换注射部位，并选择细长针头，以避免减少硬结的发生。如因长期多次注射出现局部硬结时，可采用热敷、理疗等方法予以处理。

（7）2 岁以下婴幼儿不宜选用臀大肌内注射，因其臀大肌尚未发育好，注射时有损伤坐骨神经的危险，最好选择臀中肌和臀小肌内注射。

（刘晓妮）

第五节　氧气吸入疗法

一、目的

（1）纠正各种原因造成的缺氧状态，提高动脉血氧分压（PaO_2）和动脉血氧饱和度（SaO_2），增加动脉血氧含量（CaO_2）。

（2）促进组织新陈代谢，维持机体生命活动。

二、适应证与禁忌证

（一）适应证

血气分析检查是用氧的指标，当患者 PaO_2 低于 6.7 kPa（50 mmHg）时［正常值 10.7～

13.3 kPa(80～100 mmHg),6.7 kPa(50 mmHg)为最低限值],则应给予吸氧,适用疾病为以下几类。

(1)因呼吸系统疾病而影响肺活量,如哮喘、支气管肺炎或气胸等。

(2)心肺功能不全使肺部充血而呼吸困难者,如心力衰竭等。

(3)各种中毒引起的呼吸困难,使氧不能由毛细血管渗入组织而产生缺氧,如巴比妥类药物中毒、一氧化碳中毒等。

(4)昏迷患者,如脑血管意外或颅脑损伤患者。

(5)其他:某些外科手术前后患者,大出血休克患者等。

(二)禁忌证

依赖动脉导管未闭的患儿。

三、准备

(一)用物准备

1.治疗盘内备

有盖方盘(内盛橡胶导管、通气管、玻璃接头、鼻导管或另备一次性鼻导管、无菌纱布数块);小药杯(内盛冷开水)、弯盘、棉签、胶布、剪刀、别针、扳手。

2.治疗盘外备

氧气筒及氧气表装置一套或氧气管道装置、输氧卡或用氧记录单、笔。

(二)患者准备

了解吸氧的目的、注意事项和配合要点。

(三)护士准备

着装整洁,修剪指甲,洗手,戴口罩。

(四)环境准备

安静、温湿度适宜、舒适、安全、远离火源。

四、操作方法

(一)常用氧疗方法

1.鼻导管给氧法

鼻导管给氧法是临床上常用的方法之一,有单侧鼻导管给氧法和双侧鼻导管给氧法两种。单侧鼻导管给氧法是将一根细氧气鼻导管插入一侧鼻孔,经鼻腔到达鼻咽部,末端连接氧气的供氧方法。鼻导管插入长度为鼻尖至耳垂的2/3(图2-11)。此法氧气全部进入患者体内,没有氧气的浪费,但因插管较深,刺激鼻腔黏膜,患者感觉不适;且导管易被鼻腔分泌物堵塞;再加上固定用的胶布易引起皮肤不适,故现在不常用。双侧鼻导管给氧法是将双侧鼻导管插入鼻孔内约1 cm(图2-12)。

2.鼻塞给氧法

鼻塞给氧法是将鼻塞塞入鼻前庭内给氧的方法。鼻塞是用塑料制成的一种球状物,有单侧(图2-13)和双侧鼻塞,使用时将鼻塞与橡胶管连接,调节好流量,擦净鼻腔,将鼻塞塞入鼻孔内。鼻塞大小以恰能塞住鼻孔为宜。此法刺激性小,患者感觉舒适,适用于长时间用氧的患者。

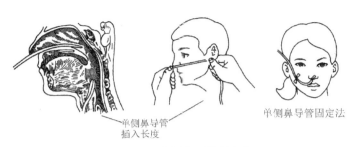

单侧鼻导管
插入长度

单侧鼻导管固定法

图 2-11 单侧鼻导管给氧气

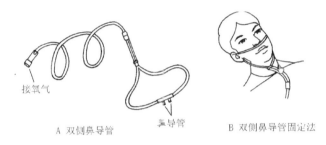

接氧气

鼻导管

A 双侧鼻导管

B 双侧鼻导管固定法

图 2-12 双侧鼻导管给氧气

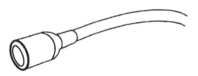

图 2-13 单侧鼻塞

3.面罩给氧法

面罩给氧法是将面罩置于患者的口鼻部把口鼻全部盖住,用松紧带固定,氧气自下端输入,呼出气体从面罩两侧孔排出(图 2-14)。由于口、鼻部都能吸入氧气,效果较好。给氧时所需流量较大,一般为 6～8 L/min。可用于病情较重,氧分压明显下降者。

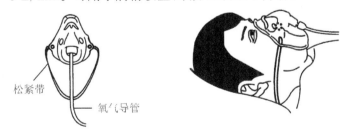

松紧带

氧气导管

图 2-14 面罩给氧法

4.氧气头罩给氧法

适用于婴幼儿。头罩用无毒有机玻璃制成,罩面上有多个露孔,通过开关露孔数目,可调节罩内的氧气浓度。使用时将头罩罩在患儿头部,调节氧流量,此法简便,无刺激性,透明的头罩易于观察病情变化,可以根据病情需要调节罩内氧浓度,长期给氧时不会产生氧中毒(图 2-15)。

5.氧气枕给氧法

用于危重患者的抢救或转运途中、家庭氧疗等,以氧气枕代替氧气装置。氧气枕是一长方形橡胶枕,枕的一角有一橡胶管,上有调节器可调节氧流量。使用前先将氧气枕内充满氧气(充气时接上湿化瓶),接上鼻导管或鼻塞,调节流量,即可使用。此法缺点是氧气量太少,使用时间较短。

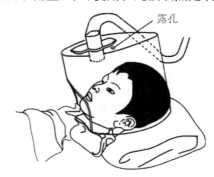

图 2-15　氧气头罩给氧法

6.氧气帐给氧法

此法一般用于儿科抢救时,如头、颈、面部损伤或皮肤大面积烧伤等患儿。氧气帐大小约为儿科病床的一半,两边开窗镶上透明胶片,下面塞入床垫下。使用时,将患儿头部放在紧闭的帐篷内,氧气经过湿化瓶,由橡胶管通入帐内,氧流量需 $10\sim12$ L/min,吸入氧浓度才能达到60%～70%。每次打开帐幕后,应将氧流量加大至 $12\sim14$ L/min,持续 3 分钟,以恢复帐内氧浓度。

7.高压氧治疗

高压氧医学是一门新兴的临床学科。高压氧治疗应用于临床各科,治疗过程分为加压、高压下供氧、减压 3 个阶段。加压阶段一般在 $10\sim15$ 秒内加至预定的压力 $2\sim3$ kg/cm^2;舱内患者通过呼吸面罩间歇吸入高压氧,即吸氧 30 分钟后,休息 10 分钟,吸氧时间不超过 90 分钟;进入减压阶段,注意减压表检测,并观察患者的全身情况。

(二)操作步骤

以双侧鼻导管给氧法为例(供氧装置:氧气筒及氧气表装置)。

1.装表

(1)携用物至床旁,核对患者信息;并再次做好解释工作,取得患者配合。

(2)打开总开关,放出少量氧气以冲净气门处灰尘。

(3)接氧气表旋紧并使其直立。

(4)正确连接湿化瓶。

(5)检查氧气表上的小开关是否关闭,开总开关,再打开流量表小开关,检查氧气表连接是否正确。

(6)开小开关备用。

2.给氧

(1)检查并用湿棉签清洁鼻腔。

(2)检查并打开吸氧管,连接吸氧管,开小开关,检查吸氧管是否通畅,并依据病情调节氧流量。

(3)将吸氧管平行塞入患者鼻腔,妥善固定输氧管。

(4)洗手,记录开始吸氧时间及流量,并签名。

(5)向患者详细交代注意事项。

(6)吸氧过程中密切观察患者缺氧症状有无改善。

3.停氧

(1)向患者解释,取得患者配合。

(2)拔出鼻导管,擦净鼻部。

(3)关闭总开关。

(4)打开小开关放出余氧,关小开关。

(5)正确卸下氧气表。

(6)洗手,记录停氧时间并签名。

(7)整理床单位及用物。

五、注意事项

(1)用氧前注意检查氧气装置有无漏气,是否通畅。

(2)严格遵守操作规程,注意用氧安全,切实做好"四防",即防火、防热、防震、防油。氧气筒应放阴凉处,周围严禁烟火及易燃品,至少距离明火5 m,距暖气1 m,以防引起燃烧。氧气瓶搬运过程中避免撞击。氧气表及螺旋口勿上油。

(3)常用湿化液有冷开水、蒸馏水。为急性肺水肿患者给氧时,瓶内应改盛20%~30%乙醇,可降低肺泡内泡沫的表面张力,使泡沫破裂,扩大气体和肺泡壁的接触面积,使气体易于弥散,改善通气功能,减轻缺氧症状。

(4)使用氧气时,应先调节流量后应用。停用氧气时,应先拔出导管,再关闭氧气开关。中途改变流量,先分离鼻导管与湿化瓶连接处,调节好流量再接上。以免一旦开关出错,大量氧气进入呼吸道而损伤肺部组织。

(5)用氧过程中,应加强监护。在用氧过程中应根据患者脉搏、血压、精神状态、皮肤颜色及湿度、呼吸方式等有无改善来衡量氧疗效果,同时还应测定血气分析判断疗效,从而选择合适的用氧浓度。

(6)持续鼻导管用氧者,定期更换鼻导管(单侧鼻导管每班更换,两侧鼻孔交替插管;双侧鼻导管、鼻塞每天更换),及时清除鼻腔分泌物,防止鼻导管堵塞。

(7)氧气筒内氧气不可用尽,压力表至少要保留0.5 MPa(5 kg/cm²),以免灰尘进入筒内,再次充气时引起爆炸。

(8)对未用完或已用尽的氧气筒,应分别悬挂"有氧"或"无氧"的标识,既便于及时调换,也便于急用时搬运,提高抢救速度。

(任丽灿)

第六节 导尿技术

一、女患者导尿法

(一)目的

为昏迷、尿潴留、尿失禁或会阴部有损伤者,留置尿管以保持局部干燥清洁,协助临床诊断、治疗、手术。

(二)操作前准备

(1)告知患者和家属:操作目的、方法、注意事项、配合方法及可能出现的并发症。

(2)签知情同意书。

(3)评估患者:①病情、意识状态、自理能力、合作程度及耐受力;②膀胱充盈度;③会阴部清洁程度及皮肤黏膜状况。

(4)操作护士:着装整洁、修剪指甲、洗手、戴口罩。

(5)物品准备:治疗车、一次性导尿包、一次性多用巾、快速手消毒剂、隔离衣、污物桶、消毒桶;必要时备会阴冲洗包、冲洗液、便盆。

(6)环境:整洁、安静、温度适宜、私密。

(三)操作过程

(1)穿隔离衣,携用物至患者床边,核对患者腕带及床头卡。

(2)关闭门窗。

(3)协助患者摆好体位,脱去对侧裤腿盖在近侧腿部,取仰卧屈膝位。

(4)两腿外展,暴露会阴部。

(5)多用巾铺于患者臀下,打开导尿包外包装,初步消毒物品置于两腿之间。

(6)一手戴手套,将碘伏棉球放入消毒弯盘内,另一手持镊子依次消毒阴阜、双侧大阴唇、双侧小阴唇外侧、内侧和尿道口(每个棉球限用1次),顺序为由外向内、自上而下。

(7)脱手套,处理用物,快速手消毒剂洗手。

(8)将导尿包置于患者双腿之间,打开形成无菌区。

(9)戴无菌手套,铺孔巾。

(10)检查气囊,将导尿管与引流袋连接备用。将碘伏棉球放于无菌盘内,用液状石蜡纱布润滑尿管前端至气囊后4～6 cm。

(11)用纱布分开并固定小阴唇,再次按照无菌原则消毒尿道口、左、右小阴唇内侧,最后1个棉球在尿道口停留10秒。

(12)更换镊子,夹住导尿管插入尿道内4～6 cm,见尿后再插入5～7 cm,夹闭尿管开口。

(13)按照导尿管标明的气囊容积向气囊内缓慢注入无菌生理盐水,轻拉尿管有阻力后,连接引流袋。

(14)摘手套妥善固定引流管及尿袋,位置低于膀胱,尿管标识处注明置管日期。

(15)整理床单位,协助患者取舒适卧位。

(16)整理用物,按医疗垃圾分类处理用物。

(17)脱隔离衣,擦拭治疗车。

(18)洗手、记录置管日期,尿液的量、性质、颜色等,确认医嘱。

(四)注意事项

(1)严格执行查对制度和无菌操作技术原则。

(2)保护患者隐私。

(3)对膀胱高度膨胀且极度虚弱的患者,第一次放尿不得超过1 000 mL,以免膀胱骤然减压引起血尿和血压下降导致虚脱。

(4)为女患者插尿管时,如导尿管误入阴道,应另换无菌导尿管重新插管。

(5)插入尿管动作要轻柔,以免损伤尿道黏膜。

(6)维持密闭的尿路排泄系统在患者的膀胱水平以下,避免挤压尿袋。

(五)评价标准

(1)患者和家属知晓护士告知的事项,对操作满意。

(2)遵循查对制度,符合无菌技术、标准预防原则。

(3)操作规范、安全,动作娴熟。

(4)尿管与尿袋连接紧密,引流通畅,固定稳妥。

二、男患者导尿法

(一)目的

同女性患者。

(二)操作前准备

评估男性患者有无前列腺疾病等引起尿路梗阻的情况,余同女性患者。

(三)操作过程

(1)穿隔离衣,携用物至患者床边,核对患者腕带及床头卡。

(2)关闭门窗。

(3)协助患者摆好体位,脱去对侧裤腿盖在近侧腿部,取仰卧屈膝位。

(4)两腿外展,暴露会阴部。

(5)多用巾铺于患者臀下,打开导尿包外包装,初步消毒物品置于两腿之间。

(6)一手戴手套,将碘伏棉球放入消毒弯盘内,另一手持镊子依次消毒阴阜、阴茎、阴囊。用纱布裹住患者阴茎,使阴茎与腹壁呈 60°,将包皮向后推,暴露尿道口,用碘伏棉球由内向外螺旋式消毒尿道口、龟头及冠状沟 3 次,每个棉球限用 1 次。

(7)脱手套,处理用物,快速手消毒剂洗手。

(8)将导尿包置于患者双腿之间,打开形成无菌区。

(9)戴无菌手套,铺孔巾。

(10)检查气囊,将导尿管与引流袋连接备用。将碘伏棉球放于无菌盘内,用液状石蜡纱布润滑尿管前端至气囊后 20～22 cm。

(11)一手持纱布包裹阴茎后稍提起和腹壁呈 60°,将包皮后推,暴露尿道口。以螺旋方式消毒尿道口、龟头、冠状沟 3 次,每个棉球限用 1 次,最后一个棉球在尿道口停留 10 秒。

(12)提起阴茎与腹壁呈 60°,更换镊子持导尿管,对准尿道口轻轻插入 20～22 cm,见尿后再插入 5～7 cm。

(13)按照导尿管标明的气囊容积向气囊内缓慢注入无菌生理盐水,轻拉尿管有阻力后,撤孔巾。

(14)摘手套妥善固定引流管及尿袋,尿袋的位置低于膀胱,尿管应有标识并注明置管日期。

(15)整理床单位,协助患者取舒适卧位。

(16)整理用物、按医疗垃圾分类处理用物。

(17)脱隔离衣,擦拭治疗车。

(18)洗手、记录置管日期,尿液的量、性质、颜色等,确认医嘱。

(四)注意事项

(1)严格执行查对制度和无菌操作技术原则。

(2)保护患者隐私。

(3)对膀胱高度膨胀且极度虚弱的患者,第一次放尿不得超过 1 000 mL,以免膀胱骤然减压引起血尿和血压下降导致虚脱。

(4)插入尿管动作要轻柔,以免损伤尿道黏膜。

(5)男性患者包皮和冠状沟易藏污垢,导尿前要彻底清洁,导尿管插入前建议使用润滑止痛胶,插管遇阻力时切忌强行插入,必要时请专科医师插管。

(五)评价标准

(1)患者和家属知晓护士告知的事项,对操作满意。

(2)遵循查对制度,符合无菌技术、标准预防原则。

(3)操作规范、安全,动作娴熟。

(4)尿管与尿袋连接紧密,引流通畅,固定稳妥。

(孙少梅)

第七节　铺　床　技　术

一、备用床

(一)目的

保持病室整洁,准备接收新患者。

(二)操作前准备

1.操作护士

着装整洁,修剪指甲,洗手,戴口罩。

2.物品准备

床、床垫、床褥、棉被或毛毯、枕芯、床罩、床单、被套、枕套。

3.环境

整洁、安静。

(三)操作过程

(1)移开床旁桌椅于适宜位置。

(3)用物按使用顺序放于床旁椅上。

(3)检查床垫。

(4)将床褥齐床头平放于床垫上,并铺平。

(5)铺床单或床罩。

(6)将棉被或毛毯套入被套内。

(7)两侧内折后与床内沿平齐。

(8)尾端塞于床垫下。

(9)套枕套,将枕头平放于床头正中。

(10)移回床旁桌、椅。

(11)处理用物,洗手。

(四)注意事项

(1)注意省时、节力,防止职业损伤。

(2)铺床时,病室内无患者进食或治疗。

(五)评价标准

(1)用物准备齐全。

(2)床单位整洁、美观。

二、麻醉床

(一)目的

便于接收和护理麻醉手术后的患者;使患者安全、舒适、预防并发症。

(二)操作前准备

1.评估患者

诊断、病情、手术和麻醉方式。

2.操作护士

着装整洁、修剪指甲、洗手、戴口罩。

3.物品准备

(1)床上用物:床垫、床褥、棉被或毛毯、枕芯、床罩、一次性中单、被套、枕套。

(2)麻醉护理盘:治疗巾、开口器、舌钳、通气导管、牙垫、弯盘、吸氧管、吸痰管、棉签、压舌板、镊子、纱布。

(3)其他:心电监护仪、听诊器、血压计、吸氧装置、吸痰装置、生理盐水、手电筒、胶布、护理记录单、笔、输液架。

4.环境

安静、整洁。

(三)操作过程

(1)移开床旁桌椅于适宜位置。

(2)用物按使用顺序放于床旁椅上。

(3)从床头至床尾铺平床褥后,铺上床罩、根据患者手术麻醉情况和手术部位铺中单。

(4)将棉被或毛毯套入被套内。

(5)盖被尾端向上反折,齐床尾。

(6)将背门一侧盖被塞于床垫下,对齐床沿。

(7)将近门一侧盖被边缘向上反折,对齐床沿。

(8)套枕套后,将枕头横立于床头正中。

(9)移回床旁桌、椅。

(10)处理用物。

(11)洗手。

(四)注意事项

(1)注意省时、节力,防止职业损伤。

(2)枕头平整、充实。

(3)病室及床单位整洁、美观。

(五)评价标准

(1)用物准备齐全。

(2)操作过程规范,符合省时、省力原则。

(3)床单位整洁、美观、符合术后护理要求。

三、卧床患者更换床单

(一)目的

为卧床患者更换床单,保持清洁,增进舒适。

(二)操作前准备

1.告知患者

更换床单的目的及过程,教会患者配合方法。

2.评估患者

(1)病情、意识、身体移动能力及合作程度。

(2)有无肢体活动障碍、偏瘫和骨折。

(3)有无引流管、输液管及伤口,有无尿便失禁。

(4)年龄、性别、体重、心理状态与需求。

3.操作护士

着装整洁、仪表端庄、洗手、戴口罩。

4.物品准备

护理车、清洁的大单、一次性中单、被套、枕套、床刷及半湿状布套、污衣袋等。

5.环境

安静、整洁。

(三)操作过程

(1)根据需要移开床旁桌椅。

(2)松开固定在床单上的各种引流管,防止引流管脱落。

(3)移枕头,协助患者移向对侧。

(4)松开近侧各层床单,将其上卷于中线处塞于患者身下。

(5)扫床。

(6)按序依次铺近侧各层床单。

(7)移枕头,协助患者移至近侧。

(8)同法,铺另一侧。

(9)整理盖被,更换枕套。

(10)固定引流管。

(11)协助患者取舒适卧位,必要时上床挡。

(12)整理用物,洗手。

(四)注意事项

(1)保证患者安全,体位舒适。

(2)注意节力。

(3)注意观察病情变化。

(五)评价标准

(1)用物准备齐全。

(2)操作过程规范,符合省时、省力原则。

(3)床单位整洁、美观、患者安全舒适。

(闫忠娜)

第三章 静配中心护理

第一节 静配中心人员组成及服务范围

一、人员组成

本中心由部门组长、药师、护士和护工组成。药师监督管理中心的运转,并应用其专业知识检查处方药物的相容性及稳定性;护士负责配置药物并严格遵守无菌操作;护工负责清洁外送工作。药师、护士需取得相应执业证书,护工接受培训,验证合格后方能上岗。

二、人员基本要求

(一)静配中心负责人

静配中心负责人应具有药学专业本科以上学历,主管药师以上药学专业技术职称,有较丰富的实际工作经验,责任心强,有一定的管理能力。

(二)静脉用药医嘱或处方适宜性审核人员

医嘱或处方审核人员应具有药学专业本科以上学历、5年以上临床用药或调剂工作经验、主管药师以上专业技术职称。

(三)自动分包、加药混合调配、成品输液核对人员

自动分包、加药混合调配、成品输液核对人员应具有药士以上药学专业技术职称。

(四)静脉用药集中调配人员

静脉用药集中调配人员应经过岗位专业知识培训并考核合格,且定期接受药学专业继续教育项目培训。

(五)其他静脉用药调配工作相关人员

从事静脉用药调配工作的所有人员每年至少进行一次健康查体,建立健康档案。患有传染病或者其他可能污染药品的疾病,或患有精神病等其他不宜从事药品调剂工作者,应当调离工作岗位。

三、服务范围

(1)负责全院临床科室长期及临时全静脉营养液的配置工作。

（2）负责全院长期及临时抗肿瘤及化学治疗（以下简称化疗）药物的配置工作。

（3）负责部分临床科室长期普通药物及抗生素的配置。

（焦　文）

第二节　静配中心环境及仪器设备管理

一、洁净房管理

（1）要求洁净室的温度应控制在 18～22 ℃，相对湿度 45％～70％。

（2）如洁净室停止使用超过 24 小时，在使用前必须重新进行清洁。

（3）在洁净室进行操作的工作人员必须严格遵从更衣程序出入洁净区，并对环境的维护负有责任。每天对洁净区进行清洁。

（4）根据设计要求限制配药期间关键区域的人数。

二、压差控制

（1）洁净室与基准室（走廊）之间的压差由压差计监测。

（2）不同级别的洁净室应维持＞5 Pa 的正压。普通药物及营养配置间＞二更＞一更＞排药准备间；普通药物及营养配置间＞细胞毒性药物及抗生素配置间。

（3）使用者每天检查并记录压差温湿度。

三、环境监测

（1）每天监测房间压差。

（2）每半年参照《空气微粒监测》进行环境空气微粒测试。

（3）每月进行环境空气微生物测试。

（4）每年进行高效过滤器的空气流速测试。

（5）每年通过微粒计数器扫描整个高效过滤器表面和边框进行过滤器完整性测试。

四、停电应对规程

任何（计划和计划外的）停电发生，都应采取如下措施：停电小于 3 小时，供电恢复后马上重新启动空调至少半小时方可重新开始配药；停电大于 3 小时，必须重新对房间进行清洁，消毒。

五、清洁区的维护保养

洁净区的维护包括：环境空气系统包括空调系统，风管，风机，高效过滤器。初效过滤器应每 3 个月清洗 1 次，中效过滤器应每半年清洗更换 1 次，如周围环境较差，则应加快清洗更换的频率。洁净室缺陷如：地板、墙壁、天花板裂缝。对洁净区的维护后，都必须重新对房间进行清洁，消毒。如影响到空气质量时，应进行环境空气微粒，微生物的特别测试。

六、设备管理

（一）设备的维护保养

设备的使用者应爱护设备并负责日常的维护保养，任何人发现设备运行不正常应马上报告工程人员，并安排维修。尽量避免同一设备在不同洁净要求的区域使用，如必须搬入较高级别的洁净区，应先用酒精擦拭设备表面。所有在洁净区使用的设备应保持整洁，如有锈迹，应及时清除，工程人员应定期巡检以保证设备都处于良好状态。

（二）超净工作台

（1）超净工作台应放置在远离人流、门、通风口及其他可能产生干扰气流的区域。

（2）所有超净工作台最好全天 24 小时运转，或最少在使用前打开让其运行至少半小时或按相关配置要求使用。

（3）每天在操作开始前，应先用 75％的酒精仔细擦拭工作区域的顶部、两侧及台面，顺序为从上到下、从前到后、从里到外。

（4）定期对配药用超净工作台进行维护。

（三）冰箱

（1）配置中心的冰箱仅限于存放需冷藏（2～8 ℃）或冰冻（低于－10 ℃）的药物。

（2）每天需把冰箱温度记录在工作日志中，以确保无异常情况出现。

（3）若冰箱温度越过 2～8 ℃，需立即调节以达到正常温度。冰箱温度高于 8 ℃达 4 小时以上，冰箱内所有药物都需重新评估。

（4）每周一进行除霜，并清洁整理冰箱及时记录。

（焦　文）

第三节　静脉药物治疗概述

一、静脉药物与静脉药物治疗

（一）静脉药物

通过注射方式被注入于人体的药物剂型，称为药物注射剂。而通过静脉注射或静脉滴注方式给予的药物称为静脉用药物，一般可分为粉针剂和水针剂两类，包括乳浊液和混悬液。

注射剂也称针剂，其配制成的药液直接注入组织或血管，故吸收快、作用迅速、血药浓度高、起效快，尤其适合于危重患者以及不适宜通过消化道系统给药的药物治疗或提供能量。因此，对注射剂特别是静脉注射剂型的质量要求很高，除具备制剂的一般要求外，还应在无菌、无热原以及澄明度、安全性、渗透压、pH、稳定性等质量指标应符合《中华人民共和国药典》的规定。

注射剂按不同的分类法分为以下 4 种。

1.按分散系统

分为溶液型注射剂（包括水溶液型和油溶液型注射剂）、混悬液型注射剂、乳浊液型注射剂、注射用粉针剂。

2.按生产线

分为粉针剂、冻干粉针剂、小容量注射剂、大容量注射剂。其中大容量注射剂(即大输液)系供静脉滴注,装量在 50 mL 以上,小容量注射剂一般在 20 mL 以下。

3.按药包材

分为抗生素瓶小容量注射剂、安瓿小容量注射剂、输液玻璃瓶大容量注射剂、非 PVC 软袋大容量注射剂。

4.按给药部位

分为皮内注射剂、皮下注射剂、肌内注射剂、静脉注射剂、脊椎腔注射剂等。

(1)皮内注射剂:注射于表皮与真皮之间,一般注射部位在前臂。一次注射剂量在 0.2 mL 以下,常用于过敏性试验或疾病诊断,如青霉素皮试液、白喉诊断毒素等。

(2)皮下注射剂:注射于真皮与肌肉之间的松软组织内,注射部位多在上臂外侧,一般用量为 1～2 mL。皮下注射剂主要是水溶液,但药物吸收速度稍慢。由于人的皮下感觉比肌肉敏感,故具有刺激性的药物及油或水的混悬液,一般不宜作皮下注射。

(3)肌内注射剂:注射于肌肉组织中,注射部位大都在臀肌或上臂三角肌。肌内注射较皮下注射刺激小,注射剂量一般为 1～4 mL。肌内注射除水溶液外,尚可注射油溶液、混悬液及乳浊液。油溶注射液在肌肉中吸收缓慢而均匀,可起延效作用。

(4)静脉注射剂:注入静脉使药物直接进入血液,因此药效最快,常作急救、补充体液和供营养之用。由于血管内容量大,大剂量的静脉注射剂又称为"输液剂"。一次剂量自几毫升至几千毫升,且多为水溶液。油溶液和一般混悬液或乳浊液能引起毛细血管栓塞,故不能做静脉注射。但近年来研究表明,某些营养性药物与药用油类制成的乳浊液,作静脉注射可加速药物的吸收,这些乳浊液的油滴应小于红细胞,其平均直径在 1 μm 以下。由于血液具有缓冲作用,所以以小量缓慢注射时对血液的 pH 与渗透压无多大影响,若注入大量的注射液则须考虑 pH 及渗透压。静脉注射较皮下或肌内注射的作用为多,凡能导致红细胞溶解或使蛋白质沉淀的药液,均不宜静脉给药。

(5)脊椎腔注射剂:注入脊椎四周蜘蛛膜下腔内。由于神经组织比较敏感,且脊椎液循环较慢,故注入一次剂量不得超过 10 mL,其 pH 宜为 5.0～8.0 之间,渗透压亦应与脊椎液相等。否则由于渗透压紊乱或其他作用,很快会引起患者头痛和呕吐等不良反应。总之对脊椎腔注射剂的制备与应用应严格要求。

需要强调:化疗药物类注射剂、中药注射剂、多组分生化类注射剂等高风险药物,应谨慎使用。

(二)静脉药物治疗概述

静脉药物治疗是将有治疗和营养支持作用的药物,如电解质液、抗菌药物、细胞毒药物、血液、血液制品、代血浆制剂、中药注射剂、营养物质等通过静脉注射方式或加入于载体输液中静脉滴注,使疾病得以治疗,达到缓解、好转或痊愈,它是临床药物治疗的重要方式之一。通常把静脉药物滴注治疗的方法,称为输液治疗。

静脉药物治疗按照给药途径分为静脉滴注和静脉推注两种主要的方式。两种方式在药物的起效时间和药物作用的持续时间上有区别,可根据患者疾病的治疗需要进行选择。静脉滴注时,常将一种或数种药物溶解稀释于适当体积载体输液中给予;静脉推注时,药物通过注射器给予。

混合在一起的药物品种越多、浓度越高其发生配伍禁忌或相互作用的概率就越大。

静脉药物治疗按照药物的种类分为全静脉营养治疗、细胞毒药物治疗、抗菌药物治疗、普通输液药物治疗和中药注射剂静脉输液治疗等。

本书阐述静脉药物相关知识及其静脉药物的配伍、调配及使用等内容。

(三)规范静脉用药物调配是安全使用的基础

静脉用药物调配与使用中的污染和用药错误的存在是影响临床静脉药物安全使用的两大因素。规范静脉用药物调配、减少用药错误已成为医院药学部门重要的工作内容之一,也是医院保障安全、有效用药的重要环节。

静脉药物调配是指医疗机构药学部门根据医师用药医嘱,经药师审核其正确性与适宜性,杜绝用药错误;再由经专业培训的药学技术人员按照无菌操作要求,在洁净的超净工作台上对静脉用药物进行集中调配,使之成为可供临床直接静脉注射药液的工作与程序。

根据目前我国医院静脉药物治疗的现状,规范静脉药物调配已经刻不容缓,静脉用药物集中调配、发挥药师的专业技术知识与能力,防范、防止静脉用药错误,提高医院静脉药物治疗的安全、有效、经济,切实保护患者用药权益。

二、静脉药物治疗

根据药物动力学原理,静脉药物从进入人体到发挥药物的治疗效果分为三个时段:首先是药物进入体内后随血液分布到各脏器组织,到达病变部位,使该部位的药物浓度达到能起治疗作用的有效浓度并维持一定时间消除,这是药动学时段;其次药物到达相应的组织后,一般是通过与组织细胞内受体结合,发挥其药理作用,这是药效动力学时段;最后是药物通过其药理作用对病变部位或疾病的病理生理过程产生影响,从而转变为治疗效应,产生治疗作用,也是所谓的治疗学阶段。

临床医师们往往最关心的是静脉药物治疗学阶段所对应的药物的治疗效果。在一般情况下,有药理效应的药物应该出现相应的治疗效应。但有时虽然选择了正确的药物,并不能取得满意的治疗效果。这是由于对前面三个时段注意不够,未能给予足够的药物或药物未能在病变部位达到有效浓度,也可能是对于疾病在体内的病理生理过程及其动态变化未能很好掌握,以及人与人之间的个体差异。因此要提高治疗效果,必须对疾病、机体与药物三者之间的相互关系作出恰当的分析与判断。

为了充分发挥药物的治疗作用,提高治疗水平,应努力做到:对疾病作出正确诊断,对病变的病理生理过程及其现状作出准确的分析判断;掌握必要的临床药理学知识和安全用药的基本原则,了解所选静脉药物的主要药动学参数,掌握基本的生物药剂学知识并能利用这方面知识选择恰当的剂型与给药途径;细心观察病情变化并能根据病情变化恰当地调整剂量与治疗方案,并建立能准确判断疗效与不良反应的观察与检测指标。要实现上述治疗目标需要医师、药师的良好配合。

三、静脉药物治疗的要求

(一)正确选择给药途径,慎用静脉给药法

任何药物治疗都应该根据该药物动力学的特点,结合临床患者的病症等情况,选择适当的给药途径。例如,对理化性质稳定、耐酸耐酶的药物,常选口服给药法;对理化性质不稳定,易被消

化液破坏的药物,应选注射给药法,如青霉素G、肾上腺素、缩宫素;对首剂效应大的药物,应避免消化道给药,如硝酸甘油舌下含服。同时,针对不同个体及疾病情况对老年人预防心血管系统疾病,应选用口服制剂长期用药,既安全方便,又经济实惠。总之,口服给药能达到治疗目的的,就不用注射给药;能用肌内注射给药的,就不用静脉注射,选择静脉给药方法要慎重。

(二)静脉药物治疗强调安全有效

在我国临床药物治疗工作中,静脉给药是一种常用的给药方法。

静脉给药,药物直接注入血液中,不经过跨膜转运吸收,药物在血液中的浓度迅速达到峰值,具有起效迅速、给药剂量准确等诸多优点,但是由于给药后药物作用快速且难以逆转等原因,这种给药方法如果使用不当也可能给患者带来较大的风险,不良反应的发生率大大增加,所以安全给药成为最直接最重要的指标之一。

影响静脉给药安全用药的关键是:由于其不经过胃肠道吸收这一环节,疾病治疗过程中给予患者静脉用药物,应依据患者病情,脏器功能状态,经验治疗方案,药理作用和药物安全性,药物体内相互作用,个体化药动学参数,静脉用药物配伍和药物相互作用等因素,选择适宜的药物,确定个体化的给药剂量,设计适宜的给药方法,正确地给药;给药后应监测患者对治疗的反应,根据病情变化调整给药方案。

静脉给药过程最易发生差错,其发生率在临床药物治疗工作中占很大的比例。要做到临床静脉用药的安全有效,必须加强护士、医师、药师三个环节的管理,需要特别指出的是:药师在安全使用静脉药物中应承担重要的角色。

(三)减少给药错误是静脉药物治疗安全的最关键因素

所谓给药错误是指:在药物治疗过程中,凡是和专业的医疗行为、医疗产品、医疗程序、医疗系统等因素有关,发生的可以预防的药物使用不当甚至造成患者伤害的事件。

在静脉药物治疗中常见的给药错误表现为:有配伍禁忌、载体选择错误、载体量选择错误、药物浓度出错、给药时间间隔错误、中西药物不宜配伍以及其他给药错误等等。举例如下。

1.输液对药物稳定的影响

将药物或药物制剂加入静脉输液中可导致有损于药物的物理变化与化学变化,药物受输液和环境的影响可加速降解的速度,其结果可以改变治疗效果,使药物失去活性或产生有毒的产物。例如,多烯磷脂酰胆碱注射液选择氯化钠注射液作为载体(该药不可放在电解质溶液中)。

2.药物间的配伍禁忌

药物之间以及药物同输液之间易发生配伍禁忌,导致药物之间效价降低。例如,维生素C具有强还原性,与维生素K配伍后可发生氧化还原反应,导致维生素K药效下降,因此两者不能配伍使用。

3.给药剂量和浓度

静脉给药的浓度不当易引起药物不良事件。例如,依托泊苷说明书中要求本品使用浓度不超过0.25 mg/mL。

安全用药是确保临床用药的关键,药师应向临床主动提供药学服务,发挥自身的专业优势,规范临床用药。在静脉给药的过程中,要特别关注静脉药物混合后的稳定性与配伍禁忌问题,努力减少给药错误。

（四）其他影响静脉药物治疗安全的因素

1.药物的保管不当

药物的正确保管是保证药品质量的关键。药品存放条件不规范，如不按要求冷藏、避光，存放药品过多，未及时清理等原因造成药品变质、过期等，都将影响用药安全。

2.未对医嘱审核干预

目前，在整个药物治疗过程中大多数医院药师只完成了药物调配工作，在医嘱审核这一环节没有充分发挥应有的职责。（护士若未能检查出医嘱错误或有疑问，必须询问医师后再执行。）如果这一过程处理程序不规范，核对医嘱出现失误等将直接威胁到静脉用药的安全。

《处方管理办法》第三十五条要求药师应当对处方用药适宜性进行审核，审核内容包括：①规定必须做皮试的药品，处方医师是否注明过敏试验及结果的判定；②处方用药与临床诊断的相符性；③剂量、用法的正确性；④选用剂型与给药途径的合理性；⑤是否有重复给药现象；⑥是否有潜在临床意义的药物相互作用和配伍禁忌；⑦其他用药不适宜情况。在此强调：药师应对静脉给药医嘱进行审核与干预，发现并减少给药医嘱错误的发生。

3.药品调配过程中因浪费造成剂量不足

准确的剂量是药物发挥疗效的基础。在临床工作中，由于药物配置方法不当等原因，会使药物在配制准备过程中存在药物浪费、剂量减少现象，尤其在给予抗菌药物治疗时，未给予充分有效剂量，极易产生细菌耐药。主要表现在：①粉剂溶解不充分，溶媒量少、抽吸不彻底，致使药物残余量增加，包括注射器内药物残留量也应引起注意；②在溶解抽吸过程中，由于没有注意控制药瓶内压力变化，使药液在抽吸时随气流喷出；③排气时药液排出过多。

4.未遵循用药方法使用静脉药物

遵循药物法定的用法用量是使药物安全有效的必要保障，缺乏药物相关知识，对药物的特性、使用范围、毒副作用等了解不够，未按照药物使用要求用药，自然会影响药效，甚至引起药物不良事件。临床上常见于：①配制后放置时间过长。药物使用原则是现用现配，而且有些药物明确规定配制后立即使用或限时使用，否则影响药物疗效。②使用抗生素未做药敏试验或未询问患者的药物过敏史。药品治疗时间不符合医嘱要求，给药间隔时间过短，临床上大部分抗生素用法是 2 次/日，但普遍存在 2 次给药时间间隔较短的问题，一般间隔 4～6 小时，不能维持有效的血药浓度，进而影响药物疗效，未充分发挥抗生素作用。

5.未重视输液滴注速度

输液时要根据药物性质来调节滴数，许多药物有严格的速度要求。在实际工作中，往往因护士缺乏这方面知识而被忽视，加之患者缺乏相关知识或宣教不到位，随意调节滴速，不仅影响药效，而且还可引起不良反应和潜在危险。如甘露醇滴速过慢则达不到降低颅压作用，而左氧氟沙星滴速过快则会引起胃肠道反应及静脉刺激症状等。静脉输液药物滴注速度直接影响治疗效果。

6.因污染与微粒引起的输液反应

静脉输液加药混合调配，如操作不当药液容易受到污染，而影响患者的用药安全。在输液中添加药物，这种给药方式已成为输液外源性污染源之一，污染率为 3.8%～27%，致病菌一旦进入液体瓶，并在其中生长繁殖，可引起即发的剧烈临床输液反应，重者可发生死亡。

静脉给药虽然显效快，但此法是将药液直接注入血液中，药物不经跨膜转运吸收，在显效的同时，不良反应发生迅速且严重。

静脉给药引起的不良反应大多是由于静脉给药中注射器以及操作程序缺陷所引起的,任何一个环节出错均可导致不溶性颗粒增加,这些颗粒进入人体内可能影响微循环,造成水肿、肉芽肿、静脉炎、血小板减少或其他不良反应。

四、临床静脉药物治疗需要注意的问题与改善对策

　　静脉药物治疗是临床医疗工作中的重要内容之一,正确及时的给药措施可以挽救患者的生命,促进患者的康复;错误的给药必将给患者的治疗带来影响,甚至危及患者的生命安全。

(一)临床静脉药物治疗需要注意的几个问题

　　1.防止静脉药物在调配和使用过程中被污染

　　我国传统的静脉药物调配是由护士在暴露的治疗室内完成,环境的洁净无法得到保障,使静脉药物的受污染概率大大提高。同时玻璃瓶装输液的使用、空气的介入,也容易对药液产生污染。

　　2.重视静脉药物治疗中给药方法问题

　　近年来,由于新药层出不穷,而静脉用药方式大多为多药联用,药物之间的配伍越来越复杂,医师很难掌握必要的输液配伍知识,从而很难确保用药方案的合理性。新中国成立以来,医院药师几乎只从事药品保障供应、发放与数量管理工作,医院的给药模式至今几乎没有什么改变,静脉药物在病区从调配到给患者输注全部由护士承担,没有药师进行核对与审核,因临床护理工作的繁重与护士缺乏对药物知识的深入认知,我国临床给药错误现象时有发生。

　　静脉药物治疗中常见的用药问题,包括:医师处方的不适宜;错误的药物剂量;错误的调配方法和溶媒选择;错误的给药时间;错误的给药方法与滴速不当;药物的配伍禁忌或相互作用等。

　　3.防止静脉药物治疗被过度使用

　　输液治疗应用于临床是抢救和治疗疾病的重要手段之一。目前在发达国家医院输液比例约为50%,在我国医院输液比例约为80%,个别医院达90%。疾病治疗采用静脉药物给药非常普遍。静脉药物的过度使用不仅增加了医疗成本,同时存在较多不安全因素。

(二)改善对策

　　1.建立静脉用药调配中心(室)对静脉药物进行集中调配,减少与杜绝污染

　　医院应建立静脉用药调配中心,在洁净的配制环境中,由经过专门培训的药学专业技术人员严格按照操作规程对静脉药物进行集中调配。同时,输液宜选用封闭系统进行,将静脉用小针剂加入、混合、转移至适宜载体时,防止微生物、热原物质及微粒等在调配、输注时可能产生的污染,从而最大限度地提高输液质量,确保患者静脉用药安全。

　　2.药师应介入药物临床使用过程

　　在静脉用药调配中心(室)成立前,医院治疗用静脉药物的调配是分散在各病区治疗室里进行的,药师无法对此进行监控并发挥作用。我国真正的医院药师资源不富裕、临床药师制度还未正式建立,药师掌握的药学知识和技能几乎没有施展的空间,药师对用药错误产生的环节无法进行有效的纠正。

　　静脉用药调配中心(室)建立后,药师应发挥自己掌握的药学知识优势,对医师的用药医嘱进行审核,及时对诸如有药物配伍禁忌、相互作用、用法用量等不适宜的医嘱进行干预,从而降低用药错误,确保静脉药物临床使用的安全性。同时,药师还可利用信息系统收集贮存的临床用药数据,对药物使用情况进行分析总结,定期向临床反馈药物使用情况,进一步提高了用药的安全性

和有效性。

3.加强合理用药的宣传教育

静脉注射是一种有效的给药方式,虽然药物直接进入人体,存在一定的风险,但是如果注射是治疗和预防措施所必需的,而且遵照安全的操作规程进行,则其潜在危险相对于它的价值则是微不足道的。

要保证静脉药物治疗的安全性、有效性,必须从观念入手,宣传合理应用输液,合理使用药物的理念,从而纠正过度依赖药物输液治疗的现状。

(焦　文)

第四节　无　菌　药　品

一、药品配置洁净室(区)的空气洁净度

药品配置洁净室(区)的空气洁净度划分为 4 个级别,见表 3-1。

表 3-1　洁净室(区)空气洁净度级别表

洁净度级别	尘粒最大允许数/m³		微生物最大允许数	
	≥0.5 μm	≥5 μm	浮游菌/ m³	沉降菌/皿
100 级	3500	0	5	1
1 万级	350 000	2 000	100	3
10 万级	3500 000	20 000	500	10
30 万级	10 500 000	60 000	1 000	15

二、洁净室(区)的管理要求

(1)洁净室(区)内人员数量应严格控制。其工作人员(包括维修、辅助人员)应定期进行卫生和微生物学基础知识、洁净作业等方面的培训及考核;对进入洁净室(区)的临时外来人员应进行指导和监督。

(2)洁净室(区)与非洁净室(区)之间必须设置缓冲区域,人、物流走向合理。

(3)100 级洁净室(区)内不得设置地漏,操作人员不应裸手操作。

(4)1 万级洁净室(区)使用的传输设备不得穿越较低级别区域。

(5)10 万级以上区域的洁净工作服应在洁净室(区)内洗涤、干燥、整理,必要时应按要求灭菌。

(6)洁净室(区)内设备保温层表面应平整、光洁,不得有颗粒性物质脱落。

(7)洁净室(区)内应使用无脱落物、易清洗、易消毒的卫生工具,卫生工具应存放于对产品不造成污染的指定地点,并应限定使用区域。

(8)洁净室(区)在静态条件下检测的尘埃粒子数、浮游菌数或沉降菌数必须符合规定,应定期监控动态条件下的洁净状况。

(9)洁净室(区)的净化空气如可循环使用,应采取有效措施避免污染和交叉污染。

(10)空气净化系统应按规定清洁、维修、保养并做记录。

三、无菌药品配置

它是指法定药品标准中列有无菌检查项目的配置。

(1)无菌药品配置环境的空气洁净度级别要求:①100级或1万级背景下局部100级。②配置前不需除菌滤过的药液配置。③注射剂的配置、分装。④直接接触药品的包装材料最终处理后的暴露环境。

(2)与药液接触的设备、容器具、各型号注射空针,应符合国家要求标准。

(3)直接接触药品的注射空针不得回收使用。

(4)成品批的划分原则:①每天配置的药品要根据药物稳定性及临床要求分批送往临床。②第一批成品,一般为抗生素、主要治疗药及配置后稳定性较差的药物。③第二批一般为TPN及一般普通药物。④第三批一般为续液,大多为配置后稳定性较长的药物及空瓶(无需加药)。⑤第四批为2次/天的治疗药、普通药。⑥第五批为续液。⑦如有临时医嘱可根据临床需要临时配置。

(焦 文)

第五节　药物相互作用的概述

一、药物的相互作用的定义

药物的相互作用是指一药物的作用由于其他药物或化学物质的存在而受到干扰,使该药物的疗效发生变化或产生药物不良反应。

二、药物相互作用的发生

各种药物单独作用于人体,可产生各自的药理效应。当多种药物联合应用时,由于他们的相互作用,可使药效加强或不良反应减轻,也可使药效减弱或出现不应有的毒副作用,甚至可出现一些奇特的不良反应,危害用药者。因此,必须重视药物的相互作用问题。

药物相互作用主要是探讨2种或多种药物不论通过什么途径给予(相同或不同途径,同时或先后)在体内所起的联合效应。但从目前的研究水平来看,只能探讨2种药物间的相互作用。超过2种以上的药物所发生的相互作用比较复杂,目前研究工作尚不能问津。

临床上常将一些药物合并给予,如在输液中添加多种药物。此时,除发生药物相互作用外,还可能发生理化配伍变化。有关这方面内容另行讨论。

三、药物相互作用对临床治疗的影响

药物相互作用,根据对治疗的影响,可分为有益和有害两方面,此外尚有一些属争议性的。

(一)有益的相互作用

联合用药时若得到治疗作用适度增强或不良反应减轻的效果,则此种相互作用是有益的。

举例如下。

(1)多巴脱羧酶抑制剂(卡比多巴或苄丝肼)可抑制左旋多巴在外周的脱羧。两者合用可增加药物进入中枢而提高疗效,并减少外周部位的不良反应。

(2)甲氧苄啶(TMP)使磺胺药增效。

(3)阿托品和吗啡联用,可减轻后者所引起的平滑肌痉挛而加强镇痛作用等。

(二)不良的相互作用

不良的药物相互作用分为下面几种类型。

(1)药物治疗作用的减弱,甚至可导致治疗失败。

(2)不良反应或毒性增强。

(3)治疗作用的过度增强,如果超出了机体所能耐受的能力,也可引起不良反应,甚至危害患者等。有关内容在后面将进一步探讨。

(三)有争议性的相互作用

有一些相互作用在一定条件下是有益的,可为医疗所利用,但在其他时候也可以是有害的,常引起争议。如钙盐可增加洋地黄类的作用,一般认为应禁止合用。在很少的特殊情况下,却需要合用,但必须在严密监护条件下进行。此时,应根据实际情况进行判定。

(四)重点注意问题

实际上药物相互作用中,有益的相互作用是很少的,而不良的相互作用和有争议性的相互作用是较普遍的,即大多数的药物相互作用中包含了不安全因素,可能引起不良反应和意外。因此,不良的相互作用和有争议的相互作用是应该重点注意的问题。

四、药物相互作用的分类

药物相互作用按照发生的原理可分为药效学相互作用和药动学相互作用两大类。这两类相互作用都可引起药物作用性质或强度的变化。此外,还有掩盖不良反应的相互作用,它不涉及药物的正常治疗作用,只涉及某些药物不良反应或毒性。

五、药效学相互作用

药物作用的发挥,可视为药物和机体的效应器官、特定的组织、细胞受体或某种生理活性物质(如酶等)相作用的结果。如不同性质的药物对"受体"可起激动(兴奋)或阻滞(拮抗、抑制)作用。2种药物作用于同一"受体"或同一生化过程中,就可发生相互作用,产生效应变化。

一般地说,作用性质相同药物的联合应用,可产生增效(相加、协同),作用性质相反的药物联合应用,可产生减效(拮抗)。因此,可将药效学相互作用分成"相加""协同"和"拮抗"3种情况。

(一)相加

相加是指2种性质相同的药物联合应用所产生的效应相等或接近两药分别应用所产生的效应之和。可用下式来表示(设A药和B药的效应各为1):$A(1)+B(1)\approx2$。

(二)协同

协同又称增效,即两药联合应用所产生的效应昍显超过两者之和,可表示为(如A药和B药的效应各为1):$A(1)+B(1)>2$。

(三)拮抗

即减效,即两药联合应用所产生的效应小于单独应用一种药物的效应,可表示为(如A药和

B 药的效应各为 1)：A(1)＋B(1)＜1。

(四)药效学不良反应示例

(1)氯丙嗪与肾上腺素：氯丙嗪具有 α-阻滞作用，可改变肾上腺素升压作用为降压作用。使用氯丙嗪过量而致血压过低的患者，若误用肾上腺素以升压，反而导致血压剧降。

(2)应用降糖药常因引起低血糖而产生心悸、出汗反应，使用普萘洛尔可掩盖这些反应，但由于 β-受体阻滞药可抑制肝糖原分解，而使血糖降低，增加了发生虚脱反应的危险性。β-受体阻滞药(阿替洛尔、美托洛尔等)抑制肝糖原分解作用较轻，但仍有掩盖低血糖反应的作用，均应避免联合应用。

六、药动学相互作用

一种药物的吸收、分布、代谢、排泄、清除速率等常可受联合应用的其他药物的影响而有所改变，因而使体内药量或血药浓度增或减而致药效增强或减低，这就是药代动力学的相互作用。这种相互作用可以是单向的，也可以是双向的。药物 A 与药物 3 联合应用，A 可使 B 的吸收、分布、代谢(或消除)起变化，而 B 则对 A 无作用，这是单向的。如 B 也对 A 有作用，这是双向的。用下式表示：

单向相互作用：A 使 B↑或↓。

双向相互作用：A、B 相互↑或↓。

药动学的相互作用，根据发生机制不同，可分为：①影响药物吸收的相互作用；②影响药物血浆蛋白结合的相互作用；③药酶诱导作用；④药酶抑制作用；⑤竞争排泄；⑥影响药物的重吸收等。

七、配伍禁忌

(一)配伍禁忌含义

药物配伍是在药剂制造或临床用药过程中，将 2 种或 2 种以上的药物混合在一起。在配伍时，若发生不利于质量或治疗的变化则称配伍禁忌。药物配伍恰当可以改善药剂性能，增强疗效，如选择适当的附加剂以使药剂稳定，口服亚铁盐时加用维生素 C 可以增加吸收等。配伍禁忌分为物理性、化学性和药理性三类。物理性配伍禁忌是指药物配伍时发生了物理性状变化，如某些药物研合时可形成低共熔混合物，破坏外观性状，造成使用困难。化学性配伍禁忌是指配伍过程中发生了化学反应，发生沉淀、氧化还原、变色反应，使药物分解失效。药理性配伍禁忌是指配伍后发生的药效变化，增加毒性等。

(二)避免配伍禁忌发生的方法

(1)避免药理性配伍禁忌(即配伍药物的疗效互相抵消或降低，或增加其毒性)，除药理作用相互对抗的药物如中枢兴奋剂与中枢抑制剂、升压药与降压药、扩瞳剂与缩瞳剂、泻药与止泻药、止血药与抗凝血药等一般不宜配伍外，还需注意可能遇到的一些其他药理性配伍禁忌。

(2)理化性质配伍禁忌，主要需注意酸、碱性药物的配伍问题，维生素 C 溶液与苯巴比妥钠配伍，能使苯巴比妥析出，同时维生素 C 部分分解。在药物混合静脉滴注的配伍禁忌方面，主要也是酸、碱的配伍问题，如四环素族(盐酸盐)与青霉素钠(钾)配伍，可使后者分解，生成青霉素酸析出；青霉素与普鲁卡因、异丙嗪、氯丙嗪等配伍，可产生沉淀等。

（焦　文）

第六节　输液的分类与静脉药物治疗原则

大容量输液是指超过 100 mL、经静脉滴注输入体内的最终灭菌注射剂,在临床上主要用于调整体内水和电解质以及酸碱平衡,提供人体必需的碳水化合物、脂肪、氨基酸以及维生素等营养成分,维持循环血容量以及降低颅内压等;大容量输液同时也是静脉药物治疗的载体,供加入各种药物进行静脉输液治疗。我国大容量输液产品已从一般的基础型输液发展到肠外营养液、血浆代用品、肾科产品、各种类型的输液产品(包括即配型)、冲洗液 5 大类。大输液按照其包装材料通常可分为 3 大类,即玻璃瓶、塑料瓶和塑料软袋产品。由于大容量输液是直接输入血液,一旦发生问题后果非常严重,因此对药品质量的要求很高,对药液包装材料的要求也很严格,必须要求无微粒、无菌、无毒和无热原。目前世界上的大输液包装形式有玻璃瓶、塑料瓶、塑料软袋(PVC、非 PVC;单层膜、复合膜;片膜、筒膜;单阀、双阀)。

一、输液的分类

(一)电解质类输液

钠和氯是机体最重要的电解质,主要存在于细胞外液,对维持正常的血液和细胞外液的容量和渗透压起着非常重要的作用。钠的正常血清浓度为 135～145 mmol/L,占血浆阳离子的 92%,总渗透压的 90%,故血浆钠量对渗透压起着决定性作用;氯的正常血清浓度为 98～106 mmol/L。人体中钠、氯离子主要通过下丘脑、神经垂体和肾脏进行调节,维持体液容量和渗透压的稳定。电解质输液在临床上主要用于纠正患者体内水和电解质代谢紊乱,维持体液渗透压和恢复人体的正常生理功能。近年来电解质输液已从单一电解质逐步过渡到复方电解质,进一步发展为乳酸林格液或各种浓度的含糖复方电解质输液,为临床应用提供方便。在日本把电解质输液按病情不同阶段和对象制成 4 种复方电解质输液(起始液、脱水补充液、维持液、恢复液),使用药更为合理和方便。另外还有几种特殊用的电解质输液、胃液丢失时的胃液补充液、肠液丢失时的十二指肠补充液和尿道、切除术后的促进利尿、补充电解质及能量的输液以及配合全肠外营养疗法(TPN)的 TPN 基础液等。

这类产品中,0.9%氯化钠和复方氯化钠输液是国内外生产的主导产品,在临床上主要用作即配型药物的溶剂。国内含乳酸钠和糖的复方电解质输液已有生产,如 mg3、M3B,但品种不多,规格不全,仍有较大差距。由于传统复方氯化钠输液氯离子浓度偏高,大量输注时可能引起代谢性酸中毒,配方中降低氯化钠用量,加入乳酸钠使组成更接近细胞外液,输入体内可使水和电解质平衡,且有扩张血容量维持酸碱平衡等功效,故有平衡液之称。另有偏碱性的乳酸钠林格液、低钾维持输液、含镁、磷的细胞内液补充输液。

(二)酸碱平衡类输液

临床主要用于纠正体液的酸碱平衡。碳酸氢钠是纠正代谢性酸中毒最适宜的输液,本品使血浆内 HCO_3^- 浓度升高,中和 H^+,从而纠正酸中毒;碱化尿液,由于尿液中碳酸根浓度增加后pH 升高,使尿酸、磺胺类药物与血红蛋白等不易在录中形成结晶或聚集。本品作用迅速,疗效确切,可配成 1.26%、1.40%、2.74%、4.20%和 8.4%五种浓度。1.26%的等渗浓度适用于需要较多补液者,高浓度的适用于急需纠正酸中毒而不宜过多补液者。

乳酸钠可配成1.87%等渗液供临床使用,11.2%的高渗注射液供稀释后使用,更多是将乳酸钠与复方电解质组成输液成为碳酸氢盐的前体,在体内代谢为碳酸氢盐而起到碱性药物作用,但当组织缺氧时,代谢转化受到抑制,造成乳酸盐堆积而使酸中毒恶化。改用醋酸钠在缺氧条件下也能转变,有代替乳酸钠的趋势。缓血酸铵(氨丁三醇)是一种有机胺缓冲剂,为一种高渗无钠注射液,制剂浓度为7.28%,适用于合并心功能不全者。临床上常用5%含钾葡萄糖液治疗轻度碱中毒,等渗氯化铵(0.9%)则用于治疗严重碱中毒,美国则用0.15 mol/L或更低浓度的盐酸液治疗。

(三)营养型类输液

营养输液剂可分为糖类、氨基酸、静脉脂肪乳、复合维生素和微量元素等。复合维生素和微量元素从剂型上来说属于小容量注射剂,临用前加入其他营养输液中使用。

1.糖类输液

此类输液主要补充人体水分和热量,具节约蛋白质作用。欲达此目标,1日至少给予葡萄糖100 g。糖类输液除葡萄糖输液外,还有果糖输液、麦芽糖输液、木糖醇输液等。

葡萄糖是人体主要的热量来源之一,每1 g葡萄糖可产生4 kcal(16.7 kJ)热能,故被用来补充热量,治疗低血糖症。当葡萄糖和胰岛素一起静脉滴注,糖原的合成需K^+参与,从而钾离子进入细胞内,血钾浓度下降,故被用来治疗高钾血症。高渗葡萄糖注射液快速静脉推注有组织脱水作用,可用作组织脱水剂。另外,葡萄糖是维持和调节腹膜透析液渗透压的主要物质。静脉注射葡萄糖直接进入血液循环,葡萄糖在体内完全氧化生成CO_2和水,经肺和肾排出体外,同时产生能量,也可转化成糖原和脂肪贮存。一般正常人体每分钟利用葡萄糖的能力为6 mg/kg。

2.氨基酸输液

氨基酸输液可分为营养型氨基酸和治疗型氨基酸,目前国内氨基酸生产的品种已发展到20余种,临床可选择的复方氨基酸注射液的种类日益增多。最初的氨基酸注射液为单纯酪蛋白质水解物,其杂质多,且质量不稳定,不良反应大;随之出现了由以几种必需结晶性氨基酸为主组合而成的复方氨基酸,属于平衡性营养型的氨基酸。在这之后,在前一代氨基酸注射液的基础上加入了多种非必需氨基酸,补充氨基酸,维持人体正氮平衡。进一步的研究根据对肝性脑病、肾病、烧伤等血清氨基酸图谱分析,设计出不仅能够为患者提供营养支持,而且具有特殊治疗作用的氨基酸输液。近年根据婴幼儿的生理研制出小儿氨基酸制剂。由于不同氨基酸输液所含氨基酸、能量、电解质不相同,其临床用途、禁忌证等差异很大,临床应用也易出现混乱。将常用的氨基酸输液按临床使用,大体可以分以下几类:营养型氨基酸、肝病用氨基酸、肾病用氨基酸、创伤用氨基酸、癌症用氨基酸、小儿用氨基酸、代血浆用氨基酸。

3.血容量扩张剂类输液

国内外研究的代血浆种类已达30多种,但临床实际应用仅为5～6种,主要有右旋糖酐、羟乙基淀粉以及改性明胶等。右旋糖酐按分子量大小可分中、低、小三种,中分子(6%M7万)和低分子(10%M4万)主要用于增加血容量,防止失血性休克;低、小分子(10%M2万),主要用于降低血液黏度,改善微循环,防止血栓形成。国内配方常与0.9%氯化钠或5%葡萄糖配伍,国外与乳酸林格液配伍,它能同时提供血浆中电解质成分。羟乙基淀粉系由淀粉水解后经环氧乙烷反应所生成水溶性淀粉衍生物,国内采用2万和4万两种平均分子量,浓度为6%,配方中均与0.9%氯化钠注射液配伍;国外产品的平均分子量有2万、7万、20万以及45万多种,以20万居多,浓度有 3%、6%、10%,多数与 0.9%氯化钠注射液配伍,也有与 5%葡萄糖注射液配伍。明胶因具抗原性,不宜做代血浆,必须经化学交链和氧化降解至适当分子量方可应用。临床正式应用有氧聚明胶,国外有多种产品,分子量为 2 万左右,配制浓度为 3.0%～5.5%。许多临床资料表明改性明胶代血浆,变态反应率低,无干涉血凝作用,安全性优于糖酐。目前国内尚无产品,但其缺点是分子量小,扩张血容量维持时间短,因明胶中缺乏色氨酸和酪氨酸,代谢后营养价值低。采用化学合成法制造的代血浆有聚乙烯吡咯烷酮(PVP),系由甲醛、乙炔、氨等经高压催化聚合而成,M 为 2 万～4 万,常与多种电解质配伍,制剂浓度 3.5%,本品疗效明显、使用安全、生产简单、成本低廉。其他从中药中提取的白芨胶、柚皮果胶、榆皮胶、木瓜胶、果胶均有研究和临床报道。一种既具有扩张血容量又可替代红细胞运送氧气排泄二氧化碳功能的新型血浆代用品,有人称为载氧的人工血液受到人们关注,其中的无基质血红蛋白、人工血细胞、合成血红蛋白以及全氟碳化乳剂有望上市。

(四)含药小容量输液

含药小容量输液又称为治疗型小输液,是指容积在 100 mL 以下(含 100 mL)的输液剂,由治疗药、附加剂、溶媒及容器所组成的并采用避免污染和杀灭细菌等工艺制备的一种制剂。治疗型输液相对于普通输液来说具有如下优点:由于其不需要调配,无须添加其他溶媒,剂量准确,可有效避免二次污染,使用方便快捷,同时具有良好的药物经济学特性。所以,治疗型输液已经成为国内外医药市场的发展趋势。目前,欧美等国已有治疗型输液品种超过 130 余种,其中不乏配有特殊溶媒的即配型输液。目前,治疗药输液品种主要有抗生素(如头孢他啶)、抗病毒药(如阿昔洛韦)、抗真菌药(如氟胞嘧啶)、免疫抑制剂(如他克莫司)、中枢兴奋药(如多沙普仑)、抗高血压药物(如地尔硫䓬)、抗心绞痛等心脏病治疗药物(如门冬氨酸钾镁)、纤维蛋白溶酶原激活剂(如右旋糖酐铁)、抗肿瘤药(如依托泊苷)、抗结核药(如利福平)和解毒药(如依地酸二钠)等。其中,不少是即配型输液(干粉药物另配稀释剂)和浓注射液,借此可保持药物在贮藏期的稳定性,治疗时用稀释剂稀释即可输注。将药物制成含药脂肪乳的商品(如丙泊酚乳剂 Dipri Van)和研究中的乳剂品种亦不断增多,如巴比妥类药物、地西泮和紫杉醇等药物乳剂。

国内外大量文献研究表明,由护士零散调配静脉药品的差错率很高。另有研究表明,每发生一起药物不良事件,就可能导致住院日延长 4.6 天,费用平均增加 4 700～8 000 美元。由此可见,静脉药物调配中的差错是不容忽视的,而一旦发生严重差错,势必对患者的生命安全造成极大威胁,也必将直接导致惊人的成本增加。作为一项风险较高的治疗,最令人担心的就是加错药输错药、调配中未严格消毒、调配剂量不准确以及查对药物有疏漏。而大部分静脉用药差错又与多环节调配有关,例如,药物需要加入其他溶液进行重新溶解,而严重差错往往就发生在这一环节,最典型的错误就是剂量错误或溶媒选择不当。调配过程的简化及标准化有助于减少静脉给药过程中的人为因素及其他可能影响药品质量的环节,确保静脉用药安全。

目前临床最常用的治疗型小输液主要是预混型含药输液,如临床广泛应用的甲硝唑注射液和左氧氟沙星注射液等。采用预混含药输液已经成为简化静脉用药程序、减少差错发生的一种有效措施。由于在制备中建立了可靠的质量保障体系,商品化的预混剂型被认为是最为安全的静脉给药系统之一:一方面,其终端制剂的等渗性减少了静脉炎的发生,明确附有药名、溶媒和剂量的标签为用药安全提供了进一步保障;另一方面,这种给药方式本身也具有更为迅速的可利用性,省略了计算及冲配等步骤,使药师及护士有更多的时间和精力投入到促进静脉用药安全的其他工作。此外,对于人力资源和调配设施相对缺乏的中小型医院,预混输液也是更为安全和经济的选择。虽然预混输液的药品价格可能高于其他某些静脉用药方式,但由于其节省了人力成本和调配时间,减少了医疗废物的产生及处置费用,在药物经济学上仍然具有相当的优势,有研究表明,与传统的粉针调配输液相比,预混输液甚至可减少60%的静脉治疗总费用。当然,由于药物本身的性质及规模化生产的限制,预混输液制剂无法覆盖所有的药物品种及给药剂量,也存在占用储存空间较大、个体化适用性不足等缺点,但它的出现确实是药品制剂和包装领域里的一大创新。

此外,人们已经注意到,在整个静脉输液的过程中,不可避免地存在着药液"合理"丢失的现象,其中很大一部分是来源于输液包装中的残留。输液残留量的存在直接影响着治疗用药的准确性和有效性。对于抗肿瘤药、抗生素以及生物制品等价格昂贵、来源稀少的药物,药液残留不仅意味着患者的经济损失,也将造成整个国家和社会的医疗资源浪费和成本增加,同时也会带来环境污染的问题。因此,含药输液的长足发展还需要输液包装上的不断改进。

随着输液工业生产的发展和临床治疗的需要,近年来国内外将治疗作用确切、必须从静脉途径输液的稳定药物或药物小针或粉针剂制成输液剂,从而大大加快了这类输液的开发速度。现按临床用途将收集到的国内外治疗用输液汇总如下。

1.抗感染药

(1)抗生素类:硫酸庆大霉素、林可霉素、克林霉素磷酸酯、妥布霉素、硫酸奈替米星、硫酸阿米卡星、阿奇霉素、硫酸西索米星、萘夫西林钠(萘夫西林;新青霉素Ⅲ)。

(2)抗真菌类:氟胞嘧啶、氟康唑。

(3)抗病毒类:利巴韦林(三氮唑核苷)、硫酸金刚烷胺、膦甲酸钠、阿昔洛韦。

(4)其他:乳酸诺氟沙星、乳酸环丙沙星、盐酸氧氟沙星、盐酸(甲磺酸)左氧氟沙星、甲磺酸加替沙星、甲硝唑、替硝唑、奥硝唑。

2.心血管系统药

(1)抗心律失常药:利多卡因、门冬氨酸钾镁、托丙溴苄胺、盐酸索他洛尔。

(2)抗心绞痛、心肌梗死药:单硝酸异山梨酯、盐酸替罗非班、依替巴德、硝酸甘油、盐酸丁咯地尔。

(3)血管扩张药:尼莫地平、盐酸尼卡地平、硝苯地平、吡拉西坦、罂粟碱、盐酸倍他司汀、长春西丁、尼可占替诺、己酮可可碱。

(4)抗高血压药:硝普钠、托拉塞米钠。

(5)抗休克药:盐酸多巴胺、多巴酚丁胺。

(6)其他:曲克芦丁。

3.抗肿瘤药

顺铂、卡铂、氟尿嘧啶、盐酸米托蒽醌、去氧氟尿苷。

4.消化系统药

(1)抗溃疡药:盐酸西咪替丁、盐酸雷尼替丁、法莫替丁。

(2)止吐药:盐酸恩丹西酮。

5.支气管扩张药

茶碱、多索茶碱。

6.血液系统药

(1)抗凝血:肝素钠、低分子肝素钠。

（2）止血药：氨甲苯酸。

（3）升白细胞药：肌苷。

7.脱水药

甘露醇（10、15、20）、复方甘露醇、甘油氯化钠、甘油果糖、山梨醇。

8.诊断用药

泛影葡胺。

9.其他

丙泊酚（麻醉）、依地酸钙钠（解毒）、葡萄糖酸钙（补钙）、硫酸镁（子痫）、氯美噻唑（镇静）、维生素C（营养）、芬太尼枸橼酸盐（镇痛）、米库氯铵（神经肌肉阻滞剂）、氢吗啡酮（镇痛）、复方甘草酸铵、甘草酸二铵（肝炎辅助用药）。

10.中草药中提取的药物（单体、有效成分或有效部位）

川芎嗪、葛根素、苦参碱、苦参素、香丹、灯盏花素、丹参、复方丹参、黄芪、生脉、西红花、莪术、双黄连、参芪扶正、银杏。

二、输液治疗原则

（一）概述

静脉滴注给药是不经过吸收过程直接从静脉将药物输入人体循环系统，再经过血液循环直达机体各器官和组织的给药方法。静脉滴注给药是一种十分重要的给药途径，是临床药物治疗工作的重要内容之一。通过静脉滴注给药治疗能迅速地进行重症患者的抢救、预防和纠正内环境紊乱、供给患者必要的营养、促进组织修复，是医疗工作中经常采用的措施之一。滴注给药速度快，不受消化道吸收等影响，直接进入血液循环，达到预期的血药浓度，快速发挥作用，是胃肠给药的一种可靠的替代治疗手段。静脉输液在脱水的治疗与预防，循环血容量的急性丧失和休克的治疗，体液中电解质成分浓度异常如高（低）钠血症、高（低）钾血症以及酸碱平衡异常的治疗，补充热量和营养（如TPN），以及作为抗菌药物及化疗药物等静脉给药的媒介等方面有广泛的应用。静脉输液药效迅速、剂量易控、作用可靠，尤其适合不能口服给药的患者或不能口服给药的药物，因此广泛应用于临床急救以及危重患者的抢救中。

（二）输液治疗的临床意义

1.补充水和电解质，维持酸碱平衡

人体体液在正常情况下有一定的容量、分布和电解质浓度。成年男性的体液量一般为体重的 60%，成年女性的体液量约占体重的 50%。小儿脂肪少，体液量所占比重较高。体液分为细胞外液及细胞内液，细胞外液又可分为血浆和组织间液两部分，血浆量约占体重的 5%，组织间液量约占体重的 15%。细胞外液中最主要的阳离子是 Na^+，主要的阴离子是 Cl^-、HCO_3^- 和蛋白质。细胞内液中的主要阳离子是 K^+ 和 mg^{2+}，主要阴离子是 P^{3-} 和蛋白质。细胞外液和细胞内液的渗透压相等，一般为 $290\sim310\ mOsm/L$。正常人的体液保持着一定的 H^+ 浓度，即保持着一定的 pH（动脉血浆的 pH 为 7.40 ± 0.05），以维持正常的生理和代谢功能。当各种致病因素导致人体体液正常的容量、分布和电解质浓度发生改变时，如失血、脱水、离子紊乱、酸碱平衡失调等，机体可通过泌尿系统及呼吸系统进行调整，保持内环境稳定。当致病因素持续存在，机体无法代偿时，可导致各种疾病的发生，甚至危及生命。这时候就需要用医疗手段来予以纠正。输液疗法是临床最常用的重要的治疗方法之一。通过输液疗法可以补充水、电解质以调节人体内水、电解质及酸碱失衡,提供维持正常生理活动所必需的能量,并输入药液以达到解毒、控制感染和治疗疾病的目的,常用于剧烈的呕吐和腹泻、中毒和严重的感染、大面积烧伤、出血和休克等患者。

输液治疗能及时纠正水、电解质紊乱和酸碱平衡失调,尽快恢复机体的正常生理功能。由于引起紊乱和失调的原因多而复杂,需要结合病史、症状体征及实验室检查(血清电解质、血气等)综合分析,以合理计算液体总量、选择液体性质、掌握输注速度以及设计输液步骤。在输液过程中,机体能自行部分调整,或随原发病变化而体液会发生新变化,需要密切观察病情,随时调整输液方案。婴幼儿机体生理功能尚未发育成熟,在病理状态下难以调整,更应慎重处理。

2.补充营养,供给热能

营养用输液系指通过静脉途径为患者提供人体必需的碳水化合物(如葡萄糖)、脂肪、氨基酸、维生素以及微量元素等营养素,使不能正常进食或消耗性疾病患者仍能维持良好的营养状态,帮助术后或危重患者渡过危机,获得继续治疗的机会。一般用于患者体重明显减轻(减重10%以上),或者给予经口补充失败,体重仍明显下降的患者。有效的营养支持疗法将减少住院期限,延长患者的生命。20世纪中期,肠外营养之父 Stanley Dudrick 于1967年成功地由锁骨下上腔静脉输入高浓度的葡萄糖和蛋白质。此突破使静脉给予的肠外营养(par enteral nutrition,PN)支持疗法得到了蓬勃发展。

静脉营养支持的主要目标:①改善心理和生理功能;②使分解代谢的不利效应降至最低;③防止饥饿所致的体重下降和死亡;④恢复正常机体组分;⑤加速重建;⑥缩短住院天数;⑦改善生活质量。静脉营养支持包括部分肠外营养和全肠外营养(total parenteral nutrition,TPN)。前者系经静脉途径提供机体代谢所需要的部分营养物质,而后者是提供机体代谢所需要的全部营养物质。TPN 的组成包括各种营养素(碳水化合物、脂肪、氨基酸)、微营养素(维生素、电解质、微量元素)、水以及胰岛素等。

静脉营养支持的适应证:①营养不良;②胃肠道功能障碍;③应激、高消耗状态;④创伤、灼伤、围术期;⑤不能正常饮食超过5~7日;⑥低体重新生儿、早产儿。

通过静脉途径不是人体摄入营养物质的自然方式,会给患者造成一定痛苦、不安和各种生活限制,同时也可能出现多种并发症,应该严格掌握适应证,合理使用。

3.输入药物,治疗疾病

基础性大输液是很多静脉注射剂的载体,可加入各种药物,治疗不同的疾病。如采用各种抗生素治疗严重感染,化疗药物治疗肿瘤,常用的止血药、解毒剂、利尿剂、扩血管药物等,均可调配成各种浓度的药液经静脉输入达到快速缓解症状、减轻病痛、治疗疾病的目的。尤其近年来微量输液泵的使用更拓宽了应用范围,将适量药物加入少量注射液中维持高浓度缓慢滴注,既保持血中有效浓度又不增加循环血量,使某些治疗更为有效、安全可靠。

由于加药静脉输液治疗是一种有创性和风险性较高的给药方式,所以不加严格控制的加药静脉输液治疗可能给药物治疗带来很大的不安全因素。如各种输液反应、热原反应以及药物不良反应等。我国近年来几乎所有的严重药害事件都是在加药静脉输液治疗过程中发生的。加药静脉输液治疗在处方研究、制备及临床应用等方面要求较高,患者不能自主治疗,注射部位疼痛或不适,临床感染机会增加,可发生热原反应、溶血、过敏、组织炎症及局部硬结等,故近年来,国际国内都推荐先口服、肌内注射,最后采用静脉注射给药的方式,目前国内不合理用药方式正在逐渐发生改变。

4.增加循环血量,维持血压,改善微循环

临床常用的基础输液可分为两大类,一类为晶体液,常用于补充水和电解质,维持体液的酸碱平衡;另一类是胶体液,胶体的分子大,其注射液在血液内存留时间长,能有效维持血浆胶体渗透压,增加血容量,改善微循环,提高血压。因此,通过静脉输入胶体注射液,补充血容量、改善微循环、维持血压,是临床抢救治疗烧伤、出血、休克等患者的重要治疗手段。

胶体液的要求:①有一定胶体渗透压,可在血管内保持血容量;②排泄较慢,但不持久蓄积体内;③无抗原性,不引起严重不良反应。用于增加血容量、维持血压、改善微循环的输液剂,主要有血浆制品、右旋糖酐注射液、改性明胶注射液、羟乙基淀粉注射液等。

右旋糖酐注射液按其分子量的大小分为70、40和10三种。右旋糖酐10防止弥散性血管内凝血作用强于右旋糖酐70和右旋糖酐40,其维持血容量和升压作用较右旋糖酐40为短,适用于急性失血性休克、创伤及烧伤性休克、急性心肌梗死、心绞痛、脑血栓形成、脑供血不全和血栓闭塞性脉管炎等。

改性明胶注射液是由牛胶原经水解和其他改性工艺制得,为一种胶体性代血浆,可增加血容量,增加静脉回流和心排血量,改善微循环,增加血液输氧能力。在上述作用下减轻组织水肿,有利于组织对氧的利用。另外,本品的渗透性利尿作用有助于维持休克患者的肾功能。

羟乙基淀粉注射液是一种植物来源(主要是玉米)的多分散性注射液,能显著而稳定地降低血细胞比容,降低血液和血浆黏滞度、红细胞和血小板聚集和高凝状态,改善血液流变学,进而改变循环和微循环水平。在治疗和预防各种血容量不足和休克,如手术、创伤、败血症、烧伤等休克以及手术中节约用血、治疗性血液稀释等方面均具有良好的疗效,同时较动物来源的胶体注射液较少出现变态反应。羟乙基淀粉的扩容强度主要决定于分子量大小,体内停留时间则主要取决于羟乙基化程度。低分子量羟乙基淀粉扩容强度小,而高取代级羟乙基淀粉因体内停留时间过长可能会发生凝血机制受损和体内蓄积。为达到有效性和安全性的统一,早期的高分子量高取代级羟乙基淀粉(如706代血浆)正逐渐被中分子量低取代级的羟乙基淀粉取代。羟乙基淀粉200/0.5是中分子量低取代级HES的代表药物,其平均分子量为200 000Da,平均摩尔取代级为0.5,在有效性、安全性、耐受性等方面都有了显著的改善和提高。新一代中分子羟乙基淀粉130/0.4是在HES200/015基础上的进一步优化,通过相对分子质量及相对分子质量分布的优化、取代级的降低和取代方式(C2/C6)的改变,改进了药动学性质,减少了重复给药后在组织中的蓄积和在血浆中的潴留,具有更高效、更安全、效价比更高的特点以及更加广泛的应用范围。

全氟碳化乳剂是一种既具有扩张血容量又可替代红细胞运送氧气排泄二氧化碳功能的新型血浆代用品,有人称为载氧的人工血液,但目前国内尚无产品上市。

由浓甘油、果糖和氯化钠组成的注射液可治疗颅内压亢进、颅内水肿,并改善颅内压亢进、水肿引起的意识障碍和神经障碍,改善脑血栓、脑栓塞、脑内出血、头部外伤和脑肿瘤等引起的自觉症状,脑外科术后疗法和缩小脑容积,降低眼内压等。

(三)输液治疗应遵循的原则

虽然静脉给药有着其他给药途径无可替代的许多优势,但与此同时,静脉给药也带来多方面的问题。首先,静脉给药是一种不方便的用药途径,用药期间患者不能随意行动;其次,静脉给药也是一种有创性的给药途径,诸如局部疼痛、静脉炎、空气栓塞、漏液产生的皮下组织红肿和炎症等时有发生;另外,由于输液本身或药物配伍产生的微粒会造成输液反应甚至产生肉芽肿等更为严重问题,药液灭菌不彻底、配液环境或操作污染可能产生热原反应;再有,静脉输液中往往加入多种治疗药物,这些药物的理化配伍和药效学相互作用比较其他给药途径往往更为复杂、更加难以预料;最后,静脉药物治疗往往要消耗更多的医疗资源,与口服给药途径相比不符合药物经济学的原则。因此,进行静脉药物治疗必须掌握下述原则。

(1)严格掌握静脉用药适应证,尽量采用口服给药途径。原则上能口服不注射,能肌内注射不静脉推注。

(2)尽量采用序贯疗法。病情危急时采用静脉给药方法,病情缓解后立即换用口服药物序贯治疗。

(3)加强无菌观念,规范操作规程。减少由于处置和操作引起的药物不良事件。

(4)合理控制滴注速度,防止各种药物不良反应的发生。

(5)加强输液监护,注意观察患者对输液治疗的反应,做好发生输液反应的应急准备。

三、影响输液滴速的因素

随着危重患者抢救技术的不断进步和抢救水平的日益提高,临床治疗不仅对静脉输液的种类和输液量,而且对单位时间输入量和输注速度都提出了新的要求。如果忽略输注速度的合理选择和设置,不但可能使药物治疗达不到理想的效果,而且还可能导致严重的不良反应发生。输注速度过快,可使循环血量突然增加,加重心脏负担,进而引发心力衰竭和肺水肿,尤其是对于小儿、老人等特殊人群以及胸外伤、心力衰竭和肺水肿的患者更易发生,甚至可能成为致命的严重反应;此外,输注速度过快还可导致药物的血药浓度陡然升高,超出安全治疗范围,产生毒性作用,特别是一些治疗窗窄、毒性作用大的药物。而输注速度过慢,血药浓度可能低于治疗浓度,达不到抢救和治疗的目的。

(一)输液本身的因素

(1)药物种类。药物种类不同,其输注的速度也有不同的要求。某些药物在输入时需要保持血浆浓度相对稳定,因此严格控制输注速度尤为重要。

以临床常用的氯化钾注射液为例,正常血钾浓度为 $3.5\sim5.5$ mmol/L,如果将 1 g 氯化钾直接静脉推入血液,可在短时间内使血钾升高 $3\sim3.5$ mmol/L,高血钾时会抑制心肌功能,以致心脏停搏于舒张期状态;当血钾水平达到 7.5 mmol/L 时,甚至可能发生死亡,这显然是非常危险的。因此一般补钾时要求氯化钾注射液浓度不超过 0.3% 为宜,输注速度不超过 0.75 g/h。而当体内缺钾引起严重快速室性异位心律失常时,如尖端扭转型心室性心动过速、心室扑动等威胁生命的严重心律失常时,静脉补钾的浓度要高(0.5%,甚至 1%),滴速要快,可达 1.5 g/h,但需严密动态监测患者的血钾水平及心电图变化,以防止高钾血症发生。

再如正常情况下,成年人对葡萄糖的利用率约为 0.5 g/(kg·h),因此葡萄糖注射液的输注速度必须考虑到机体对葡萄糖的利用限度,如输入过快,机体对葡萄糖不能充分利用,部分葡萄糖就会从尿中排出,特别是肝脏代谢功能减低的肝病患者更需要缓慢输入。

一般而言,对于抗心律失常药、抗肿瘤药、血管活性药等,应注意输注速度不宜过缓,否则不但不能达到预期的治疗效果,还可能导致输液针管被血凝块堵塞;而对于氨茶碱、苯巴比妥、利多卡因、氨基糖苷类抗生素等治疗安全范围窄、药动学个体差异大、易引起毒性反应的药物,则应注意输注速度不能过快,避免因血药浓度超过安全治疗范围而导致严重不良后果。

(2)药液的渗透压。渗透压也是关系到静脉输液治疗安全性的重要指标。人体血浆渗透压约为 313 $mOsm/kgH_2O$。过快地静脉输入低渗性液体,可能导致肺水肿或充血性心力衰竭;而过快地输入高渗液体,则可能引起渗透性利尿造成脱水,还易导致静脉炎的发生。例如,低浓度氯化钠注射液为低渗溶液,输注速度通常为 $250\sim400$ mL/h,不宜超过 500 mL/h;0.9%氯化钠注射液为等渗溶液,通常滴速为 $100\sim200$ mL/h,一般不超过 300 mL/h;而高浓度氯化钠注射液为高渗溶液,其输注速度则应控制在 50 mmol/h 以下。此外,还需注意的是,药液渗透压越大,每毫升的液滴数越多,符合物理学中质量不变条件下密度与容积成反比的原理,应根据临床应用的实际情况作相应调节。

(3)药液的浓度。药液的浓度不同,其每毫升的液滴数也有差异;一般而言,药液浓度越高、比重越大,其每毫升的液滴数也越多,而静脉滴注速度应相应减慢。有研究对数种药液在同等条件下,用一次性输液器进行了测试,结果表明临床上常用几种药液,每毫升液滴数无明显差异,但随着药液的浓度达到一定程度或黏稠度比较大时,则每毫升液滴数明显增多。因此在实际临床应用中,应考虑药液浓度的影响,选择合适的输注速度。

(4)药物的刺激性。某些药物具有刺激性,特别是当药物浓度增高后更加明显,静脉输注时容易引起静脉炎,外渗可致组织发生溃疡和坏死。因此在输入对血管刺激性较强的药物如高渗葡萄糖注射液、化疗药物等时应适当减慢滴速,在保证治疗效果的同时尽量减少药物刺激对血管的损害,保持静脉通路的可持续利用性。

(5)药液的温度。如果药液温度过低,在输注过程中机体可能因为低温刺激,出现血管壁痉挛而导致滴速减慢,某些患者尤其是某些体质较弱者,还会出现寒战等不适反应。因此,输注低温药液的速度应相对缓慢,必要时还应采取一定加温措施,以减少对机体的刺激。

(二)患者因素

(1)年龄:临床上根据患者的不同年龄选择不同的滴注速度。以新生儿为例,除早产儿或低体重儿外,新生儿的输注速度通常控制在 $4\sim6$ 滴/分是安全的;个别新生儿病情危重,要随时通过静脉给药而需 24 小时持续输液,其输注速度可控制在 $2\sim3$ 滴/分。而老年患者由于心血管系统代偿功能相对不全,肾脏对体液调节能力降低,如输液过快会易引起心力衰竭和急性肺水肿等,因此老年患者的输注速度也不宜过快。一般情况下成人输注速度为 $40\sim60$ 滴/分,紧急情况下加快至 $80\sim120$ 滴/分,但要密切观察患者的反应;小儿按 $2\sim3$ 滴/(kg·min)计算,一般不超过 40 滴/分。12 岁以下儿童除大量失水者外,一般速度也宜缓慢。

(2)病理状态:当患者处于不同的疾病状态时,其各种脏器的功能可能会发生改变,因此输注速度也应作相应的调整。例如,肾功能不全的患者在输注 0.9%氯化钠注射液时,如输注速度过快,可使体内氯离子水平迅速升高,容易造成高氯性酸中毒。又如心肺功能不全的患者必须控制输注速度,以防止在短时间内输入大量液体造成心脏负担过重,甚至引发心力衰竭。一般而言,心、肺、肾功能不全患者输注速度不超过 30 滴/分,同时要密切监测心、肺、肾功能;而大出血严重脱水患者则要求迅速滴入,速度应控制在 90 滴/分左右。

(3)体位:患者体位对输注速度也有一定影响,即平卧位时的输注速度>穿刺同侧卧位、穿刺对侧卧位>半坐卧位>坐卧位。因此在输液过程中,应加强对输液患者的巡视,尤其是对医嘱规定时间完成的输液患者和严格要求控制速度的药物,在巡视中发现患者变换卧位时,应注意及时调整液体的滴速,以确保输液治疗效果。

(4)患者耐受性:某些药理作用很强的药物在快速滴注时,患者往往耐受性不佳,此时应减慢滴速,增加其用药的顺应性。如治疗低钙血症特别是手足抽搐发作时,如静脉输注钙剂治疗的速度过快,可能引起心率减缓、期前收缩、心室颤动等心律失常症状,有时甚至因血管扩张引起低血压,因此钙剂的输注速度不宜超过 0.25 mmoL/min。

(三)输液装置

过去临床上常常按照 15 滴/mL 的换算关系计算每分钟的输液滴速,但实际上往往会出现不能按计划完成输液的情况,这可能与以往的开放式输液系统和输液器的管径及材质不同有关:一次性输液管为塑料管,内径为 0.3 cm;而传统输液管为橡胶管,内径为 0.5 cm。此外,输液管扭曲、受压会使液体流出通路受阻,而滴速减慢。目前按临床通常使用的输液装置,一般可按照 22 滴/mL,换算药液每分钟的输液滴速。输液容器的位置对滴速也有影响,输液瓶距离输液穿刺点的高度越高,液体的滴速相应越快,因此一般输液容器距离穿刺点的垂直距离应在 90 cm 左右,以保证重力滴注的顺利进行。

(四)药效学性质对输液滴速的影响

静脉输液治疗可通过设置合理的输液速度以维持安全有效的药物浓度,进而达到理想的药物治疗效果。

抗菌药物是临床上应用最为广泛的一类药物。β-内酰胺类具有安全性好、不良反应小等优点,为了提高疗效,以充分发挥其繁殖期杀菌剂的优势,宜高浓度快速输入,同时还可减少药物的降解。如青霉素类抗生素主要在细胞分裂后期细胞壁形成的短期内发挥效应,快速滴注可在较短时间内达较高血药浓度进而提高杀菌疗效,同时可减少因药物分解而产生的致敏物质,因此采用静脉输注给药时,宜将一次剂量的药物溶于约 100 mL 输液中,于 0.5～1 小时内滴完。但需要注意的是,如果采用的是青霉素钾,输注速度则不可太快,这是由于每 100 万 U 青霉素钾中含钾 65 mg,与 125 mg 氯化钾的含钾量相近,因此输注时还应注意患者血钾水平和输液的钾含量,防止过量引起疲乏、肌张力减低、反射消失、周围循环衰竭、心率减慢甚至心脏停搏。目前普遍认为,氨基糖苷类属于浓度依赖性抗生素,静脉滴注每天 1 次的方式较为理想。但由于其对肾脏和听力及前庭功能的毒性反应较大,持续高浓度引起的耳毒性反应可致永久性耳聋,对婴幼儿甚至可导致终身聋哑的严重后果,因此应格外注意控制输液速度,缓慢输注,并随时监测患者的各项肾功能指标。此外,肌内注射也可作为较为安全的给药方式选择。

甘露醇用于临床上救治颅脑损伤颅内高压时的脱水治疗时,为建立有效渗透梯度,要求甘露醇注射液快速输入体内,一般 20% 甘露醇 250 mL 要求在 30 分钟内输完。但已有研究表明,血-脑脊液屏障结构完整时,快速输入甘露醇后,由于其迅速扩容作用使脑血流量增加,可引起一过性颅内压增高。这种作用对原始颅内压轻度升高者并不明显,但对原始颅内压中、重度升高者则比较突出,因此可能导致部分患者颅内压骤然上升而致病情恶化。因此,为避免甘露醇一过性的升颅压作用产生的负面效应,其静脉滴注速度不宜一概快速均匀输入,应根据颅内压监测情况的不同进行调整。如原始颅内高压明显,尤其在 5.33 kPa 以上的患者,宜采用先慢后快的输入方式,即在起始 10 分钟内放慢输液速度,然后可快速输入;如原始颅内压为轻中度增高(2.67～5.33 kPa),病情稳定者可用快速均匀输入法。

（焦　文）

第七节 静脉用药调配稳定性

输液治疗是医疗保健的重要组成部分,是治疗疾病、补充营养、输注药物的重要手段。由于输液是直接进入人体血液循环,直达人体重要器官,故静脉滴注质量和正确调配直接关系到临床疗效和患者用药安全。

静脉药物集中调配是提升治疗水平,提高医疗质量的重要举措,是促进合理用药,保护患者用药安全的重要措施,是药学服务向临床转变的重要切入点之一,这是我国经济和医药卫生事业发展的必然。我国医院目前均建立了静脉药物调配中心,改进了静脉用药调配工作条件,提高了输液质量。2002 年卫生部颁发的《医疗机构药事管理暂行规定》中明确指出:医疗机构要根据临床需要逐步建立全肠道营养和肿瘤化疗药物等静脉液体配制中心,实行集中配制和供应。

但采用静脉滴注给药风险相对也较大,且我国静脉滴注给药时往往多种静脉药物联合使用,这就易发生药物间相互作用和配伍禁忌等问题,而这是静脉给药中需要特别关注、必须解决的。

本节重点就论述静脉用药中药物稳定性。

一、影响静脉用药配伍稳定性的因素

静脉滴注给药是临床上常用的抢救治疗患者的一条重要途径,同时也是风险性较大的一种给药方式。准确的诊断、正确的药物配伍和合理地选用溶媒及载体,可保证调配输液成品的质量,起到安全、有效的治疗作用。但是,如果药物配伍不当或载体选择不当,则会造成治疗失败或不良反应的发生。

药物配伍是指两种或多种药物共处于同一个剂型中的相容性,其结果:一是可以配伍,二是不可配伍,即配伍禁忌。药物配伍禁忌可分为药理学配伍禁忌、化学配伍禁忌和物理学配伍禁忌。两种或多种药物配伍可发生理化变化,这种变化有时是有益的,但多数情况下,由于发生了性状变化、外形破坏、成分失效或产生毒素等原因,故这种变化是有害的,若处理不当不仅使药品质量降低,甚至可能发生医疗事故。

(一)溶剂性质变化引起不溶

某些药物因难溶于水,制剂中含有有机溶剂,配液时必须特别注意,否则药物因溶解度改变析出沉淀。例如,尼莫地平难溶于水,其注射液中加有 25% 的乙醇和 17% 的聚乙二醇,因此应缓慢加入充足的输液中,且室温不能太低;与乙醇不相溶的药物不能配伍,配好后应仔细检查有无沉淀析出。氢化可的松在水中溶解度小,其注射液的溶剂为乙醇-水等容混合液,也必须在稀释时加以注意。氯霉素注射剂为乙醇-甘油溶液,稀释需用足量溶剂(每支用 100 mL 以上),并充分混匀,防止氯霉素析出。

(二)溶剂选择不当引起不溶

如红霉素乳糖酸盐,可溶于水,在注射用水中相当稳定,但在 0.9% 氯化钠注射液中溶解不良,如果用 0.9% 氯化钠注射液直接溶解药物,则可生成胶状物而不溶。如果将粉针溶于注射用水中,再加入至氯化钠液中,则可顺利溶解。同样阿奇霉素的配制要求:将本药用适量注射用水充分溶解后,配制成 100 mg/mL 的溶液,再加入 250 mL 或 500 mL0.9% 氯化钠注射液或 5% 葡萄糖注射液中,最终配制成 1～2 mg/mL 的静脉滴注液。

有的注射用粉针都在配制时需要用特殊的溶剂溶解。例如,硫普罗宁配制时应用所附的专用溶剂溶解(5%碳酸氢钠溶液)后再加入输液中。巴曲酶也需要用配备的溶剂溶解,溶解后进一步稀释。因此对这些药物中配备的专用溶剂不要随便丢弃,或擅自用其他溶剂替代。

二、盐析

氟罗沙星、培氟沙星、依诺沙星等为第三代喹诺酮类药物,是一种大分子化合物,遇强电解质如氯化钠、氯化钾会发生同离子效应而析出沉淀。因而禁与含氯离子的溶液配伍。甘露醇注射液为过饱和溶液,应单独滴注,如加入电解质如氯化钾、地塞米松,甘露醇被盐析产生结晶。

三、酸碱反应

药物的溶解度、稳定性和安全性等都与 pH 有关。同一产品因批次不同 pH 各异,以致某些药物配伍使用时,出现混浊、沉淀、效价降低或失效等问题。

据报道,10%葡萄糖注射液 pH 为 3.37 或 3.2 时,与清开灵注射液配伍,药液分别为澄清和混浊两种现象。头孢唑林钠的水溶液在 pH4.0～7.5 较稳定,pH＞8 或 pH＜4 时不稳定,水解速度加快;其 1g 溶于生理盐水 50 mL 或 100 mL 时,pH 低于 3.5 即析出结晶。青霉素溶液 pH 在 5.8～8 的范围外,其水解速度加快。葡萄糖酸钙、磺胺类盐类在碱性溶液中稳定。中草药注射液中有效成分为苷或有机酸等,溶液 pH 在 8.0 左右稳定。由此说明,标明注射液的 pH,对药物的配伍及稀释液的选择具有很重要的参考价值。

每种输液都有规定的 pH 范围,对所加入的药物的稳定性都有一定影响。常用的溶媒有 5%或 10%葡萄糖注射液、0.9%氯化钠注射液、葡萄糖氯化钠注射液等,其 pH 依次为 3.2～5.5、3.5～5.5、4.5～7.0。例如,葡萄糖注射液在生产中为提高澄明度合格率和热压灭菌时的稳定性都加入了一定的盐酸,葡萄糖注射液的 pH 为 3.2～5.5。青霉素水溶液稳定的 pH 为 6.0～6.5,用葡萄糖注射液配伍青霉素可加速青霉素的 β-内酰胺环开环水解而使效价降低。青霉素类及其酶抑制剂中除苯唑西林等异噁唑青霉素有耐酸性质,在葡萄糖液中稳定外,其余药物不耐酸,在葡萄糖注射液中可有一定程度的分解。氨苄西林、阿莫西林在葡萄糖注射液中不仅被葡萄糖催化水解,还能产生聚合物,增加变态反应。因此此类药物宜选用 0.9%氯化钠等中性注射液作溶媒。头孢类的 β-内酰胺环较青霉素类稳定,可与葡萄糖配伍,但实验也证明头孢类配伍的稳定性与 0.9%氯化钠＞5%葡萄糖＞10%葡萄糖。奥美拉唑为弱碱性药物,在酸性环境下不稳定,易分解变色,仅能与 0.9%氯化钠或 5%葡萄糖注射液配伍,且在 0.9%的氯化钠溶液中较 5%葡萄糖稳定。配制应注意 0.9%氯化钠及 5%葡萄糖的量应为 100 mL,用 500 mL 及 250 mL 配制易发生变色,其原因不明确,有可能为奥美拉唑对光不稳定。三磷腺苷二钠注射液在 pH8～11 时稳定,遇酸性物质则会产生沉淀。维生素 B_6 为水溶性盐酸吡多辛,其 pH 为 3～4,两药混合后可能会因酸碱反应产生沉淀,影响滴注。

四、氧化还原反应

氧化还原反应是在反应前后,某种元素的化合价有变化的化学反应。化合价升高的物质还原对方,自身被氧化,因此叫还原剂,其产物叫氧化产物;化合价降低的物质氧化对方,自身被还原,因此叫氧化剂,其产物叫还原产物。即:还原剂＋氧化剂→氧化产物＋还原产物。一般来说,同一反应中还原产物的还原性比还原剂弱,氧化产物的氧化性比氧化剂弱,这就是所谓"强还原剂制弱还原剂,强氧化剂制弱氧化剂"。有些药物本身是氧化剂,能和另外一些具有还原性的药物一起作用,发生氧化还原反应使药物化学结构改变。维生素 K 类为一种弱氧化剂,若与还原剂维生素 C 配伍,则结构可被还原,从而失去止血作用。丹参注射液与维生素 C 注射液混合,可发生氧化还原反应,导致两者作用减退或消失。

五、水解反应

有些药物在酸或碱催化下遇水分解变质。药物的水解属亲核反应。对于酯类和酰胺类的水解,有些可被广义酸或碱催化,其酸催化水解反应通常是可逆的,而碱催化水解是不可逆的,因此碱催化水解作用对可水解药物的破坏性更加严重。例如,阿托品在碱性下水解速度比酸性下水解速度约快 10^6 倍。下面举例说明一些常见药品加入输液中的水解稳定性。

(一)青霉素类

1.青霉素钠

在众多的注射药物配伍研究中,以对 β-内酰胺类抗生素研究报道最多,这类抗生素发展迅速,应用广泛,临床用药的资料及经验缺乏;另一方面 β-内酰胺类抗生素的分子中都以 β-内酰胺环为母体,该环在水溶液中极不稳定,容易发生降解反应。青霉素在近中性溶液中相对稳定,酸性或碱性可加速水解。因葡萄糖注射液(葡萄糖)pH 为 3.2～5.5,在 5％葡萄糖中 2 小时、4 小时分别降低效价 8.94％、15.64％,因此宜加入生理盐水(盐水)或复方氯化钠溶液中。

2.氨苄西林钠

本品较稳定的 pH 范围为 5.0～7.0,最稳定的 pH 为 5.8,在葡萄糖中 25 ℃4 小时后含量下降 10％以上,且在 10％葡萄糖溶液中分解更快。在盐水中室温放置 24 小时,其效价损失仅 8.3％,因此本品应用 0.9％氯化钠溶液作溶剂,在葡萄糖液中遇酸有一定程度的分解,应避免使用。

3.哌拉西林钠(氧哌嗪青霉素钠)

本品稳定性较好,在盐水、葡萄糖中 38 ℃放置 3 小时含量无明显变化。

4.苯唑西林

本品对弱酸较为稳定,可用 5％葡萄糖作溶剂,但与氨基糖苷类抗生素置同一容器中可降低其效价。

5.阿莫西林(羟氨苄青霉素)

本品在复方氯化钠、盐水及葡萄糖盐水中较为稳定,在葡萄糖中降解较快,25 ℃放置 2 小时,阿莫西林含量下降 3％～10％,于 37 ℃放置 2 小时,含量下降到 90％以下,因此夏季要随配随用。

6.羧苄西林

本品在盐水、5％葡萄糖中 28 ℃放置 12 小时,含量均在 90％以上,外观、pH 无明显变化,但与庆大霉素配伍时,12 小时内含量下降至 90％以下,故不宜混合。

(二)维生素

维生素 C 注射液显酸性,在高于或低于 pH5～6 时,分子中的内酯环可发生水解,并进一步发生脱羧反应。故临床应避免将维生素 C 注射液与氨茶碱、碳酸氢钠等置同一容器中静脉滴注。

六、沉淀反应

将药物加入静脉输液中可发生有损于药物稳定性的物理变化与化学反应。有的反应可在瞬间进行，产生肉眼可见的沉淀、乳光及变色等现象。另一些反应也许缓慢，这样的混合液最初会产生一种可配伍的假象，但在使用过程中还会发生明显的变化。由于许多沉淀反应肉眼不易发现，而导致药物活性降低或全部丧失。因此在没有确证药物或药物制剂与输液的混合液是否稳定、能否配伍之前，不得随意将它们混合使用。

钙离子可与磷酸盐、碳酸盐生成钙沉淀，钙离子除常用钙盐外，还存在于林格液、乳酸钠林格液、肝素钙等药物中。磷酸盐存在于地塞米松、克林霉素磷酸酯、三磷酸腺苷、二磷酸果糖及磷酸氢二钠、磷酸二氢钠（作为药液中的缓冲成分）等药物中，碳酸盐存在于部分药物的辅料中。例如，头孢他啶、头孢孟多注射剂中含有碳酸钠，与氯化钙、葡萄糖酸钙不能配伍，否则会生成沉淀。再如头孢哌酮、舒巴坦与林格液配伍时，必须先用灭菌注射用水溶解后再缓缓加入至林格液中，否则会产生乳白色沉淀。头孢哌酮钠母核头孢烯 4 位上有羧酸钠，遇钙离子而产生头孢烯 4-羧酸钙析出白色沉淀，与林格注射液、乳酸钠林格注射液等含钙注射液配伍虽可采用两步稀释法，但稍有不慎即可生成沉淀，建议不用。头孢曲松不稳定，与钙离子生成头孢曲松钙沉淀，因而不宜与葡萄糖酸钙、林格液、乳酸林格液等含钙溶液配伍。头孢曲松与多种药物存在配伍禁忌，宜单独使用。木糖醇注射液是近年国内生产的一种新型输液制剂，能补充热量，改善糖代谢，产热量与葡萄糖相仿，适用于糖尿病患者。资料表明木糖醇注射液 pH 范围较广，可与青霉素、苯唑西林、哌拉西林、头孢拉定、头孢米诺、头孢他啶、阿米卡星、阿奇霉素、硝酸甘油、硝普钠、三磷胞苷二钠、利血平、肝素钠、雷尼替丁、氨溴索、法莫替丁、环磷腺苷、阿魏酸钠、葛根素、丁咯地尔、川芎嗪、生脉、鱼腥草等多种药物配伍使用，但与头孢噻肟、头孢曲松、氧氟沙星、脑蛋白水解物配伍时有颜色改变，木糖醇注射液是一种安全、物理化学性质稳定的输液制剂，可作为多种注射液的输液载体应用于临床。果糖注射液属于新一代不依赖胰岛素的高能量营养输液，非常适用于糖尿病患者。资料表明果糖注射液与哌拉西林钠、头孢氨苄-舒巴坦、头孢唑林、头孢哌酮、庆大霉素、阿米卡星、磷霉素钠、盐酸林可霉素、盐酸克林霉素、硫酸奈替米星、阿昔洛韦、加替沙星、盐酸左氧氟沙星、洛贝林、苯巴比妥钠、盐酸氯丙嗪、盐酸利多卡因、维生素 C、维生素 B_6、三磷腺苷二钠、辅酶 A、西咪替丁、盐酸法莫替丁、甘草酸二铵、硝酸甘油、单硝酸异山梨酯、硝普钠、肝素钠、氯化钾、葡萄糖酸钙、碳酸氢钠等多种药物配伍，推测其配伍禁忌类似于葡萄糖注射液。

在药物治疗中，静脉输液已成为较常见的给药方式，特别是药物联合应用或多组药物连续滴注的方法比较普遍。在更换输液时，第一组液体即将输完，莫菲滴管中仍有少量第一组液体剩余而第二组液体已开始进入莫菲滴管，两种液体在莫菲滴管或静脉输液器中混合，常出现配伍变化。

例 1：股骨开放性骨折患者，使用①5％葡萄糖氯化钠注射液（GNS）250 mL＋磷霉素 4.0 g；②0.2％环丙沙星 100 mL，静脉滴注。当①组液体将滴完，护士换用②组药物，输入 10 mL 后在输液管道中出现白色混浊。

例 2：某短暂脑缺血患者，使用①5％葡萄糖注射液（GS）250 mL＋罂粟碱 30 mg；②5％GS 250 mL＋肝素 5000 IU，静脉滴注。①组输液将滴完，换用②组药物，输入 2 分钟后在输液器中出现乳白色混浊。随着新药品种的增多，静脉输液时的配伍禁忌在临床工作中屡有发生。合理用药不仅应选用恰当的药物，采用正确的给药方法，避免药物在输液时出现浑浊、降效等理化配伍禁忌,还应避免不良反应增加、毒性增强等配伍禁忌现象的发生。下面就常见的配伍沉淀做一总结。

七、中药注射剂配伍问题

临床上中西药配伍治疗的情况日益增多,但中西药配伍仍无章可循,配伍不当时有发生。中药注射剂成分复杂,未知物多;且容易受 pH 等因素影响,而使溶解度下降或产生聚合物出现沉淀;甚至可能与其他成分发生化学反应,产生有害物或过敏物质;有效成分受破坏或使药效降低等。故医药学界主张中药注射剂应单独使用,不宜联合用药,尤其不得与化学或生物药物注射剂联合应用。例如,双黄连注射剂与阿米卡星、诺氟沙星、氧氟沙星、环丙沙星、妥布霉素配伍会有沉淀生成;与复方葡萄糖配伍会使含量降低;与维生素 C 配伍会发生化学变化;与青霉素配伍会增加青霉素过敏危险。丹参注射液与维生素 C 注射液配伍后发生氧化还原反应,使颜色加深,药效降低,输液反应增加;与维生素 B_6、洛美沙星配伍会生成沉淀;与川芎嗪配伍会出现白色浑浊;与培氟沙星、氧氟沙星配伍会生成淡黄色沉淀;与右旋糖酐 40 配伍会引起变态反应。川芎嗪与青霉素配伍会生成沉淀;与右旋糖酐配伍会有絮状物生成。茵栀黄注射液与盐水配伍后 pH 发生变化,颜色加深,药效下降,并产生沉淀物。

由于中药注射剂与其他药物配伍,可能发生的反应难以预测,合并用药愈多发生配伍变化的概率也愈高。故在应用中药注射剂时,应按说明书规定的剂量,采用规定的输液载体,宜单独使用。用前须对光检查,发现药液混浊或变色时不能再用,应缓慢静滴,注意用药过程的药学监护。

八、药物对输液的降解作用

一些输液可被添加的药物所降解。静脉用脂肪乳是靠物理力的微弱平衡达到体系稳定的制剂代表,这类乳剂可被添加的药物破坏,类脂小球的聚集和扩散可以在肉眼看不见的范围内发生变化,一旦使用这样的混合物就有造成血管栓塞的危险。又如药物加入甘露醇静脉注射液中时可有析出结晶的现象,含 20% 或 25% 以上浓度的甘露醇注射液尤其如此,即使不向里面添加任何药物,该注射液在浓度较高时或温度降低时也会自然析出结晶。注射用氨基酸制剂与 β-内酰胺类抗生素相混合时有可能形成某些结合物。所以上述的输液中不得加入任何药物。血液、血液制品及碳酸氢钠输液中也不能加入任何药物。

九、输液管内的配伍禁忌

对于药物配伍禁忌,我们往往只注意到输液瓶中的配伍禁忌,而忽略了换药时输液管中的配伍禁忌,一旦反生此种不良反应会造成严重后果。例如在静滴头孢哌酮-舒巴坦时,通过莫菲滴管加入氨溴索,输液管中的药物全部变为乳白色。氨溴索不仅与头孢哌酮-舒巴坦存在配伍禁忌,还与头孢曲松、头孢哌酮钠、头孢唑林钠、清开灵存在配伍禁忌。建议氨溴索注射液应单独使用,若由莫菲滴管加入,则加入前后应用生理盐水冲洗输液管。再如使用复方丹参注射液静滴,续用乳酸环丙沙星注射液、氧氟沙星注射液时,两者会在输液管中发生反应生成沉淀。在续贯输入头孢哌酮、环丙沙星时两者也会在输液管中生成沉淀。因此对此类组与组之间有配伍禁忌的输液,应合理安排输液顺序,或在换瓶时用生理盐水冲洗输液管。

十、络合与螯合反应

生成络合物的反应称为络合反应,络合物又称配位化合物。凡是由两个或两个以上含有孤对电子(或 π 键)的分子或离子作配位体,与具有空的价电子轨道的中心原子或离子结合而成的结构单元称络合单元,带有电荷的络合单元称络离子。电中性的络合单元或络离子与相反电荷的离子组成的化合物都称为络合物。习惯上有时也把络离子称为络合物。随着络合化学的不断发展,络合物的范围也不断扩大,把 NH_4^+、SC_2^{4-}、MnO^{4-} 等也列入络合物的范围,这可称作广义的络合物。具有两个或两个以上配位原子的多齿配体与同一个金属离子形成螯合环的化学反应称为螯合反应。具有多齿配体的化合物称为螯合剂,产物称为金属螯合物(或螯合物)。例如,乙二胺($H_2NCH_2CH_2NH_2$)是一个双齿螯合剂,它的两个氮原子配位到同一金属离子上形成五原子螯合环的金属螯合物。二亚乙基三胺($H_2NCH_2CH_2NHCH_2CH_2NH_2$)是一个三齿螯合剂,它的三个氮原子可以同时配位到一个金属离子上。螯合剂中配位原子的数目除了二齿、三齿外,还有四齿、五齿、六齿等。

金属螯合物最显著的一种特性是其热力学稳定性和热稳定性。螯合环的稳定性与芳香环相似。例如,β-乙酰丙酮(醇式)失去一个 H^+ 以后,配位于金属离子 M^{2+},所得六元环螯合物有较高的热稳定性,但单齿配体丙酮的金属配合物是极不稳定的。金属离子与多齿配体生成的螯合物,比它与单齿配体生成的类似配合物有较高的稳定性。这是由于要同时断开螯合剂配位于金属上的两个键是困难的,如果已断开了一个键,则在第二个键未断开以前,它又可重新成键。在多齿配体乙二胺四乙酸(EDTA)所形成的稠环螯合物中,要断开所有的键更困难,所以螯合物的稳定性高。

某些西药与某些中药成分发生络合反应,如四环素类、喹诺酮等药物与含金属离子的中药相配伍,产生难溶性的络合物,干扰药物的吸收,降低疗效。胞磷胆碱作为脑细胞复活剂,对大脑功能恢复,促进苏醒有一定作用,主要用于急性颅脑外伤和颅脑手术后的恢复。但是,胞磷胆碱的化学结构中含有磷酸根,易与钙离子生成不溶性的螯合物,造成血管栓塞。

十一、静脉用药在输液中的吸附作用

输液容器正在从玻璃瓶向高分子材料(包括聚氯乙烯 PVC 和聚丙烯 PP)为主的软袋输液发展。另外,目前国内医院用于配置的三升袋以及一次性输液袋、管普遍使用 PVC 材质。研究表明,高分子塑料容器对药物稳定性的影响主要表现在:对药物的吸附作用、添加剂的浸出、降解产物及透气透湿性等,高分子材料对药物的吸附影响日益受到人们的重视。目前,国内外应用于医药行业的塑料主要有聚氯乙烯(PVC)、聚乙烯(PE)、聚丙烯(PP)和聚碳酸酯(PC)等,而供输血、输液用的塑料容器均以软 PVC 为主体,添加增塑剂邻苯二甲酸二辛酯(DEHP)和稳定剂等加工制成。这种塑料软包装具有体积小、重量轻、便于运输和存放、价格低廉等优点。输液用塑料制品随着在临床的普遍应用,其对药物的吸附作用也逐渐引起国内外学者的重视。

(一)对作用于循环系统药物的吸附

1.对硝酸甘油的吸附

将硝酸甘油注射液存放于 PVC 袋内,4 小时后药物浓度下降到初始浓度的 90% 以下;24 小时后,硝酸甘油在 0.9% 氯化钠注射液中损失(28.3±2.5)%,在 5% 葡萄糖注射液中损失(26.7±0.9)%。可见,在不同溶媒中 PVC 袋对药物的吸附情况有所不同。有学者进行了 PVC

软袋与玻璃瓶吸附硝酸甘油试验,结果表明,PVC软袋对溶于5%葡萄糖注射液中的硝酸甘油有吸附,平均吸附率为20.7%,40分钟时吸附率最大(31.7%),而玻璃瓶几乎无吸收。据报道不同材质、不同长度、不同厂家生产的输液管对硝酸甘油的吸附情况,结果显示,硝酸甘油分别通过PVC管、硅胶管、乳胶管和PE管,4小时后损失程度不同,以PVC管最为严重,硝酸甘油损失达44.4%,并且,输注速度越慢、输液管的长度越长时,药物的损失也越大,而通过PE管的药物未损失。

2.对川芎嗪的吸附

据报道,盐酸川芎嗪注射液加入装有腹膜透析液的PVC软袋中,川芎嗪浓度将逐渐下降。经与玻璃瓶比较发现,PVC软袋中的川芎嗪浓度不同、放置温度不同、时间不同,药物浓度下降程度亦有所不同,当川芎嗪浓度为0.2 mg/mL时,8小时下降26.1%,24小时下降43.2%,而玻璃瓶中的川芎嗪浓度在24小时内稳定,且不受浓度影响。

3.对胺碘酮的吸附

盐酸胺碘酮(600 μg/mL)与5%葡萄糖注射液混合,在室温下分别贮存于玻璃瓶、PVC袋(添加DEHP)和硬质PVC瓶中,12小时后玻璃瓶与硬质PVC内的药液浓度未见降低,而PVC袋中的药物浓度降低为初始浓度的60%。另外,将贮存于玻璃瓶中的药液,通过1.8 m长的PVC输液管流出(流速0.5 mL/min,保持90分钟),测得流出液的剩余药量为原药量的82%。这表明,胺碘酮的损失可能是由于DEHP的影响所致。

(二)对抗肿瘤药物的吸附

1.对卡莫司汀的吸附

分别对低密度聚乙烯(LDPE)袋、玻璃瓶和PVC袋对卡铂、卡莫司汀、阿糖胞苷、达卡巴嗪、氟尿嘧啶、美法仑、甲氨蝶呤等9种抗癌药物的吸附性进行了比较,结果表明,在室温下,分别以生理盐水和5%葡萄糖溶液为溶媒,PVC袋对卡莫司汀的吸附作用明显,5.5小时后,其浓度下降约25%,而在LDPE袋及玻璃瓶中,浓度下降分别不足10%和5%;在4℃时贮存72小时,PVC袋中的卡莫司汀浓度下降17%,而LDPE袋和玻璃瓶中的卡莫司汀几乎没有损失。

2.对紫杉醇注射液的影响

据报道,将紫杉醇注射液240 mg加入装有5%葡萄糖注射液的PVC软袋中,发现液体内有大量白色絮状凝聚物,另取等量紫杉醇注射液加入装有5%葡萄糖注射液的玻璃瓶中,未发现絮状凝聚现象。分析认为,紫杉醇为油溶性药物,在生产过程中采用聚氧乙基代蓖麻油为溶媒,由于软包装输液袋采用PVC为成型材料,而PVC可被聚氧乙基代蓖麻油溶解,从而导致输液中产生不溶性絮状物。提示输注紫杉醇注射液时禁止使用PVC软袋及PVC输液器,以免发生医疗事故。

(三)对镇静和镇痛药的吸附

1.对地西泮类药物的吸附

将地西泮注射液存放在PVC袋中,4小时后药物浓度下降至初始浓度的90%以下;24小时时,在生理盐水中地西泮损失(42.8±0.2)%,在5%葡萄糖注射液中损失(37.4±1.5)%。经对PVC袋内药液进行HPLC检测,未发现有降解产物,可见,药物的损失是由PVC袋吸附引起的。为了考查不同生产厂家生产的一次性输液器对地西泮的吸附情况,于存放在3个玻璃瓶中的10%葡萄糖注射液中各加入地西泮10 mg,每瓶接不同厂牌一次性输液器模拟临床输液。结果表明,通过输液器后药物的浓度减小,说明一次性输液器对地西泮有吸附现象,吸附程度与时间成正比,且吸附不易饱和,3个厂牌产品实验结果基本一致。有研究就不同材质的一次性输液器对地西泮的吸附作用进行了实验,结果表明,PVC、乳胶、硅胶、PE等材质对地西泮都有不同程度的吸附,其中PVC管吸附现象最严重,输注10分钟时,浓度损失22.8%,而PE管吸附极小。此外,流速越慢、输液管越长,药物损失越多。另据报道,劳拉西泮加入装有0.9%氯化钠或乳酸林格液的PVC袋中,室温下贮存24小时后其含量下降17%~25%。

2.对氯丙嗪、异丙嗪的吸附

将含氯丙嗪或异丙嗪的0.9%氯化钠输液分别流经PVC和PE材质的输液管,测定流出液的浓度。结果表明,PVC管吸附药物现象严重,1小时约吸附10%药物,且流速越慢、输液管越长,吸附量越大。据报道,将含量为9 mg/mL的盐酸氯丙嗪加入0.9%氯化钠注射液中,经170 cm PVC输液管静脉滴注7小时,则氯丙嗪的累积吸附量可达41%。经研究PVC、PP、高密度聚乙烯(HDPE)、PE、醋酸乙烯及玻璃等材料对氯丙嗪的吸附作用,结果,对氯丙嗪吸附最大的为PVC,其次为HDPE,而玻璃和PP对氯丙嗪吸附极少。

3.对芬太尼的吸附

用PVC袋和PE袋分别盛装枸橼酸芬太尼加5%葡萄糖或0.9%氯化钠溶液,观察芬太尼浓度的变化。结果,在PVC袋中,芬太尼浓度在15分钟内下降25%,至1小时浓度下降50%,至24小时下降70%,而在PE袋中未发现芬太尼浓度下降。有人比较了PVC袋与玻璃瓶对芬太尼浓度的影响,发现相同条件下,PVC袋可使芬太尼浓度下降,而玻璃瓶则无影响。

(四)对替硝唑、莪术油的吸附

1.对替硝唑的吸附

分别于3瓶替硝唑葡萄糖注射液上各接一次性输液器一副(为3个厂家产品),模拟输液过程,收集药液。结果表明,一次性输液器对替硝唑有吸附,药物浓度下降5%以上,且不同厂牌输液器吸附量略有差异。

2.对莪术油的吸附

取5瓶莪术油葡萄糖注射液,分别接一次性输液器。结果显示,莪术油在1.5小时的输液过程中损失10%以上,且各时间段吸附量差别不大,说明吸附不易饱和,输液时间越长,药物损失量越多。

(五)对免疫调节剂的吸附

1.对环孢素的吸附

有报道,用PVC输液管在24小时内静脉输注环孢素,经药物浓度监测研究发现,环孢素损失40%~50%,但用PE或聚丁二烯(PB)输液器则不会引起环孢素浓度的损失,说明输注环孢素时应避免使用PVC材质的一次性输液器。

2.对他克莫司的吸附

将他克莫司(大环哌喃、FK-506)加入5%葡萄糖溶液中,分别贮存于PVC袋、PE袋和玻璃瓶中,室温下,PVC袋中他克莫司浓度6小时下降15%,24小时下降19%,48小时下降26%,而另两种材料盛装的药物,其浓度在48小时内保持不变。

(六)对生化制剂的吸附

1.对尿激酶的吸附

尿激酶加入5%葡萄糖注射液PVC袋中,贮存于2~30分钟内其浓度减少15%~20%,而用PP袋和玻璃瓶贮存,在24小时内尿激酶浓度保持不变。

2.对胰岛素的吸附

胰岛素可被塑料、玻璃吸附,以 PVC 吸附量最大,据称最高可达 80%。Widere 等报道,将胰岛素溶解在 2 L PVC 袋装腹膜透析液中,最终将有 55% 被吸附。另据报道,将 200 IU 胰岛素注射液加入 PVC 袋装 5% 葡萄糖注射液中,以输液泵控制滴速,考察 PVC 袋对胰岛素的吸附。结果,吸附于 30 分钟达到平衡,平均吸附率达 31.25%。

(七)对维生素 A 的吸附

维生素 A 醋酸酯可被 PVC 吸附,在输液过程中吸附量最高可达 80%。试验表明,将维生素 A 分别盛放在玻璃瓶和 PVC 袋中输注,在避光条件下,维生素 A 被吸附量分别为 23% 和 29%;在未避光条件下,药物损失量为 39% 和 51%。分析结果认为,维生素 A 输液过程中损失不仅与吸附有关,而且与对光不稳定有关,玻璃瓶吸附维生素 A 主要由胶塞引起。

塑料与某些药物的相互作用是一个复杂的过程,至今机制尚不清楚。尽管该方面研究报道较多,但并未引起 PVC 生产厂家及临床的足够重视。由于 PVC 材料还存在环境污染以及释出有害物质的可能,特别对于儿童、孕妇及哺乳期妇女的安全性不明确,故建议 PVC 输液袋及一次性输液器生产厂家应在包装上注明塑料组成、对特殊人群的安全性、容易被 PVC 吸附药物警示等。此外,国家食品药品监督管理总局(SFDA)应以法规性措施加强 PVC 类输液用塑料制品的监管,以确保临床用药安全、有效,减少或杜绝因输液用塑料制品引起的临床事故。

十二、静脉用药配伍注意事项

(1)在新药使用前,应认真阅读使用说明书全面了解新药的特性,避免盲目配伍。

(2)在不了解其他药液对某药的影响时,应单独使用该药。

(3)两种浓度不同的药物配伍时,应先加浓度高的药物至输液瓶中摇匀后,再加浓度低的药物,以减慢发生反应的速度。两种药物混合时,一次只加一种药物到输液瓶,待混合均匀后液体外观无异常变化再加另一种药物。

(4)有色药液应最后加入输液瓶中,以避免瓶中有细小沉淀不易被发现。

(5)严格执行注射器单用制度,以避免注射器内残留药液与所配制药物之间产生配伍反应。

(6)根据药物性质选择溶媒,避免发生理化反应。

(7)要根据药物的药理性质合理安排输液顺序,对存在配伍禁忌的两组药液,在使用时应间隔给药,如需序贯给药,则在两组药液之间,应以葡萄糖注射液或生理盐水冲洗输液管过渡。

(8)在更换补液时如发现输液管内出现配伍反应时,应立即夹管,重新更换输液器,再次检查输液瓶及输液管内有无异常,在输入液体时勤加巡视,观察患者的反应,有无不适表现。由于临床上新药应用增多,不少药物在配伍禁忌表上无法查到,此外还有不少药物缺乏相关的配伍资料,因此医师、护士和药师要共同做好药物配伍方面的工作,减少药物配伍禁忌的发生。

(焦 文)

第八节 静脉用药的配伍变化

药物治疗是各种疾病治疗的主要手段。但是,所有药物都有不良反应,使用时应当严格掌握适应证和禁忌证,使用不当,可能会产生严重问题。在某些情况下,即使是适宜的药物和适宜的适应证,但是由于多种药物联合使用,也有可能在体内产生意想不到的不良反应。如果对药物相互作用不了解,或知之甚少,那么联合用药就有潜在的风险,由于药物相互作用的结果,药效减弱或毒性增强。因此,深入了解药物在体内的吸收、分布、代谢和排泄过程,以及各种药物在体内的相互作用,可以趋利避害,减少药物毒副反应,保证用药安全。

一、药物相互作用的定义

所谓“药物相互作用”是指某一种药物的作用由于其他药物或化学物质的存在而受到干扰,使该药的疗效发生变化,或产生药物不良反应。药物相互作用主要是指药物和药物之间的相互作用,同时也包括与烟、酒和食物之间的相互作用。

二、药物相互作用的表现形式

(一)药动学

药物在药动学方面的相互作用表现在由于药物的相互作用影响药物的分布、代谢和排泄。

1.药物相互作用影响药物的分布

主要表现如下。

(1)两种或多种药物相互竞争血浆蛋白结合部位,改变游离型药物比例。

(2)改变药物在某些组织的分布量,从而影响药物的清除。与血浆蛋白结合的药物没有药理活性,不能透过血-脑脊液屏障,也不能被肝脏代谢灭活和从肾脏中排泄。药物从结合状态被置换出来的结果是使游离型药物增加,药效增强,或毒性增大,此外药物的代谢和排泄也增加,半衰期因而缩短。某些降糖药(如甲苯磺丁脲)可被水杨酸盐、保泰松、磺胺类置换出来,而产生低血糖。华法林也可被水杨酸盐置换出来而产生出血。去甲肾上腺素减少肝血流量,从而可以减少其他药物在肝脏的代谢,使血药浓度升高。相反,异丙肾上腺素可以增加肝血流量,从而增加其他药物在肝内代谢,使血药浓度降低。

2.药物相互作用影响药物的代谢

这是最常见的药物相互作用方式,又可分为酶诱导和酶抑制两种作用方式。

(1)酶诱导作用:一些药物如苯巴比妥、水合氯醛、格鲁米特(导眠能)、甲丙氨酯、苯妥英钠、扑米酮、卡马西平、保泰松、尼可刹米、灰黄霉素、利福平、螺内酯等可以增加肝脏合成药酶,增加其他药物的代谢。酶诱导的结果是使受影响的药物作用减弱或缩短。

(2)酶抑制作用:一些药物可以抑制肝脏合成药酶,或与另一种药物竞争某一药酶,可使另一种药物的代谢减少,血药浓度因而增高,药效和毒性也因而增大。在酶诱导和酶抑制作用中,肝脏 CYP4503A4 酶的诱导和抑制最为常见,因为相当数量的临床常用药物都是通过该酶代谢的。但是有些药物除了 CYP4503A4 代谢途径外,还有其他代谢途径,因而不易产生酶诱导或酶抑制作用。而主要通过 CYP4503A4 代谢的药物,如阿托伐汀、辛伐他汀、环孢素、红霉素、伊曲康唑、酮康唑、胺碘酮、华法林、苯妥英钠、利福平等,合并用药时就可能产生酶诱导或酶抑制作用。食物中的葡萄柚汁也是通过 CYP4503A4 代谢的,因此与经过 CYP4503A4 酶代谢的药物合用时也应当注意药效和毒副作用增加的问题。

3.药物相互作用影响药物的排泄

药物大多经肾脏排泄,如果两种或多种药物影响到肾小球滤过、肾小管分泌和重吸收过程,都可影响血药浓度。与蛋白结合的药物不能从肾小球滤过,也不能被排泄,因而影响蛋白结合率可影响排泄。此外,酸性药物在酸性尿中排泄减少,在碱性尿中排泄增加,而碱性药物在酸性尿中排泄增加,在碱性尿中排泄减少。丙磺舒和青霉素因竞争肾小管酸性分泌系统,使青霉素排泄减少,药效增强。阿司匹林可减少甲氨蝶呤排泄,增加后者毒性。用碳酸氢钠碱化尿液,可增加磺胺类排泄,减少尿中磺胺结晶的可能性。

(二)药效学

药物在药效学方面的相互作用主要表现在影响作用靶位。作用于同一生理系统或生化代谢系统的药物可能产生相加、增强或对抗作用。

1.生理性的拮抗作用与协同作用

服用镇静催眠药后,大量饮酒会加重中枢神经抑制作用,相反喝茶则可减轻神经抑制作用。华法林与阿司匹林合用,抗凝血作用增强,如用量不当,可引起出血。

2.受体的协同作用与拮抗作用

β受体阻断药与肾上腺素合用,可导致严重的高血压危象。许多抗组胺药都有抗 M 胆碱作用,若与阿托品类药物合用,可引起记忆紊乱、精神错乱等不良反应。

3.干扰神经递质的转运

三环类抗抑郁药可抑制儿茶酚胺的再摄取,增加肾上腺素及拟似药的升压反应而抑制甲基多巴等的中枢神经降压作用。联合用药时,要明确用药指征,更要清楚地了解药物之间在药理、药效及理化特性等方面的特殊关系,以达到理想的治疗效果。

4.影响药效的其他因素

(1)年龄:小儿各项生理功能尚未完善,药物清除率低,对药物较敏感。例如,新生儿肾功能只是成人的 20%,庆大霉素的 $t_{1/2}$ 可达 18 小时,是成人的 9 倍,所以,很容易中毒。老年人肝、肾功能减退,药物清除率下降,$t_{1/2}$ 延长,例如,在肝脏灭活的地西泮可延长 4 倍。老年人对许多药物很敏感,如中枢神经兴奋药可引起精神错乱,抗 M 胆碱药可导致尿潴留、大便秘结和诱发青光眼等。

(2)性别:男性对对乙酰氨基酚和阿司匹林的清除率高于女性 40%～60%。女性在妊娠期药物可通过胎盘进入胎儿体内;在哺乳期,药物可通过乳汁被婴儿吸收,应提高警惕,引起注意。

(3)个体差异:有些个体对药物特别敏感,所需药量明显低于常人,称为高敏性者,反之,有些个体对药物很不敏感,称为低敏性者。这些患者的药效和不良反应与常人有重大差异,在药物应用中,应充分考虑这些因素。

(4)精神因素:患者的心理作用常对药物的作用发生影响,例如在兴奋状态时,镇静剂用量较大,才能生效;对不信任的药物,则效果不会很好。临床上常用安慰剂对照实验法来排除精神因素对药效的影响,并且评价药效的可靠程度。安慰剂不具药理活性,外观上与所服药完全相同,安慰剂在新药的双盲对照实验研究中极为重要,可以排除假阳性疗效和假阳性不良反应。

(5)疾病因素:疾病对药物的效能影响很大,正常人应用哌唑嗪其 $t_{1/2}$ 为 14.5 小时,而心力衰竭患者则延长至 29 小时,肝脏疾病对药物的效应影响更大,其他如胃肠疾病、电解质紊乱、发热、营养不良等,都对药效有影响,医师在用药时要充分考虑这些因素。

(6)遗传及体质因素:在用奎尼丁治疗心律失常时,常发生晕厥,这与体质有关,所以,在给该药时,应先给小剂量 0.1 g,睡前服,若无反应,再给正常量,以免发生意外。常见的青霉素变态反应,也与体质有关。有过敏史的人,用药应特别慎重。

(7)时间因素:许多药物的效应与时间有关,如肾上腺皮质激素在体内的浓度,早晨 8 点左右最高,至 24 点最低,所以,医师将全天用量在早晨一次给予,既提高了疗效又减轻了不良反应。药物的毒性也与时间有关,动物实验证明,药物的毒性凌晨 1 点最低,13 点左右最高。

(8)药物的特性因素:不少药物可以产生依赖性即成瘾,如哌替啶、可待因、阿片类等。还有许多开始应用时,认为无明显成瘾倾向的药物如二氢埃托啡、布桂嗪等,经过应用证明,也都有明显的依赖性而被列入毒、麻限制药品。有些药物虽不成瘾,但长期应用,效能逐渐降低,需要加大剂量才能生效。还有的药物,长期应用后,不能突然停用,否则,将发生反跳或引起严重的不良后果,如肾上腺皮质激素、β 受体阻断药等,医师在用药时均应全面考虑。

(三)配伍不当

一些中药注射剂不宜选用生理盐水作稀释剂,因成分复杂,容易发生盐析;不同输液混合后 pH 变化,稳定剂等溶解度改变导致分解或沉淀,导致输液反应等。另外,患者生理状况不同,也会对配伍的变化敏感。有配伍禁忌的药品混合后,一般会有外观的变化如颜色、澄明度的变化,产生气泡、沉淀等,更有肉眼不可见的变化。配伍不当,可因 pH 变化、含量及效价变化、渗透压和离子平衡变化等因素使制剂的稳定性、安全性受到影响。

三、临床如何避免药物相互作用的不利影响

(一)减少用药种类

为了避免药物相互作用的不利影响,在临床工作中尽量减少用药种类。为了达到这一目标,要求医师对疾病的诊断要准确,根据患者的实际情况全面考虑,制订合理的治疗计划。

(二)加强预测

医师应详细了解每一种药物的药理学特点以及常见的药物相互作用等情况,预测可能出现的药物相互作用。

(三)积累用药经验

哪些药物可能有严重相互作用,哪些相互作用较轻,哪些药物相互作用产生协同疗效,要做到心中有数。

(四)在用药过程中注意监测

以便及时发现药物相互作用,避免出现严重的不良反应。特别是对经常发生药物相互作用的药物,更要严密观察。在心内科临床中,地高辛、他汀类、华法林、胺碘酮等药物,最常易与其他某些药物产生药物中毒、过量、出血、致死性心律失常等严重不良反应,使用时应格外注意。药物间的相互作用,有利有弊。研究药物间的相互作用,是为了充分发挥其有益作用和避免有害作用,以达到合理用药的目的。在临床用药时要全面考虑,务必做到取利除弊、安全有效。

(焦 文)

第九节 静脉用药不良反应及其防范

按照 WHO 国际药物监测合作中心的规定,药物不良反应(adverse drugreactions,ADR)系指正常剂量的药物用于预防、诊断、治疗疾病或调节生理功能时出现的有害的与用药目的无关的反应。它包括药物的副作用、毒性作用(毒性反应)、后遗效应(后作用)、变态反应、特异质反应、

继发反应、依赖性以及致癌、致畸、致突变作用等,但不包括超剂量用药引起的反应、用药不当引起的反应以及假、劣药给患者造成的伤害事件。药物不良反应与药品质量事故和医疗事故有本质的不同,必须严格区分。

一、药物不良反应的分类

通常采用病因学和病理学两种分类方法。

(一)病因学分类

1.ADR 通常按其与药理作用有无关联分为两类

近年有人在此基础上将 ADR 扩展为 6 类或 9 类。前者包括 A 类(剂量相关型 dose-related)、B 类(剂量无关型 non-dose related)、C 类(剂量相关与时间相关型 dose-related andtime-related)、D 类(时间相关型 time-related)、E 类(停药型 withdrawal)、F 类(治疗意外失败型 unexpected failure of therapy);后者的 9 类根据不同反应的英文名称第一个字母进行的排序分类,介绍如下。

(1)A 类反应:即扩大的反应,为药理作用增强的反应,是药物对人体呈剂量相关的反应,停药或剂量减少时则可部分或完全改善。是不良反应中最常见的类型,常与药动学和药效学因素有关。

(2)B 类反应:即药物导致某些微生物生长引起的不良反应。该类反应在药理学上是可预测的,其直接的和主要的药理作用是针对微生物体而不是人体。如含糖药物引起的龋齿、抗生素引起的肠道内耐药菌群的过度生长等。

(3)C 类反应:即化学的反应,因药物或赋形剂的化学性质而不是药理学性质引起的,它们以化学刺激为基本形式,在使用某制剂时,大多数患者会出现相似的反应。其严重程度主要与药物的浓度相关,此类典型的不良反应包括外渗物反应、注射液引致静脉炎、药物或赋形剂刺激而致的注射部位疼痛等。

(4)D 类反应:是与给药方式有关的反应,因药物特定的给药方式而引起的,和药物剂型的物理性质、给药方式有关。这些反应不属于制剂成分的化学或药理性质因素,其特点是:如果改变给药方式,不良反应即可停止。

(5)E 类反应:即撤药反应,在停止给药或突然减少剂量时出现的不良反应。通常所说的撤药反应是生理依赖的表现,只发生在停止给药或剂量突然减少后。

(6)F 类反应:即家族性反应,和遗传因子有关,仅发生在那些由遗传因子决定的代谢障碍的敏感个体中。

(7)G 类反应:即基因毒性反应,许多药物能引起人类的基因损伤。值得注意的是,有些是潜在的致癌物或遗传毒物。

(8)H 类反应:即变态反应,是与药物的正常药理作用和剂量不相关的药物变态反应,是继A 类反应后最常见的不良反应,类别很多,均涉及免疫应答的活化,是药理学上不可预测的,减少剂量通常不会改善症状,必须停药。

(9)U 类反应:即未分类反应,为机制不明的反应。

2.WHO 将药物不良反应分为 A、B、C 三种类型

(1)A 型药物不良反应:又称剂量相关型不良反应,由药物本身或其代谢物引起,为固有药理作用增强或持续所致,常和剂量有关,停药或减量后症状很快减轻或消失。一般发生率较高

（＞1％），但死亡率低、容易预测。包括不良反应、毒性反应、过度效应、首剂效应、撤药反应、继发反应等。

副作用：一种药物常有多种作用，在正常剂量情况下出现与用药目的无关的反应可认为是副作用。一般说来，不良反应比较轻微，多为可逆性功能变化，停药后通常很快消退。

毒性反应：大多数药物都有或多或少的毒性，毒性和不良反应较难区别，习惯则按反应程度的轻重不同而定。一般情况下，毒性是指可造成某种功能或器质性损害的反应，毒性反应是指药物引起机体发生生理生化功能异常或组织结构病理变化的反应。各种药物毒性性质和反应的临床表现各不相同，但反应程度和剂量有关，剂量加大，则毒性反应增强。药物引致的毒性反应所造成的持续性的功能障碍或器质性病变，停药后恢复较慢，甚至终身不愈。

过度效应：在一般情况下，药物作用于人体产生效应是治疗作用，即适度地调节机体功能，但有时候会出现过强的效应而致不良反应即过度效应。

首剂效应：又称首剂综合征或首剂现象，系指一些患者在初服某种药物时，由于机体对药物作用尚未适应而引起不可耐受的强烈反应。

撤药反应：由于骤然停药而引起的与原来药物本身作用相反的效应。一些药物在长期应用后，机体对这些药物产生了适应性，若突然停药或减量过快易使机体的调节功能失调而发生功能紊乱，导致病情或临床症状上的一系列反跳、可升现象和疾病加重等，即出现了所谓的撤药综合征。

继发反应：继发反应并不是药物本身的效应，而是药物主要作用的间接结果，如广谱抗生素长期应用而改变正常肠道菌群的关系，使肠道菌群失调导致二重感染。

后遗效应：是指停药后血药浓度已降至阈浓度以下时残存的生物效应。后遗效应可能比较短暂，如服用巴比妥类催眠药后次晨的宿醉现象。

药物不良反应以 A 型为主，引起 A 型不良反应的因素：①药物的直接作用，如大环内酯类可引起胃肠道反应，氨基糖苷类引起耳、肾毒性；②患者个体差异，包括遗传因素（代谢酶）和疾病（心、肝、肾功能不全）；③药物相互作用，包括药酶诱导和抑制等作用。

（2）B 型药物不良反应：又称剂量不相关的不良反应。它是与药物固有的正常药理作用无关的异常反应，与药物变性、质量和人体特异体质有关。无剂量依赖性，发生机制和因果关系难以确定，有时皮肤试验阴性也会发生不良反应，如青霉素的变态反应等。无重现性；具有特异性；一般和剂量无关联，发生率低（＜1％），而死亡率高、难预测。

B 类不良反应包括特异质反应和药物变态反应。

特异质反应又称特异性反应，是指个体对某些药物特有的异常敏感性。药物代谢的一般规律为药物（活性物）代谢为非或低活性物，特异质反应就是遗传性某些酶系统发生异常。该反应和遗传有关，与药理作用无关，大多是由于机体缺乏某种酶，使药物在体内代谢受阻所致。

药物变态反应又称药物变态反应，是致敏患者对某种药物的特殊反应。药物或药物在体内的代谢产物作为抗原与机体特异抗体反应或激发致敏淋巴细胞而造成组织损伤或生理功能紊乱。变态反应临床表现有皮肤反应和系统反应两类。该反应仅发生于少数患者身上，和已知药物的作用的性质无关，和剂量无线性关系，反应性质各不相同，不易预知。皮肤反应表现为各种药疹，某些药物则好形成固定型药疹。系统反应的变态反应可损害各个系统，如产生血液病样反应、血清病样反应、红斑狼疮样反应、肝炎样反应和心血管、神经系统、肾脏、呼吸道等部位损害，以及过敏性休克。变态反应的一般规律：①一般不发生于首次用药，机体接受抗原到抗体形成需要一定时间,即"潜伏期"。在抗体未充分形成前,重复用药可不发生过敏。②机体处于致敏状态下,再次用药可迅速发病,有时候则经多次用药或用药几天后发病。③变态反应发生后停用致敏药物,轻则迅速消退,一般预后良好(使用抗过敏药可加速消退);重则可遗留后遗症或救治不及致死。④致敏性可终身不退,重复用药可重现原来症状或加重,接触变应原次数越多,反应越重。⑤相似化学结构的化合物可出现交叉或不完全交叉过敏。

对易致过敏的药物或过敏体质者,用药前应做过敏试验。药物的变态反应常可由皮试法测知(在机体内已形成充分抗原条件下),但也有时不符。

(3)C型药物不良反应:C型药物不良反应是一类比较少见的不良反应,不能归为A型或者B型,发病机制尚不清楚,多发生在长期用药后,潜伏期长,非特异性(指药物)反应不典型,无药动学的时间关系,用药与反应发生没有明确的时间关系,难以预测,这种分类方法的应用还不普遍。

(二)病理学分类

1.功能性改变

人体器官或组织功能改变,多数是暂时的,停药后能恢复正常,无病理组织变化。

2.器质性改变

与疾病本身引起的器质性改变无明显差别,也无特异性,故主要根据药物不良反应判定。包括炎症型、增生型、发育不全型、萎缩或坏死型、血管及血管栓塞型等。

二、药物不良反应的危害性

据国外资料,严重药品不良反应发生率约为6.7%,致死性约0.32%。药物不良反应造成的危害已受到人们的广泛关注。

(一)对机体的危害

ADR一般发生在用药者本身,极少数情况下可累及下一代。对于每个用药者来说,只要用药都会有可能发生不良反应。药物不良反应可发生在机体的某个器官或某个系统,也可累及机体的各个系统并造成不同程度的损害。发生在患者身上的不良反应可以诱发新的疾病或加重患者的病情,延长恢复期,甚至导致残疾或死亡。

(二)对社会的危害

常用药物的常见不良反应具有复发性和流行性,从不良反应的发生率来讲具有社会性,因不良反应致使国家每年要拿出相当大的财力和人力,如20世纪60年代发生的"反应停"事件降生了一万多畸形儿,他们的生、老、病、死无疑对社会是一个极为沉重的负担。

三、药物不良反应的发生机制

药物不良反应的发生机制是比较复杂的,归纳可分为甲型和乙型两大类,甲型是由于药物的药理作用增强所致,其特点不良反应可以预测,一般与药物剂量有关,发生率虽高,但死亡率低。乙型是与正常药理作用完全无关的一种异常反应,通常很难预测,常规毒理学筛选不能发现,虽然其发生率较低,但死亡率较高。现分述如下。

(一)甲型药物不良反应(量变型异常)的发生机制

1.药动学方面原因

(1)药物的吸收:大多数药物口服后,主要在小肠被吸收,药物分子通过巨大的小肠黏膜表面和血液循环,弥散和穿透小肠细胞的脂蛋白膜而进入血液。虽说药物到达循环量与口服的剂量有关,但也受到许多因素的影响,如药物的制剂、药物的相互作用、胃肠道蠕动、胃肠道黏膜的吸收能力及首过消除等。

(2)药物的分布:药物在循环中分布的量和范围取决于局部血流量和药物穿透细胞膜的难易。心排血量对药物分布和组织灌注速率也起决定作用。

(3)药物与血浆蛋白的结合:循环中药物与血浆蛋白结合的多少,对药效有重要影响。药物如与血浆蛋白结合减少,则可增加游离的药物浓度,使药效增强,以致产生甲型不良反应。

(4)药物与组织结合:药物与组织结合是引起甲型不良反应的原因之一,例如,氯喹对黑色素有高度亲和力,因此药物可高浓度蓄积在含黑色素的眼组织中,引起视网膜病变。

(5)肾脏排泄:婴儿、老人、低血容量性休克及肾脏病患者,由于肾小球滤过减少,因此,主要经肾排泄的药物则易产生甲型不良反应。

(6)药物的生物转化:药物的氧化速率主要取决于基因遗传,个体之间有很大差异。有些药物能诱导另一些药物的氧化作用,从而使药物代谢加速。

2.由于靶器官敏感性增强

许多甲型不良反应,系由于药动学机制所引起,但也有一些由于靶器官敏感性增强所致,少数则来自这两种原因的综合。神经递质、激素和某些维生素等,主要通过与特异受体结合而发挥其药理作用。个体间的受体不但数量上不同,而且受体的敏感性也可受其他药物的影响,例如,诺乙雄龙本身并不具有抗凝作用,但当与抗凝药华法林合用时,能增加华法林对肝脏受体部位的亲和力,则可加强后者的抗凝作用而出现甲型不良反应。

(二)乙型药物不良反应的发生机制

1.药物的因素

包括药物有效成分的分解产物、添加剂、增溶剂、稳定剂、着色剂、赋形剂、化学合成中产生的杂质等,均可引起药物不良反应。

2.患者的因素

由于患者本身原因而引起的乙型不良反应,主要与患者的特异性遗传素质有关。因患者因素而引起的乙型不良反应也涉及免疫学、致癌及致畸等方面。

3.免疫学方面

大多数药物过敏性反应可归类为乙型不良反应。包括Ⅰ型(过敏性休克型)、Ⅱ型(溶细胞型或细胞毒型)、Ⅲ型(局部炎症或坏死反应)以及Ⅳ型(迟缓型细胞反应)。

4.致癌作用

不少药物能诱发癌症。

5.致畸作用

不少药物有致畸作用。"反应停"事件就是一起严重的不良反应。

6.致突变作用

如前述,有些化学物质可能为变异源。

四、影响药物不良反应发生的因素

据国外统计资料显示,在住院患者中,ADR发生率约为10%。如何预防ADR发生,首先要了解ADR发生的原因,导致ADR发生的原因有很多,是较为复杂的。

（一）药物因素

1.药理作用

药物不良反应的产生主要由药物自身的化学结构、药理活性所决定,即由药物的属性所决定。药理作用强、安全范围小的药物,较药理作用弱、安全范围大的药物易发生不良反应。很多药物在应用一段时间后,由于其药理作用,可导致一些不良反应,例如,长期大量使用糖皮质激素能使毛细血管变性出血,以致皮肤、黏膜出现瘀点、瘀斑,同时出现类肾上腺皮质功能亢进症。

2.药物的杂质

药物在生产、制剂、使用过程中产生的杂质以及由于运输、贮存、保管条件不当而受到污染造成药物质量发生变化等均会导致不良反应。另外,药物在制剂过程中使用的添加剂如增溶剂、崩解剂、抗氧化剂、防腐剂、赋形剂、色素及各种包装材料等,都有可能成为诱发不良反应的因素。

3.药物的剂量

用药量过大,可发生中毒反应,甚至死亡。

4.剂型的影响

药物生物利用度直接关系到药物的体内血药浓度和药效,同一药物剂型不同,其生产工艺和用药方法的不同,药物生物利用度发生改变,如不注意掌握,即会引起不良反应。

5.药物使用不当

(1)联合用药不当:由于药物的相互作用,不良反应的发生率亦随之增高,输液时合用药品过多时,有可能发生药物理化性质的改变引起药物不良反应的发生。

(2)溶媒选择不当:由于中草药提取制剂成分较为复杂,与含有离子成分的输液配伍后可能会因盐析作用而产生大量不溶性微粒,提高输液反应的发生率。

6.给药方法不当

(1)用药途径:给药途径不同,药物的吸收、分布不同,药物发挥作用的快慢强弱及持续时间不同。

(2)用药持续时间:一些药物因长期使用而发生蓄积作用中毒。

(3)减药或停药:如突然停用糖皮质激素或减药过速时,会产生反跳现象。

(4)滴速:滴速过快,除了可引起心、肾衰竭和肺水肿外,还可导致药物的血药浓度升高过快,易引起某些不适反应。

（二）机体因素

因 ADR 的发生与年龄、生理、病理状态有关,人类机体之间个体差异、病理状态的改变等也是导致 ADR 发生的重要因素。

1.个体差异

世界上没有两个免疫系统完全相同的人,不同个体对同一剂量的相同药物有不同反应,这就是机体的个体差异,过敏体质患者容易发生变态反应。

2.种族

不同种族个体体内各种酶的构成和比例不同,表现出对某药物的药理作用、药效、耐受剂量、不良反应等方面不同。

3.性别

男女之间在药效学方面有差异,导致不良反应发生率不同。由于男女生理功能的不同,妇女在月经期和妊娠期对泻药及其他刺激性强烈的药物敏感,有引起月经过多、流产及早产危害。

4.年龄

据一项监测,在年龄分布上,ADR 发生在老年人(≥60 岁)和儿童(≤10 岁)的比例均明显偏高,分别为 23.91% 和 34.78%。这可能是因为不同年龄段患者药物与血浆蛋白结合能力、药物代谢及排泄速度不同,致使引发的不良反应概率、严重程度也不同。老年患者由于器官功能减退,药物的吸收、分布、代谢、排泄发生改变,容易导致药品在体内的蓄积而引起不良反应。此外,许多老年患者常患多种疾病,多种药物联合应用较为常见,药物相互作用及各种原因导致的用药依从性差,是引起老年患者 ADR 多和加重 ADR 的主要原因。医师有时未重视老年人药物治疗特点,未认真询问既往病史、用药史,不能很好掌握药物特性、用药适应证、禁忌证、疗程,对用药过程疏于观察,也是导致老年人易发生 ADR 的原因。小儿特别是新生儿和婴幼儿各系统器官功能不健全,肝酶系统发育尚未完善,肝脏对药物的解毒作用与肾脏对药物的排泄能力低下,因而易发生药物不良反应。此外,新生儿体表面积相对较大,黏膜嫩,皮肤角化层薄,局部用药过多或用药时间过久易致毒性反应。

5.血型

据报告,女性口服避孕药引起血栓症,A 型较 O 型者多。

6.病理状态

病理状态能影响机体各种功能,因而也能影响药物作用。疾病能改变药物的作用,既能改变药效学又能改变药动学,从而诱发不良反应。例如,便秘患者,口服药物在消化道内停留时间长,吸收量多,易发生不良反应。慢性肝病患者,由于蛋白合成作用减弱,血浆蛋白含量减少,使血中游离药物浓度升高,易引起不良反应。一般来说,患有多脏器、多系统或严重疾病的患者用药,其不良反应的发生率高于简单疾病患者,发生的严重程度也是前者重于后者。

(三)其他因素

1.饮食

饮食可明显影响药物疗效,用某些饮料送服药物可引起不良反应。

2.饮酒

酒含有乙醇。乙醇除了加速某些药物在体内代谢转化,降低疗效外,也可能诱发 ADR。长期饮酒可能引起肝功能损害,影响肝脏对药物的代谢功能,使许多药物的不良反应增加,特别是服药时饮酒,可使消化道血管扩张,增加药物吸收,从而易引起 ADR。

3.喝茶

茶中含有大量鞣酸,能与多种药物如硫酸亚铁、维生素 B_{12} 中的金属离子结合,影响其治疗效果而产生不良反应。

4.吸烟

吸烟能使外周血管收缩,导致血压暂时升高,心率加快,从而影响药物的吸收。

5.营养状态

营养不良时,患者对药物作用较敏感,对 ADR 的耐受性也差。长期的低蛋白饮食或营养不良时,可使肝细胞微粒体酶活性下降,药物代谢速度减慢,易引起不良反应。

五、药物不良反应的判断

(一)药物常见不良反应

ADR 轻者仅表现为局部痒、皮疹等,重者可为全身皮疹、发热、头痛、恶心、呕吐、休克症状,甚至死亡。

常见不良反应包括以下几项。

1.系统的不良反应

包括消化系统反应、肝脏毒性反应、泌尿系统反应、神经系统反应、造血系统反应、循环系统反应和其他毒副反应。

2.变态反应

常见的变态反应包括皮疹、荨麻疹、皮炎、血管神经性水肿、哮喘性休克等,其中以过敏性休克最为严重,甚至导致死亡。

3.耐受性、耐药性及依赖性

(1)耐受性是机体对药物反应性降低的一种状态,有先天性和后天获得之分。

(2)耐药性又称抗药性,一般是指病原体对药物反应性降低的一种状态,这是由于长期应用抗菌药,用量不足时,病原体通过产生使药物失活的酶,改变膜通透性阻止药物进入,改变靶结构或改变原有代谢过程而产生的。

(3)药物依赖性是由药物与机体相互作用造成的一种精神状态,有时包括身体状态表现出一种强迫性使用或定期使用该药的行为和其他反应,为的是体验它的精神效应,有时也是为了避免由于断药所引起的不适。

4.致畸

某些药物应用于孕妇而引起胎儿畸形。

5.致癌

有些药物诱发的恶性肿瘤。

(二)药物不良反应的判断方法

1.从时间判断

(1)用药后数秒至数小时发生的不良反应:常见的有过敏性休克,在接受药物后突然发生;固定型药疹、荨麻疹、血管神经性水肿等过敏性反应,多发生在用药后数分钟至 12 小时内;支气管哮喘也常是药物变态反应的一种表现,多发生在用药后数秒至数分钟内;恶心、呕吐、胃部不适,则可能是药物引起的胃肠道反应等。

(2)用药后 1~2 周发生的不良反应:血清病样反应多在首次用药后 10 天左右发生;大疱性表皮松解萎缩型药疹在用药后几小时至 28 天内发病;剥脱性皮炎型药疹在 10 天后开始发病。

(3)停药后短时间内发生的不良反应:如长期使用降血压药可乐定,停药后可出现反跳性高血压;连续使用抗凝剂突然停药后,可出现反跳性高凝状态伴血栓形成等。

(4)停药后较长时间发生的不良反应:如保泰松、氯霉素所致再生障碍性贫血可能在停药后较长一段时间才发生;白消安引起的肺部病变常在患者用药后 1 年以上出现,停药后仍可继续发生。

2.从症状判断

一般而言,药物出现不良反应,其表现不同于原有疾病的症状。如药物过敏性休克、药物性皮疹表现与原发疾病的表现可能完全不同;氢氯噻嗪在利尿过程中又出现水肿或使水肿加重。

六、药物不良反应的预防

临床选用药物时应全面掌握该药物的特点,既要考虑到药物的有效性,更应重视药物对机体可能产生的不良反应,这样才能保证患者在治疗过程中受益最大、风险最小。

(一)按照法定说明书使用药品

虽然我国药品说明书有不少缺陷,但它具有法律效力,是医师开具处方和药师调剂处方的依据,药物临床应用要按照说明书记载的适应证、给药途径、用法用量正确用药,这对防范 A 类剂量相关 ADR 的发生具有重要意义。确实需要改变药品说明书上适应证、给药途径,应有权威性循证医学依据,经本机构药事管理组织和伦理委员会讨论确认,并记录于药品处方集;调整用法用量也应有科学的依据,切忌随意用药。

(二)了解药物知识,积极开展严重 ADR 监测

目前,国内很多药品说明书常有严重缺陷,如中药制剂的禁忌证、不良反应和用药注意等缺项或描述十分简单。临床医师、药师应注意全面收集相关资料,以免错误用药。对药动学、药物配伍禁忌及不良反应等也应有所了解熟悉,以掌握合理用药,决策给药方案。对于药师来讲,应学习疾病诊断治疗知识,学习医师用药经验,细致观察患者用药反应等,积极开展严重 ADR 监测,从 ADR 病例的发现及处理中,了解其全过程,从 ADR 因果关系分析中掌握其判别方法,讨论其影响因素,加以分析总结,以此增强医药护各级人员的识别、处理、预防 ADR 的能力。

用药时注意下述几点,可预防或减少不良反应。

(1)首先应了解患者的过敏史或药物不良反应史,这对有过敏倾向和特异质的患者十分重要。

(2)对于老年人,因病多,用药品种也较多,医师应提醒患者可能出现的不良反应;至于小儿,尤其新生儿,对药物的反应不同于成人,其剂量应按体重或体表面积计算,用药期间应加强观察。

(3)对于孕妇,用药应特别慎重,尤其是妊娠头三个月应避免用任何药物,若用药不当有可能致畸。

(4)对于哺乳期妇女,由于一些药物可经乳汁进入婴儿体内而引起不良反应,用药应慎重选择。

(5)对于肝病和肾病患者,除选用对肝肾功能无不良影响的药物外,还应适当减少剂量。

(6)合理选用药品种,避免不必要的联合用药,还应了解患者自用药品的情况,以免发生药物不良相互作用。

(7)应用新药时,必须掌握有关资料,慎重用药,严密观察。

(8)应用对器官功能有损害的药物时,须按规定定期检查器官功能。

(9)应注意用药过程,发现药物不良反应的早期症状,以便及时停药和处理,防止进一步发展。

(10)应注意药物的迟发反应,这种反应常发生于用药数月或数年后,如药物的致癌、致畸作用。

(三)宣传推行国家基本药物,严格制订医院用药品种目录

现代医院管理中,推行标准治疗原则有利于提高医疗质量,也利于患者的治疗。在药物治疗中,应注重用药的有效、安全、经济与方便,避免混乱用药而导致药疗事故。

国家基本药物由卫健委组织专家反复讨论而审定,在遴选药物品种时已严格规范了上述原则,故而其收载品种从质量上到应用评价上都是比较可靠的,应首先作为医院起草用药目录的参考。医院对不断购入的新药,经临床验证疗效确切与安全后方可编入目录;对疗效不确切、毒副作用严重的不宜收载,已载入原目录的也应删去。

医院用药品种目录由医院药事管理委员会组织专家审定,其编制工作同样应在严谨、科学、规范、可行的程序下进行。

(四)建立药物信息系统,做好用药咨询服务

建立药物信息系统是合理用药的重要条件。优良的药物信息系统至少应该包括合理选药、合理配伍、合理剂量、用药注意及药物价格等内容。信息来源应可靠性强,有科学性、实用性、权威性,信息传递应做到简明、规范、快捷、方便。利用信息网络、文献资料数据库、咨询软件等以提高工作质量与效率。

ADR 信息涉及各类药品,故应突出重点。应是本院临床常用药物的非预期和严重不良反应,并要做好信息的综合分析,以便向临床提供完整而精确的内容。有关 ADR 警示性信息,应及时宣传到临床,防止类似严重 ADR 发生。

七、药物不良反应的治疗

在用药过程中出现药物不良反应是难以避免的,但药师应了解自己的责任:药品不良事件的预防,药师应起至关重要的作用,只要药师尽心尽责,则可以减少不良反应的发生。一旦发生严重不良反应,特别是 B 类严重不良反应,应立即停药,并快速采取适宜的抢救措施,处置得当,合理解释,就可能把不良反应控制在最小范围,从而减轻患者痛苦,消除家属误会,减少医患纠纷。

(一)ADR 的治疗原则

治疗原则和其他常见病、多发病一致,应及时停用可疑的药物,而使用有助于药物从体内排出,保护有关脏器功能的其他药物。

(二)强化医务人员专业使命感

临床药师、护士应配合医师认真进行用药监护,细心地观察并及时地发现病情变化,一旦发生严重药物不良反应,医务人员要掌握正确的抢救和药品使用信息,采取有效措施,尽快使患者转危为安。

(三)提高药学知识,注意用药的科学性

医务人员,特别是医院药师不能只按"用药医嘱",而需加强对急救药物、专科药物、特殊药物、新药的药理作用、给药方法、配伍禁忌、可能出现的不良反应及应对措施的学习与熟练掌握。药师应在整个药疗过程中,向患者及家属传授安全用药知识,出院时宜用易于理解的方式提供用药指导。

八、静脉用药的优点

静脉给药已成为目前常见的给药途径,据统计,80%以上住院患者需要接受静脉用药治疗。对于肿瘤晚期患者及危重患者,机体每天所必需的营养物质及各种治疗药物均由静脉供给。

(1)药物不宜口服、皮下或肌内注射,但需迅速发生药效时,可采用静脉注射法。

(2)药物因浓度高,或刺激性大,或输入药量大,不宜采取其他注射方法的。

(3)作诊断、试验检查时,由静脉注入药物,如为肝、肾、胆囊等 X 线摄片。

(4)输液和输血。

(5)用于静脉营养治疗 由于静脉用药没有"首过效应",吸收比较快,起效速度也较快,常用于危急重患者,以求迅速发挥疗效。

九、静脉用药不良反应

静脉用药是指采用静脉注射法和密闭式静脉输液法等将药物或无菌溶液直接注入或滴入静脉的给药方法。通过静脉血管内给药,使药物在体内达到快速吸收,是一种有效的治疗疾病中最常用的治疗手段和方法。因在正常剂量和用法的药物静脉输注中所出现的任何有害的、与用药目的无关的反应,称为静脉用药的不良反应。

虽然静脉用药的疗效发挥比较好,但由于静脉给药使药品直接进入血液,缺少消化道及防御系统的屏障作用,加上内毒素、药物的 pH、渗透压等直接诱因,使其引起不良反应的可能性大大增加,同时输液过程中可能产生的微粒,增加了对机体组织造成伤害的风险。因此,同种药物不同的给药途径,静脉用药不安全性大于口服、肌肉、皮下给药方法。

(一)静脉用药不良反应的主要临床表现

静脉用药物的不良反应有变态反应、过敏性休克、消化道反应、神经反应、头晕胸闷、听神经损害、腹泻、腹痛、疼痛、局部组织渗漏、发红、恶心呕吐、水疱、坏死等不良反应。以变态反应(尤以皮疹多见)位居首位,占 50%,可能与皮肤损害在临床上最易发生和观察有关;其次是各种药疹,主要为变态反应所致,而常用药物本身为全抗原和半抗原,进入人体后易引起变态反应。

(二)常见静脉用药的不良反应

1.发热反应

在静脉输液过程中患者突然畏寒、不自主颤抖,迅速转为高热、严重发绀、面色苍白,重者心率快、脉细速、虚脱,多数经处理后迅速好转。这种发热反应在输液反应中较为常见的,除少数药品有致热反应外,重要的原因是输液有致热原物质或输液用品被污染,也可能因药物不纯或药物有配伍禁忌所致。

2.血栓性静脉炎

由于长期输注高渗葡萄糖液体和血管内膜药物所引起病变的静脉内膜发炎并导致静脉管腔内血液凝成血栓。主要症状为局部沿静脉径路上有红肿、触痛、热痛等,但一般无全身症状,仅有不适感。

3.急性肺水肿

输液过量或过快,特别是输入含钠液体过多时,容易发生急性肺水肿,原有心脏病者、心功能不全者、肺功能不全者、老年人、体弱者及儿童输液应特别注意,发病时患者突然感到呼吸困难、气促、剧烈咳嗽、烦躁不安、口唇发绀,严重时口鼻可喷涌出大量粉红色泡沫样液,听诊两肺出现干湿性啰音,心音弱速。

4.变态反应

药物性过敏性反应。药物静脉输液时 10 分钟至 1 小时患者出现皮肤荨麻疹,有瘙痒,重者胸闷、发热、口唇发绀,此时应注意休克发生。

5.空气栓塞

由于输液管输液时空气未排尽,输液管连接不紧密,加压输液,连续输液接瓶不及时而又没有注意重排空气,使空气进入静脉,随血流经右心房到右心室内阻塞肺动脉口,使血液不能进入肺内,引起严重缺氧。此时,患者感到胸闷、呼吸困难或严重发绀,听诊心前区可闻及一个响亮的"水泡声"。

6.疼痛

静脉推注时,一般选用 5 mL 注射器抽药液后再稀释到 5 mL,使药物成了高浓度状态,为防止药效降低,集中抽吸好的药液应在 0.5～1.0 小时内注完。但由于患者多、护士工作忙,使静滴速度偏快。当高浓度药物在短时间内大量快速进入血管时,如病情需要快速静脉滴注 20%甘露醇高渗液体时,均可使血管内膜受到刺激,引起局部疼痛或沿静脉走向发生疼痛。

十、静脉用药不良反应发生的特点

静脉注射剂在临床发生不良反应的比例较口服制剂多而严重。

(一)抗感染药物

抗生素类注射剂,虽具有显效快、适于急症抢救、剂量准确、作用可靠的特点,但也极易引起不良反应,应引起临床足够的重视。有报道显示,药物引起的 ADR 中抗感染药物占 71.74%,列首位,而青霉素类发生率最高,占 23.91%。所以,需加强对抗感染药物严重不良反应的监测以及使用的监管。

(二)静脉用中药注射剂

中药注射液不良反应常较严重。静脉用中药注射剂是以中药材为原料,经提取、分离、精制等步骤制成的灭菌静脉用制剂。它改变了中药传统的给药方式,具有药效发挥较快、剂量相对较准确的特点,较好地发挥了中药治疗某些急病重症的作用。但因中药注射剂成分复杂,有的往往含有较多目前不为我们所知的无效成分,或只知某一类化合物的总有效成分,但不清楚确切的有效成分,多数中药注射剂的药理、毒理作用不详,不良反应不详,配伍禁忌和药物相互作用不详,临床应用资料不全,内在质量不稳定等,导致疗效不稳定,不良反应多且往往较严重,因此,其引起的严重不良反应或事件屡有发生,已得到广大医药工作者和社会的广泛关注。

静脉用中药注射剂不良反应产生的原因是多方面的。

1.证候不适宜

辨证施治是中医药治病的精髓所在,临床医师在使用中药时,应该是"辨证用药",必须搞清楚患者的病因、病机和中药性能,才能对证用药。而目前静脉用中药注射剂传统中医师是不用的,大部分为西医师所选用,但他们对辨证施治的原理掌握不好,选用静脉用中药注射剂只是简单的"辨病用药",忽视了同一种病不同证候用药是不同的,不但治疗结果不理想,反而可能导致不良反应。

2.药材质量的影响

众所周知,中药材的品种、产地、采收季节、炮制方法的不同都会影响到中药注射剂的质量,过去有"道地药材"之说。中药材种植受自然环境影响较大,如农药、重金属、放射性元素、微生物的污染等都会影响到药材质量,当然也会影响注射液的质量。

3.制剂工艺的影响

目前,静脉用中药注射剂制备工艺尚较简单、落后,多数注射剂提取的有效成分不纯,是混合物或所谓的总有效成分,往往含有未知其名的有效成分或杂质,这必然影响药品质量,也是产生不良反应的最重要原因之一。

4.静脉用中药注射剂成分复杂

中药注射剂都是从中药材中提取有效成分的,而不同的中药所含的化学物质,其理化性质与药理作用也完全不同。其药理作用较强的称为有效成分:如生物碱、黄酮、皂苷、内酯、萜类等;药理作用弱或无药理作用的称为无效成分；如鞣质、蛋白质、淀粉、色素、黏液、树脂等多种成分。而有些中药注射液的有效成分本身就不明确，这就无法设计适宜的制备工艺提取化合物的有效成分；由于中药注射剂成分复杂，有的提取的有效成分纯度不高，且有的大分子物质难于剔除，一旦入血，刺激机体产生抗体或致敏淋巴细胞，或作为抗原在输注时易引起过敏等严重不良反应；此外，药液的渗透压、酸碱度和附加剂也可以引起溶血或某些不良反应。

5.静脉药物配伍不当

中药注射剂多用于较重病症，经常和其他药物联合使用，而多药合用往往导致不良反应发生率上升。静脉用中药注射剂成分复杂，与其他药物配伍容易引起物理或化学变化。原因可能是浓度变化、溶解度改变、离子反应、氧化还原反应以及分子状态改变等。药物流行病学研究显示，医师在合并用药时，用药品种越多，药物间发生配伍禁忌或相互作用的概率也越高，应尽量避免多种药物混合静滴，以确保药物的疗效，减少不良反应的发生率。因此中药合用、中西药合用，都会因药物相互作用而增加不良反应的发生率。

6.静脉溶媒选择不当

因药物本身理化性质及临床治疗的需要，不同药物应选择相应的溶媒，若选择不当，则会使药物与溶媒混合后发生变化，影响治疗。溶媒的用量选择也颇有要求，每种注射剂不仅要有适宜的溶媒品种，还需适宜的用量配制适宜浓度的药液。

7.不溶性微粒的影响

输液中加入药物，其不溶性微粒会增加，加入药物越多，不溶性微粒数累加越多，不仅会影响药品质量，也是引起输液反应的因素。

8.热原量的影响

热原限量是指某药单独使用时不超过人或家兔的致热量。若将多种药物混在一起，其热原量也会累加，可能超过人体耐受量而发生输液反应，发热、寒战者以多种药物"混滴"情况多见。除注射剂本身热原量可累加外，病房开放的输液调配环境中空气不洁净，调配输液时操作不规范，以及调配输液的器具上存在的热原也会累加，这些都会影响输液质量，因此宜提倡静脉药物集中调配，最大限度地减少热原反应的发生。

9.患者的个体差异

患者因种族、性别、年龄、体质等个体差异，也使得不同患者对药物的耐受各不相同。耐受性较差或超敏易出现变态反应。中药注射剂是从植物、动物甚至矿物药材中提取而成的，含有蛋白质、鞣质、树脂、淀粉等杂质，对过敏体质的患者易产生不良反应。老年人、体弱者、儿童或肝肾功能不全的患者因对药物代谢能力低，机体耐受力较差，易发生中毒和变态反应，应谨慎用药，密切监护。另外，许多中药注射剂对特殊人群都有使用禁忌证，临床用药时要严格把握。

10.药品审批制度不健全，中药注射剂标准太低

静脉用中药注射剂不良反应频繁发生的一个重要原因：在药物研究申报和审批过程中，忽视药物的安全性，对药物毒理学及临床不良反应缺乏研究与审批标准。虽然指导原则中有严格、详细的要求，也只是应付差事，有时对于个别毒性反应、不良反应病例也不体现在申报资料中，这也误导了审评专家在审评过程中忽视了对于药物不良反应情况的审评、考察、控制，致使药物在大量应用于临床后，不良反应频繁发生。因研制一个成功的、药效明确的静脉用中药注射剂，不但科研周期长、经费昂贵，而且研制和生产难度大，且回报相对较低。有的人受经济利益的驱动，导致有的中药注射剂质量低劣、安全性差，因此，相应的审批制度有待进一步完善。

11.企业重视度不够

目前静脉用中药注射剂说明书有严重缺陷,对药品作用、适应证、用法用量、配伍禁忌、注意事项和不良反应的描写内容过于简单、概念模糊,甚至项目不全或根本就没有,使人们放松了对静脉用中药注射剂安全性的警惕。药品上市后,企业又不重视药物不良反应的监测,尤其是特殊人群、罕见的不良反应的收集、报告,由此,其安全性也得不到进一步保障。

十一、静脉用药不良反应的预防

药物不良反应系指正常剂量下出现的任何有害的、与治疗目的无关的反应。这说明药物不良反应是不可能完全防止的,但如果正确、适宜掌握用法用量、给药途径、适应证和药品理化性质及药理作用特点,药物不良反应,主要是 A 类不良反应有的是可以防止或减轻的。但需要医师、药师和护士的共同努力,也需要患者及其家属的配合。预防药物不良反应主要有以下几个方面。

(一)选择合理给药途径

临床上应根据病情采用适当的药物剂型和给药途径,可减少或减轻不良反应的发生。如果病情轻微,一般宜采取口服用药;病情紧急或严重则仍需要静脉注射治疗,但不宜把静脉点滴当成常规给药方法,尽量做到能口服治疗的就不用注射给药,能肌内注射给药就不用静脉给药方式。

(二)合理选择注射部位

脱水剂、钙剂等刺激性强的药物及强收缩血管药等,不论是静脉推注或静滴均宜选粗直的静脉,并注意更换注射部位。应用甘露醇时可局部热敷或先提高药物温度,防止大分子物质沉积于血管壁,以利于减轻静脉刺激症状和损伤血管壁。

(三)准确选用药品

准确选择静脉给药配伍溶媒,熟练掌握静脉给药配伍禁忌等相关知识,发现有不合理应用时及时提出更改,不盲目执行。静脉用药时,主动向患者讲明静脉用药过程的各种注意事项,取得患者主动配合,协助做好药后的观察工作,并特别强调患者不可擅自调整输液速度,保证临床静脉用药过程中的安全有效。

(四)正确、适宜的用法用量

用法用量对 A 类不良反应有相关性,正确、适宜的药物剂量、用法对防范不良反应十分重要,但既要考虑药物的有效性,又要关注安全性。故药物治疗一般应按说明书用药,虽然我国药品说明书有较多缺陷,但改变说明书适应证、给药途径、用法用量等,应有国内外权威的循证医学和药物经济学的依据,切忌随意。

(五)抗菌药物的合理使用

抗菌药物临床应用较多,不良反应发生率也较高,故抗菌药物正确选用值得探究。合理使用抗菌药物系指在明确指征下,遵循抗菌药物临床应用的基本原则,选用适当的抗菌药物,采用适宜的剂量和疗程,以求达到杀灭致病菌或控制感染;同时采取相应措施以增加患者的免疫力和防止各种不良反应的发生。

1.影响合理使用的原因

抗菌药物不合理使用导致 A 类剂量相关不良反应增多,影响抗菌药物合理使用的因素,主要有:体制、机制上的缺陷;医务人员合理用药知识的不足;药物治疗过度注重经验,对细菌耐药情况不够重视;缺乏有效的合理用药宣传教育;对抗菌药物不切实际的期望;经济因素等。

2.合理使用抗菌药物,预防不良反应的措施

(1)加强教育和培训:通过培训,使临床医师了解合理使用抗菌药物的基本知识,严格按药物的适应证、药动学、体外药敏试验等合理选择、正确使用抗菌药物。开展医药人员职业道德教育,树立良好的行业作风,一切从患者的利益出发。

(2)加强临床药学指导和病原学监控:药师参加临床药物治疗小组,认真审核处方和用药医嘱,实施药学监护,提出用药建议与意见,与医师、护士共同合理使用抗菌药物。同时,应努力提高病原学监控水平,建立主要病原菌谱和耐药菌株定期公布制度,有利于指导临床合理用药。

(3)加强抗菌药物监管:制定抗菌药物合理使用的政策和管理制度,对不合理用药及时纠正并持之以恒,发现非预期、严重的不良反应及时提出警戒,并应采取有效防范控制措施。

(4)加强抗菌药物的不良反应监测:要及早发现不良反应信号,可以有效指导临床医师合理使用抗菌药物,重点要关注非预期和严重的不良反应。

(六)静脉用中药注射剂不良反应的防范

1.辨证施治

对症下药,严格控制剂量和用药周期。由于基层医疗机构医疗技术力量相对薄弱,且中药注射剂风险较大,故基层医疗机构不宜使用静脉用中药注射剂。

2.了解患者用药史

用药前医师应了解患者的病史,医师,特别是临床药师要仔细询问患者的变态反应史、用药史和基本生理状况。特殊人群,如年老体弱及有肝肾疾病的患者、儿童、孕妇等应慎用。

3.宜单独使用静脉用中药注射剂

临床应用静脉用中药注射剂时,宜单独用药,不宜与西药或其他中药注射剂联合应用。能口服的就避免肌内注射,能肌内注射的就避免静脉用药。

4.药师应严把处方审核关

药师应收集各类注射剂的资料,掌握每种药物的用法用量和非预期、严重的不良反应信息,并及时提供给临床医师和护士,建立不良反应监控制度,及时与医师、护士交流,并协助处理药物非预期和严重的不良反应。静脉用中药制剂多为黄色、淡黄、棕色或棕红澄明液体,如外观混浊不清、有絮状物、变色及沉浮、漏气、安瓿有裂缝则不能使用。首次用药应特别注意滴注速度,不宜过快,输入药液量也不能太大。

5.做好用药监护

对临床用药要密切观察,一旦有反应,应立即停药并对症处理。同时,有关部门应注意该类药品上市后的再评价,不断提高该类药品的质量和疗效,使中药注射剂在临床应用方面更加合理、规范、有效,真正有利于提高患者的生命质量。

(七)静脉化疗药局部不良反应的预防

静脉化疗是一种治疗恶性肿瘤的重要手段。化疗药物通过静脉输入时由于血管本身的原因或渗漏,或用药顺序不妥,或处理不当,轻者可致静脉炎,表现为静脉部位疼痛、发红,有时可见静脉栓塞,或沿静脉走向皮肤色素沉着;重者局部组织坏死、溃疡,经久不愈,造成功能障碍,给患者增加痛苦,甚至耽误患者的治疗。因此作为实施化疗的护士必须充分掌握化疗药物的性质特点,有预见性地积极预防局部损伤和实施有效的局部处置。

(焦　文)

第十节　静脉输液热原反应及其防范

一、静脉输液反应概述

输液治疗有很多优点,我国住院患者中约 80% 采用输液滴注治疗。但静脉输液给药风险大,易产生严重不良反应,应引起重视。本节重点介绍热原反应。

(一)静脉输液反应概念

输液不良反应系指因输液而引起的或与输液相关的不良反应的总称,习称"输液反应"。

最常见的输液反应:相关药物的不良反应、热原反应,其他尚有热原样反应、变态反应、药物被微生物污染而造成的全身感染等。静脉输液反应临床上时有发生,严重时会危及患者生命。

(二)热原与热原反应

1.热原

"热原"主要是细菌代谢物(内毒素)以及输液生产时被污染,经消毒灭菌后被杀死破坏的微生物。热原主要成分为高分子量的脂多糖类物质。

热原特点:①具有耐热性:120 ℃ 加热 4 小时能破坏 98%,180~200 ℃ 至少 2 小时或 250 ℃ 约 40 分钟才能完全被破坏;②不挥发性:热原本身不具挥发性;③水溶性:热原易溶于水,呈分子状态;④滤过性:热原直径为 1~5 nm,可通过一般滤器,甚至是微孔滤膜,但不能通过透析膜;⑤具有被吸附性的特点,可被强酸、强碱、强氧化剂、超声波等破坏。

2.热原反应

是指输液过程中由于"热原"进入人体后,作用于体温调节中枢而引起的发热或寒战反应。热原反应作用的强弱与输入的热原量有关。

发热样反应:如有的药物本身有药物热反应,有的药液温度过低或药物浓度过高,有时也可引起发热样反应,但这些不属于热原反应,本节不做介绍。

二、输液热原反应的发病机制和临床表现

(一)输液热原反应的发病机制

输液热原反应多数发生在输液 20 分钟左右。由于外源性热原进入人体后,激活血液循环中巨噬细胞和大单核细胞,使其释放内源性致热源,促使前列腺素 E 释放刺激下丘脑冷觉感受器和温度感受器。首先交感神经兴奋,外周血管收缩,支肤血流量减少,散热减少,皮温下降,易发生寒战、怕冷、面色苍白、四肢厥冷。继之,外周血管舒张,散热亦增加,体温升高。有时体温甚至可高达 40 ℃,致使脑细胞通透性增强,细胞外液进入细胞内引起脑水肿,表现为头痛、恶心、呕吐、抽搐,甚至昏迷。由于机体代谢大为亢进,耗氧量增加,造成相对缺氧,并可累及循环系统和呼吸系统。前者心肌收缩力减弱,心搏出量降低,微循环障碍引起心力衰竭或血压下降,后者可导致二氧化碳积聚,引起烦躁不安和呼吸困难。

(二)输液热原反应的主要表现

输液热原反应的常见主要症状:高热、寒战、怕冷、头痛、恶心、呕吐等。

静脉输液热原反应所致的并发症,主要有心脏负荷过重引起心力衰竭、肺水肿、静脉炎、空气栓塞、渗漏、坏死、血栓。热原反应轻者给患者增加了痛苦,重者可能使病情加重,甚至危及生命。

临床症状,大致可分为三期。

1.寒战期

一般发生在输液 10～30 分钟内,患者突然感到畏寒,继之寒战、口唇发绀、面色苍白、四肢发冷、呼吸急促、脉搏细弱。

2.发热期

患者体温迅速上升,轻者体温可高达 38.9 ℃左右,严重者可达 40 ℃以上,面色潮红、头痛、恶心,甚至可出现谵妄、抽搐,严重者可引起循环功能衰竭及肾衰竭,若不及时抢救可危及患者的生命。

3.恢复期

患者体温迅速下降,大汗淋漓,疲乏无力。整个输液反应过程持续约 1 小时。

三、引起输液热原反应的主要因素

(一)药品质量问题

输液原料药本身含有热原;输液生产过程中被细菌污染而产生热原,属不合格药品。

(二)输液器具质量问题

输液器及各种接触输液用具含有热原,属不合格输液器具。

(三)输液给药过程中污染

输液给药前液体调配及输液滴注时的操作不规范,也可能输液被污染。

四、输液热原反应的预防

(一)把好药品和输液器质量关

输液和输液器含有热原是发生输液热原反应最直接、最主要的原因,应购买生产条件好、重视产品质量企业生产的、符合国家质量标准的输液和输液器,杜绝购进伪劣产品。输液器具及药品的保管要做到专人专管,按有效期先后使用。使用前严格检查包装及输液器外形完好,如发现过期或破损以及其他质量问题,坚决不用。宜采用一次输液用具,否则,输液器具应按规范冲洗和灭菌,达到无菌、无热原,对连续 24 小时输液的患者要及时更换新的输液用具。

(二)准确使用输液

严格掌握输液适应证和禁忌证,根据患者病情和药物性质选择合理给药途径,能选用其他给药途径的尽量不用输液治疗,调配好的药液不可放置时间过长。对年老体弱、过敏体质、严重感染患者或心、肺、脑、肾功能欠佳者,输液前可给予异丙嗪 25 mg 肌内注射或者地塞米松 5～10 mg 静脉注入,可起到预防作用。

(三)密切观察特殊人群

老人、儿童、肝肾功能异常患者,由于体质、年龄、病理状态等的不同,对药物作用的感受性不一致,从而对药物产生不同反应,应加强监测。

(四)改善静脉输液混合调配环境条件

静脉输液调配室是指医疗单位通过处方从药房领取的药品,经护理人员调配后给患者静脉滴注的工作场所(简称输液调配室或治疗室)。该室的护理人员按医嘱将静脉用药物溶解、调配、稀释后,将药液直接输注到患者体内,达到治疗、诊断疾病的目的。

因输液是静脉用药,对周围环境和治疗室(输液混合调配室)通风、洁净、整齐和控制人流应有严格规定,加强治疗室环境管理和清洁卫生工作,保持房间整洁,通风良好,摆放整齐、合理,定期对治疗室采用紫外线灯进行消毒,并应控制人流。

五、输液热原反应处置

静脉输液热原反应多数发生在输液 20 分钟左右,在用药过程中,应密切观察用药反应,特别是开始 30 分钟,一旦发生,要及时进行适宜、正确的处置,并对患者给予安慰,使他们紧张的心理状态得以放松,从而减轻心理压力。对反应轻者,减慢输液速度,密切观察;反应较重者应立即停止输液,采取相应的对症治疗措施,同时检查发生反应的原因。

(1)对反应重者应立即停止输液,并检查发生的原因。如经风险评估后仍必须继续输液者,应重新更换输液器具及药液。

(2)寒战期给予保暖,饮热开水,安慰患者,积极配合医务人员治疗。

(3)对反应早期者,应用山莨菪碱 10 mg 肌内注射或加入 25% 葡萄糖注射液 20 mL 静脉缓慢推注,5 分钟左右,寒战多可消失,该药可缓解平滑肌痉挛,改善微循环,扩张外周血管,尤其对有动脉硬化、高脂血症、高血糖、血液黏稠度高的老年患者有益。但对有消化道出血、胃幽门梗阻和肠梗阻、急腹症诊断未明、颅内出血、前列腺肥大患者慎用,青光眼患者禁用,可静脉点滴地塞米松 5～10 mg 或使用异丙嗪 25 mg 肌内注射,进行抗过敏治疗。反应严重者可皮下注射 0.1% 肾上腺素 0.2～0.5 mg。

(4)对有呼吸困难者,给予吸氧,出现烦躁、谵妄者给予地西泮 10 mg 或苯巴比妥 0.1 g 肌内注射等对症处置。

(5)发热期给予复方氨基匹林 2 mL 肌内注射。根据病情轻重和发热程度,可同时给予地塞米松 5～10 mg 加入 25% 葡萄糖注射液 20 mL 静脉推注或加入输液中滴注。经上述处置后,发热持续不退,特别是高热(40 ℃)患者如不及时使其降温,可因脑水肿导致病情恶化,应迅速将患者体温降至 38 ℃ 以下。这时,可用物理降温与药物降温相结合,物理降温,如采用冷毛巾、冰帽、冰袋;也可用 25%～50% 乙醇擦浴;另外尚可采用冰盐水灌肠或将患者置于空调房内。药物降温可适当选用冬眠疗法,具有控制下丘脑体温调节中枢,有利于降温、镇静、抗休克(对血压偏低者慎用,尤其老年患者慎用,以防脑梗死),方法:氯丙嗪 25 mg 溶于 0.9% 氯化钠注射液 500 mL 内缓慢滴注,1～2 小时滴完,严密观察血压、脉搏、呼吸等。对物理降温和药物降温等常规治疗无效者,可应用硝普钠,开始每分钟 0.5 μg/kg,15 分钟后加至每分钟 1.0 μg/kg,热退至正常后停用(严密观察血压,及时调整滴速)。

(6)注意患者全身情况的变化。仔细观察患者的体温、脉搏、呼吸、血压、神志及精神状况的变化。若出现肺水肿症状,应立即将患者端坐,双下肢下垂,并加压给氧。若患者感到呼吸困难、严重发绀,应立即将患者置于左侧卧位和头低足高位,以减少空气进入静脉。对患有高血压、脑血管意外等患者应特别注意观察血压、神志及瞳孔变化,因寒战可使血压迅速升高,不及时处理,将加重原有病情,进而导致脑出血、脑梗死。对冠心病患者应使用心电监护或心电图检查,必要时尽快处理。

（7）其他应急措施。如出现抽搐给予 20％甘露醇静脉快速滴入，同时给予地西泮 10 mg 肌内注射和氧气吸入。血压下降时，给予多巴胺、间羟胺（阿拉明），视病情轻重程度确定剂量，加入 5％葡萄糖注射液或 0.9％氯化钠注射液 250 mL 静脉滴入。心力衰竭时给予毛花苷 C0.4 mg 加入 5％葡萄糖注射液 20～40 mL 静脉缓慢推注；呼吸衰竭时，视轻重程度给予尼可刹米、洛贝林适当剂量肌内注射或加入 5％葡萄糖注射液或 0.9％氯化钠注射液 250 mL 静脉缓慢滴注。

（8）恢复期要鼓励患者多饮水，做好心理护理。

静脉输液技术在临床应用半个多世纪以来，输液治疗将向更快捷性、准确性、安全性方向发展。

（焦　文）

第四章 呼吸内科护理

第一节 急性呼吸道感染

急性呼吸道感染通常包括急性上呼吸道感染和急性气管-支气管炎。急性上呼吸道感染是鼻腔、咽或喉部急性炎症的总称。常见病原体为病毒,仅有少数由细菌引起。本病全年皆可发病,但冬春季节多发,具有一定的传染性,有时引起严重的并发症,应积极防治。急性气管-支气管炎是指感染、物理、化学、过敏等因素引起的气管-支气管黏膜的急性炎症。可由急性上呼吸道感染蔓延而来。多见于寒冷季节或气候多变时,或气候突变时多发。

一、护理评估

(一)病因及发病机制

1.急性上呼吸道感染

急性上呼吸道感染有 70％～80％ 由病毒引起。其中主要包括流感病毒、副流感病毒、呼吸道合胞病毒、腺病毒、鼻病毒等。由于感染病毒类型绞多,又无交叉免疫,人体产生的免疫力较弱且短暂,同时在健康人群中有病毒携带者,故一个人可有多次发病。细菌感染占 20％～30％,可直接或继病毒感染之后发生,以溶血性链球菌最为多见,其次为流感嗜血杆菌、肺炎球菌和葡萄球菌等。偶见革兰阴性杆菌。当全身或呼吸道局部防御功能降低时,尤其是年老体弱或有慢性呼吸道疾病者更易患病,原先存在于上呼吸道或外界侵入的病毒和细菌迅速繁殖,引起本病。通过含有病毒的飞沫或被污染的用具传播,引起发病。

2.急性气管-支气管炎

(1)感染:由病毒、细菌直接感染,或急性上呼吸道病毒(如腺病毒、流感病毒)、细菌(如流感嗜血杆菌、肺炎链球菌)感染迁延而来,也可在病毒感染后继发细菌感染。亦可为衣原体和支原体感染。

(2)物理、化学性因素:过冷空气、粉尘、刺激性气体或烟雾的吸入使气管-支气管黏膜受到急性刺激和损伤,引起本病。

(3)变态反应:花粉、有机粉尘、真菌孢子等的吸入及对细菌蛋白质过敏等,均可引起气管-支气管的变态反应。寄生虫(如钩虫、蛔虫的幼虫)移行至肺,也可致病。

（二）健康史

有无受凉、淋雨、过度疲劳等使机体抵抗力降低等情况,应注意询问本次起病情况,既往健康情况,有无呼吸道慢性疾病史等。

（三）身体状况

1.急性上呼吸道感染

急性上呼吸道感染主要症状和体征个体差异大,根据病因不同可有不同类型,各型症状、体征之间无明显界定,也可互相转化。

（1）普通感冒:又称急性鼻炎或上呼吸道卡他,以鼻咽部卡他症状为主要表现,俗称"伤风"。成人多为鼻病毒所致,起病较急,初期有咽干、咽痒或咽痛,同时或数小时后有打喷嚏、鼻塞、流清水样鼻涕,2～3天后分泌物变稠,伴咽鼓管炎可引起听力减退,伴流泪、味觉迟钝、声嘶、少量咳嗽、低热不适、轻度畏寒和头痛。检查可见鼻腔黏膜充血、水肿、有分泌物,咽部轻度充血。如无并发症,一般经5～7天痊愈。

（2）流行性感冒(简称流感)则由流感病毒引起,起病急,鼻咽部症状较轻,但全身症状较重,伴高热、全身酸痛和眼结膜炎症状。而且常有较大或大范围的流行。

流行性感冒应及早应用抗流感病毒药物:起病1～2天内应用抗流感病毒药物治疗,才能取得最佳疗效。目前抗流感病毒药物包括离子通道 M_2 阻滞剂和神经氨酸酶抑制剂两类。离子通道 M_2 阻滞剂:包括金刚烷胺和金刚乙胺,主要对甲型流感病毒有效。金刚烷胺类药物是治疗甲型流感的首选药物,有效率达70％～90％。金刚烷胺的不良反应有神经质、焦虑、注意力不集中和轻微头痛等中枢神经系统不良反应,一般在用药后几小时出现,金刚乙胺的毒性作用较小。胃肠道反应主要为恶心和呕吐,停药后可迅速消失。肾功能不全的患者需要调整金刚烷胺的剂量,对于老年人或肾功能不全者需要密切监测不良反应。神经氨酸酶抑制剂:奥司他韦(商品名达菲),作用机制是通过干扰病毒神经氨酸酶保守的唾液酸结合位点,从而抑制病毒的复制,对 A(包括 H5N1)和 B 不同亚型流感病毒均有效。奥司他韦成人每次口服75 mg,每天2次,连服5天,但须在症状出现2天内开始用药。奥司他韦不良反应少,一般为恶心、呕吐等消化道症状,也有腹痛、头痛、头晕、失眠、咳嗽、乏力等不良反应的报道。

（3）病毒性咽炎和喉炎:临床特征为咽部发痒、不适和灼热感、声嘶、讲话困难、咳嗽、咳嗽时咽喉疼痛,无痰或痰呈黏液性,有发热和乏力,伴有咽下疼痛时,常提示有链球菌感染,体检发现咽部明显充血和水肿、局部淋巴结肿大且触痛,提示流感病毒和腺病毒感染,腺病毒咽炎可伴有眼结膜炎。

（4）疱疹性咽峡炎:主要由柯萨奇病毒 A 引起,夏季好发。有明显咽痛、常伴有发热,病程约一周。体检可见咽充血,软腭、腭垂、咽和扁桃体表面有灰白色疱疹及浅表溃疡,周围有红晕。多见儿童,偶见于成人。

（5）咽结膜热:常为柯萨奇病毒、腺病毒等引起。夏季好发,游泳传播为主,儿童多见。表现为发热、咽痛、畏光、流泪、咽及结膜明显充血。病程4～6天。

（6）细菌性咽-扁桃体炎多由溶血性链球菌感染所致,其次为流感嗜血杆菌、肺炎球菌、葡萄球菌等引起。起病急,咽痛明显,伴畏寒、发热,体温超过39 ℃。检查可见咽部明显充血,扁桃体充血肿大,其表面有黄色点状渗出物,颌下淋巴结肿大伴压痛,肺部无异常体征。

本病如不及时治疗可并发急性鼻窦炎、中耳炎、急性气管-支气管炎。部分患者可继发病毒性心肌炎、肾炎、风湿热等。

2.急性气管-支气管炎

急性气管-支气管炎起病较急,常先有急性上呼吸道感染的症状,继之出现干咳或少量黏液性痰,随后可转为黏液脓性或脓性痰液,痰量增多,咳嗽加剧,偶可痰中带血。全身症状一般较轻,可有发热,38 ℃左右,多于 3～5 天后消退。咳嗽、咳痰为最常见的症状,常为阵发性咳嗽,咳嗽、咳痰可延续 2～3 周才消失,如迁延不愈,则可演变为慢性支气管炎。呼吸音常正常或增粗,两肺可听到散在干、湿啰音。

（四）实验室及其他检查

1.血常规

病毒感染者白细胞正常或偏低,淋巴细胞比例升高;细菌感染者白细胞计数和中性粒细胞增高,可有核左移现象。

2.病原学检查

可做病毒分离和病毒抗原的血清学检查,确定病毒类型,以区别病毒和细菌感染。细菌培养及药物敏感试验,可判断细菌类型,并可指导临床用药。

3.X 线检查

胸部 X 线片多无异常改变。

二、主要护理诊断及医护合作性问题

（一）舒适的改变

鼻塞、流涕、咽痛、头痛与病毒和/或细菌感染有关。

（二）潜在并发症

鼻窦炎、中耳炎、心肌炎、肾炎、风湿性关节炎。

三、护理目标

患者躯体不适缓解,日常生活不受影响;体温恢复正常;呼吸道通畅;睡眠改善;无并发症发生或并发症被及时控制。

四、护理措施

（一）一般护理

注意隔离患者,减少探视,避免交叉感染。患者咳嗽或打喷嚏时应避免对着他人。患者使用的餐具、痰盂等用具应按规定消毒,或用一次性器具,回收后焚烧弃去。多饮水,补充足够的热量,给予清淡易消化、高热量、丰富维生素、富含营养的食物。避免刺激性食物,戒烟、酒。患者以休息为主,特别是在发热期间。部分患者往往因剧烈咳嗽而影响正常的睡眠,可给患者提供容易入睡的休息环境,保持病室适宜温度、湿度和空气流通。保证周围环境安静,关闭门窗。指导患者运用促进睡眠的方式,如睡前泡脚、听音乐等。必要时可遵医嘱给予镇咳、祛痰或镇静药物。

（二）病情观察

关注疾病流行情况、鼻咽部发生的症状、体征及血常规和胸部 X 线改变。注意并发症,如耳痛、耳鸣、听力减退、外耳道流脓等提示中耳炎;如头痛剧烈、发热、伴脓涕、鼻窦有压痛等提示鼻窦炎;如在恢复期出现胸闷、心悸、眼睑水肿、腰酸和关节痛等提示心肌炎、肾炎或风湿性关节炎,应及时就诊。

(三)对症护理

1.高热护理

体温超过 37.5 ℃,应每 4 小时测体温 1 次,观察体温过高的早期症状和体征,体温突然升高或骤降时,应随时测量和记录,并及时报告医师。体温>39 ℃时,要采取物理降温。降温效果不好可遵照医嘱选用适当的解热剂进行降温。患者出汗后应及时处理,保持皮肤的清洁和干燥,并注意保暖。鼓励多饮水。

2.保持呼吸道通畅

清除气管、支气管内分泌物,减少痰液在气管、支气管内的聚积。指导患者采取舒适的体位进行有效咳嗽。观察咳痰情况,如痰液较多且黏稠,可嘱患者多饮水,或遵照医嘱给予雾化吸入治疗,以湿润气道、利于痰液排出。

(四)用药护理

1.对症治疗

选用抗感冒复合剂或中成药减轻发热、头痛,减少鼻、咽充血和分泌物,如对乙酰氨基酚(扑热息痛)、银翘解毒片等。干咳者可选用右美沙芬、喷托维林(咳必清)等;咳嗽有痰可选用复方氯化铵合剂、溴己新(必嗽平),或雾化祛痰。咽痛者可含服喉片或草珊瑚片等。气喘者可用平喘药,如特布他林、氨茶碱等。

2.抗病毒药物

早期应用抗病毒药有一定疗效,可选用利巴韦林、奥司他韦、金刚烷胺、吗啉胍和抗病毒中成药等。

3.抗菌药物

如有细菌感染,最好根据药物敏感试验选择有效抗菌药物治疗,常可选用大环内酯类、青霉素类、氟喹诺酮类及头孢菌素类。

根据医嘱选用药物,告知患者药物的作用、可能发生的不良反应和服药的注意事项,如按时服药;应用抗生素者,注意观察有无迟发变态反应发生;对于应用解热镇痛药者注意避免大量出汗引起虚脱等。发现异常及时就诊等。

(五)心理护理

急性呼吸道感染预后良好,多数患者于一周内康复,仅少数患者可因咳嗽迁延不愈而发展为慢性支气管炎,患者一般无明显心理负担。但如果咳嗽较剧烈,加之伴有发热,可能会影响患者的休息、睡眠,进而影响工作和学习,个别患者产生急于缓解咳嗽等症状的焦虑情绪。护理人员应与患者进行耐心、细致的沟通,通过对病情的客观评价,解除患者的心理顾虑,建立治疗疾病的信心。

(六)健康指导

1.疾病知识指导

帮助患者和家属掌握急性呼吸道感染的诱发因素及本病的相关知识,避免受凉、过度疲劳,注意保暖;外出时可戴口罩,避免寒冷空气对气管、支气管的刺激。积极预防和治疗上呼吸道感染,症状改变或加重时应及时就诊。

2.生活指导

平时应加强耐寒锻炼,增强体质,提高机体免疫力。有规律生活,避免过度劳累。室内空气保持新鲜、阳光充足。少去人群密集的公共场所。戒烟、酒。

五、护理评价

患者舒适度改善,睡眠质量提高,未发生并发症或发生后被及时控制。

(张　娥)

第二节　慢性支气管炎

慢性支气管炎是由于感染或非感染因素引起气管、支气管黏膜及其周围组织的慢性非特异性炎症。临床以咳嗽、咳痰或伴有喘息反复发作为特征,每年持续 3 个月以上,且连续 2 年以上。

一、病因和发病机制

慢性支气管炎的病因极为复杂,迄今尚有许多因素还不够明确,往往是多种因素长期相互作用的综合结果。

(一)感染

病毒、支原体和细菌感染是本病急性发作的主要原因。病毒感染以流感病毒、鼻病毒、腺病毒和呼吸道合胞病毒常见;细菌感染以肺炎链球菌、流感嗜血杆菌、卡他莫拉菌和葡萄球菌常见。

(二)大气污染

化学气体如氯气、二氧化氮、二氧化硫等刺激性烟雾,空气中的粉尘等均可刺激支气管黏膜,使呼吸道清除功能受损,为细菌入侵创造条件。

(三)吸烟

吸烟为本病发病的主要因素。吸烟时间的长短与吸烟量决定发病率的高低,吸烟者的患病率较不吸烟者高 2～8 倍。

(四)过敏因素

喘息型支气管患者,多有过敏史。患者痰中嗜酸性粒细胞和组胺的含量及血中 IgE 明显高于正常。此类患者实际上应属慢性支气管炎合并哮喘。

(五)其他因素

气候变化,特别是寒冷空气对慢支的病情加重有密切关系。自主神经功能失调,副交感神经功能亢进,老年人肾上腺皮质功能减退,慢性支气管炎的发病率增加。维生素 C 缺乏、维生素 A 缺乏,易患慢性支气管炎。

二、临床表现

(一)症状

患者常在寒冷季节发病,出现咳嗽、咳痰,尤以晨起显著,白天多于夜间。病毒感染痰液为白色黏液泡沫状,继发细菌感染,痰液转为黄色或黄绿色黏液脓性,偶可带血。慢性支气管炎反复发作后,支气管黏膜的迷走神经感受器反应性增高,副交感神经功能亢进,可出现过敏现象而发生喘息。

(二)体征

早期多无体征。急性发作期可有肺底部闻及干、湿啰音。喘息型支气管炎在咳嗽或深吸气后可闻及哮鸣音,发作时,有广泛哮鸣音。

(三)并发症

(1)阻塞性肺气肿:为慢性支气管炎最常见的并发症。

(2)支气管肺炎:慢性支气管炎蔓延至支气管周围肺组织中,患者表现寒战、发热、咳嗽加剧、痰量增多且呈脓性;白细胞总数及中性粒细胞增多;胸部 X 线片显示双下肺野有斑点状或小片阴影。

(3)支气管扩张。

三、诊断

(一)辅助检查

1.血常规

白细胞总数及中性粒细胞数可升高。

2.胸部 X 线检查

单纯型慢性支气管炎,X 线检查阴性或仅见双下肺纹理增多、增粗、模糊、呈条索状或网状。继发感染时为支气管周围炎症改变,表现为不规则斑点状阴影,重叠于肺纹理之上。

3.肺功能检查

早期病变多在小气道,常规肺功能检查多无异常。

(二)诊断要点

凡咳嗽、咳痰或伴有喘息,每年发作持续 3 个月,连续 2 年或 2 年以上者,并排除其他心、肺疾病(如肺结核、肺尘埃沉着病、支气管哮喘、支气管扩张、肺癌、肺脓肿、心脏病、心功能不全等)、慢性鼻咽疾病后,即可诊断。如每年发病不足 3 个月,但有明确的客观检查依据(如胸部 X 线检查、肺功能等)亦可诊断。

(三)鉴别诊断

1.支气管扩张

多于儿童或青年期发病,常继发于麻疹、肺炎或百日咳后,并有咳嗽、咳痰反复发作的病史,合并感染时痰量增多,并呈脓性或伴有发热,病程中常反复咯血。在肺下部周围可闻及不易消散的湿啰音。晚期重症患者可出现杵状指(趾)。胸部 X 线片上可见双肺下野纹理粗乱或呈卷发状。薄层高分辨 CT(HRCT)检查有助于确诊。

2.肺结核

活动性肺结核患者多有午后低热、消瘦、乏力、盗汗等中毒症状。咳嗽痰量不多,常有咯血。老年肺结核的中毒症状多不明显,常被慢性支气管炎的症状所掩盖而误诊。胸部 X 线片上可发现结核病灶,部分患者痰结核菌检查可获阳性。

3.支气管哮喘

支气管哮喘常为特质性患者或有过敏性疾病家族史,多于幼年发病。一般无慢性咳嗽、咳痰史。哮喘多突然发作,且有季节性,血和痰中嗜酸性粒细胞常增多,治疗后可迅速缓解。发作时双肺布满哮鸣音,呼气延长,缓解后可消失,且无症状,但气道反应性仍增高。慢性支气管炎合并哮喘的患者,病史中咳嗽、咳痰多发生在喘息之前,迁延不愈较长时间后伴有喘息,且咳嗽、咳痰的症状多较喘息更为突出,平喘药物疗效不如哮喘等可资鉴别。

4.肺癌

肺癌多发生于 40 岁以上的男性,并有多年吸烟史的患者,刺激性咳嗽常伴痰中带血和胸痛。胸部 X 线检查肺部常有块影或反复发作的阻塞性肺炎。痰脱落细胞及支气管镜等检查,可明确诊断。

5.慢性肺间质纤维化

慢性咳嗽,咳少量黏液性非脓性痰,进行性呼吸困难,双肺底可闻及爆裂音(Velcro 啰音),严重者发绀并有杵状指。胸部 X 线检查见中下肺野及肺周边部纹理增多紊乱呈网状结构,其间见弥漫性细小斑点阴影。肺功能检查呈限制性通气功能障碍,弥散功能降低,PaO_2 下降。肺活检是确诊的手段。

四、治疗

(一)急性发作期及慢性迁延期的治疗

以控制感染、祛痰、镇咳为主,同时解痉平喘。

1.抗感染药物

及时、有效、足量使用抗生素,感染控制后及时停用,以免产生细菌耐药或二重感染。一般患者可按常见致病菌用药。可选用青霉素 G 80 万 U 肌内注射;复方磺胺甲噁唑(SMZ),每次 2 片,2 次/天;阿莫西林 2~4 g/d,分 3~4 次口服;氨苄西林 2~4 g/d,分 4 次口服;头孢氨苄 2~4 g/d 或头孢拉定 1~2 g/d,分 4 次口服;头孢呋辛 2 g/d 或头孢克洛 0.5~1 g/d,分 2~3 次口服。亦可选择新一代大环内酯类抗生素,如罗红霉素,0.3 g/d,2 次口服。抗菌治疗疗程一般 7~10 天,反复感染病例可适当延长。严重感染时,可选用氨苄西林、环丙沙星、氧氟沙星、阿米卡星、奈替米星或头孢菌素类联合静脉滴注给药。

2.祛痰镇咳药

刺激性干咳者不宜单用镇咳药物,否则痰液不易咳出。可给盐酸溴环己胺醇 30 mg 或羧甲基半胱氨酸 500 mg,3 次/天,口服。乙酰半胱氨酸(富露施)及氯化铵甘草合剂均有一定的疗效。α-糜蛋白酶雾化吸入亦有消炎祛痰的作用。

3.解痉平喘

解痉平喘主要为解除支气管痉挛,利于痰液排出。常用药物为氨茶碱 0.1~0.2 g,8 小时 1 次,口服;丙卡特罗 50 mg,2 次/天;特布他林 2.5 mg,2~3 次/天。慢性支气管炎有可逆性气道阻塞者应常规应用支气管舒张剂,如异丙托溴铵(异丙阿托品)气雾剂、特布他林等吸入治疗。阵发性咳嗽常伴不同程度的支气管痉挛,应用支气管扩张药后可改善症状,并有利于痰液的排出。

(二)缓解期的治疗

应以增强体质,提高机体抗病能力和预防发作为主。

(三)中药治疗

采取扶正固本原则,按肺、脾、肾的虚实辨证施治。

五、护理措施

(一)常规护理

1.环境

保持室内空气新鲜,流通,安静,舒适,温湿度适宜。

2.休息

急性发作期应卧床休息,取半卧位。

3.给氧

持续低流量吸氧。

4.饮食

给予高热量、高蛋白、高维生素易消化的食物。

(二)专科护理

1.解除气道阻塞,改善肺泡通气

及时清除痰液,神志清醒患者应鼓励咳嗽,痰稠不易咳出时,给予雾化吸入或雾化泵药物喷入,减少局部淤血水肿,以利痰液排出。危重体弱患者,定时更换体位,叩击背部,使痰易于咳出,餐前应给予胸部叩击或胸壁震荡。方法:患者取侧卧位,护士两手手指并拢,手背隆起,指关节微屈,自肺底由下向上,由外向内叩拍胸壁,震动气管,边拍边鼓励患者咳嗽,以促进痰液的排出,每侧肺叶叩击 3～5 分钟。对神志不清者,可进行机械吸痰,需注意无菌操作,抽吸压力要适当,动作轻柔,每次抽吸时间不超过 15 秒,以免加重缺氧。

2.合理用氧,减轻呼吸困难

根据缺氧和二氧化碳潴留的程度不同,合理用氧,一般给予低流量、低浓度、持续吸氧,如病情需要提高氧浓度,应辅以呼吸兴奋剂刺激通气或使用呼吸机改善通气,吸氧后如呼吸困难缓解、呼吸频率减慢、节律正常、血压上升、心率减慢、心律正常、发绀减轻、皮肤转暖、神志转清、尿量增加等,表示氧疗有效。若呼吸过缓,意识障碍加深,需考虑二氧化碳潴留加重,必要时采取增加通气量措施。

（张　娥）

第三节　慢性阻塞性肺疾病

慢性阻塞性肺疾病(chronic obstructive pulmonary disease,COPD)是一种以不完全可逆性气流受限为特征,呈进行性发展的肺部疾病。COPD 是呼吸系统疾病中的常见病和多发病,由于其患者数多,死亡率高,社会经济负担重,已成为一个重要的公共卫生问题。在世界范围内,COPD 的死亡率居所有死因的第四位。根据世界银行/世界卫生组织发表的研究,截至 2020 年,COPD 已成为世界疾病经济负担的第五位。在我国,COPD 同样是严重危害人民群体健康的重要慢性呼吸系统疾病,对我国北部及中部地区农村 102 230 名成人调查显示,COPD 约占 15 岁以上人群的 3%,近年来对我国 7 个地区 20 245 名成年人进行调查,COPD 的患病率占40 岁以上人群的 8.2%,患病率之高是十分惊人的。

COPD 与慢性支气管炎及肺气肿密切相关。慢性支气管炎(简称慢支)是指气管、支气管黏膜及其周围组织的慢性、非特异性炎症。如患者每年咳嗽、咳痰达 3 个月以上,连续两年或以上,并排除其他已知原因的慢性咳嗽,即可诊断为慢性支气管炎。阻塞性肺气肿(简称肺气肿)是指肺部终末细支气管远端气腔出现异常持久的扩张,并伴有肺泡壁和细支气管的破坏而无明显肺纤维化。当慢性支气管炎和/或肺气肿患者肺功能检查出现气流受限并且不能完全可逆时,可视为 COPD。如患者只有慢性支气管炎和/或肺气肿,而无气流受限,则不能视为 COPD,而视为 COPD 的高危期。支气管哮喘也具有气流受限。但支气管哮喘是一种特殊的气道炎症性疾病,其气流受限具有可逆性,它不属于 COPD。

一、护理评估

(一)病因及发病机制
确切的病因不清,可能与下列因素有关。

1.吸烟

吸烟是最危险的因素。国内外的研究均证明吸烟与慢支的发生有密切关系,吸烟者慢性支气管炎的患病率比不吸烟者高 2~8 倍,吸烟时间愈长,量愈大,COPD 患病率愈高。烟草中的多种有害化学成分,可损伤气道上皮细胞使巨噬细胞吞噬功能降低和纤毛运动减退;黏液分泌增加,使气道净化能力减弱;支气管黏膜充血水肿、黏液积聚,而易引起感染。慢性炎症及吸烟刺激黏膜下感受器,引起支气管平滑肌收缩,气流受限。烟草、烟雾还可使氧自由基增多,诱导中性粒细胞释放蛋白酶,抑制抗蛋白酶系统,使肺弹力纤维受到破坏,诱发肺气肿形成。

2.职业性粉尘和化学物质

职业性粉尘及化学物质,如烟雾、变应原、工业废气及室内污染空气等,浓度过大或接触时间过长,均可导致与吸烟无关的 COPD。

3.空气污染

大气污染中的有害气体(如二氧化硫、二氧化氮、氯气等)可损伤气道黏膜,并有细胞毒作用,使纤毛清除功能下降,黏液分泌增多,为细菌感染创造条件。

4.感染

感染是 COPD 发生发展的重要因素之一。长期、反复感染可破坏气道正常的防御功能,损伤细支气管和肺泡。主要病毒为流感病毒、鼻病毒和呼吸道合胞病毒等;细菌感染以肺炎链球菌、流感嗜血杆菌、卡他莫拉菌及葡萄球菌为多见,支原体感染也是重要因素之一。

5.蛋白酶-抗蛋白酶失衡

蛋白酶对组织有损伤和破坏作用;抗蛋白酶对弹性蛋白酶等多种蛋白酶有抑制功能。在正常情况下,弹性蛋白酶与其抑制因子处于平衡状态。其中 α_1-抗胰蛋白酶(α_1-AT)是活性最强的一种。蛋白酶增多和抗蛋白酶不足均可导致组织结构破坏产生肺气肿。

6.其他

机体内在因素如呼吸道防御功能及免疫功能降低、自主神经功能失调、营养、气温的突变等都可能参与 COPD 的发生、发展。

(二)病理生理
COPD 的病理改变主要为慢性支气管炎和肺气肿的病理改变。COPD 对呼吸功能的影响,早期病变仅局限于细小气道,表现为闭合容积增大。病变侵入大气道时,肺通气功能明显障碍;随肺气肿的日益加重,大量肺泡周围的毛细血管受膨胀的肺泡挤压而退化,使毛细血管大量减少,肺泡间的血流量减少,导致通气与血流比例失调,使换气功能障碍。由通气和换气功能障碍引起缺氧和二氧化碳潴留,进而发展为呼吸衰竭。

(三)健康史
询问患者是否存在引起慢支的各种因素如感染、吸烟、大气污染、职业性粉尘和有害气体的长期吸入、过敏等;是否有呼吸道防御功能及免疫功能降低、自主神经功能失调等。

(四)身体状况

1.主要症状

(1)慢性咳嗽:晨间起床时咳嗽明显,白天较轻,睡眠时有阵咳或排痰。随病程发展可终生不愈。

(2)咳痰:一般为白色黏液或浆液性泡沫痰,偶可带血丝,清晨排痰较多。急性发作伴有细菌感染时,痰量增多,可有脓性痰。

(3)气短或呼吸困难:早期仅在体力劳动或上楼等活动时出现,随着病情发展逐渐加重,日常活动甚至休息时也感到气短。它是COPD的标志性症状。

(4)喘息和胸闷:重度患者或急性加重时出现喘息,甚至静息状态下也感气促。

(5)其他:晚期患者有体重下降,食欲减退等全身症状。

2.护理体检

早期可无异常,随疾病进展慢性支气管炎病例可闻及干啰音或少量湿啰音。有喘息症状者可在小范围内出现轻度哮鸣音。肺气肿早期体征不明显,随疾病进展出现桶状胸,呼吸活动减弱,触觉语颤减弱或消失,叩诊呈过清音,心浊音界缩小或不易叩出,肺下界和肝浊音界下移,听诊心音遥远,两肺呼吸音普遍减弱,呼气延长,并发感染时,可闻及湿啰音。

3.COPD严重程度分级

根据第一秒用力呼气容积占用力肺活量的百分比($FEV_1/FVC\%$)、第一秒用力呼气容积占预计值百分比($FEV_1\%$预计值)和症状对COFD的严重程度做出分级。

Ⅰ级:轻度,$FEV_1/FVC<70\%$、$FEV_1 \geqslant 80\%$预计值,有或无慢性咳嗽、咳痰症状。

Ⅱ级:中度,$FEV_1/FVC<70\%$、50%预计值$\leqslant FEV_1 < 80\%$预计值,有或无慢性咳嗽、咳痰症状。

Ⅲ级:重度,$FEV_1/FVC<70\%$、30%预计值$\leqslant FEV_1 < 50\%$预计值,有或无慢性咳嗽、咳痰症状。

Ⅳ级:极重度,$FEV_1/FVC<70\%$、$FEV_1<30\%$预计值或 $FEV_1<50\%$预计值,伴慢性呼吸衰竭。

4.COPD病程分期

COPD按病程可分为急性加重期和稳定期,前者指在短期内咳嗽、咳痰、气短和/或喘息加重、脓痰量增多,可伴发热等症状;稳定期指咳嗽、咳痰、气短症状稳定或轻微。

5.并发症

COPD可并发慢性呼吸衰竭、自发性气胸、慢性肺源性心脏病。

(五)实验室及其他检查

1.肺功能检查

肺功能检查是判断气流受限的主要客观指标,对COPD诊断、严重程度评价、疾病进展、预后及治疗反应等有重要意义。第一秒用力呼气容积(FEV_1)占用力肺活量(FVC)的百分比($FEV_1/FVC\%$)是评价气流受限的敏感指标。第一秒用力呼气容积(FEV_1)占预计值百分比($FEV_1\%$预计值),是评估COPD严重程度的良好指标。当$FEV_1/FVC<70\%$及$FEV_1<80\%$预计值者,可确定为不能完全可逆的气流受限。FEV_1的逐渐减少,大致提示肺部疾病的严重程度和疾病进展的阶段。

肺气肿呼吸功能检查示残气量增加,残气量占肺总量的百分比增大,最大通气量低于预计值的80%;第一秒时间肺活量常低于60%;残气量占肺总量的百分比增大,往往超过40%;对阻塞性肺气肿的诊断有重要意义。

2.胸部X线检查

早期胸片可无变化,可逐渐出现肺纹理增粗、紊乱等非特异性改变,肺气肿的典型X线表现为胸廓前后径增大,肋间隙增宽,肋骨平行,膈低平。两肺透亮度增加,肺血管纹理减少或有肺大泡征象。X线检查对COPD诊断特异性不高。

3.动脉血气分析

早期无异常,随病情进展可出现低氧血症、高碳酸血症、酸碱平衡失调等,用于判断呼吸衰竭的类型。

4.其他

COPD合并细菌感染时,血白细胞增高,核左移。痰培养可能检出病原菌。

(六)心理、社会评估

COPD由于病程长、反复发作,每况愈下,给患者带来较重的精神和经济负担,病现焦虑、悲观、沮丧等心理反应,甚至对治疗丧失信心。病情一旦发展到影响工作和会导致患者心理压力增加,生活方式发生改变,也会影响到工作,甚至因无法工作孤独。

二、主要护理诊断及医护合作性问题

(一)气体交换受损
气体交换受损与气道阻塞、通气不足、呼吸肌疲劳、分泌物过多和肺泡呼吸有关。
(二)清理呼吸道无效
清理呼吸道无效与分泌物增多而黏稠、气道湿度减低和无效咳嗽有关。
(三)低效性呼吸形态
低效性呼吸形态与气道阻塞、膈肌变平及能量不足有关。
(四)活动无耐力
活动无耐力与疲劳、呼吸困难、氧供与氧耗失衡有关。
(五)营养失调,低于机体需要量
营养失调,低于机体需要量与食欲降低、摄入减少、腹胀、呼吸困难、痰液增多关。
(六)焦虑
焦虑与健康状况的改变、病情危重、经济状况有关。

三、护理目标

患者痰能咳出,喘息缓解;活动耐力增强;营养得到改善;焦虑减轻。

四、护理措施

(一)一般护理
1.休息和活动
患者采取舒适的体位,晚期患者宜采取身体前倾位,使辅助呼吸肌参与呼吸。发热、咳喘时应卧床休息,视病情安排适当的活动量,活动以不感到疲劳、不加重症状为宜。室内保持合适的温湿度,冬季注意保暖,避免直接吸入冷空气。

2.饮食护理

呼吸功的增加可使热量和蛋白质消耗增多,导致营养不良。应制订出高热量、高蛋白、高维生素的饮食计划。正餐进食量不足时,应安排少量多餐,避免餐前和进餐时过多饮水。餐后避免平卧,有利于消化。为减少呼吸困难,保存能量,患者饭前至少休息30分钟。每天正餐应安排在患者最饥饿、休息最好的时间。指导患者采用缩唇呼吸和腹式呼吸减轻呼吸困难。为促进食欲,提供给患者舒适的就餐环境和喜爱的食物,餐前及咳痰后漱口,保持口腔清洁;腹胀的患者应进软食,细嚼慢咽。避免进食产气的食物,如汽水、啤酒、豆类、马铃薯和胡萝卜等;避免易引起便秘的食物,如油煎食物、干果、坚果等。如果患者通过进食不能吸收足够的营养,可应用胃管或全胃肠外营养。

(二)病情观察

观察咳嗽、咳痰的情况,痰液的颜色、量及性状,咳痰是否顺畅;呼吸困难的程度,能否平卧,与活动的关系,有无进行性加重;患者的营养状况、肺部体征及有无慢性呼吸衰竭、自发性气胸、慢性肺源性心脏病等并发症产生。监测动脉血气分析和水、电解质、酸碱平衡情况。

(三)氧疗的护理

呼吸困难伴低氧血症者,遵医嘱给予氧疗。一般采用鼻导管持续低流量吸氧,氧流量1~2 L/min。对COPD慢性呼吸衰竭者提倡进行长期家庭氧疗(LTOT)。LTOT为持续低流量吸氧,它能改变疾病的自然病程,改善生活质量。LTOT是指一昼夜吸入低浓度氧15小时以上,并持续较长时间,使$PaO_2 \geqslant 8.0$ kPa(60 mmHg),或SaO_2升至90%的一种氧疗方法。LTOT指征:①$PaO_2 \leqslant 7.3$ kPa(55 mmHg)或$SaO_2 \leqslant 88\%$,有或没有高碳酸血症。②PaO_2 8.0~7.3 kPa(55~60 mmHg)或$SaO_2 < 88\%$,并有肺动脉高压、心力衰竭所致的水肿或红细胞增多症(血细胞比容>0.55)。LTOT对血流动力学、运动耐力、肺生理和精神状态均会产生有益的影响,从而提高COPD患者的生活质量和生存率。

COPD患者因长期二氧化碳潴留,主要靠缺氧刺激呼吸中枢,如果吸入高浓度的氧,反而会导致呼吸频率和幅度降低,引起二氧化碳潴留。而持续低流量吸氧、维持$PaO_2 \geqslant 8.0$ kPa(60 mmHg),既能改善组织缺氧,也可防止因缺氧状态解除而抑制呼吸中枢。护理人员应密切注意患者吸氧后的变化,如观察患者的意识状态、呼吸的频率及幅度、有无窒息或呼吸停止和动脉血气复查结果。氧疗有效指标:患者呼吸困难减轻、呼吸频率减慢、发绀减轻、心率减慢、活动耐力增加。

(四)用药护理

1.稳定期治疗用药

(1)支气管舒张药:短期应用以缓解症状,长期规律应用预防和减轻症状。常选用β_2肾上腺素受体激动剂、抗胆碱药、氨茶碱或其缓(控)释片。

(2)祛痰药:对痰不易咳出者可选用盐酸氨溴索或羧甲司坦。

2.急性加重期的治疗用药

使用支气管舒张药及对低氧血症者进行吸氧外,应根据病原菌类型及药物敏感情况合理选用抗生素治疗。如给予β内酰胺类/β内酰胺酶抑制剂;第二代头孢菌素、大环内酯类或喹诺酮类。如出现持续气道阻塞,可使用糖皮质激素。

3.遵医嘱用药

遵医嘱应用抗生素,支气管舒张药,祛痰药物,注意观察疗效及不良反应。

(五)呼吸功能锻炼

COPD 患者需要增加呼吸频率来代偿呼吸困难,这种代偿多数是依赖于辅助呼吸肌参与呼吸,即胸式呼吸,而非腹式呼吸。然而胸式呼吸的有效性要低于腹式呼吸,患者容易疲劳。因此,护理人员应指导患者进行缩唇呼气、腹式呼吸、膈肌起搏(体外膈神经电刺激)、吸气阻力器等呼吸锻炼,以加强胸、膈呼吸肌肌力和耐力,改善呼吸功能。

1.缩唇呼吸

缩唇呼吸的技巧是通过缩唇形成的微弱阻力来延长呼气时间,增加气道压力,延缓气道塌陷。患者闭嘴经鼻吸气,然后通过缩唇(吹口哨样)缓慢呼气,同时收缩腹部。吸气与呼气时间比为 1:2 或 1:3。缩唇大小程度与呼气流量,以能使距口唇 15～20 cm 处,与口唇等高点水平的蜡烛火焰随气流倾斜又不至于熄灭为宜。

2.膈式或腹式呼吸

患者可取立位、平卧位或半卧位,两手分别放于前胸部和上腹部。用鼻缓慢吸气时,膈肌最大程度下降,腹肌松弛,腹部凸出,手感到腹部向上抬起。呼气时用口呼出,腹肌收缩,膈肌松弛,膈肌随腹腔内压增加而上抬,推动肺部气体排出,手感到腹部下降。

另外,可以在腹部放置小枕头、杂志或书锻炼腹式呼吸。如果吸气时,物体上升,证明是腹式呼吸。缩唇呼吸和腹式呼吸每天训练 3～4 次,每次重复 8～10 次。腹式呼吸需要增加能量消耗,因此,指导患者只能在疾病恢复期(如出院前)进行训练。

(六)心理护理

COPD 患者因长期患病,社会活动减少、经济收入降低等方面发生的变化,容易形成焦虑和压抑的心理状态,失去自信,躲避生活。也可由于经济原因,患者可能无法按医嘱常规使用某些药物,只能在病情加重时应用。医护人员应详细了解患者及其家庭对疾病的态度,关心体贴患者,了解患者心理、性格、生活方式等方面发生的变化,与患者和家属共同制订和实施康复计划,定期进行呼吸肌功能锻炼、合理用药等,减轻症状,增强患者战胜疾病的信心;对表现焦虑的患者,教会患者缓解焦虑的方法,如听轻音乐、下棋、做游戏等娱乐活动,以分散注意力,减轻焦虑。

(七)健康指导

1.疾病知识指导

使患者了解 COPD 的相关知识,识别和消除使疾病恶化的因素,戒烟是预防 COPD 的重要且简单易行的措施,应劝导患者戒烟;避免粉尘和刺激性气体的吸入;避免和呼吸道感染患者接触,在呼吸道传染病流行期间,尽量避免去人群密集的公共场所。指导患者要根据气候变化,及时增减衣物,避免受凉感冒。学会识别感染或病情加重的早期症状,尽早就医。

2.康复锻炼

使患者理解康复锻炼的意义,充分发挥患者进行康复的主观能动性,制订个体化的锻炼计划,选择空气新鲜、安静的环境,进行步行、慢跑、气功等体育锻炼。在潮湿、大风、严寒气候时,避免室外活动。教会患者和家属依据呼吸困难与活动之间的关系,判断呼吸困难的严重程度,以便合理的安排工作和生活。

3.家庭氧疗

对实施家庭氧疗的患者,护理人员应指导患者和家属做到以下几点。

(1)了解氧疗的目的、必要性及注意事项;注意安全,供氧装置周围严禁烟火,防止氧气燃烧爆炸;吸氧鼻导管需每天更换,以防堵塞,防止感染;氧疗装置定期更换、清洁、消毒。

（2）告诉患者和家属宜采取低流量、低浓度（氧流量 1～2 L/min 或氧浓度 25%～29%）吸氧，且每天吸氧的时间不宜少于 15 小时，因夜间睡眠时，部分患者低氧血症更为明显，故夜间吸氧不宜间断；监测氧流量，防止随意调高氧流量。

4.心理指导

引导患者适应慢性病并以积极的心态对待疾病，培养生活乐趣，如听音乐、培养养花种草等爱好，以分散注意力，减少孤独感，缓解焦虑、紧张的精神状态。

五、护理评价

氧分压和二氧化碳分压维持在正常范围内；能坚持药物治疗；能演示缩唇呼吸和腹式呼吸技术；呼吸困难发作时能采取正确体位，使用节能法；清除过多痰液，保持呼吸道通畅；使用控制咳嗽方法；增加体液摄入；减少症状恶化；根据身高和年龄维持正常体重；减少急诊就诊和入院的次数。

（张　娥）

第四节　支气管哮喘

支气管哮喘是一种慢性气管炎症性疾病，其支气管壁存在以肥大细胞、嗜酸性粒细胞和 T 淋巴细胞为主的炎性细胞浸润，可经治疗缓解或自然缓解。本病多发于青少年，儿童多于成人，城市多于农村。近年的流行病学显示，哮喘的发病率或病死率均有所增加，我国哮喘发病率为 1%～2%。支气管哮喘的病因较为复杂，大多在遗传因素的基础上，受到体内外多种因素激发而发病，并反复发作。

一、临床表现

（一）症状和体征

典型的支气管哮喘，发作前多有鼻痒、打喷嚏、流涕、咳嗽、胸闷等先兆症状，进而出现呼气性的呼吸困难伴喘鸣，患者被迫呈端坐呼吸，咳嗽、咳痰。发作持续几十分钟至数小时后自行或经治疗缓解。此为速发性哮喘反应。迟发性哮喘反应时，患者气管呈持续高反应性状态，上述表现更为明显，较难控制。

少数患者可出现哮喘重度或危重度发作，表现为重度呼气性呼吸困难、焦虑、烦躁、端坐呼吸、大汗淋漓、嗜睡或意识模糊，经应用一般支气管扩张药物不能缓解。此类患者不及时救治，可危及生命。

（二）辅助检查

1.血液检查

嗜酸性粒细胞、血清总免疫球蛋白 E（IgE）及特异性免疫球蛋白 E 均可增高。

2.胸部 X 线检查

哮喘发作期由于肺脏充气过度，肺部透亮度增高，合并感染时可见肺纹理增多及炎症阴影。

3.肺功能检查

哮喘发作期有关呼气流速的各项指标,如第一秒用力呼气容积(FEV)、最大呼气流速峰值(PEF)等均降低。

二、治疗原则

本病的防治原则是去除病因,控制发作和预防发作。控制发作应根据患者发作的轻重程度,抓住解痉、抗炎两个主要环节,迅速控制症状。

(一)解痉

哮喘轻、中度发作时,常用氨茶碱稀释后静脉注射或加入液体中静脉滴注。根据病情吸入或口服β_2受体激动剂。常用的β_2受体激动剂气雾吸入剂有特布他林、沙丁胺醇等。

哮喘重度发作时,应及早静脉给予足量氨茶碱及琥珀酸氢化可的松或甲泼尼松龙琥珀酸钠,待病情得到控制后再逐渐减量,改为口服泼尼松龙,或根据病情吸入糖皮质激素,应注意不宜骤然停药,以免复发。

(二)抗感染

肺部感染的患者,应根据细菌培养及药敏结果选择应用有效抗生素。

(三)稳定内环境

及时纠正水、电解质及酸碱失衡。

(四)保证气管通畅

痰多而黏稠不易咳出或有严重缺氧及二氧化碳潴留者,应及时行气管插管吸出痰液,必要时行机械通气。

三、护理

(一)一般护理

(1)将患者安置在清洁、安静、空气新鲜、阳光充足的房间,避免接触变应原,如花粉、皮毛、油烟等。护理操作时防止灰尘飞扬。喷洒灭蚊蝇剂或某些消毒剂时要转移患者。

(2)患者哮喘发作呼吸困难时应给予适宜的靠背架或过床桌,让患者伏桌而坐,以帮助呼吸,减少疲劳。

(3)给予营养丰富的易消化的食物,多食蔬菜、水果,多饮水。同时注意保持大便通畅,减少因用力排便所致的疲劳。严禁食用与患者发病有关的食物,如鱼、虾、蟹等,并协助患者寻找变态原。

(4)危重期患者应保持皮肤清洁干燥,定时翻身,防止压疮发生。因大剂量使用糖皮质激素,应做好口腔护理,防止发生口腔炎。

(5)哮喘重度发作时,由于大汗淋漓,呼吸困难甚至有窒息感,所以患者极度紧张、烦躁、疲倦。要耐心安慰患者,及时满足患者需求,缓解紧张情绪。

(二)观察要点

1.观察哮喘发作先兆

如患者主诉有鼻、咽、眼部发痒及咳嗽、流鼻涕等黏膜过敏症状时,应及时报告医师采取措施,减轻发作症状,尽快控制病情。

2.观察药物毒性作用

氨茶碱 0.25 g 加入 25%～50% 葡萄糖注射液 20 mL 中静脉推注,时间至少要在 5 分钟以上,因浓度过高或推注过快可使心肌过度兴奋而产生心悸、惊厥、血压骤降等严重反应。使用时要现配现用,静脉滴注时,不宜和维生素 C、促皮质激素、去甲肾上腺素、四环素类等配伍。糖皮质激素类药物久用可引起钠潴留、血钾降低、消化道溃疡、高血压、糖尿病、骨质疏松、停药反跳等,须加强观察。

3.根据患者缺氧情况调整氧流量

一般为 3～5 L/min。保持气体充分湿化,氧气湿化瓶每天更换、消毒,防止医源性感染。

4.观察痰液黏稠度

哮喘发作患者由于过度通气,出汗过多,医而身体丢失水分增多,致使痰液黏稠形成痰栓,阻塞小支气管,导致呼吸不畅,感染难以控制。应通过静脉补液和饮水补足水分和电解质。

5.严密观察有无并发症

如自发性气胸、肺不张、脱水、酸碱失衡、电解质紊乱、呼吸衰竭、肺性脑病等并发症。监测动脉血气、生化指标,如发现异常需及时对症处理。

6.注意呼吸频率、深浅幅度和节律

重度发作患者喘鸣音减弱乃至消失,呼吸变浅,神志改变,常提示病情危急,应及时处理。

(三)家庭护理

1.增强体质,积极防治感染

平时注意增加营养,根据病情做适量体力活动,如散步、做简易操、打太极拳等,以提高机体免疫力。当感染发生时应及时就诊。

2.注意防寒避暑

寒冷可引起支气管痉挛,分泌物增加,同时感冒易致支气管及肺部感染。因此,冬季应适当提高居室温度,秋季进行耐寒锻炼防治感冒,夏季避免大汗,防止痰液过稠不易咳出。

3.尽量避免接触变应原

患者应戒烟,尽量避免到人员众多、空气污浊的公共场所。保持居室空气清新,室内可安装空气净化器。

4.防止呼吸肌疲劳

坚持进行呼吸锻炼。

5.稳定情绪

一旦哮喘发作,应控制情绪,保持镇静,及时吸入支气管扩张气雾剂。

6.家庭氧疗

家庭氧疗又称缓解期氧疗,对于患者的病情控制,存活期的延长和生活质量的提高有着重要意义。家庭氧疗时应注意氧流量的调节,严禁烟火,防止火灾。

7.缓解期处理

哮喘缓解期的防治非常重要,对于防止哮喘发作及恶化,维持正常肺功能,提高生活质量,保持正常活动量等均具有重要意义。哮喘缓解期患者,应坚持吸入糖皮质激素,可有效控制哮喘发作,吸入色甘酸钠和口服酮替酚亦有一定的预防哮喘发作的作用。

（张　娥）

第五节　支气管扩张

支气管扩张是指直径＞2 mm 的支气管由于管壁的肌肉和弹性组织破坏引起的慢性异常扩张。临床特点为慢性咳嗽、咳大量脓性痰和/或反复咯血。患者常有童年麻疹、百日咳或支气管肺炎等病史。随着人民生活条件的改善,麻疹、百日咳疫苗的预防接种,以及抗生素的应用,本病发病率已明显降低。

一、病因及发病机制

(一)支气管-肺组织感染和支气管阻塞

支气管-肺组织感染和支气管阻塞是支气管扩张的主要病因。感染和阻塞症状相互影响,促使支气管扩张的发生和发展。其中婴幼儿期支气管-肺组织感染是最常见的病因,如婴幼儿麻疹、百日咳、支气管肺炎等。

由于儿童支气管较细,易阻塞,且管壁薄弱,反复感染破坏支气管壁各层结构,尤其是平滑肌和弹性纤维的破坏削弱了对管壁的支撑作用。支气管炎使支气管黏膜充血、水肿、分泌物阻塞管腔,导致引流不畅而加重感染。支气管内膜结核、肿瘤、异物引起管腔狭窄、阻塞,也是导致支气管扩张的原因之一。由于左下叶支气管细长,且受心脏血管压迫引流不畅,容易发生感染,故支气管扩张左下叶比右下叶多见。肺结核引起的支气管扩张多发生在上叶。

(二)支气管先天性发育缺陷和遗传因素

此类支气管扩张较少见,如巨大气管-支气管症、Kartagener 综合征(支气管扩张、鼻窦炎和内脏转位)、肺囊性纤维化、先天性丙种球蛋白缺乏症等。

(三)全身性疾病

目前已发现类风湿关节炎、克罗恩病、溃疡性结肠炎、系统性红斑狼疮、支气管哮喘等疾病可同时伴有支气管扩张;有些不明原因的支气管扩张患者,其体液免疫和/或细胞免疫功能有不同程度的异常,提示支气管扩张可能与机体免疫功能失调有关。

二、临床表现

(一)症状

1.慢性咳嗽、大量脓痰

痰量与体位变化有关。晨起或夜间卧床改变体位时,咳嗽加剧、痰量增多。痰量多少可估计病情严重程度。感染急性发作时,痰量明显增多,每天可达数百毫升,外观呈黄绿色脓性痰,痰液静置后出现分层的特征:上层为泡沫;中层为脓性黏液;下层为坏死组织沉淀物。合并厌氧菌感染时痰有臭味。

2.反复咯血

50％～70％的患者有程度不等的反复咯血,咯血量与病情严重程度和病变范围不完全一致。大量咯血最主要的危险是窒息,应紧急处理。部分发生于上叶的支气管扩张,引流较好,痰量不多或无痰,以反复咯血为唯一症状,称为"干性支气管扩张"。

3.反复肺部感染

其特点是同一肺段反复发生肺炎并迁延不愈。

4.慢性感染中毒症状

反复感染者可出现发热、乏力、食欲减退、消瘦、贫血等,儿童可影响发育。

(二)体征

早期或干性支气管扩张多无明显体征,病变重或继发感染时在下胸部、背部常可闻及局限性、固定性湿啰音,有时可闻及哮鸣音;部分慢性患者伴有杵状指/趾。

三、辅助检查

(一)胸部 X 线检查

早期无异常或仅见患侧肺纹理增多、增粗现象。典型表现是轨道征和卷发样阴影,感染时阴影内出现液平面。

(二)胸部 CT 检查

管壁增厚的柱状扩张或成串成簇的囊状改变。

(三)纤维支气管镜检查

有助于发现患者出血的部位,鉴别腔内异物、肿瘤或其他支气管阻塞原因。

四、诊断要点

根据患者有慢性咳嗽、大量脓痰、反复咯血的典型临床特征,以及肺部闻及固定而局限性的湿啰音,结合儿童时期有诱发支气管扩张的呼吸道病史,一般可做出初步临床诊断。胸部影像学检查和纤维支气管镜检查可进一步明确诊断。

五、治疗要点

治疗原则是保持呼吸道引流通畅、控制感染,处理咯血,必要时手术治疗。

(一)保持呼吸道通畅

1.药物治疗

祛痰药及支气管舒张药具有稀释痰液、促进排痰作用。

2.体位引流

对痰多且黏稠者作用尤其重要。

3.经纤维支气管镜吸痰

若体位引流排痰效果不理想,可经纤维支气管镜吸痰及生理盐水冲洗痰液,也可局部注入抗生素。

(二)控制感染

控制感染是支气管扩张急性感染期的主要治疗措施。应根据症状、体征、痰液性状,必要时参考细菌培养及药物敏感试验结果选用抗菌药物。

(三)手术治疗

对反复呼吸道急性感染或大咯血,病变局限在一叶或一侧肺组织,经药物治疗无效,全身状况良好的患者,可考虑手术切除病变肺段或肺叶。

六、常用护理诊断

(一)清理呼吸道无效
咳嗽、大量脓痰、肺部湿啰音与痰液黏稠和无效咳嗽有关。

(二)有窒息的危险
与痰多、痰液黏稠或大咯血造成气道阻塞有关。

(三)营养失调
乏力、消瘦、贫血、发育迟缓与反复感染导致机体消耗增加,以及患者食欲缺乏、营养物质摄入不足有关。

(四)恐惧
精神紧张、面色苍白、出冷汗与突然或反复大咯血有关。

七、护理措施

(一)一般护理
1.休息与环境

急性感染或咯血时应卧床休息,大咯血患者需绝对卧床,取患侧卧位。病室内保持空气流通,维持适宜的温、湿度,注意保暖。

2.饮食护理

提供高热量、高蛋白、高维生素食物,发热患者给予高热量流质或半流质饮食,避免冰冷、油腻、辛辣食物诱发咳嗽。鼓励患者多饮水,每天 1 500 mL 以上,以稀释痰液。指导患者在咳痰后及进食前后用清水或漱口液漱口,保持口腔清洁,促进食欲。

(二)病情观察
观察痰液量、颜色、性质、气味和与体位的关系,记录 24 小时痰液排出量;定期测量生命体征,记录咯血量,观察咯血的颜色、性质及量;病情严重者需观察有无窒息前症状,发现窒息先兆,立即向医师汇报并配合处理。

(三)对症护理
1.促进排痰

(1)指导有效咳嗽和正确的排痰方法。

(2)采取体位引流者需依据病变部位选择引流体位,使病肺居上,引流支气管开口向下,利于痰液流出。一般于饭前 1 小时进行。引流时可配合胸部叩击,提高引流效果。

(3)必要时遵医嘱选用祛痰剂或 β_2 受体激动剂喷雾吸入,扩张支气管、促进排痰。

2.预防窒息

(1)痰液排除困难者,鼓励多饮水或雾化吸入,协助患者翻身、拍背或体位引流,以促进痰液排除,减少窒息发生的危险。

(2)密切观察患者的表情、神志、生命体征,观察并记录痰液的颜色、量与性质,及时发现和判断患者有无发生窒息的可能。如患者突然出现烦躁不安、神志不清,面色苍白或发绀、出冷汗、呼吸急促、咽喉部明显的痰鸣音,应警惕窒息的发生,并及时通知医师。

(3)对意识障碍、年老体弱、咳嗽咳痰无力、咽喉部明显的痰鸣音、神志不清者、突然大量呕吐物涌出等高危患者,立即做好抢救准备,如迅速备好吸引器、气管插管或气管切开等用物,积极配合抢救工作。

（四）心理护理

病程较长，咳嗽、咳痰、咯血反复发作或逐渐加重时，患者易产生焦虑、沮丧情绪。护士应多与其交谈，讲明支气管扩张反复发作的原因及治疗进展，帮助患者树立战胜疾病的信心，缓解焦虑不安情绪。咯血时医护人员应陪伴、安慰患者，帮助情绪稳定，避免因情绪波动加重出血。

（五）健康教育

1.疾病知识指导

帮助患者及家属了解疾病发生、发展与治疗、护理过程。与其共同制订长期防治计划。宣传防治百日咳、麻疹、支气管肺炎、肺结核等呼吸道感染的重要性；及时治疗上呼吸道慢性病灶；避免受凉，预防感冒；戒烟、减少刺激性气体吸入，劝止病情恶化。

2.生活指导

讲明加强营养对机体康复的作用，使患者能主动摄取必需的营养素，以增强机体抗病能力。鼓励患者参加体育锻炼，建立良好的生活习惯，劳逸结合，以维护心、肺功能状态。

3.用药指导

向患者介绍常用药物的用法和注意事项，观察疗效及不良反应。指导患者及家属学习和掌握有效咳嗽、胸部叩击、雾化吸入和体位引流的方法，以利于长期坚持，控制病情的发展；了解抗生素的作用、用法和不良反应。

4.自我监测指导

定期复查。嘱患者按医嘱服药，教患者学会观察药物的不良反应。教会患者识别病情变化的征象，观察痰液量、颜色、性质、气味和与体位的关系，并记录 24 小时痰液排出量。如有咯血、窒息先兆，立即前往医院就诊。

（张　娥）

第六节　肺　炎

一、概述

肺炎是指终末气道、肺泡和肺间质的炎症，可由病原微生物、理化因素、免疫损伤、过敏及药物所致。细菌性肺炎是最常见的肺炎，也是最常见的感染性疾病之一。尽管新的强效抗生素不断投入应用，但其发病率和病死率仍很高，其原因可能有社会人口老龄化、吸烟人群的低龄化、伴有基础疾病、免疫功能低下，加之病原体变迁、医院获得性肺炎发病率增加、病原学诊断困难、抗生素的不合理使用导致细菌耐药性增加和部分人群贫困化加剧等因素有关。

（一）分类

肺炎可按解剖、病因或患病环境加以分类。

1.解剖分类

（1）大叶性（肺泡性）肺炎：为肺实质炎症，通常并不累及支气管。病原体先在肺泡引起炎症，经肺泡间孔向其他肺泡扩散，导致部分或整个肺段、肺叶发生炎症改变。致病菌多为肺炎链球菌。

（2）小叶性（支气管）肺炎：指病原体经支气管入侵，引起细支气管、终末细支气管和肺泡的炎症。病原体有肺炎链球菌、葡萄球菌、病毒、肺炎支原体及军团菌等。常继发于其他疾病，如支气管炎、支气管扩张、上呼吸道病毒感染及长期卧床的危重患者。

（3）间质性肺炎：以肺间质炎症为主，病变累及支气管壁及其周围组织，有肺泡壁增生及间质水肿。可由细菌、支原体、衣原体、病毒或肺孢子菌等引起。

2.病因分类

（1）细菌性肺炎：如肺炎链球菌、金黄色葡萄球菌、甲型溶血性链球菌、肺炎克雷伯杆菌、流感嗜血杆菌、铜绿假单胞菌、棒状杆菌、梭形杆菌等引起的肺炎。

（2）非典型病原体所致肺炎：如支原体、军团菌和衣原体等。

（3）病毒性肺炎：如冠状病毒、腺病毒、呼吸道合胞病毒、流感病毒、麻疹病毒、巨细胞病毒、单纯疱疹病毒等。

（4）真菌性肺炎：如白念珠菌、曲霉、放射菌等。

（5）其他病原体所致的肺炎：如立克次体（如 Q 热立克次体）、弓形虫（如鼠弓形虫）、寄生虫（如肺包虫、肺吸虫、肺血吸虫）等。

（6）理化因素所致的肺炎：如放射性损伤引起的放射性肺炎、胃酸吸入、药物等引起的化学性肺炎等。

3.患病环境分类

由于病原学检查阳性率低，培养结果滞后，病因分类在临床上应用较为困难，目前多按肺炎的获得环境分成两类，有利于指导经验治疗。

（1）社区获得性肺炎（community acquired pneumonia，CAP）是指在医院外罹患的感染性肺实质炎症，也称院外肺炎，包括具有明确潜伏期的病原体感染而在入院后平均潜伏期内发病的肺炎。常见致病菌为肺炎链球菌、流感嗜血杆菌、卡他莫拉菌和非典型病原体。

（2）医院获得性肺炎（hospital acquired pneumonia，HAP）简称医院内肺炎，是指患者入院时既不存在、也不处于潜伏期，而于入院 48 小时后在医院（包括老年护理院、康复院等）内发生的肺炎，也包括出院后 48 小时内发生的肺炎。无感染高危因素患者的常见病原体依次为肺炎链球菌、流感嗜血杆菌、金黄色葡萄球菌、铜绿假单胞菌、大肠埃希菌、肺炎克雷伯杆菌等；有感染高危因素患者的常见病原体依次为金黄色葡萄球菌、铜绿假单胞菌、肠杆菌属、肺炎克雷伯杆菌等。

（二）病因及发病机制

正常的呼吸道免疫防御机制（支气管内黏液-纤毛运载系统、肺泡巨噬细胞防御的完整性等）使气管隆凸以下的呼吸道保持无菌。肺炎的发生主要由病原体和宿主两个因素决定。如果病原体数量多、毒力强和/或宿主呼吸道局部和全身免疫防御系统损害，即可发生肺炎。病原体可通过空气吸入、血行播散、邻近感染部位蔓延、上呼吸道定植菌的误吸引起社区获得性肺炎。医院获得性肺炎还可通过误吸胃肠道的定植菌（胃食管反流）和通过人工气道吸入环境中的致病菌引起。

二、肺炎链球菌肺炎

肺炎链球菌肺炎或称肺炎球菌肺炎，是由肺炎链球菌或称肺炎球菌所引起的肺炎，约占社区获得性肺炎的半数以上。通常急骤起病，以高热、寒战、咳嗽、血痰及胸痛为特征。胸部 X 线片呈肺段或肺叶急性炎性实变,近年来因抗菌药物的广泛使用,致使本病的起病方式、症状及 X 线改变均不典型。

肺炎链球菌为革兰染色阳性球菌,多成双排列或短链排列。有荚膜,其毒力大小与荚膜中的多糖结构及含量有关。根据荚膜多糖的抗原特性,肺炎链球菌可分为 86 个血清型。成人致病菌多属 1～9 及 12 型,以第 3 型毒力最强,儿童则多为 6、14、19 及 23 型。肺炎链球菌在干燥痰中能存活数月,但在阳光直射 1 小时,或加热至 52 ℃,10 分钟即可杀灭,对石炭酸等消毒剂亦甚敏感。机体免疫功能正常时,肺炎链球菌是寄居在口腔及鼻咽部的一种正常菌群,其带菌率常随年龄、季节及免疫状态的变化而有差异。机体免疫功能受损时,有毒力的肺炎链球菌入侵人体而致病。肺炎链球菌除引起肺炎外,少数可发生菌血症或感染性休克,老年人及婴幼儿的病情尤为严重。

本病以冬季与初春多见,常与呼吸道病毒感染相伴行。患者常为原先健康的青壮年或老年与婴幼儿,男性较多见。吸烟者、痴呆者、慢性支气管炎、支气管扩张、充血性心力衰竭、慢性病患者,以及免疫抑制宿主均易受肺炎链球菌侵袭。肺炎链球菌不产生毒素,不引起原发性组织坏死或形成空洞。其致病力是由于有高分子多糖体的荚膜对组织的侵袭作用,首先引起肺泡壁水肿,出现白细胞与红细胞渗出,含菌的渗出液经肺泡间孔向肺的中央部分扩展,甚至累及几个肺段或整个肺叶,因病变开始于肺的外周,故叶间分界清楚,易累及胸膜,引起渗出性胸膜炎。

病理改变有充血期、红肝变期、灰肝变期及消散期。表现为肺组织充血水肿,肺泡内浆液渗出及红、白细胞浸润,白细胞吞噬细菌,继而纤维蛋白渗出物溶解、吸收、肺泡重新充气。在肝变期病理阶段实际上并无确切分界,经早期应用抗菌药物治疗,此种典型的病理分期已很少见。病变消散后肺组织结构多无损坏,不留纤维瘢痕。极个别患者肺泡内纤维蛋白吸收不完全,甚至有成纤维细胞形成,形成机化性肺炎。老年人及婴幼儿感染可沿支气管分布(支气管肺炎)。若未及时使用抗菌药物,5％～10％的患者可并发脓胸,10％～20％的患者因细菌经淋巴管、胸导管进入血循环,可引起脑膜炎、心包炎、心内膜炎、关节炎和中耳炎等肺外感染。

(一)护理评估

1.健康史

肺炎的发生与细菌的侵入和机体防御能力的下降有关。吸入口咽部的分泌物或空气中的细菌、周围组织感染的直接蔓延、菌血症等均可成为细菌入侵的途径;吸烟、酗酒、年老体弱、长期卧床、意识不清、吞咽和咳嗽反射障碍、慢性或重症患者、长期使用糖皮质激素或免疫抑制剂、接受机械通气及大手术者均可因机体防御机制降低而继发肺炎。注意询问患者起病前是否存在机体抵抗力下降、呼吸道防御功能受损的因素,了解患者既往的健康状况。

2.身体状况

发病前常有受凉、淋雨、疲劳、醉酒、病毒感染史,多有上呼吸道感染的前驱症状。

(1)主要症状:起病多急骤,高热、寒战,全身肌肉酸痛,体温通常在数小时内升至 39～40 ℃,高峰在下午或傍晚,或呈稽留热,脉率随之增速。可有患侧胸部疼痛,放射到肩部或腹部,咳嗽或深呼吸时加剧。痰少,可带血或呈铁锈色,食欲锐减,偶有恶心、呕吐、腹痛或腹泻,易被误诊为急腹症。

(2)护理体检:患者呈急性病容,面颊绯红,鼻翼翕动,皮肤灼热、干燥,口角及鼻周有单纯疱疹;病变广泛时可出现发绀。有败血症者,可出现皮肤、黏膜出血点,巩膜黄染。早期肺部体征无明显异常,仅有胸廓呼吸运动幅度减小,叩诊稍浊,听诊可有呼吸音减低及胸膜摩擦音。肺实变时叩诊浊音、触觉语颤增强并可闻及支气管呼吸音。消散期可闻及湿啰音。心率增快,有时心律不齐。重症患者有肠胀气,上腹部压痛多与炎症累及膈胸膜有关。重症感染时可伴休克、急性呼吸窘迫综合征及神经精神症状,表现为神志模糊、烦躁、呼吸困难、嗜睡、谵妄、昏迷等。累及脑膜时有颈抵抗及出现病理性反射。

本病自然病程1～2周。发病5～10天,体温可自行骤降或逐渐消退;使用有效的抗菌药物后可使体温在1～3天内恢复正常。患者的其他症状与体征亦随之逐渐消失。

(3)并发症:肺炎链球菌肺炎的并发症近年来已很少见。严重败血症或毒血症患者易发生感染性休克,尤其是老年人。表现为血压降低、四肢厥冷、多汗、发绀、心动过速、心律失常等,而高热、胸痛、咳嗽等症状并不突出。其他并发症有胸膜炎、脓胸、心包炎、脑膜炎和关节炎等。

3.实验室及其他检查

(1)血常规检查:血白细胞计数$(10～20)\times10^9$/L,中性粒细胞多在80%以上,并有核左移,细胞内可见中毒颗粒。年老体弱、酗酒、免疫功能低下者的白细胞计数可不增高,但中性粒细胞的百分比仍增高。

(2)痰直接涂片做革兰染色及荚膜染色镜检:发现典型的革兰染色阳性、带荚膜的双球菌或链球菌,即可初步做出病原诊断。

(3)痰培养:24～48小时可以确定病原体。痰标本送检应注意器皿洁净无菌,在抗菌药物应用之前漱口后采集,取深部咳出的脓性或铁锈色痰。

(4)聚合酶链反应(PCR)检测及荧光标记抗体检测:可提高病原学诊断率。

(5)血培养:10%～20%的患者合并菌血症,故重症肺炎应做血培养。

(6)细菌培养:如合并胸腔积液,应积极抽取积液进行细菌培养。

(7)X线检查:早期仅见肺纹理增粗,或受累的肺段、肺叶稍模糊。随着病情进展,肺泡内充满炎性渗出物,表现为大片炎症浸润阴影或实变影,在实变阴影中可见支气管充气征,肋膈角可有少量胸腔积液。在消散期,X线显示炎性浸润逐渐吸收,可有片状区域吸收较快,呈现"假空洞"征,多数病例在起病3～4周后才完全消散。老年患者肺炎病灶消散较慢,容易出现吸收不完全而成为机化性肺炎。

4.心理-社会评估

肺炎起病多急骤,短期内病情严重,加之高热和全身中毒症状明显,患者及家属常深感不安。当出现严重并发症时,患者会表现出忧虑和恐惧。

(二)主要护理诊断及医护合作性问题

1.体温过高

与肺部感染有关。

2.气体交换受损

与肺部炎症、痰液黏稠等引起呼吸面积减少有关。

3.清理呼吸道无效

与胸痛、气管、支气管分泌物增多、黏稠及疲乏有关。

4.疼痛

胸痛与肺部炎症累及胸膜有关。

5.潜在并发症

感染性休克。

(三)护理目标

体温恢复正常范围;患者呼吸平稳,发绀消失;症状减轻呼吸道通畅;疼痛减轻,感染控制未发生休克。

(四)护理措施

1.一般护理

(1)休息与环境:保持室内空气清新,病室保持适宜的温、湿度,环境安静、清洁、舒适。限制患者活动,限制探视,避免因谈话过多影响体力。要集中安排治疗和护理活动,保证足够的休息,减少氧耗量,缓解头痛、肌肉酸痛、胸痛等症状。

(2)体位:协助或指导患者采取合适的体位。对有意识障碍患者,如病情允许可取半卧位,增加肺通气量;或侧卧位,以预防或减少分泌物吸入肺内。为促进肺扩张,每2小时变换体位1次,减少分泌物淤积在肺部而引起并发症。

(3)饮食与补充水分:给予高热量、高蛋白质、高维生素、易消化的流质或半流质食物,以补充高热引起的营养物质消耗。宜少食多餐,避免压迫膈肌。若有明显麻痹性肠梗阻或胃扩张,应暂时禁食,遵医嘱给予胃肠减压,直至肠蠕动恢复。鼓励患者多饮水(1~2 L/d),来补充发热、出汗和呼吸急促所丢失的水分,并利于痰液排出。轻症者无须静脉补液,脱水严重者可遵医嘱补液,补液有利于加快毒素排泄和热量散发,尤其是食欲差或不能进食者。心脏病或老年人应注意补液速度,过快过多易导致急性肺水肿。

2.病情观察

监测患者神志、体温、呼吸、脉搏、血压和尿量,并做好记录。尤其应注意密切观察体温的变化。观察有无呼吸困难及发绀,及时适宜给氧。重点观察儿童、老年人、久病体弱者的病情变化,注意是否伴有感染性休克的表现。观察痰液颜色、性状和量,如肺炎球菌肺炎呈铁锈色,葡萄球菌肺炎呈粉红色乳状,厌氧菌感染者痰液多有恶臭等。

3.对症护理

(1)高热护理:寒战时注意保暖,及时添加被褥,给予热水袋时防止烫伤。高热时采用温水擦浴、冰袋、冰帽等物理降温措施,以逐渐降温为宜,防止虚脱。患者大汗时,及时协助擦汗和更换衣物,避免受凉。必要时遵医嘱使用退烧药。必要时遵医嘱静脉补液,补充因发热丢失的水分和盐,加快毒素排泄的热量散发。心脏病患者或老年人应注意补液速度,避免过快导致急性肺水肿。

(2)咳嗽、咳痰的护理:协助和鼓励患者有效咳嗽、排痰,及时清除口腔和呼吸道内痰液、呕吐物。痰液黏稠不易咳出时,在病情允许情况下可扶患者坐起,给予拍背,协助咳痰,遵医嘱应用祛痰药及超声雾化吸入,稀释痰液,促进痰的排出。必要时吸痰,预防窒息。吸痰前,注意告知病情。

(3)气急发绀的护理:监测动脉血气分析值,给予吸氧,提高血氧饱和度,改善发绀,增加患者的舒适度。氧流量一般为每分钟4~6 L,若为COPD患者,应给予低流量、低浓度、持续吸氧。注意观察患者呼吸频率、节律、深度等变化,皮肤色泽和意识状态有无改变,如果病情恶化,准备气管插管和呼吸机辅助通气。

(4)胸痛的护理:维持患者舒适的体位。患者胸痛时,常随呼吸、咳嗽加重,可采取患侧卧位,在咳嗽时可用枕头等物夹紧胸部,必要时用宽胶布固定胸廓,以降低胸廓活动度,减轻疼痛。疼痛剧烈者,遵医嘱应用镇痛、止咳药,缓解疼痛和改善肺通气,如口服可待因。此外可用物理止痛和中药止痛擦剂。物理止痛,如按摩、针灸、经皮肤电刺激止痛穴位或局部冷敷等,可降低疼痛的敏感性。中药经皮肤吸收,无创伤,且发挥药效快,对轻度疼痛效果好。中药止痛擦剂具有操作简便、安全、毒性作用小、无药物依赖现象等优点。

(5)其他:鼓励患者经常漱口,做好口腔护理。口唇疱疹者局部涂液状石蜡或抗病毒软膏,防止继发感染。烦躁不安、谵妄、失眠者酌情使用地西泮或水合氯醛,禁用抑制呼吸的镇静药。

4.感染性休克的护理

(1)观察休克的征象:密切观察生命体征、实验室检查和病情的变化。发现患者神志模糊、烦躁、发绀、四肢湿冷、脉搏细数、脉压变小、呼吸浅快、面色苍白、尿量减少(每小时少于 30 mL)等休克早期症状时,及时报告医师,采取救治措施。

(2)环境与体位:应将感染性休克的患者安置在重症监护室,注意保暖和安全。取仰卧中凹位,抬高头胸部 20°,抬高下肢约 30°,有利于呼吸和静脉回流,增加心排血量。尽量减少搬动。

(3)吸氧:应给高流量吸氧,维持动脉氧分压在 8.0 kPa(60 mmHg)以上,改善缺氧状况。

(4)补充血容量:快速建立两条静脉通路,遵医嘱给予右旋糖酐或平衡液以维持有效血容量,降低血液的黏稠度,防止弥散性血管内凝血。随时监测患者一般情况、血压、尿量、尿比重、血细胞比容等;监测中心静脉压,作为调整补液速度的指标,中心静脉压<5 cmH$_2$O(0.49 kPa)可放心输液,达到 10 cmH$_2$O(0.98 kPa)应慎重。以中心静脉压不超过 10 cmH$_2$O(0.98 kPa)、尿量每小时在 30 mL 以上为宜。补液不宜过多过快,以免引起心力衰竭和肺水肿。若血容量已补足而 24 小时尿量仍<400 mL、尿比重<1.018 时,应及时报告医师,注意是否合并急性肾衰竭。

(5)纠正酸中毒:有明显酸中毒可静脉滴注 5%的碳酸氢钠,因其配伍禁忌较多,宜单独输入。随时监测和纠正电解质和酸碱失衡等。

(6)应用血管活性药物的护理:遵医嘱在应用血管活性药物,如多巴胺、间羟胺(阿拉明)时,滴注过程中应注意防止液体溢出血管外,引起局部组织坏死和影响疗效。可应用输液泵单独静脉输入血管活性药物,根据血压随时调整滴速,维持收缩压在 12.0～13.3 kPa(90～100 mmHg),保证重要器官的血液供应,改善微循环。

(7)对因治疗:应联合、足量应用强有力的广谱抗生素控制感染。

(8)病情转归观察:随时监测和评估患者意识、血压、脉搏、呼吸、体温、皮肤、黏膜、尿量的变化,判断病情转归。如患者神志逐渐清醒、皮肤及肢体变暖、脉搏有力、呼吸平稳规则、血压回升、尿量增多,预示病情已好转。

5.用药护理

遵医嘱及时使用有效抗感染药物,注意观察药物疗效及不良反应。

(1)抗菌药物治疗:一经诊断即应给予抗菌药物治疗,不必等待细菌培养结果。首选青霉素 G,用药途径及剂量视病情轻重及有无并发症而定:对于成年轻症患者,可用 240 万 U/d,分 3 次肌内注射,或用普鲁卡因青霉素每 12 小时肌内注射 60 万 U。病情稍重者,宜用青霉素 G 240 万～480 万 U/d,分次静脉滴注,每 6～8 小时 1 次;重症及并发脑膜炎者,可增至 1 000 万～3 000 万 U/d,分 4 次静脉滴注。对青霉素过敏者或耐青霉素或多重耐药菌株感染者,可用呼吸氟喹诺酮类、头孢噻肟或头孢曲松等药物,多重耐药菌株感染者可用万古霉素、替考拉宁等。药物治疗48～72 小时后应对病情进行评价,治疗有效表现为体温下降、症状改善、白细胞计数逐渐降低或恢复正常等。如用药 72 小时后病情仍无改善,需及时报告医师并做相应处理。

(2)支持疗法:患者应卧床休息,注意补充足够蛋白质、热量及维生素。密切监测病情变化,注意防止休克。剧烈胸痛者,可酌情用少量镇痛药,如可待因 15 mg。不用阿司匹林或其他解热药,以免过度出汗、脱水及干扰真实热型,导致临床判断错误。鼓励每天饮水 1～2 L,轻症患者不需常规静脉输液,确有失水者可输液,保持尿比重在 1.020 以下,血清钠保持在 145 mmol/L 以下。重症患者[PaO₂<8.0 kPa(60 mmHg)或有发绀]应给氧。若有明显麻痹性肠梗阻或胃扩张,应暂时禁食、禁饮和胃肠减压,直至肠蠕动恢复。烦躁不安、谵妄、失眠者酌用地西泮 5 mg 或水合氯醛 1.0～1.5 g,禁用抑制呼吸的镇静药。

（3）并发症的处理:经抗菌药物治疗后,高热常在 24 小时内消退,或数天内逐渐下降。若体温降而复升或 3 天后仍不降者,应考虑肺炎链球菌的肺外感染,如脓胸、心包炎或关节炎等。持续发热的其他原因尚有耐青霉素的肺炎链球菌(PRSP)或混合细菌感染、药物热或并存其他疾病。肿瘤或异物阻塞支气管时,经治疗后肺炎虽可消散,但阻塞因素未除,肺炎可再次出现。10%～20%的肺炎链球菌肺炎伴发胸腔积液者,应酌情取胸液检查及培养以确定其性质。若治疗不当,约 5%并发脓胸,应积极排脓引流。

6.心理护理

患病前健康状态良好的患者会因突然患病而焦虑不安;病情严重或患有慢性基础疾病的患者则可能出现消极、悲观和恐慌的心理反应。要耐心给患者讲解疾病的有关知识,解释各种症状和不适的原因,讲解各项诊疗、护理操作目的、操作程序和配合要点,使患者清楚大部分肺炎治疗、预后良好。询问和关心患者的需要,鼓励患者说出内心感受,与患者进行有效的沟通。帮助患者祛除不良心理反应,树立治愈疾病的信心。

7.健康指导

（1）疾病知识指导:让患者及家属了解肺炎的病因和诱因,有皮肤疖、痈、伤口感染、毛囊炎、蜂窝织炎时应及时治疗。避免受凉、淋雨、酗酒和过度疲劳,特别是年老体弱和免疫功能低下者,如糖尿病、慢性肺病、慢性肝病、血液病、营养不良、艾滋病等。天气变化时随时增减衣服,预防上呼吸道感染。可注射流感或肺炎免疫疫苗,使之产生免疫力。

（2）生活指导:劝导患者要注意休息,劳逸结合,生活有规律。保证摄取足够的营养物质,适当参加体育锻炼,增强机体抗病能力。对有意识障碍、慢性病、长期卧床者,应教会家属注意帮助患者经常改变体位、翻身、拍背,协助并鼓励患者咳出痰液,有感染征象时及时就诊。

（3）出院指导:出院后需继续用药者,应指导患者遵医嘱按时服药,向患者介绍所服药物的疗效、用法、疗程、不良反应,不能自行停药或减量。教会患者观察疾病复发症状,如出现发热、咳嗽、呼吸困难等不适表现时,应及时就诊。告知患者随诊的时间及需要准备的有关资料,如胸部 X 线片等。

（五）护理评价

患者体温恢复正常;能进行有效咳嗽,痰容易咳出,显示咳嗽次数减少或消失,痰量减少;休克发生时及时发现并给予及时的处理。

三、其他类型肺炎

（一）葡萄球菌肺炎评估

葡萄球菌肺炎是由葡萄球菌引起的急性肺部化脓性炎症。葡萄球菌的致病物质主要是毒素与酶,具有溶血、坏死、杀白细胞和致血管痉挛等作用。其致病力可用血浆凝固酶来测定,阳性者致病力较强,是化脓性感染的主要原因。但其他凝固酶阴性的葡萄球菌亦可引起感染。随着医院内感染的增多,由凝固酶阴性葡萄球菌引起的肺炎也不断增多。

医院获得性肺炎中,葡萄球菌感染占 11%～25%。常发生于有糖尿病、血液病、艾滋病、肝病或慢性阻塞性肺疾病等原有基础疾病者。若治疗不及时或不当,病死率甚高。

1.临床表现

起病多急骤,寒战、高热,体温高达 39～40 ℃,胸痛,咳大量脓性痰,带血丝或呈脓血状。全身肌肉和关节酸痛,精神萎靡,病情严重者可出现周围循环衰竭。院内感染者常起病隐袭,体温逐渐上升,咳少量脓痰。老年人症状可不明显。

早期可无体征,晚期可有双肺散在湿啰音。病变较大或融合时可出现肺实变体征。但体征与严重的中毒症状和呼吸道症状不平行。

2.实验室及其他检查

(1)血常规:白细胞计数及中性粒细胞显著增加,核左移,有中毒颗粒。

(2)细菌学检查:痰涂片可见大量葡萄球菌和脓细胞,血、痰培养多为阳性。

(3)X线检查:胸部 X 线显示短期内迅速多变的特征,肺段或肺叶实变,可形成空洞,或呈小叶状浸润,可有单个或多个液气囊腔,2～4周后完全消失,偶可遗留少许条索状阴影或肺纹理增多等。

3.治疗要点

治疗要点为早期清除原发病灶,强有力的抗感染治疗,加强支持疗法,预防并发症。通常首选耐青霉素酶的半合成青霉素或头孢菌素,如苯唑西林、头孢呋辛等。对甲氧西林耐药株(MRSA)可用万古霉素、替考拉宁等治疗。疗程 2～3 周,有并发症者需 4～6 周。

(二)肺炎支原体肺炎评估

肺炎支原体肺炎是由肺炎支原体引起的呼吸道和肺部的急性炎症。常同时有咽炎、支气管炎和肺炎。肺炎支原体是介于细菌和病毒之间、兼性厌氧、能独立生活的最小微生物。健康人吸入患者咳嗽、打喷嚏时喷出的口鼻分泌物可感染,即通过呼吸道传播。病原体通常吸附宿主呼吸道纤毛上皮细胞表面,不侵入肺实质,抑制纤毛活动和破坏上皮细胞。其致病性可能与患者对病原体及其代谢产物的变态反应有关。

支原体肺炎占非细菌性肺炎的 1/3 以上,或各种原因引起的肺炎的 10%。以秋冬季发病较多,可散发或小流行,患者以儿童和青年人居多,婴儿间质性肺炎亦应考虑本病的可能。

1.临床表现

通常起病缓慢,潜伏期 2～3 周,症状主要为乏力、咽痛、头痛、咳嗽、发热、食欲缺乏、肌肉酸痛等。多为刺激性咳嗽,咳少量黏液痰,发热可持续 2～3 周,体温恢复正常后可仍有咳嗽。偶伴有胸骨后疼痛。

可见咽部充血、颈部淋巴结肿大等体征。肺部可无明显体征,与肺部病变的严重程度不相称。

2.实验室及其他检查

(1)血常规:血白细胞计数正常或略增高,以中性粒细胞为主。

(2)免疫学检查:起病 2 周后,约 2/3 的患者冷凝集试验阳性,滴度效价大于 1∶32,尤以滴度逐渐升高更有价值。约半数患者对链球菌 MG 凝集试验阳性。还可评估肺炎支原体直接检测、支原体 IgM 抗体、免疫印迹法和聚合酶链反应(PCR)等检查结果。

(3)X线检查:肺部可呈多种形态的浸润影,呈节段性分布,以肺下野为多见,有的从肺门附近向外伸展。3～4周后病变可自行消失。

3.治疗要点

肺炎支原体肺炎首选大环内酯类抗生素,如红霉素。疗程一般为2～3周。

(三)病毒性肺炎评估

病毒性肺炎评估是由上呼吸道病毒感染,向下蔓延所致的肺部炎症。常见病毒为甲、乙型流感病毒、腺病毒、副流感病毒、呼吸道合胞病毒和冠状病毒等。患者可同时受一种以上病毒感染,气道防御功能降低,常继发细菌感染。病毒性肺炎为吸入性感染,常有气管-支气管炎。呼吸道病毒通过飞沫与直接接触而迅速传播,可暴发或散发流行。

病毒性肺炎约占需住院的社区获得性肺炎的8%,大多发生于冬春季节。密切接触的人群或有心肺疾病者、老年人等易受感染。

1.临床表现

一般临床症状较轻,与支原体肺炎症状相似。起病较急,发热、头痛、全身酸痛、乏力等较突出。有咳嗽、少痰或白色黏液痰、咽痛等症状。老年人或免疫功能受损的重症患者,可表现为呼吸困难、发绀、嗜睡、精神萎靡,甚至并发休克、心力衰竭和呼吸衰竭,严重者可发生急性呼吸窘迫综合征。

本病常无显著的胸部体征,病情严重者有呼吸浅速、心率增快、发绀,以及肺部干、湿啰音。

2.实验室及其他检查

(1)血常规:白细胞计数正常、略增高或偏低。

(2)病原体检查:呼吸道分泌物中细胞核内的包涵体可提示病毒感染,但并非一定来自肺部。需进一步评估下呼吸道分泌物或肺活检标本培养是否分离出病毒。

(3)X线检查:可见肺纹理增多,小片状或广泛浸润。病情严重者,显示双肺呈弥漫性结节浸润,而大叶实变及胸腔积液者不多见。

3.治疗要点

病毒性肺炎以对症治疗为主,板蓝根、黄芪、金银花、连翘等中药有一定的抗病毒作用。对某些重症病毒性肺炎应采用抗病毒药物,如选用利巴韦林(病毒唑)、阿昔洛韦(无环鸟苷)等。

(四)真菌性肺炎评估

肺部真菌感染是最常见的深部真菌病。真菌感染的发生是机体与真菌相互作用的结果,最终取决于真菌的致病性、机体的免疫状态及环境条件对机体与真菌之间关系的影响。广谱抗生素、糖皮质激素、细胞毒药物及免疫抑制剂的广泛使用,人免疫缺陷病毒(HIV)感染和艾滋病增多使肺部真菌感染的机会增加。

真菌多在土壤中生长,孢子飞扬于空气中,极易被人体吸入而引起肺真菌感染(外源性);或使机体致敏。引起表现为支气管哮喘的过敏性肺泡炎。有些真菌为寄生菌,如念珠菌和放线菌,当机体免疫力降低时可引起感染。静脉营养疗法的中心静脉插管如留置时间过长。白念珠菌能在高浓度葡萄糖中生长,引起念珠菌感染中毒症。空气中到处有曲霉属孢子,在秋冬及阴雨季节,储藏的谷草发热霉变时更多。若大量吸入可能引起急性气管-支气管炎或肺炎。

1.临床表现

真菌性肺炎多继发于长期应用抗生素、糖支质激素、免疫抑制剂、细胞毒药物或因长期留置导管、插管等诱发,其症状和体征无特征性变化。

2.实验室及其他检查

(1)真菌培养:其形态学辨认有助于早期诊断。

(2)X线检查:可表现为支气管肺炎、大叶性肺炎、弥漫性小结节及肿块状阴影和空洞。

3.治疗要点

真菌性肺炎目前尚无理想的药物,两性霉素 B 对多数肺部真菌仍为有效药物,但由于其不良反应较多,使其应用受到限制。其他药物尚有氟胞嘧啶、米康唑、酮康唑、制霉菌素等也可选用。

(五)重症肺炎评估

目前重症肺炎还没有普遍认同的标准,各国诊断标准不一,但都注重肺部病变的范围、器官灌注和氧合状态。我国制定的重症肺炎标准:①意识障碍。②呼吸频率＞30 次/分。③PaO_2＜8.0 kPa(60 mmHg),PO_2/FiO_2＜300,需行机械通气治疗。④ 血压＜12.0/8.0 kPa(90/60 mmHg)。⑤胸片显示双侧或多肺叶受累,或入院 48 小时内病变扩大≥50%。⑥少尿:尿量每小时＜20 mL,或每 4 小时＜80 mL,或急性肾衰竭需要透析治疗。

(张 娥)

第五章 心内科护理

第一节 原发性高血压

原发性高血压的病因复杂,不是单个因素引起,与遗传有密切关系,是环境因素与遗传相互作用的结果。要诊断高血压,必须根据患者与血压对照规定的高血压标准,在未服降压药的情况下,测两次或两次以上非同日多次重复的血压所得的平均值为依据,偶然测得一次血压增高不能诊断为高血压,必须重复和进一步观察。测得高血压时。要做相应的检查以排除继发性高血压,若患者是继发性高血压,未明确病因即当成原发性高血压而长期给予降压治疗,不但疗效差,而且原发性疾病严重发作常可危及生命。

一、一般表现

原发性高血压通常起病缓慢,早期常无症状,可以多年自觉良好而偶于体格检查时发现血压升高,少数患者则在发生心、脑、肾等并发症后才被发现。高血压患者可有头痛、眩晕、气急、疲劳、心悸、耳鸣等症状,但并不一定与血压水平呈正比。往往是在患者得知患有高血压后才注意到。

高血压病初期只是在精神紧张、情绪波动后血压暂时升高,随后可恢复正常,以后血压升高逐渐趋于明显而持久,但一天之内白昼与夜间血压水平仍可有明显的差异。

高血压病后期的临床表现常与心、脑、肾功能不全或器官并发症有关。

二、实验室检查

(1)为了原发性高血压的诊断、了解靶器官(主要指心、脑、肾、血管)的功能状态并指导正确选择药物治疗,必须进行下列实验室检查:血、尿常规、肾功能、血尿酸、脂质、糖、电解质、心电图、胸部 X 线和眼底检查。早期患者上述检查可无特殊异常,后期高血压患者可出现尿蛋白增多及尿常规异常,肾功能减退,胸部 X 线可见主动脉弓迂曲延长、左室增大,心电图可见左心室肥大劳损。部分患者可伴有血清总胆固醇、甘油三酯、低密度脂蛋白胆固醇的增高和高密度脂蛋白胆固醇的降低,亦常有血糖或尿酸水平增高。目前认为,上述生化异常可能与原发性高血压的发病机制有一定的内在联系。

（2）眼底检查有助于对高血压严重程度的了解，眼底分级法；标准如下：Ⅰ级，视网膜动脉变细、反光增强；Ⅱ级，视网膜动脉狭窄、动静脉交叉压迫；Ⅲ级，上述血管病变基础上有眼底出血、棉絮状渗出；Ⅳ级，上述基础上出现视神经盘水肿。大多数患者仅为Ⅰ、Ⅱ级变化。

（3）动态血压监测（ABPM）与通常血压测量不同，动态血压监测是由仪器自动定时测量血压，可每隔15～30分钟自动测压（时间间隔可调节），连续24小时或更长。可测定白昼与夜间各时间段血压的平均值和离散度，能较敏感、客观地反映实际血压水平。

正常人血压呈明显的昼夜波动，动态血压曲线呈双峰一谷，即夜间血压最低，清晨起床活动后血压迅速升高，在上午6～10时及下午4～8时各有一高峰，继之缓慢下降。中、轻度高血压患者血压昼夜波动曲线与正常类似，但血压水平较高。早晨血压升高可伴有血儿茶酚胺浓度升高，血小板聚集增加及纤溶活性增高会变化，可能与早晨较多发生心脑血管急性事件有关。

血压变异性和血压昼夜节律与靶器官损害及预后有较密切的关系，即伴明显靶器官损害或严重高血压患者其血压的昼夜节律可消失。

目前尚无统一的动态血压正常值，但可参照采用以下正常上限标准：24小时平均血压值<17.3/10.7 kPa（130/80 mmHg），白昼均值<18.0/11.3 kPa（135/85 mmHg），夜间<16.7/10.0 kPa（125/75 mmHg）。夜间血压均值比白昼降低>10%，如降低不及10%，可认为血压昼夜节律消失。

动态血压监测可用于：诊断"白大衣性高血压"，即在诊所内血压升高，而诊所外血压正常；判断高血压的严重程度，了解其血压变异性和血压昼夜节律；指导降压治疗和评价降压药物疗效；诊断发作性高血压或低血压。

三、原发性高血压危险度的分层

原发性高血压的严重程度并不单纯与血压升高的水平有关，必须结合患者总的心血管疾病危险因素及合并的靶器官损害进行全面的评价，治疗目标及预后判断也必须以此为基础。心血管疾病危险因素包括吸烟、高脂血症、糖尿病、年龄>60岁、男性或绝经后女性、心血管疾病家族史（发病年龄女性<65岁，男性<55岁）。靶器官损害及合并的临床疾病包括心脏疾病（左心室肥大、心绞痛、心肌梗死、既往曾接受冠状动脉旁路手术、心力衰竭），脑血管疾病（脑卒中或短暂性脑缺血发作），肾脏疾病（蛋白尿或血肌酐升高），周围动脉疾病，高血压视网膜病变（大于等于Ⅲ级）。危险度的分层是把血压水平及危险因素及合并的器官受损情况相结合分为低、中、高和极高危险组。治疗时不仅要考虑降压，还要考虑危险因素及靶器官损害的预防及逆转。

低度危险组：高血压1级，不伴有上列危险因素，治疗以改善生活方式为主，如6个月后无效，再给药物治疗。

中度危险组：高血压1级伴12个危险因素或高血压2级不伴有或伴有不超过2个危险因素者。治疗除改善生活方式外，给予药物治疗。

高度危险组：高血压1～2级伴至少3个危险因素者，必须药物治疗。

极高危险组：高血压3级或高血压1～2级伴靶器官损害及相关的临床疾病者（包括糖尿病），必须尽快给予强化治疗。

四、临床类型

原发性高血压大多起病及进展均缓慢，病程可长达十余年至数十年，症状轻微，逐渐导致靶器官损害。但少数患者可表现为急进重危，或具特殊表现而构成不同的临床类型。

（一）高血压急症

高血压急症是指高血压患者血压显著的或急剧的升高[收缩压＞26.7 kPa(200 mmHg)，舒张压＞17.3 kPa(130 mmHg)]，常同时伴有心、脑、肾及视网膜等靶器官功能损害的一种严重危及生命的临床综合征，其舒张压＞18.7～20.0 kPa(140～150 mmHg)和/或收缩压＞29.3 kPa(220 mmHg)，无论有无症状，也应视为高血压急症。高血压急症包括高血压脑病、高血压危象、急进型高血压、恶性高血压，高血压合并颅内出血、急性冠状动脉功能不全、急性左心衰竭、主动脉夹层血肿，以及子痫、嗜铬细胞瘤危象等。

（二）恶性高血压

1%～5%的中、重度高血压患者可发展为恶性高血压，其发病机制尚不清楚，可能与不及时治疗或治疗不当有关。病理上以肾小动脉纤维样坏死为突出特征。临床特点：①发病较急骤；多见于中、青年。②血压显著升高，舒张压持续＞17.3 kPa(130 mmHg)。③头痛、视力模糊、眼底出血、渗出和乳头水肿。④肾脏损害突出，表现为持续蛋白尿、血尿及管型尿，并可伴肾功能不全。⑤进展迅速，如不给予及时治疗，预后不佳，可死于肾衰竭、脑卒中或心力衰竭。

（三）高血压危重症

1.高血压危象

在高血压病程中，由于周围血管阻力的突然上升，血压明显升高，出现头痛、烦躁、眩晕、恶心、呕吐、心悸、气急及视力模糊等症状。伴靶器官病变者可出现心绞痛、肺水肿或高血压脑病。血压以收缩压显著升高为主，也可伴舒张压升高。发作一般历时短暂，控制血压后病情可迅速好转；但易复发。危象发作时交感神经活动亢进，血中儿茶酚胺升高。

2.高血压脑病

高血压脑病是指在高血压病程中发生急性脑血液循环障碍，引起脑水肿和颅内压增高而产生的临床征象。发生机制可能为过高的血压突破了脑血管的自身调节机制，导致脑灌注过多，液体渗入脑血管周围组织，引起脑水肿。临床表现有严重头痛、呕吐、神志改变，较轻者可仅有烦躁、意识模糊，严重者可发生抽搐、昏迷。

（四）急进型高血压

本病占高血压患者的1%～8%，多见于年轻人，男性居多。临床特点：①收缩压，舒张压均持续升高，舒张压常持续≥17.3 kPa(130 mmHg)，很少有波动。②症状多而明显进行性加重，有一些患者高血压是缓慢病程，但后突然迅速发展，血压显著升高。③出现严重的内脏器官的损害，常在1～2年内发生心、脑、肾损害和视网膜病变，出现脑卒中、心肌梗死、心力衰竭、尿毒症及视网膜病变（眼底Ⅲ级以上改变）。

（五）缓进型高血压

这种类型占95%以上，临床上又称之为良性高血压。因其起病隐匿，病情发展缓慢，病程较长，可达数十年，多见于中老年人。临床表现：①早期可无任何明显症状，仅有轻度头痛或不适，休息之后可自行缓解。偶测血压时才发现高血压。②逐渐发展，患者表现为头痛、头晕、失眠、乏力、记忆力减退症状，血压也随着病情发展是逐步升高并趋向持续性，波动幅度也随之减小并伴随着心、脑、肾等器官的器质性损害。

此型高血压病由于病程长，早期症状不明显所以患者容易忽视其治疗，思想上不重视，不能坚持服药，最终造成不可逆的器官损害，危及生命。

(六)老年人高血压

年龄超过 60 岁达高血压诊断标准者即为老年人高血压。临床特点：①半数以上以收缩压为主，即单纯收缩期高血压[收缩压＞18.7 kPa(140 mmHg)；舒张压＜12.0 kPa(90 mmHg)]，此与老年人大动脉弹性减退、顺应性下降有关，使脉压增大。流行病资料显示，单纯收缩压的升高也是心血管病致死的重要危险因素。②部分老年人高血压是由中年原发性高血压延续而来，属收缩压和舒张压均增高的混合型。③老年人高血压患者心、脑、肾器官常有不同程度损害，靶器官并发症如脑卒中、心力衰竭、心肌梗死和肾功能不全较为常见。④老年人压力感受器敏感性减退；对血压的调节功能降低、易造成血压波动及直立性低血压，尤其在使用降压药物治疗时要密切观察。老年人选用高血压药物时宜选用平和、缓慢的制剂，如利尿剂和长效钙通道阻滞剂及ACEI 等；常规给予抗凝剂治疗；定期测量血压以予调整剂量。

(七)难治性高血压

难治性高血压又称顽固性或有抵抗性的高血压。临床特点：①治疗前血压≥24.0/15.3 kPa(180/115 mmHg)，经过充分的、合理的、联合应用 3 种药物（包括利尿剂），血压仍不能降至21.3/7.5 kPa(160/56 mmHg)以下。②治疗前血压＜24.0/15.3 kPa(180/115 mmHg)，而适当的三联药物治疗仍不能达到：＜18.7/12.0 kPa(140/90 mmHg)，则被认为是难治性高血压。③对于老年单纯收缩期高血压，如治疗前收缩压＞26.7 kPa(200 mmHg)，经三联治疗，收缩压不能降至 22.7 kPa(170 mmHg)以下，或治疗前收缩压21.3～26.7 kPa(160～200 mmHg)，而治疗后不能降至 21.3 kPa(160 mmHg)以下及至少低 1.3 kPa(10 mmHg)，亦称为难治性高血压。充分的合理的治疗应包括至少 3 种不同药理作用的药物，包括利尿剂并加之以下两种：β阻滞剂，直接的血管扩张药，钙通道阻滞剂或血管紧张素转化酶抑制剂。应当说明的是，并不是所有严重的高血压都是难治性高血压，也不是难治性高血压都是严重高血压。

诊断难治性高血压应排除假性高血压及白大衣高血压，并排除继发性高血压，如嗜铬细胞瘤、原发性醛固酮增生症、肾血管性高血压等；中年或老年患者过去有效的治疗以后变得无效，则强烈提示肾动脉硬化及狭窄，肾动脉造影可确定诊断肾血管再建术可能是降低血压的唯一有效方法。

难治性高血压的主要原因可能有以下几种：①患者的依从性不好即患者没有按医师的医嘱服药，这可能是最主要的原因。依从性不好的原因可能药物方案复杂或服药次数频繁，患者未认识到控制好血压的重要性，药物费用及不良反应等。②患者食盐量过高(＞5 g/d)，或继续饮酒，体重控制不理想。应特别注意来自加工食品中的盐，如咸菜、罐头、腊肉、香肠、酱油、酱制品、咸鱼、成豆制品等，应劝说患者戒烟、减肥，肥胖者减少热量摄入量。③医师不愿使用利尿药或使用多种作用机制相同的药物。④药物相互作用，如阿司匹林或非甾体抗炎药因抑制前列腺素合成而干扰高血压的控制，拟交感胺类可使血压升高，麻黄素、口服避孕药、雄性激素、过多的甲状腺素、糖皮质激素等可使血压升高或加剧原先的高血压；考来烯胺可妨碍抗高血压药物的经肠道吸收。三环类抗忧郁药，苯异丙胺、抗组织胺、单胺氧化酶抑制剂及可卡因干扰胍乙啶的药理作用。

(八)儿童高血压

关于儿童高血压的诊断标准尚未统一。如 WHO 规定：13 岁以上正常上限为 18.7/12.0 kPa(140/90 mmHg)，13 岁以下则为 18.0/11.3 kPa(135/85 mmHg)。《实用儿科学》中规定：8 岁以下舒张压＞10.7 kPa(80 mmHg)，8 岁以上＞12.0 kPa(90 mmHg)；或收缩压＞16.0 kPa(120 mmHg)与舒张压＞10.7 kPa(80 mmHg)为高血压。儿童血压测量方法与成年人有所不同:①舒张压以 Korotloff 第四音为难。②根据美国心脏病协会规定,使用袖带的宽度为:1 岁以下为 2.5,1～4 岁 5～6,5～8 岁 8～9,成人 12.5。否则将会低估或高估血压的高度。诊断儿童高血压应十分慎重,特别是轻度高血压者应加强随访。一经确诊为儿童高血压后,首先除外继发性高血压。继发性高血压中最常见的病因是肾脏疾病,其次是肾动脉血栓、肾动脉狭窄、先天性肾动脉异常、主动脉缩窄、嗜铬细胞瘤等。

临床特点:①5％的患者有高血压的家族史。②早期一般无明显症状,部分患者可有头痛,尤在剧烈运动时易发生。③超体重肥胖者达 50％。④平素心动过速,心前区搏动明显,呈现高动力循环状态。⑤尿儿茶酚胺水平升高,尿缓激肽水平降低,血浆肾素活性轻度升高,交感神经活性增高。⑥对高血压的耐受力强,一般不引起心、肾、脑及眼底的损害。

(九)青少年高血压

青少年时期高血压的研究已越来越被人们重视。大量调查发现,青少年原发性高血压起源于儿童期,并认为青少年高血压与成人高血压及并发症有密切关系,同儿童期高血压病因相似,常见于继发性高血压,在青春期继发性高血压病例中,肾脏疾病仍然是主要的病因。大量的调查发现青少年血压与年龄有直接相关,青少年高血压诊断标准在不同时间(每次间隔 3 个月以上)3 次测量坐位血压,收缩压和/或舒张压高于 95 百分位以上可诊断为高血压(表 5-1)。

表 5-1　我国青少年年龄血压百分位值表

年龄	男性/P95	女性/P95
1～12	128/81	119/82
13～15	133/84	124/81
16～18	136/89	127/82

(十)精神紧张性高血压

交感神经系统在发病中起着重要作用。交感神经系统活性增强可导致:①血浆容量减少,血小板聚集,因而易诱发血栓形成。②激活肾素-血管紧张素系统,再加上儿茶酚胺的作用,引起左室肥厚的血管肥厚,肥厚的血管更易引起血管痉挛。③副交感神经系统活性较低和交感神经系统活性增强,是易引起心律失常,心动过速的因素。④降低骨骼肌对胰岛素的敏感性,其主要机制为:在紧急情况下;交感神经系统活性增高引起血管收缩,导致运输至肌肉的葡萄糖减少;去甲肾上腺素刺激 β 受体也可引起胰岛素耐受,持续的交感神经系统还可以造成肌肉纤维类型由胰岛素耐受性慢收缩纤维转变成胰岛素耐受性快收缩纤维,这些变化可致血浆胰岛素浓度水平升高,并促进动脉粥样硬化。

(十一)白大衣性高血压

白大衣性高血压(WCH)是指在诊疗单位内血压升高,但在诊疗单位外血压正常。有人估计,在高血压患者中,有 20％～30％ 为白大衣高血压,故近年来提出患者自我血压监测(HBPM)。HBPM 有下列好处:①能更全面更准确地反应患者的血压。②没有"白大衣效应"。③提高患者服药治疗和改变生活方式的顺从性。④无观察者的偏倚现象。自测血压可使用水银柱血压计,亦可使用动态血压监测(ABPM)的方法进行判断。有人认为"白大衣高血压"也应予以重视,它可能是早期高血压的表现之一。我国目前的参考诊断标难为 WCH 患者诊室收缩压 >21.3 kPa(160 mmHg) 和/或舒张压 >12.0 kPa(90 mmHg) 并且白昼动态血压收缩压 <18.0 kPa(135 mmHg),舒张压 <10.7 kPa(80 mmHg),这还需要经过临床的验证和评价。

"白大衣性高血压"多见于女性、年轻人、体型瘦者,以及诊所血压升高、病程较短者。在这类患者中,规律性的反复出现的应激方式,如上班工作,不会引起血压升高。ABPM有助于诊断"白大衣性高血压"。其确切的自然史与预后还不很清楚。

(十二)应激状态

偏快的心率是处于应激状态的一个标志,心动过速是交感神经活性增高的一个可靠指标,同时也是心血管病死亡率的一个独立危险因素。心率增快与血压升高、胆固醇升高、甘油三酯升高、血球压积升高、体重指数升高、胰岛素抵抗、血糖升高、高密度脂蛋白-胆固醇降低等密切相关。

(十三)夜间高血压

24小时动态血压监测发现部分患者的血压正常节律消失,夜间收缩压或舒张压的降低小于日间血压平均值的10%,甚至夜间血压反高于日间血压。夜间高血压常见于某些继发性高血压(如嗜铬细胞瘤、原发性醛固酮增多症、肾性高血压)、恶性高血压和合并心肌梗死、脑卒中的原发性高血压。夜间高血压的产生机制与神经内分泌正常节律障碍、夜间上呼吸道阻塞、换气过低和睡眠觉醒有关,其主要症状是响而不规则的大鼾、夜间呼吸暂停及日间疲乏和嗜睡。这种患者常伴有超重、易发生脑卒中、心肌梗死、心律失常和猝死。

(十四)肥胖型高血压

肥胖者易患高血压,其发病因素是多方面的,伴随的危险因素越多,则预后越差。本型高血压患者心、肾、脑、肺功能均较无肥胖者更易受损害,且合并糖尿病、高脂血症、高尿酸血症者多,患冠心病、心力衰竭、肾功能障碍者明显增加。

(十五)夜间低血压性高血压

夜间低血压性高血压是指日间为高血压(特别是老年收缩期性高血压),夜间血压过度降低,即夜间较日间血压低超过20%。其发病机制与血压调节异常、血压节律改变有关。该型高血压易发生腔隙性脑梗死,可能与夜间脑供血不足、高凝状态有关。治疗应注意避免睡前使用降压药(尤其是能使夜间血压明显降低的药物)。

(十六)顽固性高血压

顽固性高血压是指高血压患者服用3种以上的不同作用机制的全剂量降压药物,测量血压仍不能控制在18.7/12.7 kPa(140/95 mmHg)以下或舒张压(DBP)≥13.3 kPa(100 mmHg),老年患者血压仍＞21.3/12.0 kPa(160/90 mmHg),或收缩压(SBP)不能降至18.7 kPa(140 mmHg)以下。顽固性高血压的原因:①治疗不当。应采用不同机制的降压药物联合应用。②对药物的不能耐受。由于降压药物引起不良反应,而中断用药,常不服药或间断服药,造成顺应性差。③继发性高血压。当患者血压明显升高并对多种治疗药物呈抵抗状态的,应考虑排除继发因素。常见肾动脉狭窄、肾动脉粥样斑块形成、肾上腺疾病等。④精神因素。工作繁忙造成白天血压升高,夜间睡眠时血压正常。⑤过度摄钠。尤其对高血压人群中,约占50%的盐敏感性高血压,如老年患者和肾功能减退者,盐摄入量过高更易发生顽固性高血压,而低钠饮食可改善其对药物的抵抗性。

五、护理评估

(一)病史

应注意询问患者有无高血压家族史,个性特征,职业、人际关系、环境中有无引发本病的应激因素,生活与饮食习惯、烟酒嗜好,有无肥胖、心脏病、肾脏病、糖尿病、高脂血症、痛风、支气管哮喘等病史及用药情况。

(二)身体状况

高血压病根据起病和病情进展缓急分为缓进型和急进型两类,前者多见,后者占高血压病的1%～5%。

1.一般表现

缓进型原发性高血压起病隐匿,病程进展缓慢,早期多无症状,偶在体格检查时发现血压升高,少数患者在发生心、脑、肾等并发症后才被发现。高血压患者可在精神紧张、情绪激动或劳累后有头晕、头痛、眼花、耳鸣、失眠、乏力、注意力不集中等症状,但症状与血压增高程度并不一定一致。

患者血压随季节、昼夜、情绪等因素有较大波动,表现为冬季较夏季高、清晨较夜间高、激动时较平静时高等特点。体检时可听到主动脉瓣区第二心音亢进、主动脉瓣区收缩期杂音,少数患者在颈部或腹部可听到血管杂音。长期持续高血压可有左心室肥厚。

高血压病早期血压仅暂时升高,去除原因和休息后可恢复,称为波动性高血压阶段。随病情进展,血压呈持久增高,并有脏器受损表现。

2.并发症

主要表现心、脑、肾等重要器官发生器质性损害和功能性障碍。

(1)心脏:血压长期升高,增加了左心室的负担。左室因代偿而心肌肥厚,继而扩张,形成高血压性心脏病。在心功能代偿期,除有劳累性心悸外,其他症状不明显。心功能失代偿时,则表现为心力衰竭。由于高血压后期可并发动脉粥样硬化,故部分患者可并发冠心病,发生心绞痛、心肌梗死。

(2)脑:重要的脑血管病变表现有,一时性(间歇性)脑血管痉挛:可使脑组织缺血,产生头痛、一时性失语、失明、肢体活动不灵或偏瘫。可持续数分钟至数天,一般在24小时内恢复。脑出血:一般在紧张的体力或脑力劳动时容易发生,如情绪激动、搬重物等时突然发生。其临床表现因出血部位不同而异,最常见的部位在脑基底节豆状核,故常损及内囊,又称内囊出血。其主要表现为突然摔倒,迅速昏迷,头、眼转向出血病灶的同侧,出血病灶对侧的"三偏"症状,即偏瘫、偏身感觉障碍和同侧偏盲。呼吸深沉而有鼾声,大小便失禁。瘫痪肢体开始完全弛缓,腱反射常引不出。数天后瘫痪肢体肌张力增高,反射亢进,出现病理反射。脑动脉血栓形成:多在休息睡眠时发生,常先有头晕、失语、肢体麻木等症状,然后逐渐发生偏瘫,一般无昏迷。随病情进展,可发生昏迷甚至死亡。上述脑血管病变的表现,祖国医学统称为"中风"或"卒中",现代医学统称为"脑血管意外"。高血压脑病:是指脑小动脉发生持久而严重的痉挛、脑循环发生急性障碍,导致脑水肿和颅内压增高,可发生于急进型或严重的缓进型高血压病患者。表现血压持续升高,常超过26.7/16.0 kPa(200/120 mmHg),剧烈头痛、恶心、呕吐、眩晕、抽搐、视力模糊、意识障碍,直至昏迷。发作可短至数分钟,长者可达数小时或数天。

(3)肾的表现:长期高血压可致肾小动脉硬化,当肾功能代偿时,临床上无明显肾功能不全表现。当肾功能转入失代偿期时,可出现多尿、夜尿增多、口渴、多饮,提示肾浓缩功能减低,尿比重固定在1.010左右,称为等渗尿。当肾功能衰竭时,可发展为尿毒症,血中肌酐、尿素氮增高。

(4)眼底视网膜血管改变:目前我国采用Keith-Wegener 4级眼底分级法。Ⅰ级,视网膜动脉变细;Ⅱ级,视网膜动脉狭窄,动脉交叉压迫;Ⅲ级,眼底出血或棉絮状渗出;Ⅳ级,视神经盘水肿。眼底的改变可反映高血压的严重程度。

3.急进型高血压病

(1)急进型高血压占高血压病的1%左右,可由缓进型突然转变而来,也可起病即为急进型。多见于青年和中年。基本的临床表现与缓进型高血压病相似,但各种症状更为突出,具有病情严重、发展迅速、肾功能急剧恶化和视网膜病变(眼底出血、渗出、乳头水肿)等特点。血压显著增高,舒张压持续在17.3~18.7 kPa(130~140 mmHg)或更高,常于数月或1~2年内出现严重的心、脑、肾损害、最后常为尿毒症死亡,也可死于急性脑血管疾病或心力衰竭。经治疗后,少数病情亦可转稳定。

(2)高血压危象指短期内血压急剧升高的严重临床表现。它是在高血压的基础上,交感神经亢进致周围小动脉强烈痉挛,这是血压进一步升高的结果,常表现为剧烈头痛、神志改变、恶心、呕吐、心悸、呼吸困难等。收缩压可高达34.7 kPa(260 mmHg),舒张压16.0 kPa(120 mmHg)以上。

(三)实验室及其他检查

1.尿常规检查

可阴性或有少量蛋白和红细胞,急进型高血压患者尿中常有大量蛋白、红细胞和管型,肾功能减退时尿比重降低,尿浓缩和稀释功能减退,血中肌酐和尿素氮增高。

2.X线检查

轻者主动脉迂曲延长或扩张、并发高血压性心脏病时,左心室增大,心脏至靴形样改变。

3.超声波检查

心脏受累时,二维超声显示:早期左室壁搏动增强,第Ⅱ期多见室间隔肥厚,继则左心室后型肥厚;左心房轻度扩大;超声多普勒于二尖瓣上可测出舒张期血流速度减慢,舒张末期速度增快。

4.心电图和心向量图检查

心脏受累的患者又可见左心室增厚或兼有劳损,P波可增宽或有切凹,P环振幅增大,特别终末向后电力更为明显。偶有心房颤动或其他心律失常。

5.血浆肾素活性和血管紧张素Ⅱ浓度测定

二者可增高,正常或降低。

6.血浆心钠素浓度测定

心钠素浓度降低。

六、护理目标

(1)头痛减轻或消失。

(2)焦虑减轻或消失。

(3)血压维持在正常水平,未发生意外伤害。

(4)能建立良好的生活方式,合理膳食。

七、护理措施

(一)一般护理

(1)头痛、眩晕、视力模糊的患者应卧床休息,抬高床头,保证充足的睡眠。指导患者使用放松技术,如缓慢呼吸、心理训练、音乐治疗等,避免精神紧张、情绪激动和焦虑,保持情绪平稳。保持病室安静,减少声光刺激和探视,护理操作动作要轻巧并集中进行,少打扰患者。对因焦虑而影响睡眠的患者遵医嘱应用镇静剂。

(2)有氧运动可降压减肥、改善脏器功能、提高活动耐力、减轻胰岛素抵抗,指导轻症患者选择适当的运动,如慢跑、健身操、骑自行车、游泳等(避免竞技性、力量型的运动),一般每周3～5次,每次30～40分钟,出现头晕、心慌、气短、极度疲乏等症状时应立即停止运动。

(3)合理膳食,每天摄钠量不超过6 g,减少热量、胆固醇、脂肪摄入,适当增加蛋白质,多吃蔬菜、水果,摄入足量的钾、镁、钙,避免过饱,戒烟酒及刺激性的饮料,可以降低血压,减轻体重,防止高血脂和动脉硬化,防止便秘,减轻心脏负荷。

(二)病情观察与护理

(1)注意神志、血压、心率、尿量、呼吸频率等生命体征的变化,每天定时测量并记录血压。血压有持续升高时,密切注意有无剧烈头痛、呕吐、心动过速、抽搐等高血压脑病和高血压危象的征象。出现上述现象时应给予氧气吸入,建立静脉通路,通知病危,准备各种抢救物品及急救药物,详细书写特别护理记录单;配合医师采取紧急抢救措施,加快速降压、制止抽搐,以防脑血管疾病的发生。

(2)注意用药及观察:高血压患者服药后应注意观察服药反应,并根据病情轻重、血压的变化决定用药剂量与次数,详细做好记录。若有心、脑、肾严重并发症,则药物降压不宜过快,否则供血不足易发生危险。血压变化大时,要立即报告医师予以及时处理。要告诉患者按时服药及观察,忌乱用药或随意增减剂量与擅自停药。用降压药期间要经常测量血压并做好记录,以提供治疗参考,注意起床动作要缓慢,防止直立性低血压引起摔倒。用利尿剂降压时注意记出入量,排尿多的患者应注意补含钾高的食物和饮料,如玉米面、海带、蘑菇、枣、桃、香蕉、橘子汁等。用普萘洛尔药物要逐渐减量、停药,避免突然停用引起心绞痛发作。

(3)患者如出现肢体麻木,活动欠灵活,或言语含糊不清时,应警惕高血压并发脑血管疾病。对已有高血压心脏病者,要注意有无呼吸困难、水肿等心力衰竭表现;同时检查心率、心律有无心律失常的发生。观察尿量及尿的化验变化,以发现肾脏是否受累。发现上述并发症时,要协助医师相应的治疗及做好护理工作。

(4)高血压急症时,应迅速准确按医嘱给予降压药、脱水剂及镇痉药物,注意观察药物疗效及不良反应,严格按药物剂量调节滴速,以免血压骤降引起意外。

(5)出现脑血管意外、心力衰竭、肾衰竭者,给予相应抢救配合。

八、健康教育

(1)向患者提供有关本病的治疗知识,注意休息和睡眠,避免劳累。

(2)同患者共同讨论改变生活方式的重要性,低盐、低脂、低胆固醇、低热量饮食,禁烟、酒及刺激性饮料。肥胖者节制饮食。

(3)教会患者进行自我心理平衡调整,自我控制活动量,保持良好的情绪,掌握劳逸适度,懂得愤怒会使舒张压升高,恐惧焦虑会使收缩压升高的道理,并竭力避免之。

(4)定期、准确、及时服药,定期复查。

(5)保持排便通畅,规律的性生活,避免婚外性行为。

(6)教会患者怎样测量血压及记录。让患者掌握药物的作用及不良反应,告诉患者不能突然停药。

(7)指导患者适当地进行运动,可增加患者的健康感觉和松弛紧张的情绪,增高 HDL-C。推荐作渐进式的有氧运动,如散步、慢跑;也可打太极拳、练气功;避免举高重物及做等长运动(如举重、哑铃)。

九、高血压合并常见病的护理

(一)高血压合并脑卒中的护理要点

1.生活起居护理

(1)外感风寒者,病室宜温暖,汗出时忌当风,恶风严重时,头部可用毛巾包裹或戴帽,以免复感外邪。

(2)阴虚阳亢者病室宜凉润通风,阳虚者病室宜温暖、阳光充足。

(3)眩晕发作时卧床休息,闭目养神,起坐下床动作要缓慢,尽量减少头部的活动,防止跌仆,协助其生活护理。座椅、床铺避免晃动、摇动。

(4)神昏或脑卒中患者加强口腔、眼睛、皮肤及会阴的护理,用盐水或中药漱口液清洗口腔;眼睑不能闭合者,覆盖生理盐水湿纱布,并按医嘱滴眼药水或眼药膏;保持床单位清洁,定时为患者翻身拍背;尿失禁患者给予留置导尿。

2.情志护理

(1)脑卒中患者多心肝火盛,易心烦易怒,可安抚鼓励患者,使其舒神开心,指导患者适当看一些欢乐的电影、小说和赏心悦目的金色、杏色或白色的五行图片,听大自然的轻音乐,对应中医学的音乐疗法,五音调试可选角调,如《碧叶烟云》,其音韵可清肝泻火、平肝清阳,可缓解头晕胀痛、烦躁易怒、失眠多梦等。

(2)合并郁证患者可用"喜疗法",所谓"喜则气和志达,营卫通利"。指导患者看笑话集、喜剧以及红色、紫色、绿色等色彩鲜艳的五行图片,多交友谈心,听一些喜庆的音乐,如微调《雨后彩虹》、角调的《春江花月夜》与宫调的《青花瓷》。还可运用中医学芳香治疗法,如选择柠檬可以轻度兴奋,缓解压力,减轻消沉和抑郁。

3.饮食护理

(1)宜清淡、低盐低脂饮食,忌辛辣、肥甘厚味、咸食等,禁烟、浓茶、咖啡等。

(2)吞咽困难、饮水呛咳者,指导患者取平卧位喂食流质食物,取坐位或半卧位进食半流或固体食物。

(3)风痰上扰证应多食雪梨、橘子、杏仁、冰糖、萝卜等,忌食肥腻、公鸡肉等助痰生风的食物。

(4)肝阳上亢证宜食山楂、淡菜、紫菜、甲鱼、芹菜、海蜇、香菇等。

(5)痰湿中阻证可多食薏苡仁、红小豆、西瓜、冬瓜、玉米、竹笋等清热利湿的食物。

(6)气血两亏者应着重补益,如黑芝麻、胡桃肉、红枣、怀山药、羊肝、猪肾等。

4.用药护理

(1)外感风寒者,中药宜热服,服药后可饮热粥或热汤以助药力。其他中药宜温服。恶心呕吐较重者,可少量多次频服,或舌上滴姜汁数滴。

(2)长期服药者,不可擅自骤然停药,以免引起病情反复。若停药一定要遵医嘱缓慢逐步减量,直至停药。注意观察药物引起的不良反应及不良反应。

(3)服降压药、利尿脱水药时,应观察血压变化,防止头晕,注意安全。

5.病情观察

(1)严密观察神志、瞳孔、生命体征、汗出、反体活动、大小便失禁、出入量等,防止脑疝及脱证的发生。

(2)观察疾病发作的时间、性质、程度、伴随症状、诱发因素等,做好实时记录。

6.脑卒中的急症处理

(1)应就地处理,予吸氧,针刺人中、十宣、涌泉穴等紧急救治,遵医嘱使用降压药、脱水药或镇静药。

(2)脑卒中患者取头高脚低位,尽量避免振动。保持呼吸道通畅,头转向一侧,除去义齿,清除口咽部分泌物,解开其衣领、衣扣、腰带,及时吸痰。使用压舌板、舌钳和牙垫防止舌后坠、舌咬伤、颊部咬伤。

(3)严重者应专人守护,注意安全,卧床设床栏,防止坠床,必要时使用保护性约束,防止意外伤害。抽搐时切忌强拉、捆绑患者拘急挛缩的肢体,以免造成骨折。床旁备气管切开包、气管插管、呼吸机等急救用物。

(4)做好鼻饲、导尿的护理。

7.健康指导

(1)起居:有常,劳逸有节,适寒温,防外感,保证充足睡眠,避免用脑过度,不宜长时间看书学习等。

(2)饮食:辨证施食。可多食健脑的食物,如灵芝、桂圆、核桃、蚕豆、动物的骨髓等。忌辛辣、肥甘厚味、咸食等,禁烟、浓茶、咖啡等。

(3)情志:顺其自然,为所能为。

(4)用药:遵医嘱用药,不可擅自停药和减量。

(5)康复:脑卒中患者常有肢体瘫痪、语言不利、吞咽困难等功能障碍。应根据患者的具体情况,指导其做被动或主动的肢体功能活动、语言训练及吞咽功能训练。运用针灸、推拿、按摩、理疗等治疗方法,帮助患者恢复功能。预防或减少失用性萎缩、失语等并发症的发生。注意患肢保暖防寒,保持肢体功能位置。

(6)强身:散步、打太极拳、做脑或颈保健操,以疏通经脉,调畅气血,濡养脑髓。

(7)定期复查,不适随诊。

(二)高血压合并糖尿病的护理要点

1.生活起居护理

(1)病室要保持整洁安静、光线柔和,室温在 18～22 ℃,相对湿度在 50％～70％为宜。

(2)根据患者具体情况选择运动疗法:如快步走、打太极拳、练八段锦、骑自行车等。时间安排在饭后 1 小时开始,每次持续 20～30 分钟。以运动后脉搏在 120 次/分左右、不感到疲劳为宜。外出时携带糖果、饼干和水,以预防低血糖。

(3)指导患者注意个人卫生,保持全身和局部清洁,加强口腔、皮肤和阴部的清洁,做到勤换内衣。

(4)衣服鞋袜穿着要宽松,寒冷季节要注意四技关节末端保暖。肢痛、肢麻者应避免局部刺激,可用乳香、当归、红花煎水熏洗,要注意温度,以免烫伤。

(5)注意保护足部,鞋袜不宜过紧,保持趾间干燥、清洁。经常检查有无外伤、鸡眼、水泡、趾甲异常等,并及时处理。剪趾甲时注意剪平,不要修剪过短。

(6)出现视物模糊者,应减少活动和外出时需有专人陪同。

2.情志护理

(1)消渴患者多为肝失调畅,气机紊乱,应多与患者沟通,正确对待疾病,针对每个患者的病情和心理、性格特点,循循善诱,耐心开导,让患者保持乐观情绪,积极配合治疗。

(2)源于《黄帝内经》"形神合一""天人合一""悲哀愁忧则心动,心动则五脏六腑皆摇"。用五行音乐疗法,根据病情辨证施治。①上消:肺热津伤型用金调音带。②中消:胃热炽盛型用宫调音带。③下消:肾虚型用羽调音带。

(3)嘱患者选用情调悠然、节奏徐缓、旋律清逸高雅、风格隽秀的古典乐曲与轻音乐,如《烛影摇红》《平湖秋月》《春江花月夜》《江南好》,以及平静舒缓、朴实自然的牧曲等,优美悦耳的音乐可改善糖尿病患者孤独、忧郁、烦恼、沮丧等不良情绪。

(4)嘱患者在室外可选择花园、湖畔及依山傍水、绿树成荫之处。选择的环境使人精神愉快,情绪稳定从而加强治疗的效果。

3.饮食护理

(1)计算标准体重,控制总热量。严格定时定量进餐,饮食搭配均匀。

(2)碳水化合物、蛋白质、脂肪分配比例占总热量的 55%～65%、10%～15%、20%～25%。

(3)宜选用的食物:粗、杂粮、燕麦、玉米面和黄豆及其制品、新鲜蔬菜等;少吃的食物:奶油、动物油及内脏、芋头、莲藕、葵花籽等。

(4)禁食糖、烟酒和高淀粉的食物,如薯类、香蕉等,少食煎炸食品。可适当增加蛋白质如瘦肉、鱼、牛奶、豆制品等。可食用洋葱、黄瓜、南瓜、茭白、怀山药等有治疗作用的蔬菜。按规定进食仍感饥饿者,应以增加水煮蔬菜充饥。

(5)在血糖和尿糖控制平稳后,可在两餐间限量吃一些梨、西瓜、橙子等。

4.用药护理

(1)中药宜饭后温服。

(2)了解各类降糖药物的作用、剂量、用法、掌握药物的不良反应和注意事项,指导患者正确服用,及时纠正不良反应。

(3)观察患者的血糖、尿糖、尿量和体重变化,评价药物疗效。

5.病情观察

(1)询问既往饮食习惯,饮食结构和进食情况及生活方式、休息状况、排泄状况、有无特殊嗜好、有无糖尿病家族史、有无泌尿系统和皮肤等感染、有糖尿病慢性并发症的患者,注意观察有无血管、神经系统异常。

(2)定期检查空腹和饭后 2 小时的血糖变化。

(3)准确记录 24 小时出入量,每周定时测体重。

(4)观察患者饮水、进食量,尿量及尿的颜色和气味。观察患者的神志、视力、血压、舌象、脉象和皮肤情况,做好记录。如观察到以下情况应立即报告医师,医护协作处理:①患者突然心慌头晕、出虚汗、软弱无力等低血糖现象时。应该马上检查血糖情况,如果是低血糖,应按低血糖处理。②头痛头晕、食欲缺乏、恶心呕吐、烦躁不安,甚至呼吸有烂苹果气味的酮症酸中毒时。③出现神昏、呼吸深快、血压下降、肢冷脉微欲绝等症状。

6.健康指导

(1)饮食护理:①定时定量进餐,避免进食时间延迟或提早,没有低血糖时避免吃糖。②避免吃浓缩的碳水化合物,避免饮用乙醇性饮料,避免食用高胆固醇、高脂肪的食物。

(2)胰岛素使用:①向患者解释所使用胰岛素的作用时间及注意事项。②指导低血糖反应的表现和紧急处理措施。

(3)测血糖:指导患者掌握正确的血糖测试方法。

(4)足部护理:①定期检查足部皮肤,以早期发现病变。②促进足部血液循环,以温水浸泡双脚,时间不可过长,5分钟左右,冬季应注意保暖,避免长时间暴露于冷空气中。③以润滑剂按摩足部,避免穿过紧的长裤、袜、鞋。④避免穿拖鞋、凉鞋、赤脚走路,禁用暖水袋,以免因感觉迟钝而造成踢伤、烫伤。

(5)注意个人卫生:①勤洗澡,不可用过热的水,以免烫伤。②女患者阴部用温水清洗,以减轻不适。③阴部及脚趾皮肤避免潮湿,应随时保持干燥。

(6)休息:适当的休息,睡眠时间以能够恢复精神为原则。

(7)运动:运动可减少身体对胰岛素的需要量,依患者喜好和能力,共同计划规律运动,鼓励肥胖患者多运动。

(8)其他:保持情绪稳定,生活规律。按医嘱服用降糖药,定期复查,如有不适,随时就诊。

(三)高血压合并心力衰竭的护理要点

1.生活起居护理

(1)创造安静舒适的环境是本证护理工作的关键,避免一切不良刺激,特别要避免突然而来的噪声、高音。病室空气要清新,经常通气换气,温湿度适宜。注意保暖、避风寒、防外感,保证充足的睡眠。

(2)久病体弱、动则心悸怔忡、饮停心下、水邪泛滥水肿及重症卧床患者,一切活动应由护理人员协助,加强生活护理,预防压疮等并发症发生;取半卧位,两腿下垂,配合吸氧、强心、利尿等不同的治疗。

(3)指导患者排便时勿过于用力,养成每天定时排便习惯,平时饮食中可增加粗纤维食物或蜂蜜等润肠之物。便秘者适当应用缓泻剂。

(4)病症轻者适当进行锻炼:打太极拳、八段锦、气功等,以利脏腑气血的功能调节;但久病怔忡或心阳不足的患者应卧床休息为宜,以免劳力耗伤心气加重病情。

2.饮食护理

(1)本证以虚证多见,需注意加强营养补益气血:多用莲子、桂圆、大枣、怀山药、甲鱼等;水肿者要限制水盐的摄入,忌食肥甘厚味、生冷、辛辣、烈酒、烟、浓茶、咖啡等刺激性物品。

(2)体虚者可配以养血安神八宝粥(原料:芡实、薏苡仁、白扁豆、莲肉、怀山药、红枣、桂圆、百合各6 g,粳米150 g)。实证者则多配用重镇安神之物如:朱砂安神丸(朱砂、黄连、生地黄、当归、甘草)。

(3)饮食宜有节制,定时定量、少食多餐、不宜过饱。

(4)适当饮用低度红酒有温阳散寒,活血通痹的作用,可少量饮用。

(5)适当控制钠盐及液体摄入量,保持热量供应的正常,进食蛋白质含量多的食物,如:瘦肉、鸡蛋、鱼、蛋白质等。

3.用药护理

(1)补益药宜早晚温服;使用中成药或西药者,要严格按照医嘱的剂量和时间给药,不应发给患者自行掌握服用。

（2）服用洋地黄类药、扩冠药及抗心律失常药物等抢救药物时要注意观察药物不良反应。附子过量后出现乌头碱中毒表现：心律失常，久煎 1～2 小时可减毒；洋地黄中毒可出现心率减慢、恶心呕吐、头痛、黄视、绿视等毒性反应。

（3）安神定志药物宜在睡前 0.5～1.0 小时服用。

4.情志护理

（1）情志不遂是诱发本病的重要因素。故应做好情志护理，注重消除患者紧张、惧怕、焦虑等不良情绪，要使患者怡情悦志，避免思虑过度伤脾。

（2）当病症发作时，患者常自觉六神无主、心慌不宁、恐惧，此时应在旁守护患者以稳定情绪，使其感到放心，同时进行救治。

5.病情观察

（1）本病症常在夜间发作及加重，故夜间应加强巡视及观察。

（2）若见脉结代、呼吸不畅、面色苍白等心气衰微表现时，立即予吸氧，通知医师，可予口服红参粉或按医嘱给服救心丸、丹参滴丸同时针刺心俞、内关、神门、三阴交或耳针心、肾、副交感等穴。

（3）对阵发性心悸的患者，发作时脉搏明显加速而并无结代者，可试用憋气法、引吐法、压迫眼球法、压迫颈动脉窦法来控制心悸。

（4）中医适宜技术：根据不同辨证分型可给予中药泡脚、熏蒸、中频脉冲电刺激、穴位敷贴、耳穴埋豆、拔火罐、艾灸等方法进行辅助治疗。

6.健康指导

（1）起居：有序，居住环境安静，避免恶性刺激及突发而来的高音、噪声，忌恼怒、紧张。

（2）饮食：有节，食勿过饱，勿食肥甘厚味，戒烟慎酒，忌浓茶、咖啡及烈性酒；限制钠盐摄入。保持二便通畅，忌用力过大。

（3）情志：重视自我调节情志，保持乐观开朗的情绪，丰富生活内容，怡情悦志，使气机条达，心气和顺。

（4）用药：积极防治有关的疾病，如痰饮、肺胀、喘证、消渴等症。

（5）强身：注意锻炼身体，以增强心脏、肺脏的功能，预防外邪的侵袭，保持充足的睡眠。

（6）器质性心脏病的妇女不宜胎产，怀孕时应予以终止妊娠。

（7）定期复查：指导患者按照医嘱定时服药，定时复诊，随身携带急救药如硝酸甘油、硝酸异山梨酯（消心痛）、速效救心丸等，以便发作时服用，及时缓解症状。

（四）高血压患者自我调护要点

自我调护与高血压的发生、发展及预后有密切的关系。正确的自我调护可以改善血压。

1.养成良好的生活习惯

如坚持起床三部曲：醒来睁开眼睛后，继续平卧半分钟，再在床上坐半分钟，然后双腿下垂床沿半分钟，最后才下地活动。

2.穿衣宜松

高血压患者穿衣宜松不宜紧，保持三松（衣领宜松、腰带宜松、穿鞋宜松）。

3.居住环境宜舒适

环境应保持舒适、安静、整洁，室内保持良好的通风。

4.正确洗漱

每天早晚坚持温水洗漱、漱口最为适宜,因水过热、过凉都会刺激皮肤感受器,引起周围血管的舒缩,影响血压;洗澡时间不能过长,特别要注意安全,防止跌倒。

5.正确作息

坚持午休 30～60 min/d,如无条件,可闭目养神或静坐,有利于降压。夜间睡前,可用温水浸泡双足或按摩脚底穴位,可促进血液循环,提高睡眠质量。老年人每天睡眠时间为 6～8 小时即可。

6.其他

(1)戒烟限酒,控制体重。

(2)预防便秘:增加粗纤维食物摄入、腹部穴位按摩促进肠蠕动,或晨起空腹喝一大杯白开水,必要时可在医师指导下于药物辅助通便。

(3)掌握血压监测的方法、预防和处理直立性低血压。

(4)自行进行耳穴、体穴按压,用指尖或指节按压所选的穴位,每次按压 5～10 分钟,以有酸胀感觉为宜,14 天 1 个疗程。

(5)自行足疗法:双足浸泡,尽量让水浸泡过足踝(有足浴桶者可至膝以下),水温保持在 40 ℃,每天可进行 2 次,下午与晚间各 1 次,每次 30～40 分钟。

随着医学的不断发展,人们已开始日益重视高血压的危害,护理人员及家庭应不断更新调护观念,拓宽知识面,学习心理学、教育学等其他学科知识,把握教学技巧,不断提高整体素质,为患者提供最佳的服务,最终达到降低高血压人群心脑血管病的目标。

(五)预防和处理直立性低血压

1.直立性低血压的表现

乏力、头晕、心悸、出汗、恶心、呕吐等临床表现,在联合用药、服首剂药物或加量时应特别注意。

2.指导患者预防直立性低血压的方法

(1)避免长时间站立,尤其在服药后最初几个小时。

(2)改变姿势,特别是从卧、坐位起立时动作宜缓慢。

(3)服药时间可选在平静休息时,服药后继续休息一段时间再下床活动,如在睡前服药,夜间起床排尿时应注意。

(4)避免用太热的水洗澡或蒸汽浴,更不宜大量饮酒。

(5)指导患者在直立性低血压发生时采取下肢抬高平卧,以促进下肢血液回流。

(李瑞丽)

第二节　继发性高血压

继发性高血压是指继发于其他疾病或原因的高血压,也称为症状性高血压,只占人群高血压的 5%～10%。血压升高仅是这些疾病的一个临床表现。继发性高血压的临床表现、并发症和后果与原发性高血压相似。继发性高血压的原发病可以治愈,而原发病治愈之后高血压症状也随之消失,而延误诊治又可产生各种严重并发症,故需及时早期诊断,早期治疗继发性高血压是非常重要的。继发性高血压的主要病因有以下几点。

(1)肾脏病变:如急慢性肾小球肾炎、慢性肾盂肾炎、肾动脉狭窄、糖尿病性肾炎、先天遗传性肾病、红斑狼疮、多囊肾及肾积水等。

(2)大血管病变:如肾动脉粥样硬化、肾动脉痉挛、肾动脉先天性异常、动脉瘤等大血管畸形(先天性主动脉缩窄)、多发性大动脉炎等。

(3)妊娠高血压综合征疾病:多发生于妊娠晚期,严重时要终止妊娠。

(4)内分泌性病变:如嗜铬细胞瘤、原发性醛固酮增多症、皮质醇增多症等。

(5)脑部疾病:如脑瘤、脑部创伤、颅内压升高等。

(6)药源性因素:如长期口服避孕药、器官移植长期应用激素等。

下面叙述常见的继发性高血压。

一、肾实质性高血压

(一)病理生理

发生高血压主要和肾脏病变导致钠水排泄障碍、产生高血容量状态及肾脏病变可能促使肾性升压物质分泌增加有关。

(二)临床表现

1.急性肾小球肾炎

急性肾小球肾炎多见于青少年,有急性起病及链球菌感染史,有发热、血尿、水肿史。

2.慢性肾小球肾炎

慢性肾小球肾炎与原发性高血压伴肾功能损害者区别不明显,但有反复水肿史、贫血、血浆蛋白低、蛋白尿出现早而血压升高相对轻,眼底病变不明显。

3.糖尿病肾病

无论是胰岛素依赖性型糖尿病或是非胰岛素依赖性型,均可发生肾损害而有高血压,肾小球硬化。肾小球毛细血管增厚为主要的病理改变。早期肾功能正常,仅有微量清蛋白尿,血压也可能正常,伴随病情发展,出现明显蛋白尿及肾功能不全而诱发血压升高。

4.慢性肾盂肾炎

患者既往有急性尿感染病史,出现尿急、尿痛、尿频症状,尿常规可见白细胞,尿细菌培养阳性,一般肾盂肾炎不引起血压升高,当肾功能损害程度重时,可以出现高血压症状、肾衰竭。

(三)治疗

同原发性高血压及相关疾病治疗。

二、肾动脉狭窄性高血压

(一)病理生理

发生高血压主要是肾动脉主干及分支狭窄,造成肾实质缺血,及肾素-血管紧张素-醛固酮系统、激肽释放酶-激肽-前列腺素系统的升压、降压作用失衡,即可出现高血压症状。在我国由于肾动脉狭窄引起的高血压患者中,大动脉炎占70%、纤维肌性发育不良占20%、动脉粥样硬化仅占5%。可为单侧或双侧性。

（二）临床表现

患者多为中青年女性，多无高血压家族史；高血压的病程短，进展快，多呈恶性高血压表现；一般降压治疗反应差，本病多有舒张压中、重度升高，腹部及腰部可闻及血管性杂音，眼底呈缺血性改变。大剂量断层静脉肾盂造影，放射性核素肾图有助于诊断，肾动脉造影可明确诊断。

（三）治疗

治疗手段包括手术、经皮肾动脉成形术和药物治疗。手术治疗包括血流重建术、肾移植术、肾切除术。经皮穿刺肾动脉成形术是治疗肾动脉狭窄的主要方法，其成功率达 80%～90%；创伤小，疗效好，为首选治疗方法。使用降压药物时，选药原则同原发性高血压。但对一般降压药物反应不佳。ACEI 有降压效果，但可能使肾小球滤过率进一步降低，使肾功能不全恶化。钙通道阻滞剂有降压作用，并不明显影响肾功能。

三、嗜铬细胞瘤

（一）病理生理

嗜铬细胞瘤是肾上腺髓质或交感神经节等内皮组织嗜铬细胞的肿瘤的通称。最早发现的肿瘤在肾上腺，后来在交感神经元组织中也发现了具有相同生物特性的肿瘤。肾上腺部位的嗜铬细胞瘤产生肾上腺素和去甲肾上腺素，二者通过兴奋细胞膜的肾上腺素能 α 受体和 β 受体而发生效能，从而引起血压升高及其他心血管和代谢改变。

（二）临床表现

血压波动明显，阵发性血压增高伴心动过速、头痛、出汗、面色苍白等症状，严重时可有心律失常、心绞痛、急性心力衰竭、脑卒中等。发作时间一般为数分钟至数小时，多为诱发因素引起，如体位改变、情绪波动、触摸肿瘤部位等。对一般降压药物无效，或高血压伴血糖升高，代谢亢进等表现者应疑及本病。在血压增高期测定血与尿中儿茶酚胺及其代谢产物香草基杏仁酸（VMA）测定有助于诊断，酚苄明试验（每次10 mg，每天 3 次），3 天内血压降至正常，对诊断有价值。B超、CT、MRT 检查可发现并确定肿瘤的部位及形态，大多数嗜铬细胞瘤为良性，可做手术切除，效果好，约 10% 嗜铬细胞瘤为恶性，肿瘤切除后可有多处转移灶。

（三）治疗

手术治疗为首选的治疗方法。只有临床上确诊为恶性嗜铬细胞瘤已转移，或患者不能耐受手术时，才行内科治疗。

四、原发性醛固酮增多症

（一）病理生理

肾上腺皮质增生或肿瘤分泌过多醛固酮所致。过量分泌的醛固酮通过其水钠潴留效应导致高血压。水钠潴留使细胞外液容量明显增加，改心排血量增多引起血压升高。最初，高血压是容量依赖性的，血压升高与钾丢失同时存在。随着病程延长，长期细胞内钠浓度升高和细胞内低钾直接导致血管平滑肌收缩，使外周血管阻力升高，逐渐出现阻力性高血压。

（二）临床表现

临床上以长期高血压伴顽固的低钾血症为特征，可有肌无力、周期性瘫痪、烦渴、多尿、室性期前收缩及其他室性心律失常，心电图可有明显 U 波、Q-T 间期延长等表现。血压多为轻、中度增高。实验室检查有低钾血症、高钠血症、代谢性碱中毒，血浆肾素活性降低，尿醛固酮排泄增多等。螺内酯试验阳性，具有诊断价值。

（三）治疗

大多数原发性醛固酮增多症是由单一肾上腺皮质腺瘤所致,手术切除是最好的治疗方法,术前应控制血压,纠正低钾血症。药物治疗,尤其适用于肾上腺皮质增生引起的特发性醛固酮增多症,可作肾上腺大部切除术,但效果差,一般需用药物治疗。常用药物有螺内酯、钙通道阻滞剂、糖皮质激素等。

五、皮质醇增多症

（一）病理生理

该病由肾上腺皮质肿瘤或增生分泌糖皮质激素过多所致,又称为库欣综合征,为促肾上腺皮质激素过多或肾上腺病变所致。此外,长期大量应用糖皮质激素治疗某种病可引起医源性类库欣综合征;患者本身垂体肾上腺皮质受到抑制、功能减退,一旦停药或遭受应激,可发生肾上腺功能低下。

（二）临床表现

除高血压外,尚有向心性肥胖,满月脸,多毛,皮肤细薄而有紫纹,血糖增高等特征性表现。实验室检查24小时尿中17-羟皮质类固醇或17-酮皮质类固醇增多、地塞米松抑制试验及促肾上腺皮质激素兴奋试验阳性有助于诊断。颅内蝶鞍X线检查,肾上腺CT放射性碘化胆固醇肾上腺扫描可用于病变定位诊断。

（三）治疗

皮质醇增多症病因复杂,治疗方法也各不相同。已知的病因有垂体性库欣病、肾上腺瘤、肾上腺癌、不依赖于ACTH双侧肾上腺增生、异位ACTH综合征等。治疗方法涉及手术、放疗及药物治疗。

六、主动脉缩窄

（一）病理生理

多数为先天性血管畸形,少数为多发性大动脉炎所引起高血压。

（二）临床表现

上肢血压增高,而下肢血压不高或降低,呈上肢血压高于下肢的反常现象,腹主动脉、股动脉及其他下肢动脉搏动减弱或不能触及,右肩胛间区、腋部可有侧支循环动脉的搏动和杂音或腹部听诊有血管杂音。检查胸部X线摄影可显示左心室扩大迹象,主动脉造影可明确诊断。

（三）治疗

对缓解期慢性期患者考虑外科手术治疗,急性期的可应用甲氨蝶呤和糖皮质激素,要密切监测血压,另外抗血栓应用阿司匹林对症治疗,应用扩血管及降压药。

（李瑞丽）

第三节 心律失常

心律失常是指心脏冲动起源、频率、节律、传导速度或激动次序的异常。引起心律失常的原因很多,可以是生理性的,也可以是病理性的。各种器质性心脏病是引发心律失常的最常见原因,其中缺血性心脏病、充血性心力衰竭和心源性休克等较易引发严重的心律失常,可导致严重的血流动力学障碍,甚至死亡。除上述疾病外,自主神经功能紊乱、药物中毒、内分泌代谢失常、酸碱平衡失调、电解质紊乱、急性感染、手术和心导管刺激等均可引起心律失常。健康人在紧张、激动、疲劳、吸烟、饮酒和饱餐等情况下,也可发生心律失常。本节仅介绍临床常见的心律失常。

一、房性期前收缩

房性期前收缩是指激动起源于窦房结以外心房任何部位的一种主动性异位搏动。正常成人进行 24 小时心电监测,大约 60% 有房性期前收缩发生。

(一)病因

各种器质性心脏病患者均可发生房性期前收缩,并可能是快速性房性心律失常的先兆。

(二)临床表现

患者一般无明显症状,频发房性期前收缩者可有心悸或心跳暂停感。

(三)心电图特征

(1)房性期前收缩的 P 波提前发生,形态与窦性 P 波不同。

(2)下传的 QRS 波群形态通常正常,少数无 QRS 波出现。

(3)常见不完全性代偿间歇。

(四)治疗要点

房性期前收缩通常无须治疗。吸烟、饮酒与咖啡可诱发,应劝导患者减量。有明显症状时可给予药物治疗。

二、心房颤动

心房颤动是指规则有序的心房电活动丧失,代之以快速无序的心房颤动波,是最严重的心房电活动紊乱,也是常见的快速性心律失常之一。心房由于无序颤动,从而失去了有效的收缩和舒张,进而导致泵血功能下降或丧失,因此心室律紊乱、心功能受损和心房附壁血栓形成是心房颤动患者的主要病理、生理特点。

(一)病因

心房颤动常发生于有基础心血管疾病的患者,如冠心病、高血压病、风湿性心脏瓣膜病、甲状腺功能亢进性心脏病、心肌病、感染性心内膜炎和缩窄性心包炎。

(二)临床表现

心房颤动主要表现为心慌,症状轻重程度亦受心室率快慢的影响,心室率不快,可无明显症状,心率超过 150 次/分时,患者可发生心绞痛或心力衰竭。心房颤动产生血栓、引起体循环栓塞的风险极大,如心房颤动患者突发偏瘫、失语需考虑到脑栓塞,发生急性腹痛但又排除其他常见急腹症时亦应考虑肠系膜动脉栓塞的可能性。心房颤动特异性体征主要为心律绝对不齐、心音强弱不等和脉搏短绌。

(三)心电图特点

(1)P 波消失,代之以大小不等、形态不一、间期不等的心房颤动波——f 波,频率为 350~600 次/分。

(2)RR 间期绝对不等。

(3)QRS 波群形态通常正常,当心室率过央,发生室内差异性传导时,QRS 波群增宽、变形。

(四)治疗要点

(1)积极控制基础心脏疾病、控制诱发因素。

(2)控制心室率:常用药物有洋地黄、β受体阻滞剂及钙通道阻滞剂等。

(3)药物复律和同步直流电复律。

(4)导管消融和外科治疗。

(5)抗凝治疗。

三、室性期前收缩

室性期前收缩是指起源于心室肌或心室肌内浦肯野纤维的提前出现的异常电激动,是最常见的心律失常之一。在正常人和各类心脏疾病患者中均可发生。但临床上患者多伴有黑矇、眩晕,有器质性心脏病,存在心脏结构和功能的改变。当患者心电图表现为多源、成对、成串的室性期前收缩时应引起重视。

(一)病因

正常人与各种心脏病患者均可发生室性期前收缩。心肌炎、缺血、缺氧、麻醉和手术等均可使心肌受到机械、电、化学性刺激而发生室性期前收缩,常见于冠心病、心肌病、心肌炎、风湿性心脏病。

(二)临床表现

室性期间收缩常无与之直接相关的症状,患者是否有症状及症状的轻重程度与期前收缩的频发程度不直接相关。患者可感到心悸,类似电梯快速升降的失重感或代偿间歇后一次有力的心脏搏动,多数人称"偷停"。听诊时可闻及期前收缩后出现一较长的停歇,期前收缩的第二心音减弱,仅能听到第一心音,桡动脉搏动减弱或消失。

(三)心电图特征

(1)提前出现的 QRS 波前无 P 波或无相关的 P 波。

(2)提前出现的 QRS 形态宽大畸形,时限通常>0.12 毫秒,T 波方向多与 QRS 的主波方向相反。

(3)往往为完全性代偿间歇,即期前收缩前后 RR 间距等于窦性周期的 2 倍。

(四)治疗要点

(1)无器质性心脏疾病,考虑为良性室性期前收缩,预后良好,从危险效益比来说,不支持常规抗心律失常药物治疗,应首先考虑祛除诱发或加重室性期前收缩的因素如吸烟、喝咖啡等。对于此类患者的治疗重点是缓解症状。

(2)对于器质性心脏病伴频发室性期前收缩的患者,其治疗目的是预防心脏性猝死。

四、室性心动过速

室性心动过速是指起源于希氏束分支以下或心室肌的连续 3 个或 3 个以上的快速性心律失常。

(一)病因

常发生于各种器质性心脏病患者,最常见于冠心病,尤其是急性心肌梗死患者。也发生于无明显器质性心脏病的原发性心电疾病,如先天性长 QT 综合征。10%~20%的室性心动过速为特发性室性心动过速,常见于年轻男性。

（二）临床表现

患者可表现为心悸、胸闷、胸痛和黑矇等，但临床表现并不一致，非持续性室性心动过速（<30秒，能自行终止）的患者除心悸外可无其他任何症状，而持续性室性心动过速（>30秒，需药物或电复律终止发作）的患者常伴有明显血流动力学障碍和心肌缺血，其表现包括低血压、四肢厥冷、乏力、晕厥、少尿、气短和心绞痛等。听诊心律轻度不规则。

（三）心电图特征

（1）频率多在100～250次/分，节律可稍不齐。

（2）QRS波群形态宽大畸形，时限通常超过0.12秒；ST-T波方向与QRS波主波方向相反。

（3）心房独立活动与QRS波无固定关系，房室分离。

（4）偶尔心房激动夺获心室或发生室性融合波或1：1传导。

（四）治疗要点

（1）立即终止室性心动过速的发作：根据血流动力学是否稳定采取抗心律失常药物治疗或直流电复律治疗的方法。

（2）纠正和治疗室性心动过速的诱因和病因，如低血钾、心肌缺血和心功能不全。

五、心室扑动与心室颤动

心室扑动与心室颤动为致命性心律失常。

（一）病因

常见于缺血性心脏病。心室颤动往往是心脏停搏前的短暂征象，也可以因急性心肌缺血或心电紊乱而发生。由于心脏出现多灶性局部兴奋，以致完全失去排血功能，心室扑动常不能持久，没有很快恢复，便会转为心室颤动而导致死亡。

（二）临床表现

心室扑动与心室颤动为最恶性的心律失常，短时间即可引起意识丧失、抽搐、呼吸停顿甚至死亡。触诊时大动脉搏动消失、听诊心音消失、血压无法测到。

（三）心电图特征

（1）心室扑动心电图特征：无正常QRS-T波，代之以连续快速而相对规则的大振幅波动，频率在200～250次/分，心脏失去排血功能。

（2）心室颤动心电图特征：QRS-T波完全消失，出现大小不等、极不匀齐的低小波，频率在200～500次/分。心室扑动和心室颤动均是极严重的致死性心律失常。

（四）治疗要点

心室扑动和心室颤动发生后即为心搏骤停，如果未能积极救治，多在数分钟内因组织缺氧而导致重要生命器官损害或死亡，因此应及时采取积极有效的复苏措施。长期治疗包括病因治疗、祛除诱因、药物治疗和植入式心脏复律除颤器治疗。

六、房室传导阻滞

房室传导阻滞（又称房室阻滞）是指房室交界区脱离了生理不应期后，心房冲动传导延迟或不能传导至心室。根据阻滞不同，房室阻滞分为一度、二度和三度。一度房室传导阻滞指房室传导时间延长。二度房室传导阻滞指激动自心房至心室过程中有部分传导中断，即有心室脱漏现象。二度房室传导阻滞又分为两型，称二度Ⅰ型房室阻滞和二度Ⅱ型房室阻滞。三度房室传导阻滞又称完全性房室传导阻滞,指心房激动全部不能传入心室。

(一)病因

主要有先天性、原发性和继发性,临床上以继发性多见。

(二)临床表现

对于房室传导阻滞,一度房室传导阻滞通常无症状;二度房室传导阻滞可引起心搏脱落,可有心悸;三度房室传导阻滞的症状取决于心室率的快慢,包括疲倦、乏力、头晕、晕厥、心绞痛及心力衰竭等。当心室率严重缓慢导致脑供血不足时,可引起短暂意识丧失,甚至抽搐。室内传导阻滞多无特殊的临床表现,主要为基础心脏病变的症状。对于房室传导阻滞,一度房室传导阻滞时第一心音减弱;二度房室传导阻滞时有心搏脱漏,Ⅰ型者第一心音逐渐减弱,Ⅱ型者强度恒定;三度房室传导阻滞时心率慢而规则,第一心音强弱不等。

(三)心电图特征

1.一度房室传导阻滞

(1)PR 间期延长,成人>0.20 秒(老年人>0.21 秒)。

(2)每个 P 波后均有 QRS 波群。

2.二度房室传导阻滞

二度Ⅰ型心电图特征:P 波规律出现,PR 间期逐渐延长,直到 P 波下传受阻,脱漏 1 个 QRS 波群,漏搏后房室阻滞得到一定改善,PR 间期又趋缩短,之后又逐渐延长,如此周而复始地出现。

二度Ⅱ型心电图特征:表现为 PR 间期恒定,部分 P 波后无 QRS 波群。凡连续出现 2 次或者2 次以上的 QRS 波群脱漏者,常称为高度房室阻滞。

3.三度房室传导阻滞

(1)P 波与 QRS 波群各自独立,互不相关,呈完全性房室分离。

(2)心房率>心室率。

(3)QRS 波群形态和时限取决于阻滞部位,如阻滞位于希氏束及其附近,心室率为 40~60 次/分,QRS 波群正常;如阻滞部位在希氏束分叉以下,心室率可<40 次/分,QRS 波群宽大畸形。

(四)治疗要点

针对不同病因进行治疗。一度或二度Ⅰ型房室传导阻滞心室率不太慢者无须特殊治疗。二度Ⅱ型或三度房室传导阻滞如心室率慢伴有明显症状或血流动力学障碍,甚至阿-斯综合征者,应给予心脏起搏治疗。

七、心律失常患者护理评估

(一)病史

评估患者之前出现心律失常的情况,如发作时间、次数和发作时的心电图表现、起止方式及就医情况;是否服用抗心律失常药物,其名称、服用方法、效果及不良反应等;是否行电复律、起搏器植入术、射频消融术及外科手术等,效果如何。询问患者是否有心脏本身的疾病,如冠心病、风湿性心脏病、高血压、心肌病及心力衰竭等;是否伴有其他系统疾病,如甲状腺功能亢进症、呼吸衰竭导致的低氧血症或高碳酸血症等;是否有全身性感染、电解质紊乱及转移到心脏的肿瘤等。

（二）身体状况

包括患者入院时的意识、精神状态及生命体征（呼吸、心率、血压、脉搏情况）。心脏有无扩大，心脏冲动的位置和范围等。

（三）心理-社会状况

心律失常患者有各种不舒适的感觉，甚至有濒死感，因而存在焦虑、恐惧的情绪。护理人员需及时评估患者是否存在焦虑、恐惧等负性情绪及其严重程度，以及其他情况。

八、心律失常患者护理措施

（一）休息与活动

评估患者心律失常的类型及临床表现，与患者及家属共同制订休息与活动计划。对于无器质性心脏病的良性心律失常患者鼓励其正常工作和生活，建立健康的生活方式，保持心情舒畅，避免过度劳累。当患者出现因心律失常发作导致的胸闷、心悸、头晕等不适症状时采取高枕卧位、半卧位，尽量避免左侧卧位，因左侧卧位时患者常能感觉到心脏搏动而使不适感加重。当心律失常频繁发作，伴有头晕、晕厥或曾有跌倒病史时，应嘱患者卧床休息，避免单独外出，防止意外。当患者出现由窦性停搏、二度Ⅱ型或三度房室传导阻滞、持续性室性心动过速等严重心律失常或快速心室率引起血压下降的情况时，应卧床休息，以减少心肌耗氧量。

（二）用药护理

严格遵医嘱按时、按量给予抗心律失常药物，静脉注射时速度宜慢，静脉滴注药物时尽量用输液泵调节速度，密切观察患者的生命体征和心电图变化，密切观察药物的效果及不良反应。胺碘酮静脉用药易引起静脉炎，应选择大血管并注意保护血管，严密观察穿刺局部情况，谨防药物外渗。

（三）病情观察

观察患者有无心悸、乏力、胸闷及头晕等症状，以及心律失常发生的程度、持续时间及给日常生活带来的影响。定时测量脉搏、心律及心率，判断有无心律失常的发生。心房颤动患者应同时测量心率和脉率 1 分钟，观察脉搏短绌的变化，有无晕厥，询问其诱因、发作时间及过程。进行 24 小时动态心电图监测的患者，嘱其保持日常的生活和活动，并记录发病时的症状和出现的时间及当时所从事的活动，有利于发现病情、查找病因。对严重心律失常者，应持续心电监护，严密监测心律、心率、心电图、血氧饱和度等的变化，如发现异常应立即报告医师。安放监护电极片应注意清洁皮肤，电极放置位置应避开胸骨右缘及心前区，以免影响做心电图和紧急电复律。伴呼吸困难、发绀等缺氧表现时给予氧气吸入，流量为 $2\sim4$ L/min。

（四）配合抢救

对于高危患者，应留置静脉通道，备好抗心律失常药物及其他抢救药品，准备好各种抢救器材，如除颤仪、临时起搏器等。一旦发生猝死，立即配合抢救。

（五）心理护理

为患者提供舒适安静的环境，了解患者的需要，倾听患者的主诉和感受，耐心解答患者提出的问题，向患者介绍病情及预后，鼓励患者参与制订护理计划。合理安排护理操作时间，保证患者的休息与睡眠时间，必要时遵医嘱使用镇静药。对于使用的各种仪器要有针对性地介绍使用的目的、功能、安全性和必要性，必要时关闭仪器报警功能，尽可能减少不良刺激。

九、心律失常患者健康指导

（1）向患者及家属讲解心律失常的常见原因、诱发因素及防治知识，避免诱发因素如情绪紧张、过度劳累、急性感染、寒冷刺激、不良生活习惯（吸烟、饮浓茶和咖啡等），避免饱餐。指导患者注意劳逸结合，有规律的生活，保证充足的睡眠时间。低钾血症易诱发室性期前收缩或室性心动过速，应注意预防、监测与纠正。心动过缓患者应避免排便时过度屏气，以免兴奋迷走神经而加重心动过缓。

（2）指导患者严格遵医嘱服药，说明按医嘱服药的重要性，严禁随意更改剂量或更换药物。指导患者观察药物产生的疗效和不良反应，发现异常时及时就诊。

（3）指导患者及家属监测脉搏的方法和心律失常发作时的应对措施。教会家属心肺复苏术，以备紧急需要时应用。对于进行电复律术、导管消融术、植入永久起搏器或外科手术后的患者注意加强相关指导。

（4）指导患者出院后定期随访，发现异常及时就诊。

（李瑞丽）

第四节　心脏瓣膜病

心脏瓣膜病是由于炎症、缺血性坏死、退行性改变、黏液样变性、先天性畸形、创伤等原因引起单个或多个瓣膜的功能和/或结构异常，导致瓣膜口狭窄和/或关闭不全。瓣膜关闭不全和瓣膜口狭窄可单独发生，也可合并存在。风湿性心脏病患者中二尖瓣最常受累，其次是主动脉瓣。而老年退行性瓣膜病以主动脉瓣膜病变最为常见。患者多表现为呼吸困难、咳嗽、口唇发绀、气促、反复发作的肺部感染及心房纤颤等症状。目前治疗心脏瓣膜病多以内科方式初步治疗，当内科保守治疗无法纠正血流动力学时，应进一步采取介入或外科手术干预治疗。

一、一般护理

（1）执行一般内科护理常规。

（2）卧位与休息：①在心功能代偿期，可进行日常工作，避免劳累、剧烈活动。作息规律，保证充足的睡眠，保持良好的心态。②在心功能失代偿期、有风湿活动及并发症者以卧床休息为主，出现呼吸困难时，给予半坐位或坐位；长期卧床的患者，协助生活护理，加强皮肤护理，减少机体消耗，保持病室舒适、安静、空气清新。

二、饮食护理

给予患者营养丰富的高蛋白、高维生素、清淡易消化的食物，少食多餐，避免过饱，禁食辣椒、浓茶或咖啡等。伴有心功能不全者适量限制钠盐、水的摄入，发热时鼓励患者适量喝水，预防发热所致脱水。

三、用药护理

(1)使用抗生素及抗风湿药物治疗患者,应遵医嘱正确用药,严格执行给药时间,严密观察药物疗效及有无过敏等不良反应。

(2)长期服用抗凝药物者,需监测凝血指标。注意有无出血倾向,评估栓塞风险。华法林是目前使用最普遍、研究证据最充分的口服抗凝药物。华法林通过抑制维生素 K 依赖的凝血因子的活化而发挥凝血作用,因个体基因多态性的影响、与药物和食物的相互作用等原因,剂量的个体差异极大。严密监测凝血酶原时间国际标准化比值(INR),维持在 2～3,能安全而有效地预防脑卒中的发生。

(3)服用抗心律失常药物时,注意心率、心律、脉搏的变化。

四、并发症的护理

(一)心力衰竭

检测生命体征的变化,评估患者有无呼吸困难、乏力、食欲减退、少尿、水肿等。

(二)栓塞

了解超声心动图报告,有左房内附壁血栓者应绝对卧床休息,防止血栓脱落。病情允许时协助患者翻身、床上活动,防止下肢深静脉血栓形成。

五、病情观察

(1)监测生命体征,观察有无心功能不全症状,如呼吸困难、咳嗽、发绀、水肿、腹水,观察皮肤颜色及外周动脉搏动情况等。

(2)评估患者有无栓塞的危险因素,如长期卧床、心房纤颤、意识改变、运动功能障碍、突发严重的呼吸困难和胸痛等,做到及早发现,及时处理。

(3)听诊心脏各瓣膜区杂音及变化。

(4)准确监测出入量,尤其是合并心力衰竭患者,为利尿治疗提供参考。

(5)服用洋地黄类药物,注意观察洋地黄中毒症状。

六、健康指导

(1)向患者及家属介绍该病发病的基本原因、诱发因素、病程特点、治疗要点等,使患者以乐观的态度投入到疾病的治疗当中,取得患者的积极配合。

(2)教会患者自测脉搏,每次测 1 分钟。

(3)患者居住环境要避免潮湿、阴暗等不良条件,保持室内空气流通,温度适宜,注意保暖。

(4)嘱患者进食高蛋白、高维生素、富含纤维素的清淡饮食,心力衰竭时应给予低盐饮食,保持大便通畅。

(5)心功能代偿期指导患者适当锻炼,提高机体抵抗力,避免诱发因素。

(6)坚持按医嘱服用药物,不可擅自停药或增减剂量。

(邵晓菁)

第五节　心　绞　痛

一、稳定型心绞痛

(一)概念和特点

稳定型心绞痛也称劳力性心绞痛,是在冠状动脉固定性严重狭窄基础上,由于心肌负荷的增加引起心肌急剧的、暂时的缺血缺氧的临床综合征。其特点为阵发性的前胸压榨性疼痛或憋闷感觉,主要位于胸骨后部,可放射至心前区和左上肢尺侧,常发生于劳力负荷增加时,持续数分钟,休息或用硝酸酯制剂后疼痛消失。疼痛发作的程度、频度、性质及诱发因素在数周至数月内无明显变化。

(二)相关病理生理

患者在心绞痛发作之前,常有血压增高、心律增快、肺动脉压和肺毛细血管压增高的变化,反映心脏和肺的顺应性减低。发作时可有左心室收缩力和收缩速度降低、射血速度减慢、左心室收缩压下降、心搏量和心排血量降低、左心室舒张末期压和血容量增加等左心室收缩和舒张功能障碍的病理生理变化。左心室壁可呈收缩不协调或部分心室壁有收缩减弱的现象。

(三)主要病因及诱因

本病的基本病因是冠脉粥样硬化。正常情况下,冠脉循环血流量具有很大的储备力量,其血流量可随身体的生理情况有显著的变化,休息时无症状。当劳累、激动、心力衰竭等使心脏负荷增加,心肌耗氧量增加时,对血液的需求增加,而冠脉的供血已不能相应增加,即可引起心绞痛。

(四)临床表现

1.症状

心绞痛以发作性胸痛为主要临床表现,典型疼痛的特点如下。

(1)部位:主要在胸骨体中、上段之后,可波及心前区,界限不很清楚。常放射至左肩、左臂尺侧达无名指和小指,偶有至颈、咽或下颌部。

(2)性质:胸痛常有压迫、憋闷或紧缩感,也可有烧灼感,偶尔伴有濒死感。

(3)持续时间:疼痛出现后常逐步加重,持续3~5分钟,休息或含服硝酸甘油可迅速缓解,很少超过半小时。可数天或数周发作1次,亦可1天内发作数次。

2.体征

心绞痛发作时,患者面色苍白、出冷汗、心率增快、血压升高、表情焦虑。心尖部听诊有时出现"奔马律",可有暂时性心尖部收缩期杂音,是乳头肌缺血以致功能失调引起二尖瓣关闭不全所致。

3.诱因

发作常由体力劳动、情绪激动、饱餐、寒冷、吸烟、心动过速、休克等所致。

(五)辅助检查

1.心电图

(1)静息时心电图:约有半数患者在正常范围,也可有陈旧性心肌梗死的改变或非特异性ST

段和 T 波异常。有时出现心律失常。

（2）心绞痛发作时心电图：绝大多数患者可出现暂时性心肌缺血引起的 ST 段压低（≥0.1 mV），有时出现 T 波倒置，在平时有 T 波持续倒置的患者，发作时可变为直立（假性正常化）。

（3）心电图负荷试验：运动负荷试验及 24 小时动态心电图，可显著提高缺血性心电图的检出率。

2.X 线检查

心脏检查可无异常，若已伴发缺血性心肌病可见心影增大、肺充血等。

3.放射性核素

利用放射性铊心肌显像所示灌注缺损，提示心肌供血不足或血供消失，对心肌缺血诊断较有价值。

4.超声心动图

多数稳定型心绞痛患者静息时超声心动图检查无异常，有陈旧性心肌梗死者或严重心肌缺血者二维超声心动图可探测到坏死区或缺血区心室壁的运动异常，运动或药物负荷超声心动图检查可以评价心肌灌注和存活性。

5.冠状动脉造影

选择性冠状动脉造影可使左、右冠状动脉及主要分支得到清楚的显影，具有确诊价值。

(六)治疗原则

治疗原则是改善冠脉血供和降低心肌耗氧量以改善患者症状，提高生活质量，同时治疗冠脉粥样硬化，预防心肌梗死和死亡，以延长生存期。

1.发作时的治疗

（1）休息：发作时立即休息，一般患者停止活动后症状即可消失。

（2）药物治疗：宜选用作用快的硝酸酯制剂，这类药物除可扩张冠脉增加冠脉血流量外，还可扩张外周血管，减轻心脏负荷，从而缓解心绞痛。如硝酸甘油 0.3～0.6 mg 或硝酸异山梨酯 3～10 mg 舌下含化。

2.缓解期的治疗

缓解期一般不需卧床休息，应避免各种已知的诱因。

（1）药物治疗：以改善预后的药物和减轻症状、改善缺血的药物为主，如阿司匹林、氯吡格雷、β 受体阻滞剂、他汀类药物、血管紧张素转换酶抑制剂、硝酸酯制剂，其他如代谢性药物、中医中药。

（2）非药物治疗：包括运动锻炼疗法、血管重建治疗、增强型体外反搏等。

二、不稳定型心绞痛

(一)概念和特点

目前已趋向将典型的稳定型劳力性心绞痛以外的缺血性胸痛统称为不稳定型心绞痛。不稳定型心绞痛根据临床表现可分为静息型心绞痛、初发型心绞痛、恶化型心绞痛 3 种类型。

(二)相关病理生理

与稳定型心绞痛的差别主要在于冠脉内不稳定的粥样斑块继发的病理改变，使局部的心肌血流量明显下降，如斑块内出血、斑块纤维帽出现裂隙、表面有血小板聚集和/或刺激冠脉痉挛，导致缺血性心绞痛,虽然也可因劳力负荷诱发,但劳力负荷终止后胸痛并不能缓解。

(三)主要病因及诱因

少部分不稳定型心绞痛患者心绞痛发作有明显的诱因。

1.增加心肌氧耗

感染、甲状腺功能亢进症或心律失常。

2.冠脉血流减少

低血压。

3.血液携氧能力下降

贫血和低氧血症。

(四)临床表现

1.症状

不稳定型心绞痛患者胸部不适的性质与典型的稳定型心绞痛相似,通常程度更重,持续时间更长,可达数十分钟,胸痛在休息时也可发生。

2.体征

体检可发现一过性第三心音或第四心音,以及由于二尖瓣反流引起的一过性收缩期杂音,这些非特异性体征也可出现在稳定型心绞痛和心肌梗死患者,但详细的体格检查可发现潜在的加重心肌缺血的因素,并成为判断预后非常重要的依据。

(五)辅助检查

1.心电图

(1)大多数患者胸痛发作时有一过性 ST 段(抬高或压低)和 T 波(低平或倒置)改变,其中 ST 段的动态改变(≥0.1 mV 的抬高或压低)是严重冠脉疾病的表现,可能会发生急性心肌梗死或猝死。

(2)连续心电监护:连续 24 小时心电监测发现,85%～90%的心肌缺血,可不伴有心绞痛症状。

2.冠脉造影剂其他侵入性检查

在长期稳定型心绞痛基础上出现的不稳定型心绞痛患者,常有多支冠脉病变,而新发作静息心绞痛患者,可能只有单支冠脉病变。在所有的不稳定型心绞痛患者中,3 支血管病变占 40%,2 支血管病变占 20%,左冠脉主干病变约占 20%,单支血管病变约占 10%,没有明显血管狭窄者占 10%。

3.心脏标志物检查

心脏肌钙蛋白(cTn)T 及心肌蛋白 I 较传统的肌酸激酶(CK)和肌酸激酶同工酶(CK-MB)更为敏感、更可靠。

4.其他

胸部 X 线、心脏超声和放射性核素检查的结果与稳定型心绞痛患者的结果相似,但阳性发现率会更高。

(六)治疗原则

不稳定型心绞痛是严重、具有潜在危险的疾病,病情发展难以预料,应使患者处于监控之下,疼痛发作频繁或持续不缓解及高危组的患者应立即住院。其治疗包括抗缺血治疗、抗血栓治疗和根据危险度分层进行优创治疗。

1.一般治疗

发作时立即卧床休息,床边 24 小时心电监护,严密观察血压、脉搏、呼吸、心率、心律变化,有呼吸困难、发绀者应给氧吸入,维持血氧饱和度达到 95% 以上。如有必要,重测心肌坏死标志物。

2.止痛

烦躁不安、疼痛剧烈者,可考虑应用镇静剂如吗啡 5~10 mg 皮下注射;硝酸甘油或硝酸异山梨酯持续静脉滴注或微量泵输注,以 10 μg/min 开始,每 3~5 分钟增加 10 μg/min,直至症状缓解或出现血压下降。

3.抗凝(栓)

抗血小板和抗凝治疗是不稳定型心绞痛治疗至关重要的措施,应尽早应用阿司匹林、氯吡格雷和肝素或低分子肝素,以有效防止血栓形成,阻止病情进展为心肌梗死。

4.其他

对于个别病情极严重患者,保守治疗效果不佳,心绞痛发作时 ST 段≥0.1 mV,持续时间＞20 分钟,或血肌钙蛋白升高者,在有条件的医院可行急诊冠脉造影,考虑经皮冠脉成形术。

三、护理评估

(一)一般评估

(1)患者有无面色苍白、出冷汗、心率加快、血压升高。

(2)患者主诉有无心绞痛发作症状。

(二)身体评估

(1)有无表情焦虑、皮肤湿冷、出冷汗。

(2)有无心律增快、血压升高。

(3)心尖区听诊是否闻及收缩期杂音,或听到第三心音或第四心音。

(三)心理-社会评估

患者能否控制情绪,避免激动或愤怒,以减少心悸耗氧量;家属能否做到给予患者安慰及细心的照顾,并督促定期复查。

(四)辅助检查结果的评估

(1)心电图有无 ST 段及 T 波异常改变。

(2)24 小时连续心电监测有无心肌缺血的改变。

(3)冠脉造影检查结果有无显示单支或多支病变。

(4)心脏标志物肌钙蛋白(cTn)T 的峰值是否超过正常对照值的百分位数。

(五)常用药物治疗效果的评估

1.硝酸酯类药物

心绞痛发作时,能及时舌下含化,迅速缓解疼痛。

2.他汀类药物

长期服用可以维持 LDL-C 的目标值＜70 mg/dL,且不出现肝酶和肌酶升高等不良反应。

四、主要护理诊断/问题

(一)胸痛

胸痛与心肌缺血、缺氧有关。

(二)活动无耐力

活动无耐力与心肌氧的供需失调有关。

(三)知识缺乏

缺乏控制诱发因素及预防心绞痛发作的知识。

(四)潜在并发症

心肌梗死。

五、护理措施

(一)休息与活动

1.适量运动

应以有氧运动为主,运动的强度和时间因病情和个体差异而不同,必要时在监测下进行。

2.心绞痛发作时

立即停止活动,就地休息。不稳定型心绞痛患者,应卧床休息,并密切观察。

(二)用药的指导

1.心绞痛发作时

立即舌下含化硝酸甘油,用药后注意观察患者胸痛变化情况,如 3～5 分钟后仍不缓解,隔 5 分钟后可重复使用。对于心绞痛发作频繁者,静脉滴注硝酸甘油时,患者及家属不要擅自调整滴速,以防低血压发生。部分患者用药后出现面部潮红、头部胀痛、头晕、心动过速、心悸等不适,应告知患者是药物的扩血管作用所致,不必有顾虑。

2.应用他汀类药物时

应严密监测转氨酶及肌酸激酶等生化指标,及时发现药物可能引起的肝脏损害和肌病。采用强化降脂治疗时,应注意监测药物的安全性。

(三)心理护理

安慰患者,消除紧张、不安情绪,改变急躁易怒性格,保持心理平衡。告知患者及家属过劳、情绪激动、饱餐、用力排便、寒冷刺激等都是心绞痛发作的诱因,应注意避免。

(四)健康教育

1.疾病知识指导

(1)合理膳食:宜摄入低热量、低脂、低胆固醇、低盐饮食,多食蔬菜、水果和粗纤维食物如芹菜、糙米等,避免暴饮暴食,应少食多餐。

(2)戒烟、限酒。

(3)适量运动:应以有氧运动为主,运动的强度和时间因病情和个体差异而不同,必要时在监测下进行。

(4)心理调适:保持心理平衡,可采取放松技术或与他人交流的方式缓解压力,避免心绞痛发作的诱因。

2.用药指导

指导患者出院后遵医嘱用药,不擅自增减药量,自我检测药物的不良反应。外出时随身携带硝酸甘油以备急用。硝酸甘油遇光易分解,应放在棕色瓶内存放于干燥处,以免潮解失效。药瓶开封后每 6 个月更换 1 次,以确保疗效。

3.病情检测指导

教会患者及家属心绞痛发作时的缓解方法,胸痛发作时应立即停止活动或舌下含服硝酸甘油。如连续含服 3 次仍不缓解,或心绞痛发作比以往频繁、程度加重、疼痛时间延长,应及时就医,警惕心肌梗死的发生。不典型心绞痛发作时,可能表现为牙痛、肩周炎、上腹痛等,为防治误诊,应尽快到医院做相关检查。

4.及时就诊的指标

(1)心绞痛发作时,舌下含化硝酸酯类药物无效或重复用药仍未缓解。

(2)心绞痛发作比以往频繁、程度加重、疼痛时间延长。

六、护理效果评估

(1)患者能坚持长期遵医嘱用药物治疗。

(2)心绞痛发作时,能立即停止活动,并舌下含服硝酸甘油。

(3)能预防和控制缺血症状,减低心肌梗死的发生。

(4)能戒烟、控制饮食和糖尿病治疗。

(5)能坚持定期门诊复查。

（胡　伟）

第六章　消化内科护理

第一节　反流性食管炎

反流性食管炎(reflux esophagitis,RE)是指胃、十二指肠内容物反流入食管所引起的食管黏膜炎症、糜烂、溃疡和纤维化等病变,甚至引起咽喉、气道等食管以外的组织损害。其发病男性多于女性,男女比例大约为 3：2,发病率为 1.92%。随着年龄的增长,食管下段括约肌收缩力的下降,胃、十二指肠内容物自发性反流,而使老年人反流性食管炎的发病率有所增加。

一、病因与发病机制

(一)抗反流屏障削弱

食管下括约肌是指食管末端 3～4 cm 长的环形肌束。正常人静息时压力为 1.3～4.0 kPa(10～30 mmHg),为一高压带,防止胃内容物反流入食管。由于年龄的增长,机体老化导致食管下括约肌的收缩力下降引起食物反流。一过性食管下括约肌松弛也是反流性食管炎的主要发病机制。

(二)食管清除作用减弱

正常情况下,一旦发生食物的反流,大部分反流物通过 1～2 次食管自发和继发性的蠕动性收缩将食管内容物排入胃内,即容量清除,剩余的部分则由唾液缓慢地中和。老年人食管蠕动缓慢和唾液产生减少,影响了食管的清除作用。

(三)食管黏膜屏障作用下降

反流物进入食管后,可以凭借食管上皮表面黏液、不移动水层和表面 HCO_3^-、复层鳞状上皮等构成上皮屏障,以及黏膜下丰富的血液供应构成的后上皮屏障,发挥其抗反流物对食管黏膜损伤的作用。随着机体老化,食管黏膜逐渐萎缩,黏膜屏障作用下降。

二、护理评估

(一)健康史

询问患者的饮食结构与习惯,以及有无长期服用药物史。

（二）身体评估

1.反流症状

泛酸、反胃（指胃内容物在无恶心和不用力的情况下涌入口腔）、嗳气等，多在餐后明显或加重，平卧或躯体前屈时易出现。

2.反流物引起的刺激症状

患者胸骨后或剑突下有烧灼感、胸痛、吞咽困难等。由胸骨下段向上伸延，常在餐后1小时出现，平卧、弯腰或腹压增高时可加重。反流物刺激食管痉挛导致胸痛，常发生在胸骨后或剑突下。严重时可为剧烈刺痛，可放射到后背、胸部、肩部、颈部、耳后，有的酷似心绞痛的特点。

3.其他症状

咽部不适，有异物感、棉团感或堵塞感，可能与酸反流引起食管上段括约肌压力升高有关。

4.并发症

（1）上消化道出血：因食管黏膜炎症、糜烂及溃疡可以导致上消化道出血。

（2）食管狭窄：食管炎反复发作致使纤维组织增生，最终导致瘢痕性狭窄。

（3）Barrett食管：在食管黏膜的修复过程中，食管-贲门交界处2cm以上的食管鳞状上皮被特殊的柱状上皮取代，称之为Barrett食管。Barrett食管发生溃疡时，又称Barrett溃疡。Barrett食管是食管癌的主要癌前病变，其腺癌的发生率较正常人高30～50倍。

（三）辅助检查

1.内镜检查

内镜检查是反流性食管炎最准确、最可靠的诊断方法，能判断其严重程度和有无并发症，结合活检可与其他疾病相鉴别。

2.24小时食管pH监测

应用便携式pH记录仪在生理状态下对患者进行24小时食管pH监测，可提供食管是否存在过度酸反流的客观依据。在进行该项检查前3天，应停用抑酸药与促胃肠动力的药物。

3.食管吞钡X线检查

对不愿意接受或不能耐受内镜检查者行该检查。严重患者可发现阳性X线征。

（四）心理-社会状况

反流性食管炎长期持续存在，病情反复、病程迁延，因此患者会出现食欲减退，体重下降，导致患者心情烦躁、焦虑；合并消化道出血时会使患者紧张、恐惧。应注意评估患者的情绪状态及对本病的认知程度。

三、常见护理诊断及问题

（一）疼痛

疼痛与胃食管黏膜炎性病变有关。

（二）营养失调

低于机体需要量与害怕进食、消化吸收不良等有关。

（三）有体液不足的危险

体液不足的危险与合并消化道出血引起活动性体液丢失、呕吐及液体摄入量不足有关。

（四）焦虑

焦虑与病情反复、病程迁延有关。

（五）知识缺乏

缺乏对反流性食管炎病因和预防知识的了解。

四、诊断要点与治疗原则

（一）诊断要点

临床上有明显的反流症状；内镜下有反流性食管炎的表现，过度酸反流的客观依据即可作出诊断。

（二）治疗原则

以药物治疗为主，对药物治疗无效或发生并发症者可做手术治疗。

1.药物治疗

目前多主张采用递减法，即开始使用质子泵抑制剂加促胃肠动力药，迅速控制症状，待症状控制后再减量维持。

（1）促胃肠动力药：目前主要常用的药物是西沙必利。常用量为每次 5～15 mg，每天 3～4 次，疗程 8～12 周。

（2）抑酸药。①H_2 受体拮抗剂（H_2RA）：西咪替丁 400 mg、雷尼替丁 150 mg、法莫替丁 20 mg，每天2次，疗程 8～12 周；②质子泵抑制剂（PPI）：奥美拉唑 20 mg、兰索拉唑 30 mg、泮托拉唑 40 mg、雷贝拉唑 10 mg 和埃索美拉唑 20 mg，一天 1 次，疗程 4～8 周；③抗酸药：仅用于症状轻、间歇发作的患者作为临时缓解症状用。反流性食管炎有并发症或停药后很快复发者，需要长期维持治疗。H_2RA、西沙必利、PPI 均可用于维持治疗，其中以 PPI 效果最好。维持治疗的剂量因患者而异，以调整至患者无症状的最低剂量为合适剂量。

2.手术治疗

手术为不同术式的胃底折叠术。手术指征：①经内科治疗无效；②虽经内科治疗有效，但患者不能忍受长期服药；③经反复扩张治疗后仍反复发作的食管狭窄；④确证由反流性食管炎引起的严重呼吸道疾病。

3.并发症的治疗

（1）食管狭窄：大部分狭窄可行内镜下食管扩张术治疗。扩张后予以长程 PPI 维持治疗可防止狭窄复发。少数严重瘢痕性狭窄需行手术切除。

（2）Barrett 食管：药物治疗是预防 Barrett 食管发生和发展的重要措施，必须使用 PPI 治疗及长期维持。

五、护理措施

（一）一般护理

为减少平卧时及夜间反流可将床头抬高 15～20 cm。避免睡前 2 小时内进食，白天进餐后亦不宜立即卧床。应避免食用使食管下括约肌压力降低的食物和药物，如高脂肪、巧克力、咖啡、浓茶及硝酸甘油、钙通道阻滞剂等。应戒烟及禁酒。减少一切使腹压增高的因素，如肥胖、便秘、紧束腰带等。

（二）用药护理

遵医嘱给予药物治疗，注意观察药物的疗效及不良反应。

1.H₂ 受体拮抗剂

药物应在餐中或餐后即刻服用,若需同时服用抗酸药,则两药应间隔 1 小时以上。若静脉给药应注意控制速度,过快可引起低血压和心律失常。西咪替丁对雄性激素受体有亲和力,可导致男性乳腺发育、阳痿及性功能紊乱,应做好解释工作。该药物主要通过肾排泄,用药期间应监测肾功能。

2.质子泵抑制剂

奥美拉唑可引起头晕,应嘱患者用药期间避免开车或做其他必须高度集中注意力的工作。兰索拉唑的不良反应包括荨麻疹、皮疹、瘙痒、头痛、口苦、肝功能异常等,轻度不良反应不影响继续用药,较严重时应及时停药。泮托拉唑的不良反应较少,偶可引起头痛和腹泻。

3.抗酸药

该药在饭后 1 小时和睡前服用。服用片剂时应嚼服,乳剂给药前应充分摇匀。抗酸剂应避免与奶制品、酸性饮料及食物同时服用。

(三)饮食护理

(1)指导患者有规律地进餐,饮食不宜过饱,选择营养丰富、易消化的食物。避免摄入过咸、过甜、过辣的刺激性食物。

(2)制订饮食计划:与患者共同制订饮食计划,指导患者及家属改进烹饪技巧,增加食物的色、香、味,引起患者食欲。

(3)观察并记录患者每天进餐次数、量、种类,以了解其摄入营养素的情况。

六、健康指导

(一)疾病知识的指导

向患者及家属介绍本病的有关病因,避免诱发因素。保持良好的心理状态,平时生活要有规律,合理安排工作和休息时间,注意劳逸结合,积极配合治疗。

(二)饮食指导

指导患者加强饮食卫生和饮食营养,养成有规律的饮食习惯;避免过冷、过热、辛辣等刺激性食物及浓茶、咖啡等饮料;嗜酒者应戒酒。

(三)用药指导

根据病因及病情进行指导,嘱患者长期维持治疗,介绍药物的不良反应,如有异常及时复诊。

（许　芳）

第二节　急性胃炎

急性胃炎是由多种病因引起的急性胃黏膜炎症,内镜检查可见胃黏膜充血、水肿、出血、糜烂及浅表溃疡等一过性病变。临床上以急性糜烂出血性胃炎最常见。

一、病因与发病机制

(一)药物

最常引起胃黏膜炎症的药物是非甾体抗炎药,如阿司匹林、吲哚美辛等,可破坏胃黏膜上皮层,引起黏膜糜烂。

(二)急性应激

严重的重要脏器衰竭、严重创伤、大手术、大面积烧伤、休克甚至精神心理因素等引起的急性应激,导致胃黏膜屏障破坏和 H^+ 弥散进入黏膜,引起胃黏膜糜烂和出血。

(三)其他

乙醇具有亲脂性和溶脂能力,高浓度乙醇可直接破坏胃黏膜屏障。某些急性细菌或病毒感染、胆汁和胰液反流、胃内异物及肿瘤放射治疗(简称放疗)后的物理性损伤,可造成胃黏膜损伤,引起上皮细胞损害、黏膜出血和糜烂。

二、临床表现

(一)症状

轻者大多无明显症状;有症状者主要表现为非特异性消化不良的表现。上消化道出血是该病突出的临床表现。

(二)体征

上腹部可有不同程度的压痛。

三、辅助检查

(一)实验室检查

大便潜血试验呈阳性。

(二)内镜检查

纤维胃镜检查是诊断的主要依据。

四、治疗

治疗原则是去除致病因素和积极治疗原发病。药物引起者,立即停药。急性应激者,在积极治疗原发病的同时,给予抑制胃酸分泌的药物。发生上消化道大出血时,按上消化道出血处理。

五、护理措施

(一)休息与活动

注意休息,减少活动。急性应激致病者应卧床休息。

(二)饮食护理

定时、规律进食,少食多餐,避免辛辣刺激性食物。

(三)用药指导

指导患者遵医嘱慎用或禁用对胃黏膜有刺激作用的药物,并指导患者正确服用抑酸剂、胃黏膜保护剂等药物。

(许　芳)

第三节 慢 性 胃 炎

慢性胃炎是指由多种原因引起的胃黏膜慢性炎症。其发病率在各种胃病中居首位,男性多于女性,各个年龄段均可发病,且随年龄增长发病率逐渐增高。慢性胃炎的分类方法很多,全国慢性胃炎研讨会共识意见中采纳了国际上新悉尼系统的分类方法,将慢性胃炎分为浅表性(又称非萎缩性)、萎缩性和特殊类型三大类。慢性浅表性胃炎是指不伴有胃黏膜萎缩性改变的慢性炎症,幽门螺杆菌感染是其主要病因;慢性萎缩性胃炎是指胃黏膜已经发生了萎缩性改变,常伴有肠上皮化生,又分为多灶萎缩性胃炎和自身免疫性胃炎两大类;特殊类型胃炎种类很多,临床上较少见。

一、病因及诊断检查

(一)致病因素

1.幽门螺杆菌感染

幽门螺杆菌感染是慢性浅表性胃炎最主要的病因。幽门螺杆菌具有鞭毛,其分泌的黏液素可直接侵袭胃黏膜,释放的尿素酶可分解尿素产生 NH_3 中和胃酸,使幽门螺杆菌在胃黏膜定居和繁殖,同时可损伤上皮细胞膜;幽门螺杆菌产生的细胞毒素还可引起炎症反应和菌体壁诱导自身免疫反应的发生,导致胃黏膜慢性炎症。

2.饮食因素

高盐饮食,长期饮烈酒、浓茶、咖啡,摄取过热、过冷、过于粗糙的食物等,均易引起慢性胃炎。

3.自身免疫

患者血液中存在自身抗体,如抗壁细胞抗体和抗内因子抗体,可使壁细胞数目减少,胃酸分泌减少或缺失,还可使维生素 B_{12} 吸收障碍导致恶性贫血。

4.其他因素

各种原因引起的十二指肠液反流入胃,削弱或破坏胃黏膜的屏障功能而损伤胃黏膜;老年人胃黏膜退行性病变;胃黏膜营养因子缺乏,如胃泌素缺乏;服用非甾体抗炎药等,均可引起慢性胃炎。

(二)身体状况

慢性胃炎起病缓慢,病程迁延,常反复发作,缺乏特异性症状。由幽门螺杆菌感染引起的慢性胃炎患者多数无症状;部分患者有上腹不适、腹部隐痛、腹胀、食欲减退、恶心和呕吐等消化不良的表现;少数患者可有少量上消化道出血;自身免疫性胃炎患者可出现明显厌食、体重减轻和贫血。体格检查可有上腹部轻微压痛。

(三)心理-社会状况

病情反复、病程迁延不愈可使患者出现烦躁、焦虑等不良情绪。

(四)实验室及其他检查

1.胃镜及活组织检查

胃镜及活组织检查是诊断慢性胃炎最可靠的方法。慢性浅表性胃炎可见红斑(点、片状或条状)、黏膜粗糙不平、出血点或出血斑;慢性萎缩性胃炎可见黏膜呈颗粒状、黏膜血管显露、色泽灰暗、皱襞细小。

2.幽门螺杆菌检测

可通过侵入性(如快速尿素酶试验、组织学检查和幽门螺杆菌培养等)和非侵入性(如^{13}C或^{14}C尿素呼气试验、粪便幽门螺杆菌抗原检测和血清学检查等)方法检测幽门螺杆菌。

3.胃液分析

自身免疫性胃炎时,胃酸缺乏;多灶萎缩性胃炎时,胃酸分泌正常或偏低。

4.血清学检查

自身免疫性胃炎时,血清抗壁细胞抗体和抗内因子抗体可呈阳性,血清胃泌素水平明显升高;多灶萎缩性胃炎时,血清胃泌素水平正常或偏低。

二、护理诊断及医护合作性问题

(一)疼痛
腹痛与胃黏膜炎性病变有关。

(二)营养失调
低于机体需要量与厌食、消化吸收不良等有关。

(三)焦虑
焦虑与病情反复、病程迁延有关。

(四)潜在并发症
癌变。

(五)知识缺乏
缺乏对慢性胃炎病因和预防知识的了解。

三、治疗及护理措施

(一)治疗要点
治疗原则是积极去除病因,根除幽门螺杆菌感染,对症处理,防治癌前病变。

1.病因治疗

(1)根除幽门螺杆菌感染:目前多采用的治疗方案是以胶体铋剂或质子泵抑制药为基础加上两种抗生素的三联治疗方案。如常用奥美拉唑或枸橼酸铋钾,与阿莫西林及甲硝唑或克拉霉素3种药物联用,两周为1个疗程。治疗失败后再治疗比较困难,可换用两种抗生素,或采用胶体铋剂和质子泵抑制药合用的四联疗法。

(2)其他病因治疗:因非甾体抗炎药引起者,应立即停药并给予制酸药或硫糖铝;因十二指肠液反流引起者,应用硫糖铝或氢氧化铝凝胶吸附胆汁;因胃动力学改变引起者,应给予多潘立酮或莫沙必利等。

2.对症处理

有胃酸缺乏和贫血者,可用胃蛋白酶合剂等以助消化;对于上腹胀满者,可选用胃动力药、理气类中药;有恶性贫血时可肌内注射维生素 B_{12}。

3.胃黏膜异型增生的治疗

异型增生是癌前病变,应定期随访,给予高度重视。对不典型增生者可给予维生素 C、维生素E、β胡萝卜素、叶酸和微量元素硒预防胃癌的发生;对已经明确的重度异型增生可手术治疗,目前多采用内镜下胃黏膜切除术。

(二)护理措施

1.病情观察

主要观察有无上腹不适、腹胀、食欲减退等消化不良的表现;观察腹痛的部位、性质,呕吐物与大便的颜色、量及性状;评估实验室及胃镜检查结果。

2.饮食护理

(1)营养状况评估:观察并记录患者每天进餐次数、量和品种,以了解机体的营养摄入状况。定期监测体重,监测血红蛋白浓度、血清蛋白等有关营养指标的变化。

(2)制订饮食计划:①与患者及其家属共同制订饮食计划,以营养丰富、易消化、少刺激为原则。②胃酸低者可适当食用刺激胃酸分泌或酸性的食物,如浓肉汤、鸡汤、山楂、食醋等;胃酸高者应指导患者避免食用酸性和多脂肪食物,可进食牛奶、菜泥、面包等。③鼓励患者养成良好的饮食习惯,进食应规律,少食多餐,细嚼慢咽。④避免摄入过冷、过热、过咸、过甜、辛辣和粗糙的食物,戒除烟酒。⑤提供舒适的进餐环境,改进烹饪技巧,保持口腔清洁卫生,以促进患者的食欲。

3.药物治疗的护理

(1)严格遵医嘱用药,注意观察药物的疗效及不良反应。

(2)枸橼酸铋钾:宜在餐前半小时服用,因其在酸性环境中方起作用;服药时要用吸管直接吸入,防止将牙齿、舌染黑;部分患者服药后出现便秘或黑粪,少数患者有恶心、一过性血清转氨酶升高,停药后可自行消失,极少数患者可能出现急性肾衰竭。

(3)抗菌药物:服用阿莫西林前应详细询问患者有无青霉素过敏史,用药过程中要注意观察有无变态反应的发生;服用甲硝唑可引起恶心、呕吐等胃肠道反应及口腔金属味、舌炎、排尿困难等不良反应,宜在餐后半小时服用。

(4)多潘立酮及西沙必利:应在餐前服用,不宜与阿托品等解痉药合用。

4.心理护理

护理人员应主动安慰、关心患者,向患者说明不良情绪会诱发和加重病情,经过正规的治疗和护理慢性胃炎可以康复。

5.健康指导

向患者及家属介绍本病的有关知识、预防措施等;指导患者避免诱发因素,保持愉快的心情,生活规律,养成良好的饮食习惯,戒除烟酒;向患者介绍服用药物后可能出现的不良反应,指导患者按医嘱坚持用药,定期复查,如有异常及时复诊。

(许　芳)

第四节　消化性溃疡

消化性溃疡主要指发生于胃和十二指肠的慢性溃疡,即胃溃疡(GU)和十二指肠溃疡(DU),因溃疡的形成与胃酸/胃蛋白酶的消化作用有关而得名。临床以慢性病程、周期性发作和节律性上腹部疼痛为主要特点。消化性溃疡是消化系统的常见病,我国总发病率为10%～12%,秋冬和冬春之交好发。临床上十二指肠溃疡较胃溃疡多见,二者之比约为3:1。男性患病较女性多见,男女之比为(3～4):1。十二指肠溃疡好发于青壮年,胃溃疡的发病年龄高峰比十二指肠溃疡约晚10年。

一、病因及诊断检查

(一)致病因素

1.幽门螺杆菌感染

大量研究表明幽门螺杆菌感染是消化性溃疡的主要病因,尤其是十二指肠溃疡。其机制尚未完全阐明,可能是幽门螺杆菌感染通过直接或间接作用于胃、十二指肠黏膜,胃酸分泌增加,使黏膜屏障作用削弱,引起局部炎症和免疫反应,导致胃、十二指肠黏膜损害和溃疡形成。

2.胃酸和胃蛋白酶

消化性溃疡的最终形成是由于胃酸/胃蛋白酶对黏膜的自身消化所致。胃酸分泌增多不仅破坏胃黏膜屏障,还能激活胃蛋白酶,从而降解蛋白质分子,损伤黏膜,故胃酸在溃疡的形成过程中起关键作用,是溃疡形成的直接原因。

3.非甾体抗炎药

非甾体抗炎药如阿司匹林、吲哚美辛、糖皮质激素等可直接作用于胃、十二指肠黏膜,损害黏膜屏障,主要通过抑制前列腺素合成,削弱其对黏膜的保护作用。

4.其他因素

(1)遗传:O型血人群的十二指肠溃疡发病率高于其他血型。

(2)吸烟:烟草中的尼古丁成分可引起胃酸分泌增加、幽门括约肌张力降低、胆汁及胰液反流增多,从而削弱胃肠黏膜屏障。

(3)胃十二指肠运动异常:胃排空增快,可使十二指肠壶腹部酸负荷增大;胃排空延缓,可引起十二指肠液反流入胃,而损伤胃黏膜。

总之,胃酸/胃蛋白酶的损害作用增强和/或胃、十二指肠黏膜防御/修复机制减弱是本病发生的根本环节。但胃和十二指肠溃疡发病机制也有所不同,胃溃疡的发病主要是防御/修复机制减弱,十二指肠溃疡的发病主要是损害作用增强。

(二)身体状况

临床表现轻重不一,部分患者可无症状或症状较轻,或以出血、穿孔等并发症为首发表现。典型的消化性溃疡有如下临床特点。①慢性病程:病史可达数年至数十年。②周期性发作:发作与缓解交替出现,发作常有季节性,春秋季好发。③节律性上腹部疼痛:腹痛与进食之间有明显的相关性和节律性。

1.症状

(1)上腹部疼痛:为本病的主要症状,疼痛部位多位于中上腹,偏右或偏左。疼痛性质可为钝痛、胀痛、灼痛、剧痛或饥饿不适感。多数患者疼痛有典型的节律性,胃溃疡疼痛常在餐后1小时内发生,至下次餐前消失,即进食-疼痛-缓解,故又称饱食痛;十二指肠溃疡疼痛常在两餐之间发生,至下次进餐后缓解,即疼痛-进食-缓解,故又称空腹痛或饥饿痛,部分患者也可出现午夜痛。

(2)其他:可有泛酸、嗳气、恶心、呕吐、腹胀、食欲减退等消化不良的症状,或有失眠、多汗等自主神经功能失调的表现,病程长者可出现消瘦、体重下降和贫血。

2.体征

溃疡发作期上腹部可有局限性轻压痛,胃溃疡压痛点常位于剑突下或剑突下稍偏左,十二指肠溃疡压痛点多在中上腹或中上腹稍偏右。缓解期无明显体征。

3.并发症

(1)出血:是最常见的并发症。出血引起的临床表现取决于出血的量和速度,轻者仅表现为呕血与黑粪,重者可出现低血量持久休克征象。

(2)穿孔:急性穿孔是最严重的并发症,常见诱因有饮食过饱、饮酒、劳累、服用非甾体抗炎药等。表现为突发的剧烈腹痛,迅速蔓延至全腹,并出现腹肌紧张、弥漫性腹部压痛、反跳痛,肝浊音界缩小或消失、肠鸣音减弱或消失等体征,部分患者出现休克。慢性穿孔的症状不如急性穿孔剧烈,往往表现为腹痛规律的改变,顽固而持久,常放射至背部。

(3)幽门梗阻:多由十二指肠溃疡或幽门管溃疡引起。溃疡急性发作时炎症水肿可引起暂时性梗阻,慢性溃疡愈合后形成瘢痕可致永久性梗阻。主要表现为上腹胀痛,餐后明显,频繁大量呕吐,呕吐物含酸腐味宿食。严重呕吐可致脱水和低氯低钾性碱中毒,常继发营养不良和体重减轻。上腹部空腹振水音、胃蠕动波及插胃管抽液量超过 200 mL 是幽门梗阻的特征性表现。

(4)癌变:少数胃溃疡可发生癌变。对有长期胃溃疡病史、年龄在 45 岁以上、胃溃疡上腹痛的节律性消失、症状顽固且经严格内科治疗无效、粪便隐血试验持续阳性者,应考虑癌变,需进一步检查和定期随访。

(三)心理-社会状况

由于本病病程长、周期性发作和节律性腹痛,会使患者产生紧张、焦虑或抑郁等情绪,当并发出血、穿孔或癌变时,易产生恐惧心理。

(四)实验室及其他检查

1.胃镜及胃黏膜活组织检查

胃镜及胃黏膜活组织检查是确诊消化性溃疡首选的检查方法。胃镜检查可直接观察溃疡部位、病变大小和性质,还可在直视下取活组织做病理学检查及幽门螺杆菌检测。

2.X 线钡剂检查

龛影是溃疡的 X 线检查直接征象,对溃疡有确诊价值;激惹和变形等间接征象,提示可能有溃疡的发生。

3.幽门螺杆菌检测

幽门螺杆菌检测是消化性溃疡诊断的常规检查项目,因为有无幽门螺杆菌感染决定治疗方案的选择。

4.粪便隐血试验

隐血试验阳性提示溃疡活动期,胃溃疡患者如隐血试验持续阳性,提示有癌变的可能。

二、护理诊断及医护合作性问题

(1)疼痛:腹痛与胃酸刺激溃疡面、引起化学性炎症或并发穿孔等有关。

(2)营养失调(低于机体需要量):与疼痛所致摄食减少或频繁呕吐有关。

(3)焦虑:与溃疡反复发作、迁延不愈或出现并发症使病情加重有关。

(4)潜在并发症:上消化道出血、穿孔、幽门梗阻、癌变。

(5)缺乏溃疡病防治知识。

三、治疗及护理措施

（一）治疗要点

本病的治疗目的是消除病因、控制症状、促进溃疡愈合、防止复发和防治并发症。

1.一般治疗

注意休息，劳逸结合，饮食规律，戒烟、酒，消除紧张、焦虑情绪，停用或慎用非甾体抗炎药等。

2.药物治疗

（1）抑制胃酸药物：有碱性抗酸药和抑制胃酸分泌药两大类。

碱性抗酸药：如氢氧化铝、铝碳酸镁及其复方制剂等，能中和胃酸，缓解疼痛，因其疗效差，不良反应较多，现很少应用。

抑制胃酸分泌的药物。①H_2受体拮抗药：目前临床使用最为广泛的抑制胃酸分泌、治疗消化性溃疡的药物。常用药物有西咪替丁、雷尼替丁和法莫替丁等，4～6周为1个疗程。②质子泵抑制药：目前最强的抑制胃酸分泌药物，其解除溃疡疼痛，促进溃疡愈合的效果优于H_2受体拮抗药，且能抑制幽门螺杆菌的生长。常用药物有奥美拉唑、兰索拉唑和泮托拉唑等，疗程一般为6～8周。

（2）保护胃黏膜药物：常用硫糖铝、枸橼酸铋钾和米索前列醇。

（3）根除幽门螺杆菌药物：对于有幽门螺杆菌感染的消化性溃疡，无论初发或复发、活动或静止、有无并发症，均应予以根除幽门螺杆菌治疗。

3.手术治疗

对于大量出血经内科治疗无效、急性穿孔、瘢痕性幽门梗阻、胃溃疡有癌变、正规内科治疗无效的顽固性溃疡者可选择手术治疗。

（二）护理措施

1.病情观察

密切观察患者腹痛的规律和特点，与进食、服药的关系，呕吐物及粪便的颜色和性状；监测生命体征及腹部体征的变化。观察患者有无出血、穿孔、幽门梗阻和癌变征象，一旦发现及时通知医师，并配合做好各项护理工作。

2.生活护理

（1）适当休息：溃疡活动期且症状较重或有并发症者，应适当休息。

（2）饮食护理：基本要求同慢性胃炎。指导患者进餐定时定量、少食多餐、细嚼慢咽。选择营养丰富、易消化、低脂、适量蛋白质的食物，如脱脂牛奶、鸡蛋和鱼等；主食以面食为主，因其柔软、含碱且易消化，不习惯于面食则以软米饭或米粥代替；避免辛辣、油炸、过酸、过咸食物及浓茶、咖啡等刺激性饮料，以减少胃酸分泌。

3.药物治疗的护理

严格遵医嘱用药，注意观察药物的疗效及不良反应，并告知患者用药的注意事项。

（1）碱性抗酸药：应在饭后1小时和睡前服用，避免与奶制品、酸性食物及饮料同服。氢氧化铝凝胶能阻碍磷的吸收，引起磷缺乏症，长期大量服用还可引起严重便秘；服用镁制剂可引起腹泻。

（2）H_2受体拮抗药：应在餐中或餐后即刻服用，也可将一天的剂量在睡前顿服，若与抗酸药联用时，两药间隔1小时以上。静脉给药时要注意控制速度，避免低血压和心律失常的发生。长期大量应用西咪替丁可出现男性乳房肿胀、性欲减退、腹泻、眩晕、头痛、肌肉痉挛或肌痛、皮疹、脱发,偶见粒细胞减少、精神错乱等。

(3)质子泵抑制药:奥美拉唑可引起头晕,告知患者服药期间避免从事注意力高度集中的工作;兰索拉唑的主要不良反应有荨麻疹、皮疹、瘙痒、头痛、口干、肝功能异常等,不良反应严重时应及时停药;泮托拉唑的不良反应较少,偶有头痛和腹泻。

(4)保护胃黏膜药物:硫糖铝片应在餐前 1 小时服用,可有便秘、口干、皮疹、眩晕、嗜睡等不良反应;米索前列醇可引起子宫收缩,孕妇禁用。

(5)根除幽门螺杆菌药物:应在餐后服用抗生素,尽量减少对胃黏膜的刺激,服药要定时定量,以达到根除幽门螺杆菌的目的。

4.并发症的护理

(1)穿孔:急性消化道穿孔时,禁食并胃肠减压,做好术前准备工作;慢性穿孔时,密切观察疼痛的性质,指导患者遵医嘱用药。

(2)幽门梗阻:观察患者呕吐物的性状,准确记录出入液量,重者禁食禁水、胃肠减压,及时纠正水、电解质、酸碱平衡紊乱。

5.心理护理

正确评估者及家属的心理反应,告知患者及家属,经过正规治疗和积极预防,溃疡是可以痊愈的,并说明不良情绪会诱发和加重病情,使患者树立信心,消除紧张、恐惧心理。指导患者心理放松,转移注意力,保持乐观的情绪。

6.健康指导

(1)疾病知识指导:向患者及家属介绍导致溃疡发生及加重的相关因素;指导患者生活规律,保持乐观的心态,保证充足的睡眠和休息,适当锻炼,提高机体抵抗力;建立合理的饮食习惯和结构,戒除烟酒,避免摄入刺激性食物。

(2)用药指导:指导患者严格遵医嘱正确服药,学会观察药物疗效和不良反应,不可擅自停药和减量,以避免溃疡复发;忌用或慎用对胃黏膜有损害的药物,如阿司匹林、咖啡因、糖皮质激素等;若用药后腹痛节律改变或出现并发症应及时就医。

(许　芳)

第五节　上消化道出血

一、疾病概述

(一)概念和特点

上消化道出血是指屈氏韧带以上的消化道,包括食管、胃、十二指肠、胰腺、胆管等病变引起的出血,以及胃空肠吻合术的空肠病变引起的出血。上消化道大出血是指数小时内失血量超过 1 000 mL 或循环血容量的 20%,主要表现为呕血和/或黑便,常伴有血容量减少而引起急性周围循环衰竭,是临床的急症,严重者可导致失血性休克而危及生命。

近年来,本病的诊断和治疗水平有很大的提高,临床资料统计显示,80%～85%急性上消化道大出血患者短期内能自行停止,仅 15%～20% 的患者出血不止或反复出血,最终死于出血并发症,其中急性非静脉曲张性上消化道出血的发病率在我国仍居高不下,严重威胁人民的生命健康。

(二)相关病理生理

上消化道出血多起因于消化性溃疡侵蚀胃基底血管导致其破裂而引发出血。出血后逐渐影响周围血液循环量,如因出血量多引起有效循环血量减少,进而引发血液循环系统代偿,以致血压降低,心悸、出汗,需即刻处理。出血处可能因血块形成而自动止血,但也可能再次出血。

(三)上消化道出血的病因

上消化道出血的病因包括溃疡性疾病、炎症、门脉高压、肿瘤、全身性疾病等。临床上最常见的病因是消化性溃疡,其他依次为急性糜烂出血性胃炎、食管胃底静脉曲张破裂和胃癌。现将病因归纳列述如下。

1.上消化道疾病

(1)食管疾病、食管物理性损伤、食管化学性损伤。

(2)胃、十二指肠疾病:消化性溃疡、Zollinger-Ellison 综合征、胃癌等。

(3)空肠疾病:胃肠吻合术后空肠溃疡、空肠 Crohn 病。

2.门静脉高压引起的食管胃底静脉曲张破裂出血

(1)各种病因引起的肝硬化。

(2)门静脉阻塞:门静脉炎、门静脉血栓形成、门静脉受邻近肿块压迫。

(3)肝静脉阻塞:如 Budd-Chiari 综合征。

3.上消化道邻近器官或组织的疾病

(1)胆管出血:胆囊或胆管结石、胆管蛔虫、胆管癌、肝癌、肝脓肿或肝血管瘤破入胆管等。

(2)胰腺疾病:急慢性胰腺炎、胰腺癌、胰腺假性囊肿、胰腺脓肿等。

(3)其他:纵隔肿瘤或囊肿破入食管、主动脉瘤、肝或脾动脉瘤破入食管等。

4.全身性疾病

(1)血液病:白血病、血友病、再生障碍性贫血、弥散性血管内凝血等。

(2)急性感染:脓毒症、肾综合征出血热、钩端螺旋体病、重症肝炎等。

(3)脏器衰竭:尿毒症、呼吸衰竭、肝衰竭等。

(4)结缔组织病:系统性红斑狼疮、结节性多动脉炎、皮肌炎等。

5.诱因

(1)服用水杨酸类或其他非甾体抗炎药物或大量饮酒。

(2)应激相关胃黏膜损伤:严重感染、休克、大面积烧伤、大手术、脑血管意外等应激状态下,会引起应激相关胃黏膜损伤。应激性溃疡可引起大出血。

(四)临床表现

上消化道大量出血的临床表现主要取决于出血量及出血速度。

1.呕血与黑便

呕血与黑便是上消化道出血的特征性表现,上消化道出血之后,均有黑粪。出血部位在幽门以上者常有呕血,若出血量较少、速度慢亦可无呕血。反之,幽门以下出血如出血量大、速度快,可因血反流入胃腔引起恶心、呕吐而表现为呕血。

呕血多棕褐色呈咖啡渣样;如出血量大,未经胃酸充分混合即呕出,则为鲜红色或有血块。

黑粪呈柏油样,黏稠而发亮;当出血量大,血液在肠内推进快,粪便可呈暗红甚至鲜红色。

2.失血性周围循环衰竭

急性大量失血由于循环血容量迅速减少而导致周围循环衰竭。一般表现为头昏、心慌、乏力,突然起立发生晕厥、肢体冷感、心率加快、血压偏低等。严重者呈休克状态。

3.发热

大量出血后,多数患者在 24 小时内出现低热,持续 3～5 天后降至正常。发热原因可能与循环血量减少和周围循环衰竭导致体温调节中枢功能紊乱等因素有关。

4.氮质血症

上消化道大量出血后,由于大量血液蛋白质的消化产物在肠道被吸收,血中尿素氮浓度可暂时增高,称为肠源性氮质血症。一般于一次出血后数小时血尿素氮开始上升,24～48 小时达到高峰,一般不超过 14.3 mmol/L(40 mg/dL),3～4 天后降至正常。

5.贫血和血常规

急性大量出血后均有失血性贫血。但在出血的早期,血红蛋白浓度、红细胞计数与血细胞比容可无明显变化。在出血后,组织液渗入血管内,使血液稀释,一般经 3～4 小时才出现贫血,出血后 24～72 小时血液稀释到最大限度。贫血程度除取决于失血量外,还和出血前有无贫血、出血后液体平衡状态等因素相关。

急性出血患者为正细胞正色素性贫血,在出血后骨髓有明显代偿性增生,可暂时出现大细胞性贫血,慢性失血则呈小细胞低色素性贫血。出血 24 小时内网织红细胞即见增高,出血停止后逐渐降至正常。白细胞计数在出血后 2～5 小时轻至中度升高,血止后 2～3 天才恢复正常。但在肝硬化患者中,如同时有脾功能亢进,则白细胞计数可不升高。

(五)辅助检查

1.实验室检查

测定红细胞、白细胞和血小板计数,血红蛋白浓度、血细胞比容、肝功能、肾功能、大便隐血检查等(以了解其病因、诱因及潜在的护理问题)。

2.内镜检查

出血后 24～48 小时行急诊内镜检查,可以直接观察出血部位,明确出血的病因,同时对出血灶进行止血治疗是上消化道出血病因诊断的首选检查方法。

3.X 线钡餐检查

对明确病因亦有价值。主要适用于不宜或不愿进行内镜检查者或胃镜检查未能发现出血原因,需排除十二指肠降段以下的小肠段有无出血病灶者。

4.其他

放射性核素扫描或选择性动脉造影如腹腔动脉、肠系膜上动脉造影帮助确定出血部位,适用于内镜及 X 线钡剂造影未能确诊而又反复出血者。不能耐受 X 线、内镜或动脉造影检查的患者,可做吞线试验,根据棉线有无沾染血迹及其部位,可以估计活动性出血部位。

(六)治疗原则

上消化道大量出血为临床急症,应采取积极措施进行抢救。迅速补充血容量,纠正水、电解质失衡,预防和治疗失血性休克,给予止血治疗,同时积极进行病因诊断和治疗。

药物治疗:包括局部用药和全身用药两部分。

1.局部用药

经口或胃管注入消化道内,对病灶局部进行止血,主要如下。

(1)8～16 mg 去甲肾上腺素溶于100～200 mL 冰盐水口服,强烈收缩出血的小动脉而止血,适用于胃、十二指肠出血。

(2)口服凝血酶,经接触性止血,促使纤维蛋白原转变为纤维蛋白,加速血液凝固,近年来被广泛应用于局部止血。

2.全身用药

经静脉进入体内,发挥止血作用。

(1)抑制胃酸分泌药:对消化性溃疡和急性胃黏膜损伤引起的出血,常规给予 H_2 受体拮抗剂或质子泵抑制剂,以提高和保持胃内较高的 pH,有利于血小板聚集及血浆凝血功能所诱导的止血过程。常用药物:西咪替丁200～400 mg,每6小时1次;雷尼替丁50 mg,每6小时1次;法莫替丁20 mg,每12小时1次;奥美拉唑40 mg,每12小时1次。急性出血期均为静脉用药。

(2)降低门静脉压力药:①血管升压素及其拟似物,为常用药物,其机制是收缩内脏血管,从而减少门静脉血流量,降低门静脉及其侧支循环的压力。用法为血管升压素0.2 U/min 持续静脉滴注,视治疗反应,可逐渐加至0.4 U/min。同时用硝酸甘油静脉滴注或含服,以减轻大剂量用血管升压素的不良反应,并且硝酸甘油有协同降低门静脉压力的作用。②生长抑素及其拟似物,止血效果好,可明显减少内脏血流量,并减少奇静脉血流量,而奇静脉血流量是食管静脉血流量的标志。14 肽天然生长抑素,用法为首剂250 μg 缓慢静脉注射,继以250 $\mu g/h$ 持续静脉滴注。人工合成剂奥曲肽,常用首剂100 μg 缓慢静脉注射,继以25～50 $\mu g/h$ 持续静脉滴注。

(3)促进凝血和抗纤溶药物:补充凝血因子如静脉注入纤维蛋白原和凝血酶原复合物对凝血功能异常引起出血者有明显疗效。抗血纤溶芳酸和 6-氨基己酸有对抗或抑制纤维蛋白溶解的作用。

二、护理评估

(一)一般评估

1.生命体征

大量出血患者因血容量不足,外周血管收缩,体温可能偏低,出血后2天内多有发热,一般不超过38.5 ℃,持续3～5天;脉搏增快(＞120 次/分)或细速;呼吸急促、浅快;血压降低,收缩压降至10.7 kPa(80 mmHg)以下,甚至可持续下降至测不出,脉压减小,小于3.3～4.0 kPa(25～30 mmHg)。

2.患者主诉

患者有无头晕、乏力、心慌、气促、发冷、口干口渴等症状。

3.相关记录

呕血颜色、量,皮肤、尿量、出入量、黑便颜色和量等记录结果。

(二)身体评估

1.头颈部

上消化道大量出血,有效循环血容量急剧减少,患者可出现精神萎靡、嗜睡、表情淡漠、烦躁不安、意识模糊甚至昏迷。

2.腹部

(1)有无肝大、脾大,如果脾大、蜘蛛痣、腹壁静脉曲张或有腹水者,提示肝硬化门脉高压食管静脉破裂出血;肝大、质地硬、表面凹凸不平或有结节,提示肝癌。

(2)腹部肿块的质地软硬度,如果质地硬、表面凹凸不平或有结节应考虑胃、胰腺、肝胆肿瘤。

(3)中等量以上的腹水可有移动性浊音。

(4)肠鸣音活跃,肠蠕动增强,肠鸣音达10次/分以上,但音调不特别高调,提示有活动性出血。

(5)直肠和肛门有无结节、触痛和肿块、狭窄等异常情况。

3.其他

(1)出血部位与出血性质的评估:上消化道出血不包括口、鼻、咽喉等部位出血及咯血,应注意鉴别。出血部位在幽门以上,呕血及黑粪可同时发生,而幽门以下部位出血,多以黑粪为主。下消化道出血较少时,易被误认为是上消化道出血。下消化道出血仅有便血,无呕血,粪便鲜红、暗红或有血块,患者常感下腹部疼痛等不适感。进食动物血、肝,服用骨炭、铁剂、铋剂或中药也可使粪便发黑,但黑而无光泽。

(2)出血量的评估:粪便隐血试验阳性,表示每天出血量大于 5 mL;出现黑便时表示每天出血量在50～70 mL,胃内积血量达 250～300 mL,可引起呕血;急性出血量＜400 mL 时,组织液及脾脏贮血补充失血量,可无临床表现,若大量出血数小时内失血量超过 1 000 mL 或循环血容量的 20%,引起急性周围循环衰竭,导致急性失血性休克而危及患者生命。

(3)失血程度的评估:失血程度除按出血量评估外,还应根据全身状况来判断。失血多伴有全身症状,表现如下。①轻度失血:失血量达全身总血量 10%～15%,患者表现为皮肤苍白、头晕、怕冷,血压可正常但有波动,脉搏稍快,尿量减少。②中度失血:失血量达全身总血量 20%以上,患者表现为口干、眩晕、心悸,血压波动、脉压变小,脉搏细数,尿量减少。③重度失血:失血量达全身总血量 30%以上,患者表现为烦躁不安、意识模糊、出冷汗、四肢厥冷、血压显著下降、脉搏细数超过 120 次/分,尿少或尿闭,重者失血性休克。

(4)出血是否停止的评估:①反复呕血,呕吐物由咖啡色转为鲜红色,黑便次数增多且粪便稀薄,色泽转为暗红色,伴肠鸣音亢进;②周围循环衰竭的表现经充分补液、输血仍未见明显改善,或暂时好转后又恶化,血压不稳,中心静脉压不稳定;③红细胞计数、血细胞比容、血红蛋白测定不断下降,网织红细胞计数持续增高;④在补液足够、尿量正常时,血尿素氮升高;⑤门脉高压患者的脾大,因出血而暂时缩小,如不见脾脏恢复肿大,提示出血未止。

(三)心理-社会评估

患者发生呕血与黑便时都可导致紧张、烦躁不安、恐惧、焦虑等反应。病情危重者可出现濒死感,而此时其家属表现伤心状态,使患者出现较强烈的紧张及恐惧感。慢性疾病或全身性疾病致反复呕血与黑便者,易对治疗和护理失去信心,表现为护理工作上不合作。患者及其家庭对疾病的认识态度影响患者的生活质量,影响其工作、学习、社交等活动。

(四)辅助检查结果评估

1.血常规

上消化道出血后均有急性失血性贫血;出血后 6～12 小时红细胞计数、血红蛋白浓度及血细胞比容下降;出血后 2～5 小时白细胞数开始增高,血止后 2～3 天降至正常。

2.血尿素氮测定

呕血的同时因部分血液进入肠道,血红蛋白的分解产物在肠道被吸收,故在出血数小时后尿素氮开始不升,24～48 小时可达高峰,持续时间不等,与出血时间长短有关。

3.粪便检查

隐血试验(OBT)阳性,但检查前需禁止食动物血、肝、绿色蔬菜等 3～4 天。

4.内镜检查

直接观察出血的原因和部位,黏膜皱襞迂曲可提示胃底静脉曲张曲张。

(五)常用药物治疗效果的评估

1.输血

输血前评估患者的肝功能,肝功能受损宜输新鲜血,因库存血含氨量高易诱发肝性脑病。同时要评估患者年龄、病情、周围循环动力学及贫血状况,注意因输液、输血过快、过多导致肺水肿,原有心脏病或老年患者必要时可根据中心静脉压调节输液量。

2.血管升压素

滴注速度应准确,并严密观察有无出现腹痛、血压升高、心律失常、心肌缺血,甚至发生心肌梗死等不良反应。评估是否药液外溢,一旦外溢用 50％硫酸镁湿敷,因该药有抗利尿作用,突然停用血管升压素会引起反射性尿液增多,故应观察尿量并向家属做好解释工作。同时,孕妇、冠心病、高血压禁用血管升压素。

3.凝血酶

口服凝血酶时评估有无有恶心、头昏等不良反应,并指导患者更换体位。此药不能与酸碱及重金属等药物配伍,应现用现配,若出现过敏现象应立即停药。

4.镇静剂

评估患者的肝功能,肝病患者忌用吗啡、巴比妥类等强镇静药物。

三、主要护理诊断/问题

(一)体液不足

体液不足与上消化道大量出血有关。

(二)活动无耐力

活动无耐力与上消化道出血所致周围循环衰竭有关。

(三)营养失调

营养低于机体需要量与急性期禁食及贫血有关。

(四)恐惧

恐惧与急性上消化道大量出血有关。

(五)知识缺乏

缺乏有关出血的知识及防治的知识。

(六)潜在并发症

休克、急性肾衰竭。

四、护理措施

（一）一般护理

1.休息与体位

少量出血者应卧床休息,大出血时绝对卧床休息,取平卧位并将下肢略抬高,以保证脑部供血。呕吐时头偏向一侧,防止窒息或误吸。指导患者坐起、站起时动作要缓慢,出现头晕、心慌、出汗时立即卧床休息并告知护士。病情稳定后,逐渐增加活动量。

2.饮食护理

急性大出血伴恶心、呕吐者应禁食。少量出血无呕吐者,可进食温凉、清淡流质食物。出血停止后改为营养丰富、易消化、无刺激性半流质、软食,少量多餐逐渐过渡到正常饮食。食管胃底静脉曲张破裂出血者避免粗糙、坚硬、刺激性食物,且应细嚼慢咽。防止损伤曲张静脉而再次出血。

3.安全护理

轻症患者可起身稍做活动,可上厕所大小便。但应注意有活动性出血时,患者常因有便意而至厕所,在排便时或便后起立时晕厥,因此必要时由护士陪同如厕或暂时改为在床上排泄。重症患者应多巡视,用床栏加以保护。

（二）病情观察

上消化道大量出血时,有效循环血容量急剧减少,可导致休克或死亡,所以要严密监测。①精神和意识状态:是否精神萎靡、嗜睡、表情淡漠、烦躁不安、意识模糊甚至昏迷。②生命体征:体温不升或发热,呼吸急促,脉搏细弱、血压降低、脉压变小、必要时行心电监护。③周围循环状况:观察皮肤和甲床色泽,肢体温暖或是湿冷,周围静脉特别是颈静脉充盈情况。④准确记录24小时出入量,测每小时尿量,应保持尿量大于每小时 30 mL,并记录呕吐物和粪便的性质、颜色及量。⑤定期复查红细胞计数、血细胞比容、血红蛋白、网织红细胞计数、血尿素氮、粪潜血,以了解贫血程度、出血是否停止。

（三）用药护理

立即建立静脉通道,遵医嘱迅速、准确地实施输血、输液、各种止血治疗及用药等抢救措施,并观察治疗效果及不良反应。血管升压素可引起腹痛、血压升高、心律失常、心肌缺血,甚至发生心肌梗死,故滴注速度应准确,并严密观察不良反应。同时,孕妇、冠心病、高血压禁用血管升压素。肝病患者忌用吗啡、巴比妥类药物,宜输新鲜血,因库存血含氨量高,易诱发肝性脑病。

（四）三腔两囊管护理

插管前应仔细检查,确保三腔气囊管通畅、无漏气,并分别做好标记,以防混淆,备用。插管后检查管道是否在胃内,抽取胃液,确定管道在胃内分别向胃囊和食管囊注气,将食管引流管、胃管连接负压吸引器,定时抽吸,观察出血是否停止,并记录引流液的性状及量。并做好留置三腔气囊管期间的护理和拔管出血停止后的观察及拔管。

（五）心理护理

护理人员应关心、安慰患者尤其是反复出血者。解释各项检查、治疗措施,耐心细致地解答患者或家属的提问,消除他们的疑虑。同时,经常巡视,大出血时陪伴患者,以减轻患者的紧张情绪。抢救工作应迅速而不忙乱,使其产生安全感、信任,保持稳定情绪,帮助患者消除紧张恐惧心理,更好地配合治疗及护理。

（六）健康教育

1.疾病知识指导

应帮助患者和家属掌握有关疾病的病因和诱因,以及预防、治疗和护理知识,以减少再度出血的危险。并且指导患者及家属学会早期识别出血征象及应急措施。

2.饮食指导

合理饮食是避免诱发上消化道出血的重要措施。注意饮食卫生和规律饮食;进食营养丰富、易消化的食物,避免粗糙、刺激性食物,或过冷、过热、产气多的食物、饮料,禁烟、浓茶、咖啡等对胃有刺激的食物。

3.生活指导

生活起居要有规律,劳逸结合,情绪乐观,保证身心愉悦,避免长期精神紧张。应在医师指导下用药,同时,慢性病者应定期门诊随访。

4.自我观察

教会患者出院后早期识别出血征象及应急措施:出现头晕、心悸等不适,或呕血、黑便时,立即卧床休息,保持安静,减少身体活动;呕吐时取侧卧位以免误吸;立即送医院治疗。

5.及时就诊的指标

（1）有呕血和黑便。

（2）出现血压降低、头晕、心悸等不适。

五、护理效果评估

（1）患者呕血和黑便停止,生命体征正常。

（2）患者活动耐受力增加,活动时无晕厥、跌倒危险。

（3）患者置管期间患者无窒息、意外吸入、食管胃底黏膜无溃烂、坏死。

（4）患者体重逐渐恢复正常,营养状态良好。

（许　芳）

第六节　脂肪性肝病

一、非酒精性脂肪性肝病

非酒精性脂肪性肝病(non-alcoholic fatty liver disease,NAFLD)是指除外酒精和其他明确的损肝因素所致的肝细胞内脂肪过度沉积为主要特征的临床病理综合征,与胰岛素抵抗和遗传易感性密切相关的获得性代谢应激性肝损伤。包括单纯性脂肪肝(SFL)、非酒精性脂肪性肝炎(NASH)及其相关肝硬化。随着肥胖及其相关代谢综合征全球化的流行趋势,非酒精性脂肪性肝病现已成为欧美等发达国家和我国富裕地区慢性肝病的重要病因,普通成人 NAFLD 患病率10％～30％,其中10％～20％为 NASH,后者 10 年内肝硬化发生率高达 25％。

非酒精性脂肪性肝病除可直接导致失代偿期肝硬化、肝细胞癌和移植肝复发外,还可影响其他慢性肝病的进展,并参与 2 型糖尿病和动脉粥样硬化的发病。代谢综合征相关恶性肿瘤、动脉硬化性心脑血管疾病以及肝硬化是影响非酒精性脂肪性肝病患者生活质量和预期寿命的重要因素。

(一)临床表现

(1)脂肪肝的患者多无自觉症状,部分患者可有乏力、消化不良、肝区隐痛、肝大等非特异性症状及体征。

(2)患者可有体重超重和/或内脏性肥胖、空腹血糖增高、血脂紊乱、高血压等代谢综合征相关症状。

(二)并发症

肝纤维化、肝硬化、肝癌。

(三)治疗

(1)基础治疗:制订合理的能量摄入以及饮食结构、中等量有氧运动、纠正不良生活方式和行为。

(2)避免加重肝脏损害、体重急剧下降、滥用药物及其他可能诱发肝病恶化的因素。

(3)减肥:所有体重超重、内脏性肥胖以及短期内体重增长迅速的非酒精性脂肪性肝病患者,都需通过改变生活方式、控制体重、减小腰围。

(4)胰岛素增敏剂:合并 2 型糖尿病、糖耐量损害、空腹血糖增高以及内脏性肥胖者,可考虑应用二甲双胍和噻唑烷二酮类药物,以期改善胰岛素抵抗和控制血糖。

(5)降血脂药:血脂紊乱经基础治疗、减肥和应用降糖药物 3 个月以上,仍呈混合性高脂血症或高脂血症合并 2 个以上危险因素者,需考虑加用贝特类、他汀类或普罗布考等降血脂药物。

(6)针对肝病的药物:非酒精性脂肪性肝病伴肝功能异常、代谢综合征、经基础治疗 3～6 个月仍无效,以及肝活体组织检查证实为 NASH 和病程呈慢性进展性者,可采用针对肝病的药物辅助治疗,但不宜同时应用多种药物。

(四)健康教育与管理

(1)树立信心,相信通过长期合理用药、控制生活习惯,可以有效地治疗脂肪性肝病。

(2)了解脂肪性肝病的发病因素及危险因素。

(3)掌握脂肪性肝病的治疗要点。

(4)矫正不良饮食习惯,少食高脂饮食,戒烟酒。

(5)建立合理的运动计划,控制体重,监测体重的变化。

(6)定期随访,与医师一起制定合理的健康计划。

(五)预后

绝大多数非酒精性脂肪性肝病预后良好,肝组织学进展缓慢甚至呈静止状态,预后相对良好。部分患者即使已并发脂肪性肝炎和肝纤维化,如能得到及时诊治,肝组织学改变仍可逆转,罕见脂肪囊肿破裂并发脂肪栓塞而死亡。少数脂肪性肝炎患者进展至肝硬化,一旦发生肝硬化则其预后不佳。对于大多数脂肪肝患者,有时通过节制饮食、坚持中等量的有氧运动等非药物治疗措施就可达到控制体重、血糖、降低血脂和促进肝组织学逆转的目的。

(六)护理

见表 6-1。

表 6-1　非酒精性脂肪性肝病的护理

日期	项目	护理内容
入院当天	评估	一般评估:生命体征、体重、皮肤等
		专科评估:脂肪厚度、有无胃肠道反应、出血点等
	治疗	根据病情避免诱因,调整饮食,根据情况使用保肝药
	检查	按医嘱行相关检查,如血常规、肝功能、B超、CT、肝穿刺等
	药物	按医嘱正确使用保肝药物,注意用药后的观察
	活动	嘱患者卧床休息为主,避免过度劳累
	饮食	低脂、高纤维、高维生素、少盐饮食
		禁止进食高脂肪、高胆固醇、高热量食物,如动物内脏、油炸食物
		戒烟酒,嘱多饮水
	护理	做好入院介绍,主管护士自我介绍
		制定相关的护理措施,如饮食护理、药物护理、皮肤护理、心理护理
		视病情做好各项监测记录
		密切观察病情,防止并发症的发生
		做好健康宣教
		根据病情留陪员,上床挡,确保安全
	健康宣教	向患者讲解疾病相关知识、安全知识、服药知识等,教会患者观察用药效果,指导各种检查的注意事项
第2天	评估	神志、生命体征及患者的心理状态,对疾病相关知识的了解等情况
	治疗	按医嘱执行治疗
	检查	继续完善检查
	药物	密切观察各种药物作用和不良反应
	活动	卧床休息,进行适当的有氧运动
	饮食	同前
	护理	进一步做好基础护理,如导管护理、饮食护理、药物护理、皮肤护理等
		视病情做好各项监测记录
		密切观察病情,防止并发症的发生
		做好健康宣教
	健康宣教	讲解药物的使用方法及注意事项,各项检查前后注意事项
第3~9天	活动	进行有氧运动,如太极、散步、慢跑等
	健康宣教	讲解有氧运动的作用、运动的时间及如何根据自身情况调整运动量,派发健康教育宣传单
	其他	同前
出院前1天	健康宣教	出院宣教:
		服药指导
		疾病相关知识指导
		调节饮食,控制体重

日期	项目	护理内容
		保持良好的生活习惯和心理状态
		定时专科门诊复诊
出院随访		出院1周内电话随访第1次,3个月内随访第2次,6个月内随访第3次,以后1年随访1次

二、酒精性肝病

酒精性肝病是由于长期大量饮酒导致的肝脏疾病。初期通常表现为脂肪肝,进而可发展成酒精性肝炎、肝纤维化和肝硬化。其主要临床特征是恶心、呕吐、黄疸,可有肝脏肿大和压痛,并可并发肝功能衰竭和上消化道出血等。严重酗酒时可诱发广泛肝细胞坏死,甚至肝功能衰竭。酒精性肝病是我国常见的肝脏疾病之一,严重危害人民健康。

(一)临床表现

临床症状为非特异性,可无症状,或有右上腹胀痛、食欲缺乏、乏力、体质减轻、黄疸等;随着病情加重,可有神经精神症状和蜘蛛痣、肝掌等表现。

(二)并发症

肝性脑病、肝衰竭、上消化道出血。

(三)治疗

治疗酒精性肝病的原则是:戒酒和营养支持,减轻酒精性肝病的严重程度,改善已存在的继发性营养不良和对症治疗酒精性肝硬化及其并发症。

1.戒酒

戒酒是治疗酒精性肝病的最重要的措施,戒酒过程中应注意防治戒断综合征。

2.营养支持

酒精性肝病患者需良好的营养支持,应在戒酒的基础上提供高蛋白、低脂饮食,并注意补充B族维生素、维生素C、维生素K及叶酸。

3.药物治疗

糖皮质激素、保肝药等。

4.手术治疗

肝移植。

(四)健康教育与管理

(1)树立信心,坚持长期合理用药并严格控制生活习惯。

(2)了解酒精性肝病的发病因素及危险因素。

(3)掌握酒精性肝病的治疗要点。

(4)矫正不良饮食习惯,戒烟酒,合理饮食。

(5)遵医嘱服药,学会观察用药效果及注意事项。

(6)定期随访,与医师一起制定合理的健康计划。

(五)预后

一般预后良好,戒酒后可完全恢复。酒精性肝炎如能及时戒酒和治疗,大多可以恢复,主要死亡原因为肝衰竭。若不戒酒,酒精性脂肪肝可直接或经酒精性肝炎阶段发展为酒精性肝硬化。

（六）护理

见表6-2。

表6-2 酒精性脂肪性肝病的护理

日期	项目	护理内容
入院当天	评估	一般评估：神志、生命体征等
		专科评估：饮酒的量、有无胃肠道反应、出血点等
	治疗	根据医嘱使用保肝药
	检查	按医嘱行相关检查，如血常规、肝功能、B超、CT、肝穿刺等
	药物	按医嘱正确使用保肝药物，注意用药后的观察
	活动	嘱患者卧床休息为主，避免过度劳累
	饮食	低脂、高纤维、高维生素、少盐饮食
		禁食高脂肪、高胆固醇、高热量食物，如动物内脏、油炸食物
		戒烟酒，嘱多饮水
	护理	做好入院介绍，主管护士自我介绍
		制定相关的护理措施，如饮食护理、药物护理、皮肤护理、心理护理
		视病情做好各项监测记录
		密切观察病情，防止并发症的发生
		做好健康宣教
		根据病情留陪员，上床挡，确保安全
	健康宣教	向患者讲解疾病相关知识、安全知识、服药知识等，教会患者观察用药效果，指导各种检查的注意事项
第2天	评估	神志、生命体征及患者的心理状态，对疾病相关知识的了解等情况
	治疗	按医嘱执行治疗
	检查	继续完善检查
	药物	密切观察各种药物作用和不良反应
	活动	卧床休息，可进行散步等活动
	饮食	同前
	护理	做好基础护理，如皮肤护理、导管护理等
		按照医嘱正确给药，并观察药物疗效及不良反应
		视病情做好各项监测记录
		密切观察病情，防止并发症的发生
		做好健康宣教
	健康宣教	讲解药物的使用方法及注意事项、各项检查前后注意事项
第3～10天	活动	同前
	健康宣教	讲解有氧运动的作用、运动的时间及如何根据自身情况调整运动量，派发健康教育宣传单
	其他	同前

续表

日期	项目	护理内容
出院前1天	健康宣教	出院宣教
		服药指导
		疾病相关知识指导
		戒酒,调整饮食
		保持良好的生活习惯和心理状态
		定时专科门诊复诊
出院随访		出院1周内电话随访第1次,3个月内随访第2次,6个月内随访第3次,以后1年随访1次

（许 芳）

第七节 病毒性肝炎

一、甲型病毒性肝炎

甲型病毒性肝炎旧称流行性黄疸或传染性肝炎,早在8世纪就有记载。目前全世界有40亿人口受到该病的威胁。近年对其病原学和诊断技术等方面的研究进展较大,并已成功研制出甲型肝炎病毒减毒活疫苗和灭活疫苗,可有效控制甲型肝炎的流行。

(一)病因

甲型肝炎传染源是患者和亚临床感染者。潜伏期后期及黄疸出现前数天传染性最强,黄疸出现后2周粪便仍可能排出病毒,但传染性已明显减弱。本病无慢性甲肝病毒(HAV)携带者。

(二)诊断要点

甲型病毒性肝炎主要依据流行病学资料、临床特点、常规实验室检查和特异性血清学诊断。流行病学资料应参考当地甲型肝炎流行疫情,病前有无肝炎患者密切接触史及个人、集体饮食卫生状况。急性黄疸型病例黄疸期诊断不难。在黄疸前期获得诊断称为早期诊断,此期表现似"感冒"或"急性胃肠炎",如尿色变为深黄色应疑及本病。急性无黄疸型及亚临床型病例不易早期发现,诊断主要依赖肝功能检查。根据特异性血清学检查可做出病因学诊断。凡慢性肝炎和重型肝炎,一般不考虑甲型肝炎的诊断。

1.分型

甲型肝炎潜伏期为2~6周,平均4周,临床分为急性黄疸型(AIH)、急性无黄疸型和亚临床型。

(1)急性黄疸型。①黄疸前期:急性起病,多有畏寒发热,体温38℃左右,全身乏力,食欲缺乏,厌油、恶心、呕吐,上腹部饱胀不适或腹泻。少数病例以上呼吸道感染症状为主要表现,偶见荨麻疹,继之尿色加深。本期一般持续5~7天。②黄疸期:热退后出现黄疸,可见皮肤巩膜不同程度黄染。肝区隐痛,肝大,触之有充实感,伴有叩痛和压痛,尿色进一步加深。黄疸出现后全身及消化道症状减轻,否则可能发生重症化,但重症化者罕见。本期持续2~6周。③恢复期:黄疸逐渐消退,症状逐渐消失,肝脏逐渐回缩至正常,肝功能逐渐恢复。本期持续2~4周。

(2)急性无黄疸型:起病较缓慢,除无黄疸外,其他临床表现与黄疸型相似,症状一般较轻。多在3个月内恢复。

(3)亚临床型:部分患者无明显临床症状,但肝功能有轻度异常。

(4)急性淤胆型:本型实为黄疸型肝炎的一种特殊形式,特点是肝内胆汁淤积性黄疸持续较久,消化道症状轻,肝实质损害不明显。而黄疸很深,多有皮肤瘙痒及粪色变浅,预后良好。

2.实验室检查

(1)常规检查:外周血白细胞总数正常或偏低,淋巴细胞相对增多,偶见异型淋巴细胞,一般不超过10%,这可能是淋巴细胞受病毒抗原刺激后发生的母细胞转化现象。黄疸前期末尿胆原及尿胆红素开始呈阳性反应,是早期诊断的重要依据。血清丙氨酸氨基转移酶(ALT)于黄疸前期早期开始升高,血清胆红素在黄疸前期末开始升高。血清 ALT 高峰在血清胆红素高峰之前,一般在黄疸消退后一至数周恢复正常。急性黄疸型血浆球蛋白常见轻度升高,但随病情恢复而逐渐恢复。急性无黄疸型和亚临床型病例肝功能改变以单项 ALT 轻中度升高为特点。急性淤胆型病例血清胆红素显著升高而 ALT 仅轻度升高,两者形成明显反差,同时伴有血清碱性磷酸酶(ALP)及 γ-谷氨酰转移肽酶(GGT)明显升高。

(2)特异性血清学检查:特异性血清学检查是确诊甲型肝炎的主要指标。血清 IgM 型甲型肝炎病毒抗体(抗-HAV-IgM)于发病数天即可检出,黄疸期达到高峰,一般持续2~4个月,以后逐渐下降乃至消失。目前临床上主要用酶联免疫吸附法(ELISA)检查血清抗-HAV-IgM,以作为早期诊断甲型肝炎的特异性指标。血清抗-HAV-IgM 出现于病程恢复期,较持久,甚至终生阳性,是获得免疫力的标志,一般用于流行病学调查。新近报道应用线性多抗原肽包被进行 ELISA 检测 HAV 感染,其敏感性和特异性分别高于90%和95%。

(三)鉴别要点

本病需与药物性肝炎、传染性单核细胞增多症、钩端螺旋体病、急性结石性胆管炎、原发性胆汁性肝硬化、妊娠期肝内胆汁淤积症、胆总管梗阻、妊娠急性脂肪肝等鉴别。其他如血吸虫病、肝吸虫病、肝结核、脂肪肝、肝淤血及原发性肝癌等均可有肝大或 ALT 升高,鉴别诊断时应加以考虑。与乙型、丙型、丁型及戊型病毒型肝炎急性期鉴别除参考流行病学特点及输血史等资料外,主要依据血清抗-HAV-IgM 的检测。

(四)规范化治疗

急性期应强调卧床休息,给予清淡而营养丰富的食物,外加充足的 B 族维生素及维生素 C。进食过少及呕吐者,应每天静脉滴注10%的葡萄糖液1 000~1 500 mL,酌情加入能量合剂及10%氯化钾。热重者可服用茵陈蒿汤、栀子柏皮汤加减;湿重者可服用茵陈胃苓汤加减;湿热并重者宜用茵陈蒿汤和胃苓汤合方加减;肝气郁结者可用逍遥散;脾虚湿困者可用平胃散。

二、乙型病毒性肝炎

慢性乙型病毒性肝炎是由乙型肝炎病毒感染致肝脏发生炎症及肝细胞坏死,持续6个月以上而病毒仍未被清除的疾病。我国是慢性乙型病毒性肝炎的高发区,人群中约有9.09%为乙型肝炎病毒携带者。该疾病呈慢性进行性发展,间有反复急性发作,可演变为肝硬化、肝癌或肝功能衰竭等,严重危害人民健康,故对该疾病的早发现、早诊断、早治疗很重要。

(一)病因

1.传染源

传染源主要是有 HBV DNA 复制的急、慢性患者和无症状慢性 HBV 携带者。

2.传播途径

主要通过血清及日常密切接触而传播。血液传播途径除输血及血制品外,可通过注射,刺伤,共用牙刷、剃刀及外科器械等方式传播,经微量血液也可传播。由于患者唾液、精液、初乳、汗液、血性分泌物均可检出 HBsAg,故密切的生活接触可能是重要传播途径。所谓"密切生活接触"可能是由于微小创伤所致的一种特殊经血传播形式,而非消化道或呼吸道传播。另一种重要的传播方式是母-婴传播(垂直传播)。生于 HBsAg/HBeAg 阳性母亲的婴儿,HBV 感染率高达 95%,大部分在分娩过程中感染,低于10%可能为宫内感染。因此,医源性或非医源性经血液传播,是本病的传播途径。

3.易感人群

感染后患者对同一 HBsAg 亚型 HBV 可获得持久免疫力。但对其他亚型免疫力不完全,偶可再感染其他亚型,故极少数患者血清抗-HBs(某一亚型感染后)和 HBsAg(另一亚型再感染)可同时阳性。

(二)诊断要点

急性肝炎病程超过半年,或原有乙型病毒性肝炎或 HBsAg 携带史,本次又因同一病原再次出现肝炎症状、体征及肝功能异常者可以诊断为慢性乙型病毒性肝炎。发病日期不明或虽无肝炎病史,但肝组织病理学检查符合慢性乙型病毒性肝炎,或根据症状、体征、化验及 B 超检查综合分析,也可做出相应诊断。

1.分型

据 HBeAg 可分为 2 型。

(1)HBeAg 阳性慢性乙型病毒性肝炎:血清 HBsAg、HBV DNA 和 HBeAg 阳性,抗-HBe 阴性,血清 ALT 持续或反复升高,或肝组织学检查有肝炎病变。

(2)HBeAg 阴性慢性乙型病毒性肝炎:血清 HBsAg 和 HBVDNA 阳性,HBeAg 持续阴性,抗-HBe 阳性或阴性,血清 ALT 持续或反复异常,或肝组织学检查有肝炎病变。

2.分度

根据生化学试验及其他临床和辅助检查结果,可进一步分 3 度。

(1)轻度:临床症状、体征轻微或缺如,肝功能指标仅 1 或 2 项轻度异常。

(2)中度:症状、体征、实验室检查居于轻度和重度之间。

(3)重度:有明显或持续的肝炎症状,如乏力、食欲缺乏、尿黄、便溏等,伴有肝病面容、肝掌、蜘蛛痣、脾大,并排除其他原因,且无门静脉高压症者。实验室检查血清 ALT 和/或天冬氨酸氨基转移酶(AST)反复或持续升高,清蛋白降低或A/G比值异常,球蛋白明显升高。除前述条件外,凡清蛋白不超过 32 g/L,胆红素大于 5 倍正常值上限,凝血酶原活动度为 40%～60%,胆碱酯酶低于 2 500 U/L,4 项检测中有 1 项达上述程度者即可诊断为重度慢性肝炎。

3.B 超检查结果可供慢性乙型病毒性肝炎诊断参考

(1)轻度:B 超检查肝脾无明显异常改变。

(2)中度:B 超检查可见肝内回声增粗,肝和/或脾脏轻度肿大,肝内管道(主要指肝静脉)走行多清晰,门静脉和脾静脉内径无增宽。

（3）重度：B超检查可见肝内回声明显增粗,分布不均匀;肝表面欠光滑,边缘变钝;肝内管道走行欠清晰或轻度狭窄、扭曲;门静脉和脾静脉内径增宽;脾大;胆囊有时可见"双层征"。

4.组织病理学诊断

组织病理学诊断包括病因(根据血清或肝组织的肝炎病毒学检测结果确定病因)、病变程度及分级分期结果。

(三)鉴别要点

本病应与慢性丙型病毒性肝炎、嗜肝病毒感染所致肝损害、酒精性及非酒精性肝炎、药物性肝炎、自身免疫性肝炎、肝硬化、肝癌等鉴别。

(四)规范化治疗

1.治疗的总体目标

最大限度地长期抑制或消除乙肝病毒,减轻肝细胞炎症坏死及肝纤维化,延缓和阻止疾病进展,减少和防止肝脏失代偿、肝硬化、肝癌及其并发症的发生,从而改善生活质量和延长存活时间。主要包括抗病毒、免疫调节、抗炎保肝、抗纤维化和对症治疗,其中抗病毒治疗是关键,只要有适应证,且条件允许。就应进行规范的抗病毒治疗。

2.抗病毒治疗的一般适应证

（1）HBV DNA$\geq 2\times 10^4$ U/mL(HBeAg 阴性者为不低于 2×10^3 U/mL)。

（2）ALT$\geq 2\times$ULN;如用干扰素治疗,ALT 应不高于 $10\times$ULN,血总胆红素水平应低于$2\times$ULN。

（3）如 ALT$<2\times$ULN,但肝组织学显示 Knodell HAI≥ 4,或$\geq G_2$。

具有(1)并有(2)或(3)的患者应进行抗病毒治疗;对达不到上述治疗标准者,应监测病情变化,如持续 HBV DNA 阳性,且 ALT 异常,也应考虑抗病毒治疗。ULN 为正常参考值上限。

3.HBeAg 阳性慢性乙型肝炎患者

对于 HBV DNA 定量不低于 2×10^4U/mL,ALT 水平不低于 $2\times$ULN 者,或 ALT$<2\times$ULN,但肝组织学显示 Knodell HAI≥ 4,或$\geq G_2$炎症坏死者,应进行抗病毒治疗。可根据具体情况和患者的意愿,选用 IFN-α,ALT 水平应低于 $10\times$ULN,或核苷(酸)类似物治疗。对 HBV DNA 阳性但低于 2×10^4U/mL 者,经监测病情 3 个月,HBV DNA 仍未转阴,且 ALT 异常,则应抗病毒治疗。

（1）普通 IFN-α:5 MU(可根据患者的耐受情况适当调整剂量),每周 3 次或隔天 1 次,皮下或肌内注射,一般疗程为 6 个月。如有应答,为提高疗效也可延长疗程至 1 年或更长。应注意剂量及疗程的个体化。如治疗 6 个月无应答者,可改用其他抗病毒药物。

（2）聚乙二醇干扰素 α-2a:180 μg,每周 1 次,皮下注射,疗程 1 年。剂量应根据患者耐受性等因素决定。

（3）拉米夫定:100 mg,每天 1 次,口服。治疗 1 年时,如 HBV DNA 检测不到(PCR法)或低于检测下限、ALT 复常、HBeAg 转阴但未出现抗-HBe 者,建议继续用药直至 HBeAg 血清学转归,经监测 2 次(每次至少间隔 6 个月)仍保持不变者可以停药,但停药后需密切监测肝脏生化学和病毒学指标。

（4）阿德福韦酯:10 mg,每天 1 次,口服。疗程可参照拉米夫定。

（5）恩替卡韦:0.5 mg(对拉米夫定耐药患者 1 mg),每天 1 次,口服。疗程可参照拉米夫定。

4.HBeAg 阴性慢性乙型肝炎患者

HBV DNA 定量不低于 $2×10^3$ U/mL,ALT 水平不低于 $2×ULN$ 者,或 ALT<2ULN,但肝组织学检查显示 Knodell HAI≥4,或 G2 炎症坏死者,应进行抗病毒治疗。由于难以确定治疗终点,因此,应治疗至检测不出 HBVDNA(PCR 法),ALT 复常。此类患者复发率高,疗程宜长,至少为 1 年。

因需要较长期治疗,最好选用 IFN-α(ALT 水平应低于 $10×ULN$)或阿德福韦酯或恩替卡韦等耐药发生率低的核苷(酸)类似物治疗。对达不到上述推荐治疗标准者,则应监测病情变化,如持续 HBV DNA 阳性,且 ALT 异常,也应考虑抗病毒治疗。

(1)普通 IFN-α:5 MU,每周 3 次或隔天 1 次,皮下或肌内注射,疗程至少 1 年。

(2)聚乙二醇干扰素 α-2a:180 μg,每周 1 次,皮下注射,疗程至少 1 年。

(3)阿德福韦酯:10 mg,每天 1 次,口服,疗程至少 1 年。当监测 3 次(每次至少间隔 6 个月)HBV DNA 检测不到(PCR 法)或低于检测下限和 ALT 正常时可以停药。

(4)拉米夫定:100 mg,每天 1 次,口服,疗程至少 1 年。治疗终点同阿德福韦酯。

(5)恩替卡韦:0.5 mg(对拉米夫定耐药患者 1 mg),每天 1 次,口服。疗程可参照阿德福韦酯。

5.应用化疗和免疫抑制剂治疗的患者

对于因其他疾病而接受化疗、免疫抑制剂(特别是肾上腺糖皮质激素)治疗的 HBsAg 阳性者,即使 HBV DNA 阴性和 ALT 正常,也应在治疗前 1 周开始服用拉米夫定,每天 100 mg,化疗和免疫抑制剂治疗停止后,应根据患者病情决定拉米夫定停药时间。对拉米夫定耐药者,可改用其他已批准的能治疗耐药变异的核苷(酸)类似物。核苷(酸)类似物停用后可出现复发,甚至病情恶化,应十分注意。

6.其他特殊情况的处理

(1)经过规范的普通 IFN-α 治疗无应答患者,再次应用普通 IFN-α 治疗的疗效很低。可试用聚乙二醇干扰素 α-2a 或核苷(酸)类似物治疗。

(2)强化治疗指在治疗初始阶段每天应用普通 IFN-α,连续 2～3 周后改为隔天 1 次或每周 3 次的治疗。目前对此疗法意见不一,因此不予推荐。

(3)应用核苷(酸)类似物发生耐药突变后的治疗,拉米夫定治疗期间可发生耐药突变,出现"反弹",建议加用其他已批准的能治疗耐药变异的核苷(酸)类似物,并重叠 1～3 个月或根据 HBV DNA 检测阴性后撤换拉米夫定,也可使用 IFN-α(建议重叠用药 1～3 个月)。

(4)停用核苷(酸)类似物后复发者的治疗,如停药前无拉米夫定耐药,可再用拉米夫定治疗,或其他核苷(酸)类似物治疗。如无禁忌证,也可用 IFN-α 治疗。

7.儿童患者间隔

12 岁以上慢性乙型病毒性肝炎患儿,其普通 IFN-α 治疗的适应证、疗效及安全性与成人相似,剂量为 $3～6$ μU/m² ,最大剂量不超过 10 μU/m²。在知情同意的基础上,也可按成人的剂量和疗程用拉米夫定治疗。

三、丙型病毒性肝炎

慢性丙型病毒性肝炎是一种主要经血液传播的疾病,是由丙型肝炎病毒(HCV)感染导致的慢性传染病。慢性 HCV 感染可导致肝脏慢性炎症坏死,部分患者可发展为肝硬化甚至肝细胞癌（HCC），严重危害人民健康，已成为严重的社会和公共卫生问题。

（一）病因

1.传染源

传染源主要为急、慢性患者和慢性 HCV 携带者。

2.传播途径

传播途径与乙型肝炎相同，主要有以下 3 种。

（1）通过输血或血制品传播：由于 HCV 感染者病毒血症水平低，所以输血和血制品（输 HCV 数量较多）是最主要的传播途径。经初步调查，输血后非甲非乙型肝炎患者血清丙型肝炎抗体（抗-HCV）阳性率高达 80％以上，已成为大多数（80％～90％）输血后肝炎的原因。但供血员血清抗-HCV 阳性率较低，欧美各国为 0.35％～1.4％，故目前公认，反复输入多个供血员血液或血制品者更易发生丙型肝炎，输血 3 次以上者感染 HCV 的危险性增高 2～6 倍。国内曾因单采血浆回输血细胞时污染，造成丙型肝炎暴发流行，经 2 年以上随访，血清抗-HCV 阳性率达到 100％。1989 年国外综合资料表明，抗-HCV 阳性率在输血后非甲非乙型肝炎患者为 85％，血源性凝血因子治疗的血友病患者为 60％～70％，静脉药瘾患者为 50％～70％。

（2）通过非输血途径传播：丙型肝炎也多见于非输血人群，主要通过反复注射、针刺、含 HCV 血液反复污染皮肤黏膜隐性伤口及性接触等其他密切接触方式而传播。这是世界各国广泛存在的散发性丙型肝炎的传播途径。

（3）母婴传播：要准确评估 HCV 垂直传播很困难，因为在新生儿中所检测到的抗-HCV 实际可能来源于母体（被动传递）。检测 HCV RNA 提示，HGV 有可能由母体传播给新生儿。

3.易感人群

对 HCV 无免疫力者普遍易感。在西方国家，除反复输血者外，静脉药瘾者、同性恋等混乱性接触者及血液透析患者丙型肝炎发病率较高。本病可发生于任何年龄，一般儿童和青少年 HCV 感染率较低，中青年次之。男性 HCV 感染率大于女性。HCV 多见于 16 岁以上人群。HCV 感染恢复后血清抗体水平低，免疫保护能力弱，有再次感染 HCV 的可能性。

（二）诊断要点

1.诊断依据

HCV 感染超过 6 个月，或发病日期不明、无肝炎史，但肝脏组织病理学检查符合慢性肝炎，或根据症状、体征、实验室及影像学检查结果综合分析，做出诊断。

2.病变程度判定

慢性肝炎按炎症活动度（G）可分为轻、中、重 3 度，并应标明分期（S）。

（1）轻度慢性肝炎（包括原慢性迁延性肝炎及轻型慢性活动性肝炎）：$G_{1\sim2}$，$S_{0\sim2}$。①肝细胞变性，点、灶状坏死或凋亡小体。②汇管区有（无）炎症细胞浸润、扩大，有或无局限性碎屑坏死（界面肝炎）。③小叶结构完整。

（2）中度慢性肝炎（相当于原中型慢性活动性肝炎）：G_3，$S_{1\sim3}$。①汇管区炎症明显，伴中度碎屑坏死。②小叶内炎症严重，融合坏死或伴少数桥接坏死。③纤维间隔形成，小叶结构大部分保存。

（3）重度慢性肝炎（相当于原重型慢性活动性肝炎）：G_4，$S_{2\sim4}$。①汇管区炎症严重或伴重度碎屑坏死。②桥接坏死累及多数小叶。③大量纤维间隔，小叶结构紊乱，或形成早期肝硬化。

3.组织病理学诊断

组织病理学诊断包括病因(根据血清或肝组织的肝炎病毒学检测结果确定病因)、病变程度及分级分期结果,如病毒性肝炎,丙型、慢性、中度、G_3/S_4。

(三)鉴别要点

本病应与慢性乙型病毒性肝炎、药物性肝炎、酒精性肝炎、非酒精性肝炎、自身免疫性肝炎、病毒感染所致肝损害、肝硬化、肝癌等鉴别。

(四)规范化治疗

1.抗病毒治疗的目的

清除或持续抑制体内的 HCV,以改善或减轻肝损害,阻止进展为肝硬化、肝衰竭或 HCC,并提高患者的生活质量。治疗前应进行 HCV RNA 基因分型(1 型和非 1 型)和血中 HCV RNA 定量,以决定抗病毒治疗的疗程和利巴韦林的剂量。

2.HCV RNA 基因为 1 型或(和)HCV RNA 定量不低于 4×10^5 U/mL 者

可选用下列方案之一。

(1)聚乙二醇干扰素 α 联合利巴韦林治疗方案:聚乙二醇干扰素 α-2a 180 μg,每周 1 次,皮下注射,联合口服利巴韦林 1 000 mg/d,至 12 周时检测 HCV RNA。

如 HCV RNA 下降幅度少于 2 个对数级,则考虑停药;如 HCV RNA 定性检测为阴转,或低于定量法的最低检测限。继续治疗至 48 周;如 HCV RNA 未转阴,但下降超过 2 个对数级,则继续治疗到 24 周;如 24 周时 HCV RNA 转阴,可继续治疗到 48 周;如果 24 周时仍未转阴,则停药观察。

(2)普通 IFN-α 联合利巴韦林治疗方案:IFN-α 3～5 mU,隔天 1 次,肌内或皮下注射,联合口服利巴韦林 1 000 mg/d,建议治疗 48 周。

(3)不能耐受利巴韦林不良反应者的治疗方案:可单用普通 IFN-α 复合 IFN 或 PEG-IFN,方法同上。

3.HCV RNA 基因为非 1 型或(和)HCV RNA 定量小于 4×10^5 U/mL 者

可采用以下治疗方案之一。

(1)聚乙二醇干扰素 α 联合利巴韦林治疗方案:聚乙二醇干扰素 α-2a 180 μg,每周 1 次,皮下注射,联合应用利巴韦林 800 mg/d,治疗 24 周。

(2)普通 IFN-α 联合利巴韦林治疗方案:IFN-α 3 mU,每周 3 次,肌内或皮下注射,联合应用利巴韦林 800～1 000 mg/d,治疗 24～48 周。

(3)不能耐受利巴韦林不良反应者的治疗方案:可单用普通 IFN-α 或聚乙二醇干扰素 α。

四、丁型病毒性肝炎

丁型病毒型肝炎是由于丁型肝炎病毒(HDV)与 HBV 共同感染引起的以肝细胞损害为主的传染病,呈世界性分布,易使肝炎慢性化和重型化。

(一)病因

HDV 感染呈全球性分布。意大利是 HDV 感染的发现地。地中海沿岸、中东地区、非洲和南美洲亚马孙河流域是 HDV 感染的高流行区。HDV 感染在地方性高发区的持久流行,是由 HDV 在 HBsAg 携带者之间不断传播所致。除南欧为地方性高流行区之外,其他发达国家 HDV 感染率一般只占 HBsAg 携带者的 5%以下。发展中国家 HBsAg 携带者较高,有引起

HDV 感染传播的基础。我国各地 HBsAg 阳性者中 HDV 感染率为 0～32％,北方偏低,南方较高。活动性乙型慢性肝炎和重型肝炎患者 HDV 感染率明显高于无症状慢性 HBsAg 携带者。

1.传染源

传染源主要是急、慢性丁型肝炎患者和 HDV 携带者。

2.传播途径

输血或血制品是传播 HDV 的最重要途径之一。其他包括经注射和针刺传播,日常生活密切接触传播,以及围产期传播等。我国 HDV 传播方式以生活密切接触为主。

3.易感人群

HDV 感染分两种类型:①HDV/HBV 同时感染,感染对象是正常人群或未接受 HBV 感染的人群。②HDV/HBV 重叠感染,感染对象是已受 HBV 感染的人群,包括无症状慢性 HBsAg 携带者和乙型肝炎患者,他们体内含有 HBV 及 HBsAg,一旦感染 HDV,极有利于 HDV 的复制,所以这一类人群对 HDV 的易感性更强。

(二)诊断要点

我国是 HBV 感染高发区,应随时警惕 HDV 感染。HDV 与 HBV 同时感染所致急性丁型肝炎,仅凭临床资料不能确定病因。凡无症状慢性 HBsAg 携带者突然出现急性肝炎样症状、重型肝炎样表现或迅速向慢性肝炎发展者,以及慢性乙型肝炎病情突然恶化而陷入肝衰竭者,均应想到 HDV 重叠感染,及时进行特异性检查,以明确病因。

1.临床表现

HDV 感染一般只与 HBV 感染同时发生或继发于 HBV 感染者中,故其临床表现部分取决于 HBV 感染状态。

(1)HDV 与 HBV 同时感染(急性丁型肝炎):潜伏期为 6～12 周,其临床表现与急性自限性乙型肝炎类似,多数为急性黄疸型肝炎。在病程中可先后发生两次肝功能损害,即血清胆红素和转氨酶出现两个高峰。整个病程较短,HDV 感染常随 HBV 感染终止而终止,预后良好,很少向重型肝炎、慢性肝炎或无症状慢性 HDV 携带者发展。

(2)HDV 与 HBV 重叠感染:潜伏期为 3～4 周。其临床表现轻重悬殊,复杂多样。

急性肝炎样丁型肝炎:在无症状慢性 HBsAg 携带者基础上重叠感染 HDV 后,最常见的临床表现形式是急性肝炎样发作,有时病情较重,血清转氨酶持续升高达数月之久,或血清胆红素及转氨酶升高呈双峰曲线。在 HDV 感染期间,血清 HBsAg 水平常下降,甚至转阴,有时可使 HBsAg 携带状态结束。

慢性丁型肝炎:无症状慢性 HBsAg 携带者重叠感染 HDV 后,更容易发展成慢性肝炎。慢性化后发展为肝硬化的进程较快。早期认为丁型肝炎不易转化为肝癌,近年来在病理诊断为原发性肝癌的患者中,HDV 标志阳性者可达 11％～22％,故丁型肝炎与原发性肝癌的关系不容忽视。

(3)重型丁型肝炎:在无症状慢性 HBsAg 携带者基础上重叠感染 HDV 时,颇易发展成急性或亚急性重型肝炎。在"暴发性肝炎"中,HDV 感染标志阳性率高达 21％～60％,认为 HDV 感染是促成大块肝坏死的一个重要因素。按国内诊断标准,这些"暴发性肝炎"应包括急性和亚急性重型肝炎。HDV 重叠感染易使原有慢性乙型肝炎病情加重。如有些慢性乙型肝炎患者,病情本来相对稳定或进展缓慢,血清 HDV 标志转阳,临床状况可突然恶化,继而发生肝衰竭,甚至死亡,颇似慢性重型肝炎,这种情况国内相当多见。

2.实验室检查

近年丁型肝炎的特异诊断方法日臻完善,从受检者血清中检测到 HDVAg 或 HDV RNA,或从血清中检测抗-HDV,均为确诊依据。

(三)鉴别要点

应注意与慢性重型乙型病毒型肝炎相鉴别。

(四)规范化治疗

丁型病毒性肝炎以护肝对症治疗为主。近年研究表明,IFN-α 可能抑制 HDV RNA 复制,经治疗后,可使部分病例血清 DHV RNA 转阴,所用剂量宜大,疗程宜长。目前 IFN-α 是唯一可供选择的治疗慢性丁型肝炎的药物,但其疗效有限。IFN-α 900 万 U。每周 3 次,或者每天 500 万U,疗程 1 年,能使40％～70％的患者血清中 HDV RNA 消失,但是抑制 HDV 复制的作用很短暂,停止治疗后 60％～97％的患者复发。

五、戊型病毒性肝炎

戊型病毒型肝炎原称肠道传播的非甲非乙型肝炎或流行性非甲非乙型肝炎,其流行病学特点及临床表现颇像甲型肝炎,但两者的病因完全不同。

(一)病因

戊型肝炎流行最早发现于印度,开始疑为甲型肝炎,但回顾性血清学分析,证明既非甲型肝炎,也非乙型肝炎。本病流行地域广泛,在发展中国家以流行为主,发达国家以散发为主。其流行特点与甲型肝炎相似,传染源是戊型肝炎患者和阴性感染患者,经粪-口传播。潜伏期末和急性期初传染性最强。流行规律大体分 2 种:一为长期流行,常持续数月,可长达 20 个月,多由水源不断污染所致;另一种为短期流行,约 1 周即止,多为水源一次性污染引起。与甲型肝炎相比,本病发病年龄偏大,16～35 岁者占 75％,平均 27 岁。孕妇易感性较高。

(二)诊断要点

流行病学资料、临床特点和常规实验室检查仅作临床诊断参考,特异血清病原学检查是确诊依据,同时排除 HAV、HBV、HCV 感染。

1.临床表现

本病潜伏期 15～75 天,平均约 6 周。绝大多数为急性病例,包括急性黄疸型和急性无黄疸型肝炎,两者比例约为 1∶13。临床表现与甲型肝炎相似,但其黄疸前期较长,症状较重。除淤胆型病例外,黄疸常于一周内消退。戊型肝炎胆汁淤积症状(如灰浅色大便、全身瘙痒等)较甲型肝炎为重,大约 20％的急性戊型肝炎患者会发展成淤胆型肝炎。部分患者有关节疼痛。

2.实验室检查

用戊型肝炎患者急性期血清 IgM 型抗体建立酶联免疫吸附(ELISA)法,可用于检测拟诊患者粪便内的 HEAg,此抗原在黄疸出现第 14～18 天的粪便中较易检出,但阳性率不高。用荧光素标记戊型肝炎恢复期血清 IgG,以实验动物 HEAg 阳性肝组织作抗原片,进行荧光抗体阻断实验,可用于检测血清戊型肝炎抗体(抗-HEV),阳性率 50％～100％。但本法不适用于临床常规检查。

用重组抗原或合成肽原建立 ELISA 法检测血清抗-HEV,已在国内普遍开展,敏感性和特异性均较满意。用本法检测血清抗-HEV-IgM,对诊断现症戊型肝炎更有价值。

(三)鉴别要点

应注意与 HAV、HBV、HCV 相鉴别。

(四)规范化治疗

急性期应强调卧床休息,给予清淡而营养丰富的食物,外加充足的 B 族维生素及维生素 C。

HEV ORF2 结构蛋白可用于研制有效疫苗,并能对 HEV 株提供交叉保护。HEV ORF2 蛋白具有较好的免疫原性,用其免疫猕猴能避免动物发生戊型肝炎和 HEV 感染。该疫苗正在研制,安全性和有效性正在评估。

六、护理措施

(1)甲、戊型肝炎进行消化道隔离;急性乙型肝炎进行血液(体液)隔离至 HBsAg 转阴;慢性乙型和丙型肝炎患者应分别按病毒携带者管理。

(2)向患者及家属说明休息是肝炎治疗的重要措施。重型肝炎、急性肝炎、慢性活动期应卧床休息;慢性肝炎病情好转后,体力活动以不感疲劳为度。

(3)急性期患者宜进食清淡、易消化的食物,蛋白质以营养价值高的动物蛋白为主 1.0~1.5 g/(kg·d);慢性肝炎患者宜进食高蛋白、高热量、高维生素易消化的食物,蛋白质 1.5~2.0 g/(kg·d);重症肝炎患者宜进食低脂、低盐、易消化的食物,有肝性脑病先兆者应限制蛋白质摄入,蛋白质摄入小于 0.5 g/(kg·d);合并腹水、少尿者,钠摄入限制在 0.5 g/d。

(4)各型肝炎患者均应戒烟和禁饮酒。

(5)皮肤瘙痒者及时修剪指甲,避免搔抓,防止皮肤破损。

(6)应向患者解释注射干扰素后可出现发热、头痛、全身酸痛等"流感样综合征",体温常随药物剂量增大而增高,不良反应随治疗次数增加而逐渐减轻。发热时多饮水、休息,必要时按医嘱对症处理。

(7)密切观察有无皮肤瘀点及瘀斑、牙龈出血、便血等出血倾向;观察有无性格改变、计算力减退、嗜睡、烦躁等肝性脑病的早期表现。如有异常及时报告医师。

(8)让患者家属了解肝病患者易生气、易急躁的特点,对患者要多加宽容理解;护理人员多与患者热情、友好交谈沟通,缓解患者焦虑、悲观、抑郁等心理问题;向患者说明保持豁达、乐观的心情对于肝脏疾病的重要性。

七、应急措施

(一)消化道出血

(1)立即取平卧位,头偏向一侧,保持呼吸道通畅,防止窒息。

(2)通知医师,建立静脉液路。

(3)合血、吸氧、备好急救药品及器械,准确记录出血量。

(4)监测生命体征的变化,观察有无四肢湿冷、面色苍白等休克体征的出现,如有异常,及时报告医师并配合抢救。

(二)肝性脑病

(1)如有烦躁,做好保护性措施,必要时给予约束,防止患者自伤或伤及他人。

(2)昏迷者,平卧位,头偏向一侧,保持呼吸道通畅。

(3)吸氧,密切观察神志和生命体征的变化,定时翻身。

（4）遵医嘱给予准确及时的治疗。

八、健康教育

（1）宣传各类型病毒性肝炎的发病及传播知识，重视预防接种的重要性。

（2）对于急性肝炎患者要强调彻底治疗的重要性及早期隔离的必要性。

（3）慢性患者、病毒携带者及家属采取适当的家庭隔离措施，对家中密切接触者鼓励尽早进行预防接种。

（4）应用抗病毒药物者必须在医师的指导、监督下进行，不得擅自加量或停药，并定期检查肝功能和血常规。

（5）慢性肝炎患者出院后避免过度劳累、酗酒、不合理用药等，避免反复发作，并定期监测肝功能。

（6）对于乙肝病毒携带者禁止献血和从事饮食、水管、托幼等工作。

（许　芳）

第八节　肝　硬　化

肝硬化是一种由不同病因引起的慢性进行性弥漫性肝病。病理特点为广泛的肝细胞变性坏死、再生结节形成、结缔组织增生，致使正常肝小叶结构破坏和假小叶形成。临床可有多系统受累，主要表现为肝功能损害和门静脉高压，晚期出现消化道出血、肝性脑病、感染等严重并发症。在我国，肝硬化是常见疾病和主要死因之一。

一、病因与发病机制

（一）病毒性肝炎
病毒性肝炎主要为乙型病毒性肝炎，其次为丙型肝炎，或乙型加丁型重叠感染，甲型和戊型一般不发展为肝硬化。

（二）日本血吸虫病
我国长江流域血吸虫病流行区多见。反复或长期感染血吸虫病者，虫卵及其毒性产物在肝脏汇管区刺激结缔组织增生，导致肝纤维化和门脉高压，称为血吸虫病性肝纤维化。

（三）乙醇中毒
长期大量饮酒者，乙醇及其中间代谢产物（乙醛）直接引起酒精性肝炎，并发展为肝硬化，酗酒所致的长期营养失调也对肝脏起一定损害作用。

（四）药物或化学毒物
长期服用双醋酚丁、甲基多巴等药物，或长期反复接触磷、砷、四氯化碳等化学毒物，可引起中毒性肝炎，最终演变为肝硬化。

（五）胆汁淤积
持续存在肝外胆管阻塞或肝内胆汁淤积时，高浓度的胆汁酸和胆红素损害肝细胞，导致肝硬化。

（六）循环障碍

慢性充血性心力衰竭、缩窄性心包炎、肝静脉或下腔静脉阻塞等使肝脏长期淤血,肝细胞缺氧、坏死和结缔组织增生,最后发展为肝硬化。

（七）遗传和代谢疾病

由于遗传性或代谢性疾病,某些物质或其代谢产物沉积于肝,造成肝损害,并可致肝硬化,如肝豆状核变性、血色病、半乳糖血症和α1-抗胰蛋白酶缺乏症。

（八）营养失调

食物中长期缺乏蛋白质、维生素、胆碱等,以及慢性炎症性肠病,可引起营养不良和吸收不良,降低肝细胞对致病因素的抵抗力,成为肝硬化的直接或间接病因。

此外,部分病例发病原因难以确定,称为隐源性肝硬化,其中部分病例与无黄疸型病毒性肝炎,尤其是丙型肝炎有关。自身免疫性肝炎也可发展为肝硬化。各种病因引起的肝硬化,其病理变化和发展演变过程是基本一致的。特征为广泛肝细胞变性坏死、结节性再生、弥漫性结缔组织增生、假小叶形成。上述病理变化造成肝内血管扭曲、受压、闭塞而致血管床缩小,肝内门静脉、肝静脉和肝动脉小分支之间发生异常吻合而形成短路,导致肝血循环紊乱。这些严重的肝内血液循环障碍,是形成门静脉高压的病理基础,且使肝细胞营养障碍加重,促使肝硬化病变进一步发展。

二、临床表现

肝硬化的病程发展通常比较缓慢,可隐伏3～5年或更长时间。临床上分为肝功能代偿期和失代偿期。

（一）代偿期

早期症状轻,以乏力、食欲缺乏为主要表现,可伴有恶心、厌油腻、腹胀、上腹隐痛及腹泻等。症状常因劳累或伴发病而出现,经休息或治疗可缓解。患者营养状况一般或消瘦,肝轻度大,质地偏硬,可有轻度压痛,脾轻至中度大。肝功能多在正常范围内或轻度异常。

（二）失代偿期

失代偿期主要为肝功能减退和门静脉高压所致的全身多系统症状和体征。

1.肝功能减退

（1）全身症状和体征:一般状况与营养状况均较差,乏力、消瘦、不规则低热、面色灰暗黝黑(肝病面容)、皮肤干枯粗糙、水肿、舌炎、口角炎等。

（2）消化道症状:食欲减退甚至畏食,进食后上腹饱胀不适、恶心、呕吐,稍进油腻肉食易引起腹泻,因腹水和胃肠积气而腹胀不适。肝细胞有进行性或广泛性坏死时可出现黄疸。

（3）出血倾向和贫血:常有鼻出血、牙龈出血、皮肤紫癜和胃肠出血等倾向,系肝合成凝血因子减少、脾功能亢进和毛细血管脆性增加所致。贫血可因缺铁、缺乏叶酸和维生素 B_{12},脾功能亢进等因素引起。

（4）内分泌失调:①雌激素增多、雄激素和糖皮质激素减少,肝对雌激素的灭活功能减退,故体内雌激素增多。雌激素增多时,通过负反馈抑制腺垂体分泌促性腺激素及促肾上腺皮质激素的功能,致雄激素和肾上腺糖皮质激素减少。雌激素与雄激素比例失调,男性患者常有性欲减退、睾丸萎缩、毛发脱落及乳房发育;女性患者可有月经失调、闭经、不孕等。部分患者出现蜘蛛痣,主要分布在面颈部、上胸、肩背和上肢等上腔静脉引流区域;手掌大小鱼际和指端腹侧部位皮肤发红称为肝掌。肾上腺皮质功能减退,表现为面部和其他暴露部位皮肤色素沉着。②醛固酮和血管升压素增多、肝功能减退时对醛固酮和血管升压素的灭活作用减弱,致体内醛固酮及血管升压素增多。醛固酮作用于远端肾小管,使钠重吸收增加;血管升压素作用于集合管,使水的重吸收增加。水钠潴留导致尿少、水肿,并促进腹水形成。

2.门静脉高压

(1)脾大:门静脉高压致脾静脉压力增高,脾淤血而肿大,一般为轻、中度大,有时可为巨脾。上消化道大量出血时,脾脏可暂时缩小,待出血停止并补足血容量后,脾脏再度增大。晚期脾大常伴有对血细胞破坏增加,使周围血中白细胞、红细胞和血小板减少,称为脾功能亢进。

(2)侧支循环的建立和开放:正常情况下,门静脉系与腔静脉系之间的交通支很细小,血流量很少。门静脉高压形成后,来自消化器官和脾脏的回心血液流经肝脏受阻,使门腔静脉交通支充盈扩张,血流量增加,建立起侧支循环(图6-1)。

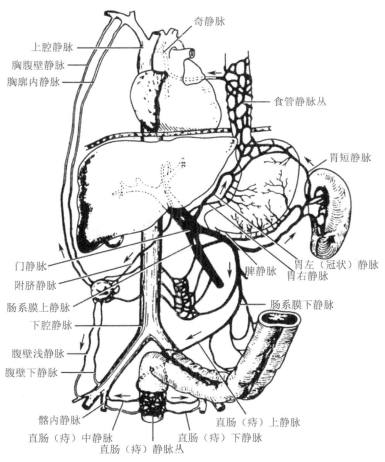

图 6-1 门静脉回流受阻时,侧支循环血流方向示意图

临床上重要的侧支循环有:①食管下段和胃底静脉曲张,主要是门静脉系的胃冠状静脉和腔静脉系的食管静脉、奇静脉等沟通开放,常在恶心、呕吐、咳嗽、负重等使腹内压突然升高,或因粗糙食物机械损伤、胃酸反流腐蚀损伤时,导致曲张静脉破裂出血,出现呕血、黑便及休克等表现。②腹壁静脉曲张,由于脐静脉重新开放,与附脐静脉、腹壁静脉等连接,在脐周和腹壁可见迂曲静

脉以脐为中心向上及下腹壁延伸。③痔核形成,为门静脉系的直肠上静脉与下腔静脉系的直肠中、下静脉吻合扩张形成,破裂时引起便血。

(3)腹水:肝硬化肝功能失代偿期最为显著的临床表现。腹水出现前,常有腹胀,以饭后明显。大量腹水时腹部隆起,腹壁绷紧发亮,患者行动困难,可发生脐疝,膈抬高,出现呼吸困难、心悸。部分患者伴有胸腔积液。

腹水形成的因素:①门静脉压力增高使腹腔脏器毛细血管床静水压增高,组织间液回吸收减少而漏入腹腔。②低清蛋白血症系指血浆清蛋白<30 g/L,肝功能减退使清蛋白合成减少及蛋白质摄入和吸收障碍,低清蛋白血症时血浆胶体渗透压降低,血管内液外渗。③肝淋巴液生成过多,肝静脉回流受阻时,肝内淋巴液生成增多,超过胸导管引流能力,淋巴内压力增高,使大量淋巴液自肝包膜和肝门淋巴渗出至腹腔。④血管升压素及继发性醛固酮增多,引起水钠重吸收增加。⑤肾脏因素,有效循环血容量不足致肾血流量减少,肾小球滤过率降低,排钠和排尿量减少。

3.肝脏情况

早期肝脏增大,表面尚平滑,质中等硬;晚期肝脏缩小,表面可呈结节状,质地坚硬;一般无压痛,但在肝细胞进行性坏死或并发肝炎和肝周围炎时可有压痛与叩击痛。

三、并发症

(一)上消化道出血

上消化道出血为本病最常见的并发症。由于食管下段或胃底静脉曲张破裂,引起突然大量的呕血和黑便,常引起出血性休克或诱发肝性脑病,死亡率高。

(二)感染

由于患者抵抗力低下、门腔静脉侧支循环开放等因素,增加细菌入侵繁殖机会,易并发感染如肺炎、胆道感染、大肠埃希菌败血症、自发性腹膜炎等。自发性腹膜炎系指无任何邻近组织炎症的情况下发生的腹膜和/或腹水的细菌性感染。其主要原因是肝硬化时单核-吞噬细胞的噬菌作用减弱,肠道内细菌异常繁殖并经由肠壁进入腹膜腔,以及带菌的淋巴液漏入腹腔引起感染,致病菌多为革兰阴性杆菌。患者可出现发热、腹痛、腹胀、腹膜刺激征、腹水迅速增长或持续不减,少数病例发生中毒性休克。

(三)肝性脑病

肝性脑病是晚期肝硬化的最严重并发症。

(四)原发性肝癌

肝硬化患者短期内出现肝脏迅速增大、持续性肝区疼痛、腹水增多且为血性、不明原因的发热等,应考虑并发原发性肝癌,需做进一步检查。

(五)功能性肾衰竭

功能性肾衰竭又称肝、肾综合征,表现为少尿或无尿、氮质血症、稀释性低钠血症和低尿钠,但肾无明显器质性损害。主要由于肾血管收缩和肾内血液重新分布,导致肾皮质血流量和肾小球滤过率下降等因素引起。

(六)电解质和酸碱平衡紊乱

出现腹水和其他并发症后患者电解质紊乱趋于明显,常见情形如下。

1.低钠血症

长期低钠饮食致原发性低钠,长期利尿和大量放腹水等致钠丢失,血管升压素增多使水潴留超过钠潴留而致稀释性低钠。

2.低钾低氯血症与代谢性碱中毒

进食少、呕吐、腹泻、长期应用利尿剂或高参葡萄糖液、继发性醛固酮增多等可引起低钾低氯,而低钾低氯血症可致代谢性碱中毒,诱发肝性脑病。

四、护理

(一)护理目标

患者能描述营养不良的原因,遵循饮食计划,保证各种营养物质的摄入;能叙述腹水和水肿的主要原因,腹水和水肿有所减轻,身体舒适感增加;能了解常见并发症防治知识,尽力避免并发症;无皮肤破损或感染,焦虑减轻或消失。

(二)护理措施

1.一般护理

(1)休息和活动:休息代偿期患者宜适当减少活动、避免劳累、保证休息,失代偿期,尤其当出现并发症时患者需卧床休息。

(2)饮食护理:饮食以高热量、高蛋白(肝性脑病除外)和维生素丰富而易消化的食物为原则。盐和水的摄入视病情调整,有腹水者应低盐或无盐饮食,钠限制在每天 500～800 mg(氯化钠 1.2～2.0 g),进水量限制在每天 1 000 mL 左右。应向患者介绍各种食物的成分。例如,高钠食物有咸肉、酱菜、酱油、罐头食品、含钠味精等,应尽量少食用;含钠较少的食物有粮谷类、瓜茄类、水果等;含钾多的食物有水果、硬壳果、马铃薯、干豆、肉类等。评估患者有无不恰当的饮食习惯而加重水钠潴留,切实控制钠和水的摄入量。限钠饮食常使患者感到食物淡而无味,可适量添加柠檬汁、食醋等,改善食品的调味,以增进食欲。禁酒,忌用对肝有损害的药物。有食管静脉曲张者避免进食粗糙、坚硬食物。避免损伤曲张静脉,食管胃底静脉曲张者应食菜泥、肉末、软食,进餐时细嚼慢咽,咽下的食团宜小且外表光滑,切勿混入糠皮、硬屑、鱼刺、甲壳等,药物应磨成粉末,以防损伤曲张的静脉导致出血。

2.体液过多的护理

(1)休息和体位:多卧床休息,卧床时尽量取平卧位,以增加肝、肾血流量,改善肝细胞的营养,提高肾小球滤过率。可抬高下肢,以减轻水肿。阴囊水肿者可用托带托起阴囊,以利水肿消退。大量腹水者卧床时可取半卧位,以使膈下降,有利于呼吸运动,减轻呼吸困难和心悸。

(2)避免腹内压骤增:大量腹水时,应避免使腹内压突然剧增的因素,如剧烈咳嗽、打喷嚏、用力排便等。

(3)用药护理:使用利尿剂时应特别注意维持水、电解质和酸碱平衡。利尿速度不宜过快,以每天体重减轻不超过 0.5 kg 为宜。

(4)病情监测:观察腹水和下肢水肿的消长,准确记录出入量,测量腹围、体重,并教会患者正确的测量和记录方法。进食量不足、呕吐、腹泻者,或遵医嘱应用利尿剂、放腹水后更应密切观察。监测血清电解质和酸碱度的变化,以及时发现并纠正水、电解质、酸碱平衡紊乱,防止肝性脑病、功能性肾衰竭的发生。

（5）腹腔穿刺放腹水的护理：术前说明注意事项，测量体重、腹围、生命体征，排空膀胱以免误伤；术中及术后监测生命体征，观察有无不适反应；术毕用无菌敷料覆盖穿刺部位，如有溢液可用吸收性明胶海绵处置；术毕缚紧腹带，以免腹内压骤然下降；记录抽出腹水的量、性质和颜色，标本及时送检。

3.活动无耐力护理

肝硬化患者的精神、体力状况随病情进展而减退，疲倦乏力、精神不振逐渐加重，严重时衰弱而卧床不起。应根据病情适当安排休息和活动。代偿期患者无明显的精神、体力减退，可参加轻工作，避免过度疲劳；失代偿期患者以卧床休息为主，但过多的躺卧易引起消化不良、情绪不佳，故应视病情安排适量的活动，活动量以不感到疲劳、不加重症状为度。

4.有皮肤完整性受损危险的护理

肝硬化患者因常有皮肤干燥、水肿，有黄疸时可有皮肤瘙痒和长期卧床等因素，易发生皮肤破损和继发感染。除常规的皮肤护理、预防压疮措施外，应注意沐浴时避免水温过高，或使用有刺激性的皂类和沐浴液，沐浴后可使用性质柔和的润肤品，以减轻皮肤干燥和瘙痒；皮肤瘙痒者给予止痒处理，嘱患者勿用手抓搔，以免皮肤破损。

5.心理护理

及时了解并减轻各种焦虑，护理人员应关心患者，鼓励其说出心中的顾虑与疑问，护士应耐心倾听并给予解答。

6.健康指导

（1）心理指导：护士应帮助患者和家属掌握本病的有关知识和自我护理方法，分析和消除不利于个人和家庭应对的各种因素，家属应理解和关心患者，细心观察、及早识别病情变化。例如，当患者出现性格、行为改变等可能为肝性脑病的前驱症状时，或消化道出血等其他并发症时，应及时就诊。定期门诊随诊。

（2）休息指导：保证身心两方面的休息，应有足够的休息和睡眠，生活起居有规律。活动量以不加重疲劳感和其他症状为度。应十分注意情绪的调节和稳定。在安排好治疗、身体调理的同时，勿过多考虑病情，遇事豁达开朗。

（3）生活指导：注意保暖和个人卫生，预防感染。切实遵循饮食治疗原则和计划，安排好营养食谱。

（4）用药指导：按医师处方用药，加用药物需征得医师同意，以免服药不当而加重肝脏负担和肝功能损害。应向患者详细介绍所用药物的名称、剂量、给药时间和方法，教会其观察药物疗效和不良反应。例如，服用利尿剂者，如出现软弱无力、心悸等症状时，提示低钠、低钾血症，应及时就医。

（三）护理评价

患者能自己选择符合饮食治疗计划的食物，保证每天所需热量、蛋白质、维生素等营养成分的摄入；能陈述减轻水钠潴留的有关措施，正确测量和记录出入量、腹围和体重，腹水和皮下水肿及其引起的身体不适有所减轻；能按计划进行活动和休息，活动未致疲乏感加重，活动耐力增加；皮肤无破损和感染，瘙痒感减轻或消失。

（许　芳）

第九节 细菌性肝脓肿

一、概述

(一)病因

因化脓性细菌侵入肝脏形成的肝化脓性病灶,称为细菌性肝脓肿。细菌性肝脓肿的主要病因是继发于胆管结石、胆管感染,尤其是肝内胆管结石并引发化脓性胆管炎时,在肝内胆管结石梗阻的近端部位可引起散在多发小脓肿。此外,在肝外任何部位或器官的细菌性感染病灶,均可因脓毒血症的血行播散而发生本病。总之,不论何种病因引起细菌性肝脓肿,绝大多数都为多发性,其中可能有一个较大的脓肿,单个细菌性脓肿很少见。

(二)病理

化脓性细菌侵入肝脏后,正常肝脏在巨噬细胞作用下不发生脓肿。当机体抵抗力下降时,细菌在组织中发生炎症,形成脓肿。血源性感染通常为多发性,胆源性感染脓肿也为多发性,且与胆管相通。肝脓肿形成发展过程中,大量细菌毒素被吸收而引起败血症、中毒性休克、多器官功能衰竭或形成膈下脓肿、腹膜炎等。

二、护理评估

(一)健康史

了解患者的饮食、活动等一般情况,是否有胆管病史及胆管感染病史,体内部位有无化脓性病变,是否有肝外伤史。

(二)临床表现

(1)寒战和高热:是最常见的症状。往往寒热交替,反复发作,多呈一日数次的弛张热,体温38~41 ℃,伴有大量出汗,脉率增快。

(2)腹痛:为右上腹肝区持续性胀痛,如位于肝右叶膈顶部的脓肿,则可引起右肩部放射痛。

(3)肝大:肝大而有压痛,如脓肿在肝脏面的下缘,则在右肋缘下可扪到肿大的肝或波动性肿块,有明显触痛及腹肌紧张;如脓肿浅表,则可见右上腹隆起;如脓肿在膈面,则横膈抬高,肝浊音界上升。

(4)乏力、食欲缺乏、恶心和呕吐:少数患者还出现腹泻、腹胀以及难以忍受的呃逆等症状。

(5)黄疸:可有轻度黄疸;若继发于胆管结石胆管炎,可有中度或重度黄疸。

(三)辅助检查

(1)实验室检查:血常规检查提示白细胞明显升高,中性粒细胞在0.90以上,有核左移现象或中毒颗粒。肝功能、血清转氨酶、碱性磷酸酶升高。

(2)影像学检查:X线检查能分辨肝内直径2 cm的液性病灶,并明确部位与大小,CT、磁共振检查有助于诊断肝脓肿。

(3)诊断性穿刺:B超可以测定脓肿部位、大小及距体表深度,为确定脓肿穿刺点或手术引流提供了方便,可作为首选的检查方法。

（四）治疗原则

非手术治疗,应在治疗原发病灶的同时,使用大剂量有效抗生素和全身支持疗法。手术治疗,可进行脓肿切开引流术和肝切除术。

三、护理问题

（一）疼痛

疼痛与腹腔内感染、手术切口、引流管摩擦牵拉有关。

（二）体温过高

体温过高与感染、手术损伤有关。

（三）焦虑

焦虑与环境改变及不清楚疾病的预后、病情危重有关。

（四）口腔黏膜改变

口腔黏膜改变与高热、进食、进水量少有关。

（五）体液不足

体液不足与高热后大汗、液体摄入不足、引流液过多有关。

（六）潜在并发症

并发症如腹腔感染。

四、护理目标

（一）患者疼痛减轻或缓解

其表现为能识别并避免疼痛的诱发因素,能运用减轻疼痛的方法自我调节,不再应用止痛药。

（二）患者体温降低

这表现为体温恢复至正常范围或不超过 38.5 ℃,发热引起的身心反应减轻或消失,舒适感增加。

（三）患者焦虑减轻

其表现为能说出焦虑的原因及自我表现;能有效运用应对焦虑的方法;焦虑感减轻,生理和心理上舒适感有所增加;能客观地正视存在的健康问题,对生活充满信心。

（四）患者口腔黏膜无改变

这主要表现为患者能配合口腔护理;口腔清洁卫生,无不适感;口腔黏膜完好。

（五）患者组织灌注良好

组织灌注良好表现为患者循环血容量正常,皮肤黏膜颜色、弹性正常;生命体征平稳,体液平衡,无脱水现象。

（六）患者不发生并发症

不发生并发症或并发症能及时被发现和处理。

五、护理措施

（一）减轻或缓解疼痛

(1)观察、记录疼痛的性质、程度、伴随症状,评估诱发因素。

（2）加强心理护理，给予精神安慰。

（3）咳嗽、深呼吸时用手按压腹部，以保护伤口，减轻疼痛。

（4）妥善固定引流管，防止引流管来回移动所引起的疼痛。

（5）严重时注意生命体征的改变及疼痛的演变。

（6）指导患者使用松弛术、分散注意力等方法，如听音乐、相声或默数，以减轻患者对疼痛的敏感性，减少止痛药物的用量。

（7）在疼痛加重前，遵医嘱给予镇痛药，并观察、记录用药后的效果。

（8）向患者讲解用药知识，如药物的主要作用、用法，用药间隔时间，疼痛时及时应用止痛药。

（二）降低体温，妥善保暖

（1）评估体温升高程度及变化规律，观察生命体征、意识状态变化及食欲情况，以便及时处理。

（2）调节病室温度、湿度，保持室温在 18～20 ℃，湿度在 50％～70％，保证室内通风良好。

（3）给予清淡、易消化的高热量、高蛋白、高维生素的流质或半流质饮食，鼓励患者多饮水或饮料。

（4）嘱患者卧床休息，保持舒适体位，保持病室安静，以免增加烦躁情绪。

（5）有寒战者，增加盖被或用热水袋、电热毯保暖，并做好安全护理，防止坠床。

（6）保持衣着及盖被适中，大量出汗后要及时更换内衣、床单，可在皮肤与内衣之间放入毛巾，以便更换。

（7）物理降温。体温超过 38.5 ℃，根据病情选择不同的降温方法，如冰袋外敷、温水或酒精擦浴、冰水灌肠等，降温半小时后测量体温 1 次，若降温时出现颤抖等不良反应，立即停用。

（8）药物降温。经物理降温无效后，可遵医嘱给予药物降温，并注意药后反应，防止因大汗致使虚脱发生。

（9）高热患者应给予吸氧，氧浓度不超过 40％，流量 2～4 L/min，可保证各重要脏器有足够的氧供应，减轻组织缺氧。

（10）保持口腔、皮肤清洁，口唇干燥应涂抹液状石蜡或护唇油，预防口腔、皮肤感染。

（11）定时测量并记录体温，观察、记录降温效果。

（12）向患者及家属介绍简单物理降温方法及发热时的饮食、饮水要求。

（三）减轻焦虑

（1）评估患者焦虑表现，协助患者寻找焦虑原因。

（2）向患者讲解情绪与疾病的关系，以及采持乐观情绪的重要性；总结以往对付挫折的经验，探讨正确的应对方式。

（3）为患者创造安全、舒适的环境：①多与患者交谈，但应避免自己的情绪反应与患者情绪反应相互起反作用。②帮助患者尽快熟悉环境。③用科学、熟练、安全的技术护理患者，取得患者信任。④减少对患者的不良刺激，如限制患者与其他焦虑情绪的患者或家属接触。

（4）帮助患者减轻情绪反应：①鼓励患者诉说自己的感觉，让其发泄愤怒、焦虑情绪。②理解、同情患者，耐心倾听，帮助其树立战胜疾病的信心。③分散患者注意力，如听音乐、与人交谈等。④消除对患者产生干扰的因素，如解决失眠等问题。

（5）帮助患者正确估计目前病情，配合治疗及护理。

（四）做好口腔护理

（1）评估口腔黏膜完好程度：讲解保持口腔清洁的重要性，使患者接受。

（2）向患者及家属讲解引起口腔黏膜改变的危险因素，介绍消除危险因素的有效措施，让其了解预防口腔感染的目的和方法。

（3）保持口腔清洁、湿润，鼓励进食后漱口，早、晚刷牙，必要时进行口腔护理。

（4）鼓励患者进食、饮水，温度要适宜，避免过烫、过冷饮食以损伤黏膜。

（5）经常观察口腔黏膜情况，倾听患者主诉，及早发现异常情况。

（五）纠正体液不足

（1）评估出血量、出汗量、引流量、摄入量等与体液有关的指标。

（2）准确记录出入水量，及时了解每小时尿量。若尿量＜30 mL/h，表示体液或血容量不足，应及时报告医师给予早期治疗。

（3）鼓励患者进食、进水，提供可口、营养丰富的饮食，增加机体摄入量。

（4）若有恶心、呕吐，应对症处理，防止体液丧失严重而引起代谢失衡。

（5）抽血监测生化值，以及时纠正失衡。

（6）密切观察生命体征变化及末梢循环情况。

（7）告诉患者体液不足的症状及诱因，使之能及时反映情况并配合治疗、护理。

（六）腹腔感染的防治

（1）严密监测患者体温、外周血白细胞计数、腹部体征，定期做引流液或血液的培养、抗生素敏感试验，以指导用药。

（2）指导患者妥善固定引流管的方法，活动时勿拉扯引流管，保持适当的松度，防止滑脱而使管内脓液流入腹腔。

（3）保持引流管通畅，避免扭曲受压，如有堵塞，可用少量等渗盐水低压冲洗及抽吸。

（4）观察引流液的量、性质，并做好记录。

（5）注意保护引流管周围皮肤，及时更换潮湿的敷料，保持其干燥，必要时涂以氧化锌软膏。

（6）在换药及更换引流袋时，严格执行无菌操作，避免逆行感染。

（7）告诉患者腹部感染时的腹痛变化情况，并应及时报告。

六、健康教育

（1）合理休息，注意劳逸结合，保持心情舒畅，增加患者适应性反应，减少心理应激，从而促进疾病康复。

（2）合理用药，有效使用抗生素，并给予全身性支持治疗，改善机体状态。

（3）保持引流有效性，注意观察引流的量、颜色，防止引流管脱落。

（4）当出现高热、腹痛等症状时，应及时有效处理，控制疾病进展。

（5）向患者讲解疾病相关知识，了解疾病病因、症状及注意事项，指导患者做好口腔护理，多饮水，预防并发症发生。

（许　芳）

第十节 胆 囊 结 石

一、概述

胆囊结石是指原发于胆囊的结石,是胆石症中最多的一种疾病。近年来随着卫生条件的改善以及饮食结构的变化,胆囊结石的发病率呈升高趋势,已高于胆管结石。胆囊结石以女性多见,男女之比为 1∶3～1∶4;其以胆固醇结石或以胆固醇为主要成分的混合性结石为主。少数结石可经胆囊管排入胆总管,大多数存留于胆囊内,且结石越聚越大,可呈多颗小米粒状,在胆囊内可存在数百粒小结石,也可呈单个巨大结石;有些终身无症状而在尸检中发现(静止性胆囊结石),大多数反复发作腹痛症状,一般小结石容易嵌入胆囊管发生阻塞引起胆绞痛症状,发生急性胆囊炎。

二、诊断

(一)症状

1.胆绞痛

胆绞痛是胆囊结石并发急性胆囊炎时的典型表现,多在进油腻食物后胆囊收缩,结合移位并嵌顿于胆囊颈部,胆囊压力升高后强力收缩而发生绞痛。小结石通过胆囊管或胆总管时可发生典型的胆绞痛,疼痛位于右上腹,呈阵发性,可向右肩背部放射,伴恶心、呕吐,呕吐物为胃内容物,吐后症状并不减轻。存留在胆囊内的大结石堵塞胆囊腔时并不引起典型的胆绞痛,故胆绞痛常反映结石在胆管内的移动。急性发作、特别是坏疽性胆囊炎时还可出现高热、畏寒等显著的感染症状,严重病例由于炎性渗出或胆囊穿孔可引起局限性腹膜炎,从而出现腹膜刺激症状。胆囊结石一般无黄疸,但 30%的患者因伴有胆管炎或肿大的胆囊压迫胆管,肝细胞损害时也可有一过性黄疸。

2.胃肠道症状

大多数慢性胆囊炎患者有不同程度的胃肠道功能紊乱,表现为右上腹隐痛不适、厌油、进食后上腹饱胀感,常被误认为“胃病”。有近半数的患者早期无症状,称为静止性胆囊结石,此类患者在长期随访中仍有部分出现腹痛等症状。

(二)体征

1.一般情况

无症状期间患者大多一般情况良好,少数急性胆囊炎患者在发作期可有黄疸,症状重时可有感染中毒症状。

2.腹部情况

如无急性发作,患者腹部常无明显异常体征,部分患者右上腹可有深压痛;急性胆囊炎患者可有右上腹饱满、呼吸运动受限、右上腹触痛及肌紧张等局限性腹膜炎体征,Murphy 征阳性。有 1/3～1/2 的急性胆囊炎患者,在右上腹可扪及肿大的胆囊或由胆囊与大网膜粘连形成的炎性肿块。

(三)检查

1.化验检查

胆囊结石合并急性胆囊炎有血液白细胞升高,少数患者谷丙转氨酶也升高。

2.B超检查

B超检查简单易行,价格低廉,且不受胆囊大小、功能、胆管梗阻或结石含钙多少的影响,诊断正确率可达96%以上,是首选的检查手段。典型声像特征是胆囊腔内有强回声光团并伴声影,改变体位时光团可移动。

3.胆囊造影

能显示胆囊的大小及形态并了解胆囊收缩功能,但易受胃肠道功能、肝功能及胆囊管梗阻的影响,应用很少。

4.X线检查

腹部X线平片对胆囊结石的显示率为10%～15%。

5.十二指肠引流

有无胆汁可确定是否有胆囊管梗阻,胆汁中出现胆固醇结晶提示结石存在,但此项检查目前已很少用。

6.CT、MRI、ERCP、PTC检查

在B超不能确诊或者怀疑有肝内胆管、肝外胆管结石或胆囊结石术后多年复发又疑有胆管结石者,可酌情选用其中某一项或几项诊断方法。

(四)诊断要点

1.症状

20%～40%的胆囊结石可终生无症状,称"静止性胆囊结石"。有症状的胆囊结石的主要临床表现:进食后,特别是进油腻食物后,出现上腹部或右上腹部隐痛不适、饱胀,伴嗳气、呃逆等。

2.胆绞痛

胆囊结石的典型表现是疼痛位于上腹部或右上腹部,呈阵发性,可向肩胛部和背部放射,多伴恶心、呕吐。

3.Mirizzi综合征

持续嵌顿和压迫胆囊壶腹部和颈部的较大结石,可引起肝总管狭窄或胆囊管瘘,以及反复发作的胆囊炎、胆管炎及梗阻性黄疸,称"Mirizzi综合征"。

4.Murphy征

右上腹部局限性压痛、肌紧张,阳性。

5.B超检查

胆囊暗区有一个或多个强回声光团,并伴声影。

(五)鉴别诊断

1.肾绞痛

胆绞痛需与肾绞痛相鉴别,后者疼痛部位在腰部,疼痛向外生殖器放射,伴有血尿,可有尿路刺激症状。

2.胆囊非结石性疾病

胆囊良、恶性肿瘤、胆囊息肉样病变等,B超、CT等影像学检查可提供鉴别线索。

3.胆总管结石

可表现为高热、黄疸、腹痛,超声等影像学检查可以鉴别,但有时胆囊结石可与胆总管结石并存。

4.消化性溃疡性穿孔

多有溃疡病史,腹痛发作突然并很快波及全腹,腹壁呈板状强直,腹部 X 线平片可见膈下游离气体。较小的十二指肠穿孔,或穿孔后很快被网膜包裹,形成一个局限性炎性病灶时,易与急性胆囊炎混淆。

5.内科疾病

一些内科疾病如肾盂肾炎、右侧胸膜炎、肺炎等,亦可发生右上腹疼痛症状,若注意分析不难获得正确的诊断。

三、治疗

(一)一般治疗

饮食宜清淡,防止急性发作,对无症状的胆囊结石应定期 B 超随诊;伴急性炎症者宜进食,注意维持水、电解质平衡,并静脉应用抗生素。

(二)药物治疗

溶石疗法服用鹅去氧胆酸或熊去氧胆酸对胆固醇结石有一定溶解效果,主要用于胆固醇结石。但此种药物有肝毒性,服药时间长,反应大,价格贵,停药后结石易复发。其适应证为:胆囊结石直径在 2 cm 以下;结石为含钙少的 X 线能够透过的结石;胆囊管通畅;患者的肝脏功能正常,无明显的慢性腹泻史。目前多主张采取熊去氧胆酸单用或与鹅去氧胆酸合用,不主张单用鹅去氧胆酸。鹅去氧胆酸总量为15 mg/(kg·d),分次口服。熊去氧胆酸为 8～10 mg/(kg·d),分餐后或晚餐后 2 次口服。疗程 1～2 年。

(三)手术治疗

对于无症状的静止胆囊结石,一般认为无须施行手术切除胆囊。但有下列情况时,应进行手术治疗:①胆囊造影胆囊不显影;②结石直径超过 2～3 cm;③并发糖尿病且在糖尿病已控制时;④老年人或有心肺功能障碍者。

腹腔镜胆囊切除术适于无上腹创伤及手术史者,无急性胆管炎、胰腺炎和腹膜炎及腹腔脓肿的患者。对并发胆总管结石的患者应同时行胆总管探查术。

1.术前准备

择期胆囊切除术后引起死亡的最常见原因是心血管疾病。这强调了详细询问病史发现心绞痛和仔细进行心电图检查注意有无心肌缺血或以往心肌梗死证据的重要性。此外还应寻找脑血管疾病特别是一过性缺血发作的症状。若病史阳性或有问题时应做非侵入性颈动脉血流检查。此时对择期胆囊切除术应当延期,按照指征在冠状动脉架桥或颈动脉重新恢复血管流通后施行。除心血管病外,引起择期胆囊切除术后第二位的死亡原因是肝胆疾病,主要是肝硬化。除术中出血外,还可发生肝功能衰竭和败血症。自从在特别挑选的患者中应用预防性措施以来,择期胆囊切除术后感染中毒性并发症的发生率已有显著下降。慢性胆囊炎患者胆汁内的细菌滋生率占10％～15％;而在急性胆囊炎消退期患者中则高达 50％。细菌菌种为肠道菌如大肠埃希菌、产气克雷伯杆菌和粪链球菌,其次也可见到产气荚膜杆菌、类杆菌和变形杆菌等。胆管内细菌的发生率随年龄而增长,故主张年龄在 60 岁以上、曾有过急性胆囊炎发作刚恢复,术前应预防性使用抗生素。

2.手术治疗

对有症状胆石症已成定论的治疗是腹腔镜胆囊切除术。虽然此技术的常规应用时间尚短，但是其结果十分突出，以致仅在不能施行腹腔镜手术或手术不安全时，才选用开腹胆囊切除术，包括无法安全地进入腹腔完成气腹，或者由于腹内粘连，或者解剖异常不能安全地暴露胆囊等。外科医师在遇到胆囊和胆管解剖不清以及遇到止血或胆汁渗漏而不能满意地控制时，应当及时中转开腹。目前，中转开腹率在 5% 以下。

（四）其他治疗

体外震波碎石适用于胆囊内胆固醇结石，直径不超过 3 cm，且胆囊具收缩功能。治疗后部分患者可发生急性胆囊炎或结石碎片进入胆总管而引起胆绞痛和急性胆管炎，此外碎石后仍不能防止结石的复发。因并发症多，疗效差，现已基本不用。

四、护理措施

（一）术前护理

1.饮食

指导患者选用低脂肪、高蛋白质、高糖饮食。因为脂肪饮食可促进胆囊收缩排出胆汁，加剧疼痛。

2.术前用药

严重的胆石症发作性疼痛可使用镇痛剂和解痉剂，但应避免使用吗啡，因吗啡有收缩胆总管的作用，可加重病情。

3.病情观察

应注意观察胆石症急性发作患者的体温、脉搏、呼吸、血压、尿量及腹痛情况，及时发现有无感染性休克征兆。注意患者皮肤有无黄染及粪便颜色变化，以确定有无胆管梗阻。

（二）术后护理

1.症状观察及护理

定时监测患者生命体征的变化，注意有无血压下降、体温升高及尿量减少等全身中毒症状，及时补充液体，保持出入量平衡。

2.T 形管护理

胆总管切开放置 T 形管的目的是为了引流胆汁，使胆管减压：①T 形管应妥善固定，防止扭曲、脱落；②保持 T 形管无菌，每天更换引流袋，下地活动时引流袋应低于胆囊水平，避免胆汁回流；③观察并记录每天胆汁引流量、颜色及性质，防止胆汁淤积引起感染；④拔管：如果 T 形管引流通畅，胆汁色淡黄、清澄、无沉渣且无腹痛无发热等症状，术后 10～14 天可夹闭管道。开始每天夹闭 2～3 小时，无不适可逐渐延长时间，直至全日夹管。在此过程中要观察患者有无体温增高，腹痛，恶心，呕吐及黄疸等。经 T 形管造影显示胆管通畅后，再引流 2～3 天，以及时排出造影剂。经观察无特殊反应，可拔除 T 形管。

3.健康指导

少进油腻，多进高维生素、低脂饮食。烹调方式以蒸煮为宜，少吃油炸类的食物。

4.加强锻炼

适当体育锻炼，提高机体抵抗力。

（许　芳）

第七章　肾内科护理

第一节　急性肾小球肾炎

急性肾小球肾炎（acute glomerulonephritis，AGN）简称急性肾炎，是以急性肾炎综合征为主要表现的一组疾病。其特点为起病急，患者出现血尿、蛋白尿、水肿和高血压，可伴有一过性氮质血症。本病好发于儿童，男性居多。常有前驱感染，多见于链球菌感染后，其他细菌、病毒和寄生虫感染后也可引起。本部分主要介绍链球菌感染后的急性肾炎。

一、病因及发病机制

急性肾小球肾炎常发生于 β-溶血性链球菌"致肾炎菌株"引起的上呼吸道感染（多为扁桃体炎）或皮肤感染（多为脓疱疮）后，感染导致机体产生免疫反应而引起双侧肾脏弥漫性的炎症反应。目前多认为，链球菌的主要致病抗原是胞贡或分泌蛋白的某些成分，抗原刺激机体产生相应抗体，形成免疫复合物沉积于肾小球而致病。司时，肾小球内的免疫复合物可激活补体，引起肾小球内皮细胞及系膜细胞增生，并吸引中性粒细胞及单核细胞浸润，导致肾脏病变。

二、临床表现

（一）症状与体征

1.尿异常

几乎所有患者均有肾小球源性血尿，约 30％的患者出现肉眼血尿，且常为首发症状或患者就诊的原因。可伴有轻、中度蛋白尿，少数（＜20％）患者可呈大量蛋白尿。

2.水肿

80％以上患者可出现水肿，常为起病的初发表现，表现为晨起眼睑水肿，呈"肾炎面容"，可伴有下肢轻度凹陷性水肿，少数严重者可波及全身。

3.高血压

约 80％患者患病初期水钠潴留时，出现一过性轻度、中度高血压，经利尿后血压恢复正常。少数患者可出现高血压脑病、急性左心衰竭等。

4.肾功能异常

大部分患者起病时尿量减少(40～700 mL/d),少数为少尿(<400 mL/d)。可出现一过性轻度氮质血症。一般于1～2周后尿量增加,肾功能于利尿后数天恢复正常,极少数出现急性肾衰竭。

(二)并发症

前驱感染后常有1～3周(平均10天左右)的潜伏期。呼吸道感染的潜伏期较皮肤感染短。本病起病较急,病情轻重不一,轻者仅尿常规及血清补体C_3异常,重者可出现急性肾衰竭。大多预后良好,常在数月内临床自愈。

三、辅助检查

(1)尿液检查:均有镜下血尿,呈多形性红细胞。尿蛋白多为+～++。尿沉渣中可有红细胞管型、颗粒管型等。早期尿中白细胞、上皮细胞稍增多。

(2)血清补体C_3及总补体:发病初期下降,于8周内恢复正常,对本病诊断意义很大。血清抗链球菌溶血素O滴度可增高,部分患者循环免疫复合物(circulating immune complex,CIC)阳性。

(3)肾功能检查:内生肌酐清除率(endogenous creatinie clearance rate,CC)降低,血尿素氮(blood urea nitrogen,BUN)、血肌酐(creaitinine,Cr)升高。

四、诊断要点

(1)链球菌感染后1～3周出现血尿、蛋白尿、水肿、高血压,甚至少尿及氮质血症。

(2)血清补体C_3降低(8周内恢复正常),即可临床诊断为急性肾小球肾炎。

(3)若肾小球滤过率进行性下降或病情1～2个月尚未完全好转的应及时做肾活检,以明确诊断。

五、治疗要点

治疗原则:以休息、对症处理为主,缩短病程,促进痊愈。本病为自限性疾病,不宜用肾上腺糖皮质激素及细胞毒药物。急性肾衰竭患者应予透析。

(一)对症治疗

利尿治疗可消除水肿,降低血压。利尿后高血压控制不满意时,可加用其他降压药物。

(二)控制感染灶

以往主张使用青霉素或其他抗生素10～14天,现其必要性存在争议。对于反复发作的慢性扁桃体炎,待肾炎病情稳定后,可作扁桃体摘除术,手术前后2周应注射青霉素。

(三)透析治疗

对于少数发生急性肾衰竭者,应予血液透析或腹膜透析治疗,帮助患者度过急性期,一般不需长期维持透析。

六、护理评估

(1)健康史:询问发病前2个月有无上呼吸道和皮肤感染史,起病急缓,就诊原因等。既往呼吸道感染史。

（2）身体状况：评估水肿的部位、程度、特点，血压增高程度；有无局部感染灶存在。

（3）心理及社会因素：因患者多为儿童，对疾病的后果常不能理解，因而不重视疾病，不按医嘱注意休息，家属则往往较急，过分约束患者，年龄较大的患者因休学、长期休息而产生焦虑、悲观情绪。评估患者及家属对疾病的认识，目前的心理状态等。

（4）辅助检查：周围血常规结果有无异常，淋巴细胞是否升高。

七、护理目标

（1）能自觉控制水、盐的摄入，水肿明显消退。

（2）患者能逐步达到正常活动量。

（3）无并发症发生，或能早期发现并发症并积极配合抢救。

八、护理措施

（一）一般护理

急性期患者应绝对卧床休息，以增加肾血流量和减少肾脏负担。应卧床休息6周至2个月，尿液检查只有蛋白尿和镜下血尿时，方可离床活动。病情稳定后逐渐增加运动量，避免劳累和剧烈活动，坚持1～2年，待完全康复后才能恢复正常的体力劳动。存在水肿、高血压或心力衰竭时，应严格限制盐的摄入，一般进盐应低于3 g/d，特别严重的病例应完全禁盐。在急性期，为减少蛋白质的分解代谢，限制蛋白质的摄取量为0.5～0.8 g/(kg·d)。当血压下降，水肿消退，尿蛋白减少后，即可逐渐增加食盐和蛋白质的量。除限制钠盐外，也应限制液体摄入量，进水量的控制本着宁少勿多的原则。每天进水量应为不显性失水量（约500 mL）加上24小时尿量，此进水量包括饮食、饮水、服药、输液等所含水分的总量。另外，饮食应注意热量充足、易于消化和吸收。

（二）病情观察

注意观察水肿的范围、程度，有无胸腔积液、腹水，有无呼吸困难、肺部湿啰音等急性左心衰竭的征象；监测高血压动态变化，监测有无头痛、呕吐、颈项强直等高血压脑病的表现；观察尿的变化及肾功能的变化，及早发现有无肾衰竭的可能。

（三）用药护理

在使用降压药的过程中，要注意一定要定时、定量服用，随时监测血压的变化，还要嘱患者服药后在床边坐几分钟，然后缓慢站起，防止眩晕及直立性低血压。

（四）心理护理

患者尤其是儿童对长期的卧床会产生忧郁、烦躁等心理反应，加上担心血尿、蛋白尿是否会恶化，会进一步会加重精神负担。故应尽量多关心、巡视患者，随时注意患者的情绪变化和精神需要，按照患者的要求予以尽快解决。关于卧床休息需要持续的时间和病情的变化等，应适当予以说明，并要组织一些有趣的活动活跃患者的精神生活，使患者能以愉快、乐观的态度安心接受治疗。

九、护理评价

（1）能否接受限制钠、水的治疗和护理，尿量已恢复正常，水肿有减轻甚至消失。

（2）能正确面对患病现实，说出心理感受，保持乐观情绪。

（3）无并发症发生。

十、健康指导

（一）预防指导

平时注意加强锻炼，增强体质。注意个人卫生，防止化脓性皮肤感染。有上呼吸道或皮肤感染时，应及时治疗。注意休息和保暖，限制活动量。

（二）生活指导

急性期严格卧床休息，按照病情进展调整作息制度。掌握饮食护理的意义及原则，切实遵循饮食计划。指导患者及其家属掌握本病的基本知识和观察护理方法，消除各种不利因素，防止疾病进一步加重。

（三）用药指导

遵医嘱正确使用抗生素、利尿剂及降压药等，掌握不同药物的名称、剂量、给药方法，观察各种药物的疗效和不良反应。

（四）心理指导

增强战胜疾病的信心，保持良好的心境，积极配合诊疗计划。

（张　红）

第二节　急进性肾小球肾炎

急进性肾小球肾炎（rapidly progressive glomerulo nephritis，RPGN）又名新月体肾炎，是指以少尿或无尿、蛋白尿、血尿，伴或不伴水肿以及高血压等为基础临床表现，肾功能骤然恶化而致肾衰竭的一组临床综合征。病理改变特征为肾小囊内细胞增生、纤维蛋白沉积，我国目前对该病的诊断标准是肾穿刺标本中50％以上的肾小球有大新月体形成。

一、病因

本病有多种病因。一般将有肾外表现者或明确原发病者称为继发性急进性肾炎，病因不明者则称为原发性急进性肾炎。前者继发于过敏性紫癜、系统性红斑狼疮、弥漫性血管炎等，偶有继发于某些原发性肾小球疾病，如系膜毛细血管性肾炎及膜性肾病患者。后者半数以上患者有上呼吸道前驱感染史，其中少数呈典型链球菌感染，其他一些患者呈病毒性呼吸道感染，本病患者有柯萨奇病毒 B5 感染的血清学证据，但流感及其他常见呼吸道病毒的血清滴度无明显上升，故本病与病毒感染的关系，尚待进一步观察。此外，少数急进性肾炎患者有结核杆菌抗原致敏史（结核感染史），在应用利福平治疗过程中发生本病。个别肠道炎症性疾病也可伴随本病存在。

二、临床表现

急进性肾小球肾炎患者可见于任何年龄，但有青年和中老年两个发病高峰，男：女比例为2∶1。该病可呈急性起病，多数患者在发热或上呼吸道感染后出现急性肾炎综合征，即水肿、尿少、血尿、蛋白尿、高血压等。发病时患者全身症状较重，如疲乏、无力、精神萎靡，体重下降，可伴发热、腹痛。病情发展很快，起病数天内即出现少尿及进行性肾功能衰。部分患者起病相对隐袭缓慢，病情逐步加重。

三、辅助检查

(一)尿液实验室检查

常见血尿、异形红细胞尿和红细胞管型，常伴蛋白尿；尿蛋白量不等，可像肾病综合征那样排出大量的蛋白尿，但明显的肾病综合征表现不多见。

(二)其他

可溶性人肾小球基底膜抗原的酶联免疫吸附法检查抗肾小球基底膜抗体，最常见的类型是IgG型。

四、治疗

(一)强化疗法

急进性肾小球肾炎患者病情危重时必须采用强化治疗，包括如下措施。

1.强化血浆置

换该法是用膜血浆滤器或离心式血浆细胞分离器分离患者的血浆和血细胞，然后用正常人的血浆或血浆成分(如清蛋白)对其进行置换，每天或隔天置换 1 次，每次置换 2～4 L。此法清除致病抗体及循环免疫复合物的疗效肯定，已被临床广泛应用。

2.甲泼尼龙冲击治疗

主要应用于Ⅱ型及Ⅲ型急进性肾小球肾炎的治疗。甲泼尼龙，静脉滴注，每天或隔天 1 次，3 次为 1 个疗程，据病情需要应用 1～3 个疗程(两疗程间需间隔 3～7 天)。

3.大剂量丙种球蛋白静脉滴注

当急进性肾小球肾炎合并感染等因素不能进行上述强化治疗时，可应用此治疗：丙种球蛋白，静脉滴注，5 次为 1 个疗程，必要时可应用数个疗程。

(二)基础治疗

应用各种强化治疗时，一般都要同时服用常规剂量的激素及细胞毒药物作为基础治疗，抑制免疫及炎症反应。

1.肾上腺皮质激素

常用泼尼松或泼尼松龙口服，用药应遵循如下原则：起始量要足，不过最大剂量常不超过 60 mg/d；减、撤药要慢(足量服用 12 周后开始减药，每 2～3 周减去原用量的 10%)；维持用药要久(以 10 mg/d 做维持量，服 6 个月至 1 年或更久)。

2.细胞毒药物

常用环磷酰胺，每天口服 100 mg 或隔天静脉注射 200 mg，累积量达 6～8 g 停药。而后可以再用硫唑嘌呤 100 mg/d 继续治疗 6～12 个月巩固疗效。

3.其他免疫抑制药

近年问世的麦考酚吗酸酯抑制免疫疗效肯定，而不良反应较细胞毒药物轻，已被广泛应用于肾病治疗，包括Ⅱ及Ⅲ型急进性肾小球肾炎。

(三)替代治疗

如果患者肾功能急剧恶化达到透析指征时，应尽早进行透析治疗(包括血液透析或腹膜透析）。如疾病已进入不可逆性终末期肾衰竭,则应予长期维持透析治疗或肾移植。

五、主要护理问题

(一)潜在并发症
急性肾衰竭。

(二)体液过多
与肾小球滤过功能下降、大剂量激素治疗导致水钠潴留有关。

(三)有感染的危险
与激素及细胞毒药物的应用、血浆置换、大量蛋白尿致机体抵抗力下降有关。

(四)焦虑/恐惧
与疾病进展快、预后差有关。

(五)有皮肤完整性受损的危险
与皮肤水肿有关。

(六)知识缺乏
缺乏急进性肾小球肾炎相关知识。

(七)自理缺陷
与疾病所致贫血、水肿和心力衰竭等有关。

(八)电解质紊乱
与使用利尿剂有关。

六、护理目标

(1)保护残余肾功能,纠正肾血流量减少的各种因素(如低蛋白血症、脱水、低血压等),防治急性肾衰竭。

(2)维持体液平衡,水肿消失,血压恢复正常。

(3)预防感染。

(4)患者焦虑/恐惧减轻,配合治疗护理,树立战胜疾病的信心。

(5)保持皮肤完整性,无破溃、受损。

(6)患者了解急进性肾小球肾炎相关知识,了解相关预防和康复知识,自我照顾和管理能力提高。

(7)生活自理能力恢复。

七、护理措施

(一)病情观察
(1)密切观察病情,及时识别急性肾衰竭的发生。监测内生肌酐清除率(Ccr)、血尿素氮(BUN)、血肌酐(Scr)水平。若 Ccr 快下降,BUN,Scr 进行性升高,提示有急性肾衰竭发生,应协助医师及时处理。

(2)监测尿量的变化,注意尿量迅速减少或出现无尿的现象,此现象往往提示了急性肾衰竭。

(3)监测血电解质及 pH 的变化,特别是血钾情况,避免高血钾可能导致的心律失常,甚至心搏骤停。

(4)观察有无食欲明显减退、恶心、呕吐、呼吸困难及端坐呼吸等症状的发生,及时进行护理干预。

(5)定期测量患者体重,观察体重变化和水肿的部位、分布、程度和消长情况,注意有无腹水及胸腔、心包积液的表现;观察皮肤有无红肿、破损、化脓等情况发生。

(二)用药护理

(1)按医嘱严格用药,密切观察药物(激素、免疫抑制剂、利尿剂)在使用过程中的疗效与不良反应。

(2)治疗后都需认真评估有无甲泼尼龙冲击治疗常见的不良反应发生,如继发感染和水钠潴留,精神兴奋及可逆性记忆障碍、面红、血糖升高、骨质疏松、伤口不愈合、消化道出血或穿孔、严重高血压、充血性心力衰竭等。

(3)大剂量激素冲击治疗可有效抑制机体的防御能力,必要时实施保护性隔离,预防继发感染。

(4)观察利尿剂、环磷酰胺冲击治疗的相关不良反应,如血清电解质变化情况及相应的临床症状。

(三)避免不利因素

避免正血容量下降的不利因素(低蛋白血症、脱水、低血压等)。

(四)预防感染

避免使用损害肾脏的药物同时积极预防感染。

(五)皮肤护理

(1)水肿较严重的患者应着宽松、柔软的棉质衣裤、鞋袜。协助患者做好全身皮肤黏膜的清洁,指导患者注意保护好水肿的皮肤,如清洗时注意水温适当、勿过分用力;平时避免擦伤、撞伤、跌伤、烫伤。阴囊水肿等严重的皮肤水肿部位可用中药芒硝粉袋干敷或硫酸镁溶液敷于局部。水肿部位皮肤破溃应用无菌辅料覆盖,必要时可使用稀释成1:5的碘伏溶液局部湿敷,以预防或治疗破溃处感染,促进创面愈合。

(2)注射时严格无菌操作,采用5~6号针头,保证药物准确及时的输入,注射完拔针后,应延长用无菌干棉球按压穿刺部位的时间,减少药液渗出。严重水肿者尽量避免肌内和皮下注射,尽力保证患者皮肤的完整性。

(六)心理护理

由于病情重,疾病进展快,患者出现恐惧、焦虑、烦躁、抑郁等心理。护士应加强沟通、充分理解患者的感受和心理压力,并鼓励家属,共同努力疏导患者的心理压力。护士尽量多关心、巡视,及时解决患者的合理需要,让其体会到关心和温暖。护士应鼓励患者说出对患病的担忧,给其讲解疾病过程、合理饮食和治疗方案,以消除疑虑,提高治疗信心。

(七)健康指导

(1)休息:患者应注意休息、避免劳累。急性期绝对卧床休息。卧床休息时间应较急性肾小球肾炎更长。

(2)积极预防和控制感染:从病因与治疗方法上对患者进行健康教育,提高患者预防感染的意识。

(3)提高治疗的依从性:告知患者与家属严格依从治疗的重要性、药物(激素及免疫抑制剂)治疗可能出现的不良反应与转归,避免患者擅自停药或改变剂量,鼓励患者配合治疗。

(4)避免加重肾损害的因素,建立随访计划,鼓励患者进行自我病情监测,以防止疾病复发及恶化。

(5)定期复查电解质(低钠、低钾等),有异常及时协助医师处理。

(张 红)

第三节 慢性肾小球肾炎

慢性肾小球肾炎简称慢性肾炎,是最常见的一组原发于肾小球的疾病,以蛋白尿、血尿、高血压及水肿为基本表现,可有不同程度的肾功能减退,大多数患者会发展成慢性肾衰竭。本病起病方式各不相同,病情迁延,进展缓慢;可发生于任何年龄,以中青年居多,男性多于女性。

一、病因及诊断检查

(一)致病因素

慢性肾炎的病因尚不完全清楚,大多数由各种原发性肾小球疾病迁延不愈发展而成。目前认为其发病与感染有明确关系,细菌、原虫、病毒等感染后可引起免疫复合物介导性炎症而导致肾小球肾炎,故认为发病起始因素为免疫介导性炎症。另外,在发病过程中也有非免疫非炎症性因素参与,如高血压、超负荷的蛋白饮食等。仅少数慢性肾炎由急性肾炎演变而来。在发病过程中可因感染、劳累、妊娠和使用肾毒性药物等使病情加重。

(二)身体状况

1.症状体征

慢性肾炎多数起病隐匿,大多无急性肾炎病史,病前也无感染史,发病已为慢性肾炎;少数为急性肾炎迁延不愈超过1年以上而成为慢性。临床表现差异大,症状轻重不一。主要表现如下。

(1)水肿:多为眼睑水肿和/或轻度至中度下肢水肿,一般无体腔积液,缓解期可完全消失。

(2)高血压:部分患者可以高血压为首发或突出表现,多为持续性中等程度以上高血压。持续血压升高可加速肾小球硬化,使肾功能迅速恶化,预后较差。

(3)全身症状:表现为头晕、乏力、食欲缺乏、腰膝酸痛等,其中贫血较为常见。随着病情进展可出现肾功能减退,最终发展成为慢性肾衰竭。

(4)尿异常:可有尿量减少,偶有肉眼血尿。

2.并发症

(1)感染:易合并呼吸道及泌尿道感染。

(2)心脏损害:心脏扩大、心律失常和心力衰竭。

(3)高血压脑病:因血压骤升所致。

(4)慢性肾衰竭:是慢性肾炎最严重的并发症。

(三)心理社会状况

患者常因病程长、反复发作、疗效不佳、药物不良反应大、预后较差等而出现焦虑、恐惧、悲观的情绪。

(四)实验室及其他检查

1.尿液检查

尿比重多在 1.020 以下;最具有特征的是蛋白尿,尿蛋白(＋～＋＋＋),尿蛋白定量 1～3 g/24 h;尿沉渣镜检可见红细胞和颗粒管型。

2.血液检查

早期多正常或有轻度贫血,晚期红细胞计数和血红蛋白多明显降低。

3.肾功能检查

慢性肾炎可导致肾功能逐渐减退,表现为肾小球滤过率下降,内生肌酐清除率下降、血肌酐和尿素氮增高。

二、护理诊断及医护合作性问题

(一)体液过多

与肾小球滤过率下降及血浆胶体渗透压下降有关。

(二)营养失调,低于机体需要量

与蛋白丢失、摄入不足及代谢紊乱有关。

(三)焦虑

与担心疾病复发和预后有关。

(四)潜在并发症

感染、心脏损害、高血压脑病、慢性肾衰竭。

三、治疗及护理措施

(一)治疗要点

慢性肾小球肾炎的主要治疗目的是防止或延缓肾功能恶化,改善症状,防止严重并发症。

1.一般治疗

适当休息、合理饮食、防治感染等。

2.对症治疗

(1)利尿:水肿明显的患者可使用利尿剂,常用氢氯噻嗪、螺内酯、呋塞米,既可利尿消肿,也可降低血压。

(2)控制血压:高血压可加快肾小球硬化,因此及时有效地维持适宜的血压是防止病情恶化的重要环节。容量依赖性高血压首选利尿剂,肾素依赖性高血压首选血管紧张素转化酶抑制药(卡托普利等)和β受体阻滞剂(普萘洛尔等)。

3.抗血小板药物

长期使用抗血小板药物可改善微循环,延缓肾衰竭。常用双嘧达莫和阿司匹林。

4.糖皮质激素和细胞毒性药物

一般不主张应用。可试用于血压不高、肾功能正常、尿蛋白较多者,常选用泼尼松、环磷酰胺等。

(二)护理措施

1.病情观察

因高血压易加剧肾功能的损害,故应密切观察患者的血压变化。准确记录 24 小时出入液量,监测尿量、体重和腹围,观察水肿的消长情况。监测肾功能变化,及时发现肾衰竭。

2.生活护理

(1)适当休息:因卧床休息能增加肾血流量,减轻水肿、蛋白尿及改善肾功能,故慢性肾炎患者宜多卧床休息,避免重体力劳动。特别是有明显水肿、大量蛋白尿、血尿及高血压或合并感染、心力衰竭、肾衰竭及急性发作期的患者,应限制活动,绝对卧床休息。

(2)饮食护理:水肿少尿者应限制钠、水的摄入,食盐摄入量为 1～3 g/d,每天进水量不超过1 500 mL,记录 24 小时出入液量;每天测量腹围、体重,监测水肿消长情况。低蛋白、低磷饮食可减轻肾小球内高压、高灌注及高滤过状态,延缓肾功能减退,宜尽早采用富含必需氨基酸的优质低蛋白饮食(如鸡肉、牛奶、瘦肉等),蛋白质的摄入量为 0.5～0.8 g/(kg·d),低蛋白饮食亦可达到低磷饮食的目的。补充多种维生素及锌。适当增加糖类和脂肪的摄入比例,保证足够热量,减少自体蛋白的分解。

3.药物治疗的护理

使用利尿剂时应注意有无电解质、酸碱平衡紊乱;服用降压药起床时动作宜缓慢,以防直立性低血压;应用血管紧张素转化酶抑制药时,注意观察患者有无持续性干咳;应用抗血小板药物时,注意观察有无出血倾向等。

4.对症护理

对症护理包括对水肿、高血压、少尿等症状的护理。

5.心理护理

注意观察患者的心理活动,及时发现患者的不良情绪,主动与患者沟通,鼓励患者说出其内心感受,做好疏导工作,帮助患者调整心态,积极配合治疗及护理。

6.健康指导

(1)指导患者严格按照饮食计划进餐。注意休息,保持精神愉快,避免劳累、受凉和使用肾毒性药物,以延缓肾功能减退。

(2)进行适当锻炼,提高机体抵抗力,预防呼吸道感染。

(3)遵医嘱服药,定期复查尿常规和肾功能。

(4)育龄妇女注意避孕,以免因妊娠导致肾炎复发和病情恶化。

(张　红)

第四节　肾病综合征

一、疾病概述

(一)概念

肾病综合征是由各种肾脏疾病引起的以大量蛋白尿(尿蛋白＞3.5 g/d)、低蛋白血症(血浆清蛋白小于 30 g/L)、水肿、高脂血症为临床表现的一组综合征。

肾病综合征分为原发性和继发性两大类。原发性肾病综合征是原发于肾脏本身的肾小球疾病;继发性肾病综合征是继发于全身或其他系统的疾病,例如,糖尿病、肾淀粉样变性、系统性红斑狼疮、多发性骨髓瘤等。

（二）相关病理生理

肾病综合征的发病机制为免疫介导性炎症所致的肾损害。当肾小球滤过膜的屏障功能受损,其对血浆蛋白的通透性增高,使原尿中蛋白含量增多,当超过肾小管的重吸收时,则形成大量蛋白尿。大量清蛋白自尿中丢失导致低蛋白血症,使血浆胶体渗透压明显下降,水分从血管内进入组织间隙而引起水肿。由于低蛋白血症刺激肝脏代偿性合成蛋白质的同时,脂蛋白的合成也增加,加之后者分解下降,故出现高脂血症。

（三）肾病综合征的病因与诱因

1.基本病因

（1）原发性肾病综合征:原发于肾脏本身的肾小球疾病,如急性肾炎、急进性肾炎、慢性肾炎等原发性肾小球肾病,或病理诊断中的微小病变型肾病、系膜增生性肾小球肾炎、局灶性节段性肾小球硬化、膜性肾病及系膜毛细血管性肾小球肾炎等。

（2）继发性肾病综合征:继发于全身系统性疾病或先天遗传性疾病在病变过程中累及肾脏。

2.诱因

常因上呼吸道感染、受凉及劳累起病。

（四）临床表现

肾病综合征典型的临床表现如下。

1.大量蛋白尿和低蛋白血症

患者每天从尿中丢失大量蛋白质（大于 3.5 g/d）,是导致低蛋白血症的主要原因。

2.水肿

常为全身性水肿,以身体下垂部位明显,常为凹陷性水肿。重者常合并胸腔、腹部、心包等处的积液。

3.高脂血症

以高胆固醇血症最为常见,血液中的甘油三酯、低密度脂蛋白、极低密度蛋白含量升高。

4.并发症

（1）感染:肾病综合征常见的并发症,多为院内感染,感染部位以呼吸道、泌尿道、皮肤感染最多见。

（2）血栓、栓塞:多发生于肾静脉、下肢静脉和脑动脉、肺动脉等处,其中以肾静脉血栓最为多见。

（3）急性肾衰竭:因有效循环血容量减少、肾血流量下降导致的肾前性氮质血症,经扩容、利尿治疗可恢复。少数可发展为肾实质性急性肾衰竭,主要表现为少尿、无尿,扩容、利尿治疗无效。

（4）其他:蛋白质营养不良,儿童生长发育迟缓;动脉硬化、冠心病;机体抵抗力低下,易发生感染等。

（五）辅助检查

1.实验室检查

24 小时候尿蛋白的检测可对蛋白尿进行定量;血生化检查可了解低蛋白血症、高脂血症的程度;肾功能检查可了解氮质血症、内生肌酐清除率的情况,有助于对急性肾衰竭的判断。

2.肾 B 超检查

双肾正常或缩小。

3.肾活组织病理检查

肾活组织病理检查是确诊肾小球疾病的主要依据,可明确肾小球病变类型,指导治疗及判断预后。

(六)主要治疗原则

利尿消肿,降血脂,抑制免疫与炎症反应。

(七)药物治疗

1.利尿消肿

常用的利尿剂包括以下几类。①噻嗪类:常用氢氯噻嗪 25 mg,每天 3 次。②保钾利尿:常用氨苯蝶啶 50 mg,每天 3 次为基本治疗,与噻嗪类利尿剂合用提高利尿效果。③襻利尿剂:呋塞米,20～120 mg/d。④渗透利尿剂:常用不含钠的低分子右旋糖苷静脉点滴,随之加呋塞米利尿剂可增强利尿效果。⑤血浆或血浆清蛋白静脉输注提高胶体渗透压,同时加襻利尿剂有良好的利尿效果。

2.减少尿蛋白

应用血管紧张素转换酶抑制剂和其他降压药,可通过降低肾小球内压而达到不同程度的减少尿蛋白的作用。

3.降脂治疗

常用他汀类、氯贝丁酯类降脂药。

4.抑制免疫与炎症反应

(1)肾上腺糖皮质激素:可抑制免疫反应,减轻、修复滤过膜损害,有抗炎、抑制醛固酮和抗利尿激素等作用。使用原则为起始足量、缓慢减药和长期维持。常用泼尼松,开始量为 1 mg/(kg·d),全天量顿服,8～12 周后开始减量至 0.4～0.5 mg/(kg·d)时,维持 6～12 个月。

(2)细胞毒药物:用于激素抵抗型或依赖型,常用环磷酰胺,每天 100～200 mg 分次口服,或隔天静脉注射,总量达到 6～8 g 后停药。

5.控制感染

当发生感染时,应选择敏感、强效及无肾损害的抗生素治疗。

6.防止血栓

常用肝素、双嘧达莫等。

二、护理评估

(一)一般评估

1.生命体征

合并感染时可出现体温升高;高度水肿可致有效血容量减少,血压下降甚至休克。

2.患者主诉

水肿的发生时间、部位、特点、程度、消长情况,有无气促、胸闷、腹胀等积液的表现。有无尿量减少、泡沫尿、血尿,有无发热、咳嗽、皮肤感染、尿路刺激征等。

3.相关记录

身高、体重、饮食、睡眠及排便情况等。

(二)身体评估

1.视诊

颜面部、肢体的水肿情况(肾病性水肿多从下肢开始);皮肤黏膜有无破损;腹部有无膨隆或蛙状腹。

2.触诊

(1)测量腹围:观察有无腹水征象。

(2)颜面、下肢水肿情况:凹陷性水肿为低蛋白血症导致。

3.叩诊

腹部有无移动性杂音;肺下界移动范围有无变小;心界有无扩大。

4.听诊

两肺有无湿啰音和哮鸣音。

(三)心理-社会评估

了解患者在疾病治疗过程中的心理反应与需求,家庭及社会支持情况,如医疗费用来源是否充足、家庭成员的关心程度等。

(四)辅助检查结果评估

1.尿液检查

了解尿蛋白的定性、定量结果,有无血尿、各种管型等。

2.血液检查

注意各项生化指标,有无电解质紊乱、低蛋白血症、高脂血症;Scr 和 BUN 升高和 Ccr 下降的程度。

3.病理检查

根据肾小球病变的病理类型,了解治疗效长及预后。

(五)主要用药的评估

1.利尿剂

了解用药后尿量的变化、水肿的消退情况,录量较多时尤其注意有无电解质紊乱、血容量不足的表现。

2.糖皮质激素

长期服用糖皮质激素注意有无水钠潴留、血糖升高、血压升高、低血钾、消化道溃疡精神兴奋及出血、骨质疏松、继发感染、伤口不愈合,以及肾上腺皮质功能亢进症的表现,如向心性肥胖、痤疮、多毛等不良反应。

3.细胞毒类药物

运用环磷酰胺治疗有无中毒性肝炎、骨质疏松、性腺抑制(尤其男性)、出血性膀胱炎及脱发等。

三、主要护理诊断/问题

(一)营养失调

低于机体需要量与大量蛋白尿、摄入减少及吸收障碍有关。

(二)体液过多

与低蛋白血症致血浆胶体渗透压下降等有关。

(三)有感染的危险

与机体抵抗力下降、应用激素和/或免疫抑制剂有关。

(四)有皮肤完整性受损的危险

与水肿、营养不良有关。

四、护理措施

(一)适当休息

卧床休息,严重水肿、胸腔积液,出现呼吸困难者取半卧位,眼睑、面部水肿者枕头应稍垫高,水肿消退可适当增加活动量。

(二)饮食护理

提供正常量的优质蛋白质饮食,每天摄入蛋白质为 1 g/kg,如有肾功能损害时,应根据肌酐清除率情况予以优质低蛋白饮食,并保证足够的热量。为减轻高脂血症,应少食富含饱和脂肪酸的食物如动物油脂,多吃多聚不饱和脂肪酸的食物如植物油,以及富含可溶性纤维的食物如豆类、燕麦等。

(三)皮肤护理

保持皮肤清洁,防止皮肤破溃与感染。勿用力过大清洁皮肤,避免擦伤皮肤。重度水肿者避免肌肉内注射,应采取静脉途径保证药物准确及时输入。静脉穿刺时严格消毒皮肤,穿刺点在各层组织不在同一部位。定期观察水肿部位和皮肤情况,注意有无破溃、发红现象,及时处理异常情况。

(四)用药护理

严格按医嘱定时、定量、按疗程用药,注意观察常用药的毒副作用,发现问题及时处理。

(五)心理护理

积极主动与患者沟通,耐心倾听他们的倾诉,解答其提出的问题,指导其保持乐观心态、情绪稳定,给予患者及家属精神支持。

(六)健康教育

1.饮食指导

宜选择高纤维、低脂、低胆固醇、低盐、正常量的蛋白质、充足热量、富含维生素的易消化、清淡饮食。

2.用药指导

按时、正确服用相关药物,让患者了解常用药物不良反应及自我观察要点。

3.预防感染的措施

注意保暖,防止受凉,尤其是要避免呼吸道感染。

4.适当活动计划

制订个体化的活动计划,注意休息,避免过度劳累。

5.自我观察

观察水肿的部位、特点、程度及消长情况,定期测量胸围、腹围、体重的变化,有利于治疗效果评估及有无胸腔积液、腹水的出现等,或作为调整输入量和速度、饮水量及利尿剂用量的依据。

6.就诊的指标

告诉患者如果出现下列任何一种情况,请速到医院就诊。

（1）尿量减少、大量泡沫尿。

（2）面部、腹部、下肢肿胀。

（3）发热、咳嗽、皮肤感染等。

五、护理效果评估

（1）患者饮食结构合理，营养状况改善，血浆清蛋白升高。

（2）患者水肿减轻或消退。

（3）患者能够积极配合采取预防感染措施，未发生感染。

（4）患者皮肤无破损或感染。

（5）患者自觉症状好转。

（张　红）

第八章　产科护理

第一节　异位妊娠

受精卵在于子宫体腔以外着床称为异位妊娠，习称宫外孕。异位妊娠依受精卵在子宫体腔外种植部位不同分为输卵管妊娠、卵巢妊娠、腹腔妊娠、阔韧带妊娠和宫颈妊娠（图8-1）。

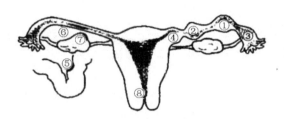

①输卵管壶腹部妊娠；②输卵管峡部妊娠；③输卵管伞部妊娠；④输卵管间
质部妊娠；⑤腹腔妊娠；⑥阔韧带妊娠；⑦卵巢妊娠；⑧宫颈妊娠

图 8-1　异位妊娠的发生部位

异位妊娠是妇产科常见的急腹症，发病率约 1％，是孕产妇的主要死亡原因之一。以输卵管妊娠最常见。输卵管妊娠占异位妊娠 95％ 左右，其中壶腹部妊娠最多见，约占 78％，其次为峡部、伞部、间质部妊娠较少见。

一、病因

（一）输卵管炎症

此是异位妊娠的主要病因。可分为输卵管黏膜炎和输卵管周围炎。输卵管黏膜炎轻者可发生黏膜皱褶粘连、管腔变窄。或使纤毛功能受损，从而导致受精卵在输卵管内运行受阻并于该处着床；输卵管周围炎病变主要在输卵管浆膜层或浆肌层，常造成输卵管周围粘连、输卵管扭曲、管腔狭窄、蠕动减弱而影响受精卵运行。

（二）输卵管手术史输卵管绝育史及手术史者

输卵管妊娠的发生率为 10％～20％。尤其是腹腔镜下电凝输卵管及硅胶环套术绝育，可因输卵管瘘或再通而导致输卵管妊娠。曾经接受输卵管粘连分离术、输卵管成形术（输卵管吻合术或输卵管造口术)者,在再次妊娠时输卵管妊娠的可能性亦增加。

(三)输卵管发育不良或功能异常

输卵管过长、肌层发育差、黏膜纤毛缺乏、双输卵管、输卵管憩室或有输卵管副伞等,均可造成输卵管妊娠。输卵管功能(包括蠕动、纤毛活动以及上皮细胞分泌)受雌、孕激素调节。若调节失败,可影响受精卵正常运行。

(四)辅助生殖技术

近年,由于辅助生育技术的应用,使输卵管妊娠发生率增加,既往少见的异位妊娠,如卵巢妊娠、宫颈妊娠、腹腔妊娠的发生率增加。1998年,美国报道因助孕技术应用所致输卵管妊娠的发生率为2.8%。

(五)避孕失败

宫内节育器避孕失败,发生异位妊娠的机会较大。

(六)其他

子宫肌瘤或卵巢肿瘤压迫输卵管,影响输卵管管腔通畅,使受精卵运行受阻。输卵管子宫内膜异位可增加受精卵着床于输卵管的可能性。

二、病理

(一)输卵管妊娠的特点

输卵管管腔狭小,管壁薄且缺乏黏膜下组织,其肌层远不如子宫肌壁厚与坚韧,妊娠时不能形成完好的蜕膜,不利于胚胎的生长发育,常发生以下结局:

1.输卵管妊娠流产

多见于妊娠8~12周输卵管壶腹部妊娠。受精卵种植在输卵管黏膜皱襞内,由于蜕膜形成不完整,发育中的胚泡常向管腔突出,最终突破包膜而出血,胚泡与管壁分离,若整个胚泡剥离落入管腔,刺激输卵管逆蠕动经伞端排出到腹腔,形成输卵管妊娠完全流产,出血一般不多。若胚泡剥离不完整,妊娠产物部分排出到腹腔,部分尚附着于输卵管壁,形成输卵管妊娠不全流产,滋养细胞继续侵蚀输卵管壁,导致反复出血,形成输卵管血肿或输卵管周围血肿,血液不断流出并积聚在直肠子宫陷窝形成盆腔血肿,量多时甚至流入腹腔。

2.输卵管妊娠破裂

多见于妊娠6周左右输卵管峡部妊娠。受精卵着床于输卵管黏膜皱襞间,胚泡生长发育时绒毛向管壁方向侵蚀肌层及浆膜,最终穿破浆膜,形成输卵管妊娠破裂。输卵管肌层血管丰富。短期内可发生大量腹腔内出血,使患者出现休克。其出血量远较输卵管妊娠流产多,腹痛剧烈;也可反复出血,在盆腔与腹腔内形成血肿。孕囊可自破裂口排出,种植于任何部位。若胚泡较小则可被吸收;若过大则可在直肠子宫陷凹内形成包块或钙化为石胎。

输卵管间质部妊娠虽少见,但后果严重,其结局几乎均为输卵管妊娠破裂。由于输卵管间质部管腔周围肌层较厚、血运丰富,因此破裂常发生于孕12~16周。其破裂犹如子宫破裂,症状较严重,往往在短时间内出现低血容量休克症状。

3.陈旧性宫外孕

输卵管妊娠流产或破裂,若长期反复内出血形成的盆腔血肿不消散,血肿机化变硬并与周围组织粘连,临床上称为陈旧性宫外孕。

4.继发性腹腔妊娠

无论输卵管妊娠流产或破裂,胚胎从输卵管排入腹腔内或阔韧带内,多数死亡,偶尔也有存活者。若存活胚胎的绒毛组织附着于原位或排至腹腔后重新种植而获得营养,可继续生长发育,形成继发性腹腔妊娠。

(二)子宫的变化

输卵管妊娠和正常妊娠一样,合体滋养细胞产生 HCG 维持黄体生长,使类固醇激素分泌增加,致使月经停止来潮、子宫增大变软、子宫内膜出现蜕膜反应。若胚胎受损或死亡,滋养细胞活力消失,蜕膜自宫壁剥离而发生阴道流血。有时蜕膜可完整剥离,随阴道流血排出三角形蜕膜管型;有时呈碎片排出。排出的组织见不到绒毛,组织学检查无滋养细胞,此时血 β-HCG 下降。子宫内膜形态学改变呈多样性,若胚胎死亡已久,内膜可呈增生期改变,有时可见 Arias-Stella (A-S)反应,镜检见内膜腺体上皮细胞增生、增大,细胞边界不清,腺细胞排列成团突入腺腔,细胞极性消失,细胞核肥大、深染,细胞质有空泡。这种子宫内膜过度增生和分泌反应,可能为类固醇激素过度刺激所引起;若胚胎死亡后部分深入肌层的绒毛仍存活,黄体退化迟缓,内膜仍可呈分泌反应。

三、临床表现

输卵管妊娠的临床表现与受精卵着床部位、有无流产或破裂,以及出血量多少与时间长短等有关。

(一)症状

典型症状为停经后腹痛与阴道流血。

1.停经

除输卵管间质部妊娠停经时间较长外,多有 6~8 周停经史。有 20%~30%患者无停经史,将异位妊娠时出现的不规则阴道流血误认为月经。或由于月经过期仅数天而不认为是停经。

2.腹痛

腹痛是输卵管妊娠患者的主要症状。在输卵管妊娠发生流产或破裂之前,由于胚胎在输卵管内逐渐增大,常表现为一侧下腹部隐痛或酸胀感。当发生输卵管妊娠流产或破裂时,突感一侧下腹部撕裂样疼痛,常伴有恶心、呕吐。若血液局限于病变区,主要表现为下腹部疼痛,当血液积聚于直肠子宫陷凹时,可出现肛门坠胀感。随着血液由下腹部流向全腹,疼痛可由下腹部向全腹部扩散,血液刺激膈肌,可引起肩胛部放射性疼痛及胸部疼痛。

3.阴道流血

胚胎死亡后。常有不规则阴道流血,色暗红或深褐,量少呈点滴状,一般不超过月经量,少数患者阴道流血量较多,类似月经。阴道流血可伴有蜕膜管型或蜕膜碎片排出,系子宫蜕膜剥离所致。阴道流血一般常在病灶去除后方能停止。

4.晕厥与休克

由于腹腔内出血及剧烈腹痛,轻者出现晕厥,严重者出现失血性休克。出血量越多越快,症状出现越迅速越严重,但与阴道流血量不成正比。

5.腹部包块

输卵管妊娠流产或破裂时所形成的血肿时间较久者,由于血液凝固并与周围组织或器官(如子宫、输卵管、卵巢、肠管或大网膜等)发生粘连形成包块,包块较大或位置较高者,腹部可扪及。

(二)体征

根据患者内出血的情况,患者可呈贫血貌。腹部检查:下腹压痛、反跳痛明显,出血多时,叩诊有移动性浊音。

四、处理原则

处理原则以手术治疗为主,其次是药物治疗。

(一)药物治疗

1.化学药物治疗

主要适用于早期输卵管妊娠、要求保存生育能力的年轻患者。符合下列条件可采用此法:①无药物治疗的禁忌证;②输卵管妊娠未发生破裂或流产;③输卵管妊娠包块直径≤4 cm;④血β-HCG<2 000 U/L;⑤无明显内出血,常用甲氨蝶呤(MTX),治疗机制是抑制滋养细胞增生,破坏绒毛,使胚胎组织坏死、脱落、吸收。但在治疗中若病情无改善,甚至发生急性腹痛或输卵管破裂症状,则应立即进行手术治疗。

2.中医药治疗

中医学认为本病属血瘀少腹,不通则痛的实证。以活血化瘀、消癥为治则,但应严格掌握指征。

(二)手术治疗

手术治疗分为保守手术和根治手术。保守手术为保留患侧输卵管,根治手术为切除患侧输卵管。手术治疗适用于:①生命体征不稳定或有腹腔内出血征象者;②诊断不明确者;③异位妊娠有进展者(如血β-HCG处于高水平,附件区大包块等);④随诊不可靠者;⑤药物治疗禁忌证者或无效者。

1.保守手术

此适用于有生育要求的年轻妇女,特别是对侧输卵管已切除或有明显病变者。

2.根治手术

此适用于无生育要求的输卵管妊娠内出血并发休克的急症患者。

3.腹腔镜手术

这是近年治疗异位妊娠的主要方法。

五、护理

(一)护理评估

1.病史

应仔细询问月经史,以准确推断停经时间。注意不要将不规则阴道流血误认为末次月经,或由于月经仅过期几天,不认为是停经。此外,对不孕、放置宫内节育器、绝育术、输卵管复通术、盆腔炎等与发病相关的高危因素应予高度重视。

2.身心状况

输卵管妊娠发生流产或破裂前,症状及体征不明显。当患者腹腔内出血较多时呈贫血貌,严重者可出现面色苍白,四肢湿冷,脉快、弱、细,血压下降等休克症状。体温一般正常,出现休克时体温略低,腹腔内血液吸收时体温略升高,但不超过38 ℃。下腹有明显压痛、反跳痛,尤以患侧为重,肌紧张不明显,叩诊有移动性浊音。血凝后下腹可触及包块。

由于输卵管妊娠流产或破裂后,腹腔内急性大量出血及剧烈腹痛,以及妊娠终止的现实都将是孕妇出现较为激烈的情绪反应。可表现为哭泣、自责、无助、抑郁和恐惧等行为。

3.诊断检查

(1)腹部检查:输卵管妊娠流产或破裂者,下腹部有明显压痛或反跳痛,尤以患侧为甚,轻度腹肌紧张;出血多时,叩诊有移动性浊音;如出血时间较长,形成血凝块,在下腹可触及软性肿块。

(2)盆腔检查:输卵管妊娠未发生流产或破裂者,除子宫略大较软外,仔细检查可能触及胀大的输卵管并有轻度压痛。输卵管妊娠流产或破裂者,阴道后穹隆饱满,有触痛。将宫颈轻轻上抬或左右摇动时引起剧烈疼痛,称为宫颈抬举痛或摇摆痛,是输卵管妊娠的主要体征之一。子宫稍大而软,腹腔内出血多时子宫检查呈漂浮感。

(3)阴道后穹隆穿刺:是一种简单、可靠的诊断方法,适用于疑有腹腔内出血的患者。由于腹腔内血液易积聚于子宫直肠陷凹,抽出暗红色不凝血为阳性,说明存在血腹症。无内出血、内出血量少、血肿位置较高或子宫直肠陷凹有粘连者,可能抽不出血液,因而穿刺阴性不能排除输卵管妊娠存在。如有移动性浊音,可做腹腔穿刺。

(4)妊娠试验:放射免疫法测血中 HCG,尤其是 β-HCG 阳性有助诊断。虽然此方法灵敏度高,异位妊娠的阳性率一般可达 $80\% \sim 90\%$,但 β-HCG 阴性者仍不能完全排除异位妊娠。

(5)血清孕酮测定:对判断正常妊娠胚胎的发育情况有帮助,血清孕酮 <5 ng/mL 应考虑宫内妊娠流产或异位妊娠。

(6)超声检查:B 超显像有助于诊断异位妊娠。阴道 B 超检查较腹部 B 超检查准确性高。诊断早期异位妊娠。单凭 B 超现象有时可能会误诊。若能结合临床表现及 β-HCG 测定等,对诊断的帮助很大。

(7)腹腔镜检查:适用于输卵管妊娠尚未流产或破裂的早期患者和诊断有困难的患者,腹腔内有大量出血或伴有休克者,禁做腹腔镜检查。在早期异位妊娠患者,腹腔镜可见一侧输卵管肿大,表面紫蓝色,腹腔内无出血或有少量出血。

(8)子宫内膜病理检查:诊刮仅适用于阴道流血量较多的患者,目的在于排除宫内妊娠流产。将宫腔排出物或刮出物做病理检查,切片中见到绒毛,可诊断为宫内妊娠,仅见蜕膜未见绒毛者有助于诊断异位妊娠。现已经很少依靠诊断性刮宫协助诊断。

(二)护理诊断

1.潜在并发症

出血性休克。

2.恐惧

与担心手术失败有关。

(三)预期目标

(1)患者休克症状得以及时发现并缓解。

(2)患者能以正常心态接受此次妊娠失败的事实。

(四)护理措施

1.接受手术治疗患者的护理

(1)护士在严密监测患者生命体征的同时,配合医师积极纠正患者休克症状,做好术前准备。手术治疗是输卵管异位妊娠的主要处理原则。对于严重内出血并发休克的患者,护士应立即开放静脉,交叉配血,做好输血输液的准备。以便配合医师积极纠正休克,补充血容量,并按急症手术要求迅速做好手术准备。

（2）加强心理护理：护士于术前简洁明了地向患者及家属讲明手术的必要性，并以亲切的态度和切实的行动赢得患者及家属的信任，保持周围环境的安静、有序，减少和消除患者的紧张、恐惧心理，协助患者接受手术治疗方案。术后，护士应帮助患者以正常的心态接受此次妊娠失败的现实，向她们讲述异位妊娠的有关知识，一方面可以减少因害怕再次发生移位妊娠而抵触妊娠的不良情绪，另一方面也可以增加和提高患者的自我保健意识。

2.接受非手术治疗患者的护理

对于接受非手术治疗方案的患者，护士应从以下几方面加强护理。

（1）护士需密切观察患者的一般情况、生命体征，并重视患者的主诉，尤应注意阴道流血量与腹腔内出血量不成比例，当阴道流血量不多时，不要误认为腹腔内出血量亦很少。

（2）护士应告诉患者病情发展的一些指征，如出血增多、腹痛加剧、肛门坠胀感明显等，以便当患者病情发展时，医患均能及时发现，给予相应处理。

（3）患者应卧床休息，避免腹部压力增大，从而减少异位妊娠破裂的机会。在患者卧床期间，护士需提供相应的生活护理。

（4）护士应协助正确留取血标本，以检测治疗效果。

（5）护士应指导患者摄取足够的营养物质，尤其是富含铁蛋白的食物，如动物肝脏、肉类、豆类、绿叶蔬菜以及黑木耳等，以促进血红蛋白的增加，增强患者的抵抗力。

3.出院指导

输卵管妊娠的预后在于防治输卵管的损伤和感染，因此护士应做好妇女的健康保健工作，防止发生盆腔感染。教育患者保持良好的卫生习惯，勤洗浴、勤换衣，性伴侣稳定。发生盆腔炎后须立即彻底治疗，以免延误病情。另外，由于输卵管妊娠者中约有 10% 的再发生率和 50% ～60% 的不孕率。因此，护士需告诫患者，下次妊娠时要及时就医，并且不宜轻易终止妊娠。

（五）护理评价

（1）患者的休克症状得以及时发现并纠正。

（2）患者消除了恐惧心理，愿意接受手术治疗。

（张 莉）

第二节 过 期 妊 娠

一、概述

（一）定义

平时月经周期规则，妊娠达到或超过 42 周（≥294 天）尚未分娩者，称为过期妊娠，其发生率占妊娠总数的 3% ～15%。

（二）发病机制

各种原因引起的雌孕激素失调导致孕激素优势，分娩发动延迟，胎位不正、头盆不称，胎儿、子宫不能密切接触，反射性子宫收缩减少，引起过期妊娠。

(三)处理原则

妊娠40周以后胎盘功能逐渐下降,42周以后明显下降,因此,在妊娠41周以后,即应考虑终止妊娠,尽量避免过期妊娠。应根据胎儿安危状况、胎儿大小、宫颈成熟度综合分析,选择恰当的分娩方式。

(1)促宫颈成熟:目前常用的促宫颈成熟的方法主要有 PGE_2 阴道制剂和宫颈扩张球囊。

(2)人工破膜可减少晚期足月和过期妊娠的发生。

(3)引产术:常用静脉滴注缩宫素,诱发宫缩直至临产;胎头已衔接者,通常先人工破膜,1小时后开始滴注缩宫素引产。

(4)适当放宽剖宫产指征。

二、护理评估

(一)健康史

详细询问患者病史,准确判断预产期、妊娠周数等。

(二)症状、体征

孕期达到或超过42周,通过胎动、胎心率、B超检查、雌孕激素测定、羊膜镜检查等确定胎盘功能是否正常。

(三)辅助检查

B超检查、雌孕激素测定、羊膜镜检查;胎儿监测的方法包括 NST、CST、生物物理评分(BPP)、改良 BPP(NST＋羊水测量)。尽管41周及以上孕周者应行胎儿监测,但采用何种方法及以何频率目前都尚无充分的资料予以确定。

(四)高危因素

高危因素包括初产妇、既往过期妊娠史、男性胎儿、孕妇肥胖。对双胞胎的研究也提示遗传倾向对晚期或过期妊娠的风险因素占23％～30％。某些胎儿异常可能也与过期妊娠相关,如无脑儿和胎盘硫酸酯酶缺乏,但并不清楚两者之间联系的确切原因。

(五)心理-社会因素

过期妊娠加大胎儿、新生儿及孕产妇风险,导致个人、家庭成员产生紧张、焦虑、担忧等不良情绪。

三、护理措施

(一)常规护理

(1)查看历次产检记录,准确核实孕周。

(2)听胎心,待产期间每4小时听1次或遵医嘱;交接班必须听胎心;临产后按产程监护常规进行监护;每天至少进行一次胎儿电子监护,特殊情况随时监护。

(3)重视自觉胎动并记录于入院病历中。

(二)产程观察

(1)加强胎心监护。

(2)观察胎膜是否破裂,以及羊水量、颜色、性状等。

(3)注意产程进展、观察胎位变化。

(4)不提倡常规会阴侧切。

（三）用药护理

1.缩宫素静脉滴注

缩宫素作用时间短,半衰期为5～12分钟。

（1）静脉滴注中缩宫素的配制方法:应先用生理盐水或乳酸钠林格注射液500 mL,用7号针头行静脉滴注,按每分钟8滴调好滴速,然后再向输液瓶中加入2.5 U缩宫素,将其摇匀后继续滴入。切忌先将2.5 U缩宫素溶于生理盐水或乳酸钠林格注射液中直接穿刺行静脉滴注,因此法初调时不易掌握滴速,可能在短时间内使过多的缩宫素进入体内,不够安全。

（2）合适的浓度与滴速:因缩宫素个体敏感度差异极大,静脉滴注缩宫素应从小剂量开始循序增量,起始剂量为2.5 U缩宫素溶于500 mL生理盐水或乳酸钠林格注射液中,即0.5‰缩宫素浓度,以每毫升15滴计算,相当于每滴液体中含缩宫素0.33 mU。从每分钟8滴开始,根据宫缩、胎心情况调整滴速,一般每隔20分钟调整1次。应用等差法,即从每分钟8滴（2.7 mU/min）调整至16滴（5.4 mU/min）,再增至24滴（8.4 mU/min）;为安全起见,也可从每分钟8滴开始,每次增加4滴,直至出现有效宫缩。

（3）有效宫缩的判定标准:10分钟内出现3次宫缩,每次宫缩持续30～60秒,伴有宫颈的缩短和宫口扩张。最大滴速不得超过每分钟40滴,即13.2 mU/min,如达到最大滴速,仍不出现有效宫缩时可增加缩宫素浓度,但缩宫素的应用量不变。增加浓度的方法是500 mL生理盐水或乳酸钠林格注射液中加5 U缩宫素,即1‰缩宫素浓度,先将滴速减半,再根据宫缩情况进行调整,增加浓度后,最大增至每分钟40滴（26.4 mU）,原则上不再增加滴数和缩宫素浓度。

（4）注意事项:①要有专人观察宫缩强度、频率、持续时间及胎心率变化并及时记录,调好宫缩后行胎心监护,破膜后要观察羊水量及有无胎粪污染及其程度。②警惕变态反应。③禁止肌内、皮下、穴位注射及鼻黏膜用药。④输液量不宜过大,以防止发生水中毒。⑤宫缩过强时应及时停用缩宫素,必要时使用宫缩抑制剂。⑥引产失败:缩宫素引产成功率与宫颈成熟度、孕周、胎先露高低有关,如连续使用2～3天仍无明显进展,应改用其他引产方法。

2.前列腺素制剂促宫颈成熟

常用的促宫颈成熟的药物主要是前列腺素制剂。目前常在临床使用的前列腺素制剂如下。

（1）可控释地诺前列酮栓:一种可控制释放的前列腺素E$_2$（PGE$_2$）栓剂,含有10 mg地诺前列酮,以0.3 mg/h的速度缓慢释放,需低温保存,可以控制药物释放,在出现宫缩过频时能方便取出。

1）应用方法:外阴消毒后将可控释地诺前列酮栓置于阴道后穹隆深处,并旋转90°,使栓剂横置于阴道后穹隆,宜于保持原位。在阴道口外保留2～3 cm终止带,以便于取出。在药物置入后,嘱孕妇平卧20～30分钟,以利栓剂吸水膨胀;2小时后复查,若栓剂仍在原位孕妇可下地活动。

2）出现以下情况时应及时取出:①出现规律宫缩（每3分钟1次的宫缩）并同时伴随有宫颈成熟度的改善,宫颈Bishop评分大于等于6分。②自然破膜或行人工破膜术。③子宫收缩过频（每10分钟有5次及以上的宫缩）。④置药24小时。⑤有胎儿出现不良状况的证据:胎动减少或消失、胎动过频、胎儿电子监护结果分级为Ⅱ类或Ⅲ类。⑥出现不能用其他原因解释的母体不良反应,如恶心、呕吐、腹泻、发热、低血压、心动过速或者阴道流血增多。取出至少30分钟后方可静脉滴注缩宫素。

3）禁忌证:包括哮喘、青光眼、严重肝肾功能不全等;有急产史或有3次以上足月产史的经产妇;瘢痕子宫妊娠;有子宫颈手术史或子宫颈裂伤史;已临产;Bishop 评分大于等于 6 分;急性盆腔炎;前置胎盘或不明原因阴道流血;胎先露异常;可疑胎儿窘迫;正在使用缩宫素;对地诺前列酮或任何赋形剂成分过敏者。

（2）米索前列醇：一种人工合成的前列腺素 E_1（PGE_1）制剂,有 100 μg 和 200 μg 两种片剂,美国食品与药品监督管理局（FDA）批准米索前列醇用于妊娠中期促宫颈成熟和引产,而用于妊娠晚期促宫颈成熟虽未经 FDA 和中国国家食品药品监督管理总局认证,但后来美国 ACOG 又重申了米索前列醇在产科领域使用的规范。参考美国 ACOG 的规范并结合我国米索前列醇的临床使用经验,经中华医学会妇产科学分会产科学组多次讨论,米索前列醇在妊娠晚期促宫颈成熟的应用常规如下：用于妊娠晚期未破膜而宫颈不成熟的孕妇,是一种安全有效的引产方法。每次阴道放药剂量为 25 μg,放药时不要将药物压成碎片。如 6 小时后仍无宫缩,在重复使用米索前列醇前应行阴道检查,重新评价宫颈成熟度,了解原放置药物是否溶化、吸收,如未溶化和吸收则不宜再放。每天总量不超过 50 μg,以免药物吸收过多。如需加用缩宫素,应该在最后一次放置米索前列醇后再过 4 小时以上,并行阴道检查证实米索前列醇已经吸收才可以加用。使用米索前列醇者应在产房观察,监测宫缩和胎心率,一旦出现宫缩过频,应立即进行阴道检查,并取出残留药物。

1）优点：价格低、性质稳定、易于保存、作用时间长,尤其适合基层医疗机构应用。一些前瞻性随机临床试验和荟萃分析表明,米索前列醇可有效促进宫颈成熟。母体和胎儿使用米索前列醇产生的多数不良后果与每次用药量超过 25 μg 相关。

2）禁忌证与取出指征：应用米索前列醇促宫颈成熟的禁忌证及药物取出指征与可控释地诺前列酮栓相同。

（四）产程处理

进入产程后,应鼓励产妇取左侧卧位、吸氧。产程中最好连续监测胎心,注意羊水形状,必要时取胎儿头皮血测 pH,及早发现胎儿宫内窘迫,并及时处理。过期妊娠时,常伴有胎儿窘迫、羊水粪染,分娩时应做相应准备。胎儿娩出后立即在直接喉镜指引下行气管插管,吸出气管内容物,以减少胎粪吸入综合征的发生。

（五）心理护理

（1）为孕产妇提供心理支持,帮助其建立母亲角色。

（2）安抚产妇家属,帮助产妇家庭应对过期妊娠分娩。

（3）接纳可能出现的难产,行胎头吸引、产钳助产等。

四、健康指导

（1）合理、适当地休息、饮食、睡眠等。

（2）情绪放松、身体放松。

（3）适当运动,无其他特殊情况时取自由体位待产。

（4）讲解临产征兆、自觉胎动计数等,指导产妇如何积极配合治疗。

（5）讲解过期妊娠分娩及过期产儿护理原则。

五、注意事项

应急处理：做好正常分娩、难产助产、剖宫产准备。

（张　莉）

第三节 多胎妊娠

一、概述

(一)定义

一次妊娠宫腔内同时有两个或两个以上的胎儿时为多胎妊娠,以双胎妊娠为多见。随着辅助生殖技术广泛开展,多胎妊娠发生率明显增高。

(二)类型特点

多胎妊娠包括由一个卵子受精后分裂而形成的单卵双胎妊娠和由两个卵子分别受精而形成的双卵双胎妊娠,双卵双胎妊娠约占双胎妊娠的70%,两个卵子可来源于同一成熟卵泡或两侧卵巢的成熟卵泡。

(三)治疗原则

1.妊娠期

及早诊断出双胎妊娠者并确定羊膜绒毛性,增加其产前检查次数,注意休息,加强营养,注意预防贫血、妊娠期高血压疾病的发生,防止早产、羊水过多、产前出血等。

2.分娩期

观察产程和胎心变化,如发现有宫缩乏力或产程延长,应及时处理。第一个胎儿娩出后,应立即断脐,助手扶正第二个胎儿的胎位,使其保持纵产式,等待15~20分钟后,第二个胎儿自然娩出。如等待15分钟仍无宫缩,则可人工破膜或静脉滴注催产素促进宫缩。如发现有脐带脱垂或怀疑胎盘早剥时,即手术助产。如第一个胎儿为臀位,第二个胎儿为头位,应注意防止胎头交锁导致难产。

3.产褥期

第二个胎儿娩出后应立即肌内注射或静脉滴注催产素,腹部放置沙袋,防止腹压骤降引起休克,同时预防发生产后出血。

二、护理评估

(一)健康史

评估本次妊娠的双胎羊膜绒毛膜性,孕妇的早孕反应程度,食欲、呼吸情况,以及下肢水肿、静脉曲张程度。

(二)生理状况

1.孕妇的并发症

妊娠期高血压疾病、妊娠期肝内胆汁淤积症、贫血、羊水过多、胎膜早破、宫缩乏力、胎盘早剥、产后出血、流产等。

2.围产儿并发症

早产、脐带异常、胎头交锁、胎头碰撞、胎儿畸形以及单绒毛膜双胎特有的并发症,如双胎输血综合征、选择性生长受限、一胎无心畸形等;极高危的单绒毛膜单羊膜囊双胎,由于两个胎儿共用一个羊膜腔,两胎儿间无羊膜分隔,因脐带缠绕和打结而发生宫内意外的可能性较大。

(三)辅助检查

1.B超检查

B超检查可以早期诊断双胎、畸胎,能提高双胎妊娠的孕期监护质量。在妊娠6～9周,可通过孕囊数目判断绒毛膜性;妊娠10～14周,可以通过双胎间的羊膜与胎盘交界的形态判断绒毛膜性。单绒毛膜双胎羊膜分隔与胎盘呈"T"征,而双绒毛膜双胎胎膜融合处夹有胎盘组织,所以胎盘融合处表现为"双胎峰"(或"λ"征)。

妊娠18～24周,最晚不要超过26周,对双胎妊娠进行超声结构筛查。双胎容易因胎儿体位的关系影响结构筛查质量,有条件的医院可根据孕周分次进行包括胎儿心脏在内的结构筛查。

2.血清学筛查

唐氏综合征在单胎与双胎妊娠孕中期血清学筛查的检出率分别为60%～70%和45%,其假阳性率分别为5%和10%。由于双胎妊娠筛查检出率较低,而且假阳性率较高,目前并不推荐单独使用血清学指标进行双胎的非整倍体筛查。

3.有创性产前诊断

双胎妊娠有创性产前诊断操作带来的胎儿丢失率要高于单胎妊娠,以及后续的处理如选择性减胎等也存在危险性,建议转诊至有能力进行宫内干预的产前诊断中心进行。

(四)高危因素

多胎妊娠者可出现妊娠期高血压疾病、妊娠肝内胆汁淤积症、贫血、羊水过多、胎膜早破、宫缩乏力、胎盘早剥、产后出血、流产等多种并发症。

(五)心理-社会因素

双胎妊娠的孕妇在孕期必须适应两次角色转变,首先是接受妊娠,其次当被告知是双胎妊娠时,必须适应第二次角色转变,即成为两个孩子的母亲;双胎妊娠属于高危妊娠,孕妇既兴奋又常常担心母儿的安危,尤其担心胎儿的存活率。

三、护理措施

(一)常规护理

(1)增加产前检查的次数,每次监测宫高、腹围和体重。

(2)注意休息;卧床时最好取左侧卧位,增加子宫、胎盘的血供,减少早产的机会。

(3)加强营养,尤其是注意补充铁、钙、叶酸等,以满足妊娠的需要。

(二)症状护理

双胎妊娠孕妇胃区受压致食欲减退,因此应鼓励孕妇少量多餐,满足孕期需要,必要时给予饮食指导,如增加铁、叶酸、维生素的供给。因双胎妊娠的孕妇腰背部疼痛症状较明显,应注意休息,可指导其做骨盆倾斜运动,局部热敷也可缓解症状。采取措施预防静脉曲张的发生。

(三)用药护理

双胎妊娠可能出现妊娠期高血压疾病、妊娠肝内胆汁淤积症、贫血、羊水过多、胎膜早破、胎盘早剥等多种并发症,按相应用药情况护理。

(四)分娩期护理

(1)阴道分娩时严密观察产程进展和胎心率变化,及时处理问题。

(2)防止第二胎儿胎位异常、胎盘早剥;防止产后出血的发生;产后腹部加压,防止腹压骤降引起的休克。

（3）如行剖宫产,需要配合医师做好剖宫产术前准备和产后双胎新生儿护理准备;如系早产,产后应加强对早产儿的观察和护理。

（五）心理护理

帮助双胎妊娠的孕妇完成两次角色转变,使其接受成为两个孩子母亲的事实。告知双胎妊娠虽属高危妊娠,但孕妇不必过分担心母儿的安危,说明保持心情愉快、积极配合治疗的重要性,指导家属准备双份新生儿用物。

四、健康指导

护士应指导孕妇注意休息,加强营养,注意阴道流血量和子宫复旧情况,防止产后出血。并指导产妇正确进行母乳喂养,选择有效的避孕措施。

五、注意事项

合理营养,注意补充铁剂,防止妊娠期贫血,妊娠晚期特别注意避免疲劳,加强休息,预防早产和分娩期并发症。

（余 华）

第四节 前 置 胎 盘

妊娠 28 周后,胎盘附着于子宫下段,甚至胎盘下缘达到或覆盖宫颈内口,其位置低于胎先露部,称为前置胎盘。前置胎盘是妊娠晚期严重并发症,也是妊娠晚期阴道流血最常见的原因。其发病率国外报道 0.5%,国内报道 0.24%～1.57%。

一、病因

目前尚不清楚,高龄初产妇(年龄＞35 岁)、经产妇及多产妇、吸烟或吸毒妇女为高危人群。其病因可能与下述因素有关。

（一）子宫内膜病变或损伤

多次刮宫、分娩、子宫手术史等是前置胎盘的高危因素。上述情况可损伤子宫内膜,引起子宫内膜炎或萎缩性病变,再次受孕时子宫蜕膜血管形成不良、胎盘血供不足,刺激胎盘面积增大延伸到子宫下段。前次剖宫产手术瘢痕可妨碍胎盘在妊娠晚期向上迁移。增加前置胎盘的可能性。据统计发生前置胎盘的孕妇,85%～95% 为经产妇。

（二）胎盘异常

双胎妊娠时胎盘面积过大,前置胎盘发生率较单胎妊娠高 1 倍;胎盘位置正常而副胎盘位于子宫下段接近宫颈内口;膜状胎盘大而薄,扩展到子宫下段,均可发生前置胎盘。

（三）受精卵滋养层发育迟缓

受精卵到达子宫腔后,滋养层尚未发育到可以着床的阶段,继续向下游走到达子宫下段,并在该处着床而发育成前置胎盘。

二、分类

根据胎盘下缘与宫颈内口的关系,将前置胎盘分为3类(图8-2)。

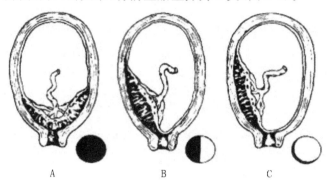

图 8-2　前置胎盘的类型
A.完全性前置胎盘;B.部分性前置胎盘;C.边缘性前置胎盘

(1)完全性前置胎盘又称中央性前置胎盘,胎盘组织完全覆盖宫颈内口。

(2)部分性前置胎盘宫颈内口部分为胎盘组织所覆盖。

(3)边缘性前置胎盘胎盘附着于子宫下段,胎盘边缘到达宫颈内口,未覆盖宫颈内口。

胎盘位于子宫下段,与胎盘边缘极为接近,但未达到宫颈内口,称为低置胎盘。胎盘下缘与宫颈内口的关系可因宫颈管消失、宫口扩张而改变。前置胎盘类型可因诊断时期不同而改变,如临产前为完全性前置胎盘,临产后因口扩张而成为部分性前置胎盘。目前临床上均依据处理前最后一次检查结果来决定其分类。

三、临床表现

(一)症状

前置胎盘的典型症状是妊娠晚期或临产时,发生无诱因、无痛性反复阴道流血。妊娠晚期子宫下段逐渐伸展,牵拉宫颈内口,宫颈管缩短;临产后规律宫缩使宫颈管消失成为软产道的一部分。宫颈外口扩张,附着于子宫下段及宫颈内口的胎盘前置部分不能相应伸展而与其附着处分离,血窦破裂出血。前置胎盘出血前无明显诱因,初次出血量一般不多,剥离处血液凝固后,出血自然停止;也有初次即发生致命性大出血而导致休克的。由于子宫下段不断伸展,前置胎盘出血常反复发生,出血量也越来越多。阴道流血发生的迟早、反复发生次数、出血量多少与前置胎盘类型有关。完全性前置胎盘初次出血时间早,多在妊娠28周左右,称为"警戒性出血"。边缘性前置胎盘出血多发生于妊娠晚期或临产后,出血量较少。部分性前置胎盘的初次出血时间、出血量及反复出血次数,介于两者之间。

(二)体征

患者一般情况与出血量有关,大量出血呈现面色苍白、脉搏增快微弱、血压下降等休克表现。腹部检查:子宫软,无压痛,大小与妊娠周数相符。由于子宫下段有胎盘占据,影响胎先露部入盆,故胎先露高浮,易并发胎位异常。反复出血或一次出血量过多,使胎儿宫内缺氧,严重者胎死宫内。当前置胎盘附着于子宫前壁时,可在耻骨联合上方听到胎盘杂音。临产时检查见宫缩为阵发性,间歇期子宫完全松弛。

四、处理原则

处理原则是抑制宫缩、止血、纠正贫血和预防感染。根据阴道流血量、有无休克、妊娠周数、胎位、胎儿是否存活、是否临产及前置胎盘类型等综合作出决定。

(一)期待疗法

应在保证孕妇安全的前提下尽可能延长孕周,以提高围生儿存活率。适用于妊娠<34周、胎儿体重<2 000 g、胎儿存活、阴道流血量不多、一般情况良好的孕妇。

尽管国外有资料证明,前置胎盘孕妇的妊娠结局住院与门诊治疗并无明显差异,但我国仍应强调住院治疗。住院期间密切观察病情变化,为孕妇提供全面优质护理是期待疗法的关键措施。

(二)终止妊娠

1.终止妊娠指征

(1)孕妇反复发生多量出血甚至休克者,无论胎儿成熟与否,为了母亲安全应终止妊娠。

(2)期待疗法中发生大出血或出血量虽少,但胎龄达孕36周以上,胎儿成熟度检查提示胎儿肺成熟者。

(3)胎龄未达孕36周,出现胎儿窘迫征象,或胎儿电子监护发现胎心异常者。

(4)出血量多,危及胎儿。

(5)胎儿已死亡或出现难以存活的畸形,如无脑儿。

2.剖宫产

剖宫产可在短时间内娩出胎儿,迅速结束分娩,对母儿相对安全,是处理前置胎盘的主要手段。剖宫产指征应包括完全性前置胎盘,持续大量阴道流血;部分性和边缘性前置胎盘出血量较多,先露高浮,短时间内不能结束分娩;胎心异常。术前应积极纠正贫血、预防感染等,备血,做好处理产后出血和抢救新生的准备。

3.阴道分娩

边缘性前置胎盘、枕先露、阴道流血不多、无头盆不称和胎位异常,估计在短时间内能结束分娩者,可予以试产。

五、护理

(一)护理评估

1.病史

除个人健康史外,在孕产史中尤其注意识别有无剖宫产术、人工流产术及子宫内膜炎等前置胎盘的易发因素。此外妊娠中特别是孕28周后,是否出现无痛性、无诱因、反复阴道流血症状,并详细记录具体经过及医疗处理情况。

2.身心状况

患者的一般情况与出血量的多少密切相关。大量出血时可见面色苍白、脉搏细速、血压下降等休克症状。孕妇及其家属可因突然阴道流血而感到恐惧或焦虑,既担心孕妇的健康,更担心胎儿的安危,可能显得恐慌、紧张、手足无措。

3.诊断检查

(1)产科检查:子宫大小与停经月份一致,胎儿方位清楚,先露高浮,胎心可以正常,也可因孕妇失血过多致胎心异常或消失。前置胎盘位于子宫下段前壁时,可于耻骨联合上方听见胎盘血管杂音。临产后检查,宫缩为阵发性,间歇期子宫肌肉可以完全放松。

(2)超声波检查:B超断层相可清楚看到子宫壁、胎头、宫颈和胎盘的位置,胎盘定位准确率达95%以上,可反复检查,是目前最安全、有效的首选检查方法。

(3)阴道检查:目前一般不主张应用。只有在近临产期出血不多时,终止妊娠前为除外其他出血原因或明确诊断决定分娩方式前考虑采用。要求阴道检查操作必须在输血、输液和做好手术准备的情况下方可进行。怀疑前置胎盘的个案,切忌肛查。

(4)术后检查胎盘及胎膜:胎盘的前置部分可见陈旧血块附着呈黑紫色或暗红色,如这些改变位于胎盘的边缘,而且胎膜破口处距胎盘边缘<7 cm,则为部分性前置胎盘。如行剖宫产术,术中可直接了解胎盘附着的部分并确立诊断。

(二)护理诊断

1.潜在并发症

出血性休克。

2.有感染的危险

有感染的危险与前置胎盘剥离面靠近子宫颈口、细菌易经阴道上行感染有关。

(三)预期目标

(1)接受期待疗法的孕妇血红蛋白不再继续下降,胎龄可达或更接近足月。

(2)产妇产后未发生产后出血或产后感染。

(四)护理措施

根据病情须立即接受终止妊娠的孕妇,立即安排孕妇去枕侧卧位,开放静脉,配血,做好输血准备。在抢救休克的同时,按腹部手术患者的护理进行术前准备,并做好母儿生命体征监护及抢救准备工作。接受期待疗法的孕妇的护理措施如下。

1.保证休息

减少刺激孕妇需住院观察,绝对卧床休息,尤以左侧卧位为佳,并定时间断吸氧,每天3次,每次1小时,以提高胎儿血氧供应。此外,还需避免各种刺激,以减少出血可能。医护人员进行腹部检查时动作要轻柔,禁做阴道检查和肛查。

2.纠正贫血

除采取口服硫酸亚铁、输血等措施外,还应加强饮食营养指导,建议孕妇多食高蛋白及含铁丰富的食物,如动物肝脏、绿叶蔬菜和豆类等,一方面有助于纠正贫血,另一方面还可以增强机体抵抗力,同时也促进胎儿发育。

3.监测生命体征

及时发现病情变化严密观察并记录孕妇生命体征,阴道流血的量、色,流血事件及一般状况,检测胎儿宫内状态。按医嘱及时完成实验室检查项目,并交叉配血备用。发现异常及时报告医师并配合处理。

4.预防产后出血和感染

(1)产妇回病房休息时严密观察产妇的生命体征及阴道流血情况,发现异常及时报告医师处理,以防止或减少产后出血。

(2)及时更换会阴垫,以保持会阴部清洁、干燥。

(3)胎儿分娩后,以及早使用宫缩剂,以预防产后大出血;对新生儿严格按照高危儿处理。

5.健康教育

护士应加强对孕妇的管理和宣教。指导围孕期妇女避免吸烟、酗酒等不良行为,避免多次刮宫、引产或宫内感染,防止多产,减少子宫内膜损伤或子宫内膜炎。对妊娠期出血,无论量多少均应就医,做到及时诊断、正确处理。

(五)护理评价

(1)接受期待疗法的孕妇胎龄接近(或达到)足月时终止妊娠。

(2)产妇产后未出现产后出血和感染。

(张加丽)

第五节 胎盘早剥

妊娠 20 周以后或分娩期正常位置的胎盘在胎儿娩出前部分或全部从子宫壁剥离,称为胎盘早剥。胎盘早剥是妊娠晚期严重并发症,具有起病急、发展快特点,若处理不及时可危及母儿生命。胎盘早剥的发病率:国外 1‰～2‰,国内 0.46‰～2.1‰。

一、病因

胎盘早剥确切的原因及发病机制尚不清楚,可能与下述因素有关。

(一)孕妇血管病变

孕妇患严重妊娠期高血压疾病、慢性高血压、慢性肾脏疾病或全身血管病变时,胎盘早剥的发生率增高。妊娠合并上述疾病时,底蜕膜螺旋小动脉痉挛或硬化,引起远端毛细血管变性坏死甚至破裂出血,血液流至底蜕膜层与胎盘之间形成胎盘后血肿。致使胎盘与子宫壁分离。

(二)机械性因素

外伤尤其是腹部直接受到撞击或挤压;脐带过短(<30 cm)或脐带围绕颈、绕体相对过短时,分娩过程中胎儿下降牵拉脐带造成胎盘剥离;羊膜穿刺时刺破前壁胎盘附着处,血管破裂出血引起胎盘剥离。

(三)宫腔内压力骤减

双胎妊娠分娩时,第一胎儿娩出过速;羊水过多时,人工破膜后羊水流出过快,均可使宫腔内压力骤减,子宫骤然收缩,胎盘与子宫壁发生错位剥离。

(四)子宫静脉压突然升高

妊娠晚期或临产后,孕妇长时间仰卧位,巨大妊娠子宫压迫下腔静脉,回心血量减少,血压下降。此时子宫静脉淤血、静脉压增高、蜕膜静脉床淤血或破裂,形成胎盘后血肿,导致部分或全部胎盘剥离。

(五)其他一些高危因素

如高龄孕妇、吸烟、可卡因滥用、孕妇代谢异常、孕妇有血栓形成倾向、子宫肌瘤(尤其是胎盘附着部位肌瘤)等与胎盘早剥发生有关。有胎盘早剥史的孕妇再次发生胎盘早剥的危险性比无胎盘早剥史者高 10 倍。

二、分类及病理变化

胎盘早剥主要病理改变是底蜕膜出血并形成血肿,使胎盘从附着处分离。按病理类型,胎盘早剥可分为显性、隐性及混合性3种(图8-3)。若底蜕膜出血量少,出血很快停止,多无明显的临床表现,仅在产后检查胎盘时发现胎盘母体面有凝血块及压迹。若底蜕膜继续出血,形成胎盘后血肿,胎盘剥离面随之扩大,血液冲开胎盘边缘并沿胎膜与子宫壁之间经过颈管向外流出,称为显性剥离或外出血。若胎盘边缘仍附着于子宫壁或由于胎先露部固定于骨盆入口,使血液积聚于胎盘与子宫壁之间,称为隐性剥离或内出血。由于子宫内有妊娠产物存在,子宫肌不能有效收缩,以压迫破裂的血窦而止血,血液不能外流,胎盘后血肿越积越大,子宫底随之升高。当出血达到一定程度时,血液终会冲开胎盘边缘及胎膜外流,称为混合型出血。偶有出血穿破胎膜溢入羊水中成为血性羊水。

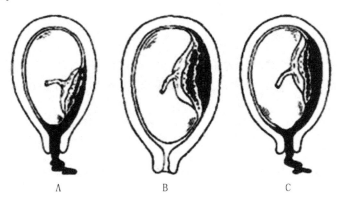

图 8-3 胎盘早剥类型
A.显性剥离;B.隐性剥离;C.混合性剥离

胎盘早剥发生内出血时,血液积聚于胎盘与子宫壁之间,随着胎盘后血肿压力的增加,血液浸入子宫肌层,引起肌纤维分离、断裂甚至变性,当血液渗透至子宫浆膜层时,子宫表面现紫蓝色瘀斑,称为子宫胎盘卒中,又称为库弗莱尔子。有时血液还可渗入输卵管系膜、卵巢生发上皮下、阔韧带内。子宫肌层由于血液浸润、收缩力减弱,造成产后出血。

严重的胎盘早剥可以引发一系列病理生理改变。从剥离处的胎盘绒毛和蜕膜中释放大量组织凝血活酶,进入母体血循环,激活凝血系统,导致弥散性血管内凝血(DIC),肺、肾等脏器的毛细血管内微血栓形成,造成脏器缺血和功能障碍。胎盘早剥持续时间越长,促凝物质不断进入母血,激活纤维蛋白溶解系统,产生大量的纤维蛋白原降解产物(FDP),引起继发性纤溶亢进。发生胎盘早剥后,消耗大量凝血因子,并产生高浓度FDP,最终导致凝血功能障碍。

三、临床表现

根据病情严重程度,Sher 将胎盘早剥分为3度。

(一)Ⅰ度

Ⅰ度多见于分娩期,胎盘剥离面积小,患者常无腹痛或腹痛轻微,贫血体征不明显。腹部检查见子宫软,大小与妊娠周数相符,胎位清楚,胎心率正常。产后检查见胎盘母体面有凝血块及压迹即可诊断。

(二)Ⅱ度

Ⅱ度为胎盘剥离面为胎盘面积 1/3 左右。主要症状为突然发生持续性腹痛、腰酸或腰背痛，疼痛程度与胎盘后积血量成正比。无阴道流血或流血量不多，贫血程度与阴道流血量不相符。腹部检查见子宫大于妊娠周数，子宫底随胎盘后血肿增大而升高。胎盘附着处压痛明显（胎盘位于后壁则不明显），宫缩有间歇，胎位可扪及，胎儿存活。

(三)Ⅲ度

Ⅲ度为胎盘剥离面超过胎盘面积 1/2。临床表现较Ⅱ度重。患者可出现恶心、呕吐、面色苍白、四肢湿冷、脉搏细数、血压下降等休克症状，且休克程度大多与阴道流血量不成正比。腹部检查见子宫硬如板状，宫缩间歇时不能松弛，胎位扪不清，胎心消失。

四、处理原则

纠正休克、及时终止妊娠是处理胎盘早剥的原则。患者入院时，情况危重、处于休克状态，应积极补充血容量，及时输入新鲜血液，尽快改善患者状况。胎盘早剥一旦确诊，必须及时终止妊娠。终止妊娠的方法根据胎次、早剥的严重程度、胎儿宫内状况及宫口开大等情况而定。此外，对并发症如凝血功能障碍、产后出血和急性肾衰竭等进行紧急处理。

五、护理

(一)护理评估

1.病史

孕妇在妊娠晚期或临产时突然发生腹部剧痛，有急性贫血或休克现象，应引起高度重视。护士需结合有无妊娠期高血压疾病或高血压病史、胎盘早剥史、慢性肾炎史、仰卧位低血压综合征史及外伤史，进行全面评估。

2.身心状况

胎盘早剥孕妇发生内出血时，严重者常表现为急性贫血和休克症状，而无阴道流血或有少量阴道流血。因此对胎盘早剥孕妇除进行阴道流血的量、色评估外，应重点评估腹痛的程度、性质，孕妇的生命体征和一般情况，以及时、准确地了解孕妇的身体状况。胎盘早剥孕妇入院时情况危急，孕妇及其家属常常感到高度紧张和恐惧。

3.诊断检查

(1)产科检查：通过四步触诊判断胎方位、胎心情况、宫高变化、腹部压痛范围和程度等。

(2)B 型超声检查：正常胎盘 B 型超声图像应紧贴子宫体部后壁、前壁或侧壁，若胎盘与子宫体之间有血肿时，在胎盘后方出现液性低回声区，暗区常不止一个，并见胎盘增厚。若胎盘后血肿较大时，能见到胎盘胎儿面凸向羊膜腔，甚至能使子宫内的胎儿偏向对侧。若血液渗入羊水中，见羊水回声增强、增多，系羊水混浊所致。当胎盘边缘已与子宫壁分离，未形成胎盘后血肿，则见不到上述图像，故 B 型超声检查诊断胎盘早剥有一定的局限性。重型胎盘早剥时常伴胎心、胎动消失。

(3)实验室检查：主要了解患者贫血程度及凝血功能。重型胎盘早剥患者应检查肾功能与二氧化碳结合力。若并发 DIC 时进行筛选试验（血小板计数、凝血酶原时间、纤维蛋白原测定），结果可疑者可做纤溶确诊试验（凝血酶时间、优球蛋白溶解时间、血浆鱼精蛋白副凝时间）。

(二)可能的护理诊断

1.潜在并发症

弥散性血管内凝血。

2.恐惧

此与胎盘早剥引起的起病急、进展快,危及母儿生命有关。

3.预感性悲哀

此与死产、切除子宫有关。

(三)预期目标

(1)孕妇出血性休克症状得到控制。

(2)患者未出现凝血功能障碍、产后出血和急性肾衰竭等并发症。

(四)护理措施

胎盘早剥是一种妊娠晚期严重危及母儿生命的并发症,积极预防非常重要。护士应使孕妇接受产前检查,预防和及时治疗妊娠期高血压疾病、慢性高血压、慢性肾病等;妊娠晚期避免仰卧位及腹部外伤;施行外倒转术时动作要轻柔;处理羊水过多和双胎者时,避免子宫腔压力下降过快等。对于已诊断为胎盘早剥的患者,护理措施如下。

1.纠正休克

改善患者的一般情况护士应迅速开放静脉,积极补充其血容量,及时输入新鲜输血。既能补充血容量,又可补充凝血因子。同时密切监测胎儿状态。

2.严密观察病情变化

及时发现并发症凝血功能障碍表现为皮下、黏膜或注射部位出血,子宫出血不凝,有时有尿血、咯血及呕血等现象;急性肾衰竭可表现为尿少或无尿。护士应高度重视上述症状,一旦发现,及时报告医师并配合处理。

3.为终止妊娠做好准备

一旦确诊,应及时终止妊娠,以孕妇病情轻重、胎儿宫内状况、产程进展、胎产式等具体状态决定分娩方式,护士需为此做好相应准备。

4.预防产后出血

胎盘早剥的产妇胎儿娩出后易发生产后出血,因此分娩后应及时给予宫缩剂,并配合按摩子宫,必要时按医嘱做切除子宫的术前准备。未发生出血者,产后仍应加强生命体征观察,预防晚期产后出血的发生。

5.产褥期的处理

患者在产褥期应注意加强营养,纠正贫血。更换消毒会阴垫,保持会阴清洁,预防感染。根据孕妇身体情况给予母乳指导。死产者及时给予退乳措施,可在分娩后24小时内尽早服用大剂量雌激素,同时紧束双乳,少进汤类;水煎生麦芽当茶饮;针刺足临泣、悬钟等穴位等。

(五)护理评价

(1)母亲分娩顺利,婴儿平安出生。

(2)患者未出现并发症。

(樊　繁)

第六节 胎膜早破

胎膜早破(premature rupture of membranes,PROM)是指在临产前胎膜自然破裂。它是常见的分娩期并发症,妊娠满37周的发生率为10%,妊娠不满37周的发生率为2.0%~3.5%。胎膜早破可引起早产及围生儿死亡率增加,亦可导致孕产妇宫内感染率和产褥期感染率增加。

一、病因

一般认为胎膜早破与以下因素有关,常为多因素所致。

(一)上行感染

可由生殖道病原微生物上行感染,引起胎膜炎,使胎膜局部张力下降而破裂。

(二)羊膜腔压力增高

常见于多胎妊娠、羊水过多等。

(三)胎膜受力不均

胎先露高浮、头盆不称、胎位异常可使胎膜受压不均导致破裂。

(四)营养因素

缺乏维生素C、锌及铜,可使胎膜张力下降而破裂。

(五)宫颈内口松弛

常因手术创伤或先天性宫颈组织薄弱,宫颈内口松弛,胎膜进入扩张的宫颈或阴道内,导致感染或受力不均,而使胎膜破裂。

(六)细胞因子

IL-1、IL-6、IL-8、TNF-α升高,可激活溶酶体酶,破坏羊膜组织,导致胎膜早破。

(七)机械性刺激

创伤或妊娠后期性交也可导致胎膜早破。

二、临床表现

(一)症状

孕妇突感有较多液体自阴道流出,有时可混有胎脂及胎粪,无腹痛等其他产兆,当咳嗽、打喷嚏等腹压增加时,羊水可少量间断性排出。

(二)体征

肛诊或阴检时,触不到羊膜囊,上推胎儿先露部可见到羊水流出。如伴羊膜腔感染时,可有臭味,并伴有发热、母儿心率增快、子宫压痛,以及白细胞计数增多、C反应蛋白升高。

三、对母儿的影响

(一)对母亲的影响

胎膜早破后,生殖道病原微生物易上行感染,通常感染程度与破膜时间有关。羊膜腔感染易发生产后出血。

(二)对胎儿的影响

胎膜早破经常诱发早产,早产儿易发生呼吸窘迫综合征。羊膜腔感染时,可引起新生儿吸入性肺炎,严重者发生败血症、颅内感染等。脐带受压、脐带脱垂时可致胎儿窘迫。胎膜早破发生的孕周越小,胎肺发育不良发生率越高,围生儿死亡率越高。

四、处理原则

预防感染和脐带脱垂,如有感染、胎窘征象,及时行剖宫产终止妊娠。

五、护理

(一)护理评估

1.病史

询问病史,了解是否有发生胎膜早破的病因,确定具体的胎膜早破的时间、妊娠周数,是否有宫缩、见红等产兆,是否出现感染征象,是否出现胎窘现象。

2.身心状况

观察孕妇阴道流液的色、质、量,是否有气味。孕妇常可能因为不了解胎膜早破的原因,而对不可自控的阴道流液形成恐慌,可能担心自身与胎儿的安危。

3.辅助检查

(1)阴道流液的pH测定:正常阴道液pH为4.5~5.5,羊水pH为7.0~7.5。若pH>6.5,提示胎膜早破,准确率90%。

(2)肛查或阴道窥阴器检查:肛查时未触到羊膜囊,上推胎儿先露部,有羊水流出。阴道窥阴器检查时见液体自宫口流出或可见阴道后穹隆有较多混有胎脂和胎粪的液体。

(3)阴道液涂片检查:阴道液置于载玻片上,干燥后镜检可见羊齿植物叶状结晶为羊水,准确率95%。

(4)羊膜镜检查:可直视胎先露部,看不到前羊膜囊,即可诊断。

(5)胎儿纤维结合蛋白(fetal fibronectin,fFN)测定:fFN是胎膜分泌的细胞外基质蛋白。当宫颈及阴道分泌物内fFN含量>0.05 mg/L时,胎膜抗张能力下降,易发生胎膜早破。

(6)超声检查:羊水量减少可协助诊断,但不可确诊。

(二)护理诊断

(1)有感染的危险:与胎膜破裂后,生殖道病原微生物上行感染有关。

(2)知识缺乏:缺乏预防和处理胎膜早破的知识。

(3)有胎儿受伤的危险:与脐带脱垂、早产儿肺部发育不成熟有关。

(三)护理目标

(1)孕妇无感染征象发生。

(2)孕妇了解胎膜早破的知识如突然发生胎膜早破,能够及时进行初步应对。

(3)胎儿无并发症发生。

(四)护理措施

1.预防脐带脱垂的护理

胎膜早破并胎先露未衔接的孕妇绝对卧床休息,多采用左侧卧位,注意抬高臀部防止脐带脱垂造成胎儿宫内窘迫。注意监测胎心变化,进行肛查或阴检时,确定有无隐性脐带脱垂,一旦发生,立即通知医师,并于数分钟内结束分娩。

2.预防感染

保持床单位清洁。使用无菌的会阴垫于外阴处,勤于更换,保持清洁干燥,防止上行感染。更换会阴垫时观察羊水的色、质、量、气味等。嘱孕妇保持外阴清洁,每天对其会阴擦洗2次。同时观察产妇的生命体征,血生化指标,了解是否存在感染征象。按医嘱一般破膜大于12小时给予抗生素防止感染。

3.监测胎儿宫内情况

密切观察胎心率的变化,嘱孕妇自测胎动。如有混有胎粪的羊水流出,即为胎儿宫内缺氧的表现,应及时予以吸氧,左侧卧位,并根据医嘱做好相应的护理。

若胎膜早破孕周小于35周者。根据医嘱予地塞米松促进胎肺成熟。若孕周小于37周并已临产,或孕周大于37周。胎膜早破大于12~18小时后仍未临产者,可根据医嘱尽快结束分娩。

4.健康教育

孕期时为孕妇讲解胎膜早破的定义与原因,并强调孕期卫生保健的重要性。指导孕妇,如出现胎膜早破现象,无须恐慌,应立即平卧,及时就诊。孕晚期禁止性交,避免腹部碰撞或增加腹压。指导孕期补充足量的维生素和锌、铜等微量元素。如宫颈内口松弛者,应多卧床休息,并遵医嘱根据需要于孕14~16周时行宫颈环扎术。

(彭莹莹)

第七节 胎儿窘迫

胎儿窘迫是指孕妇、胎儿、胎盘等各种原因引起的胎儿宫内缺氧,影响胎儿健康甚至危及生命。胎儿窘迫是一种综合征,主要发生在临产过程。也可发生在妊娠后期。发生在临产过程者,可以是妊娠后期的延续和加重。

一、病因

胎儿窘迫的病因涉及多方面,可归纳为三大类。

(一)母体因素

妊娠妇女患有高血压疾病、慢性肾炎、妊娠高血压综合征、重度贫血、心脏病、肺源性心脏病、高热、吸烟、产前出血性疾病和创伤、急产或子宫不协调性收缩、缩宫素使用不当、产程延长、子宫过度膨胀、胎膜早破等;或者产妇长期仰卧位,镇静药、麻醉药使用不当等。

(二)胎儿因素

胎儿心血管系统功能障碍、胎儿畸形,如严重的先天性心血管疾病、母婴血型不合引起的胎儿溶血、胎儿贫血、胎儿宫内感染等。

(三)脐带、胎盘因素

脐带因素有长度异常、缠绕、打结、扭转、狭窄、血肿、帆状附着;胎盘因素有植入异常、形状异常、发育障碍、循环障碍等。

二、病理生理

胎儿窘迫的基本病理生理变化是缺血、缺氧引起的一系列变化。缺氧早期或者一过性缺氧时。机体主要通过减少胎盘和自身耗氧量代偿,胎儿则通过减少对肾与下肢血供等方式来保证心脑血流量,不产生严重的代偿障碍及器官损害。缺氧严重则可引起严重的并发症。缺氧初期通过自主神经反射兴奋交感神经,使肾上腺儿茶酚胺及皮质醇分泌增多,引起血压上升及心率加快。此时胎儿的大脑、肾上腺、心脏及胎盘血流增加,而肾、肺、消化系统等血流减少,出现羊水减少、胎儿发育迟缓等。若缺氧继续加重,则转为兴奋迷走神经,血管扩张,有效循环血量减少,主要器官的功能由于血流不能保证而受损,于是胎心率减慢。缺氧继续发展下去可引起严重的器官功能损害,尤其可以引起缺血缺氧性脑病甚至胎死宫内。此过程基本是低氧血症至缺氧,然后至代谢性酸中毒,主要表现为胎动减少、羊水少、胎心监护基线变异差、出现晚期减速甚至呼吸抑制。由于缺氧时肠蠕动加快,肛门括约肌松弛引起胎粪排出。此过程可以形成恶性循环,更加重母体及胎儿的危险。不同原因引起的胎儿窘迫表现过程可以不完全一致,所以应加强监护、积极评价、及时发现高危征象并积极处理。

三、临床表现

胎儿窘迫的主要表现为胎心音改变、胎动异常及羊水胎粪污染或羊水过少,严重者胎动消失。根据其临床表现,胎儿窘迫可以分为急性胎儿窘迫和慢性胎儿窘迫。急性胎儿窘迫多发生在分娩期,主要表现为胎心率加快或减慢;CST 或者 OCT 等出现频繁的晚期减速或变异减速;羊水胎粪污染和胎儿头皮血 pH 下降,出现酸中毒。羊水胎粪污染可以分为三度:Ⅰ度羊水呈浅绿色;Ⅱ度羊水呈黄绿色,浑浊;Ⅲ度羊水呈棕黄色,稠厚。慢性胎儿窘迫发生在妊娠末期,常延续至临产并加重,主要表现为胎动减少或消失、NST 基线平直、胎儿发育受限、胎盘功能减退、羊水胎粪污染等。

四、处理原则

急性胎儿窘迫者,应积极寻找原因并给予及时纠正。若宫颈未完全扩张、胎儿窘迫情况不严重者,给予吸氧,嘱产妇左侧卧位,若胎心率变为正常,可继续观察;若宫口开全、胎先露部已达坐骨棘平面以下3 cm者,应尽快助产经阴道娩出胎儿;若因缩宫素使宫缩过强造成胎心率减慢者。应立即停止使用,继续观察,病情紧迫或经上述处理无效者立即剖宫产结束分娩。慢性胎儿窘迫者,应根据妊娠周数、胎儿成熟度和窘迫程度决定处理方案。首先应指导妊娠妇女采取左侧卧位,间断吸氧,积极治疗各种并发症或并发症,密切监护病情变化。若无法改善,则应在促使胎儿成熟后迅速终止妊娠。

五、护理评估

(一)健康史

了解妊娠妇女的年龄、生育史、内科疾病史如高血压疾病、慢性肾炎、心脏病等;本次妊娠经过,如妊娠高血压综合征、胎膜早破、子宫过度膨胀(如羊水过多和多胎妊娠);分娩经过,如产程延长(特别是第二产程延长)、缩宫素使用不当。了解有无胎儿畸形、胎盘功能的情况。

(二)身心状况

胎儿窘迫时,妊娠妇女自感胎动增加或停止。在窘迫的早期可表现为胎动过频(每 24 小时大于20 次);若缺氧未纠正或加重,则胎动转弱且次数减少,进而消失。胎儿轻微或慢性缺氧时,胎心率加快(>160 次/分);若长时间或严重缺氧。则会使胎心率减慢。若胎心率<100 次/分则提示胎儿危险。胎儿窘迫时主要评估羊水量和性状。

孕产妇夫妇因为胎儿的生命遭遇危险而产生焦虑,对需要手术结束分娩产生犹豫、无助感。对于胎儿不幸死亡的孕产妇夫妇,其感情上受到强烈的创伤,通常会经历否认、愤怒、抑郁、接受的过程。

(三)辅助检查

1.胎盘功能检查

出现胎儿窘迫的妊娠妇女一般 24 小时尿 E_3 值急骤减少 30%～40%,或于妊娠末期连续多次测定在每 24 小时 10 mg 以下。

2.胎心监测

胎动时胎心率加速不明显,基线变异率<3 次/分,出现晚期减速、变异减速等。

3.胎儿头皮血血气分析

pH<7.20。

六、护理诊断/诊断问题

(一)气体交换受损(胎儿)

气体交换受损(胎儿)与胎盘子宫的血流改变、血流中断(脐带受压)或血流速度减慢(子宫-胎盘功能不良)有关。

(二)焦虑

焦虑与胎儿宫内窘迫有关。

(三)预期性悲哀

预期性悲哀与胎儿可能死亡有关。

七、预期目标

(1)胎儿情况改善,胎心率在 120～160 次/分。

(2)妊娠妇女能运用有效的应对机制控制焦虑。

(3)产妇能够接受胎儿死亡的现实。

八、护理措施

(1)妊娠妇女左侧卧位,间断吸氧。严密监测胎心变化,一般每 15 分钟听 1 次胎心或进行胎心监护,注意胎心变化。

(2)为手术者做好术前准备,如宫口开全、胎先露部已达坐骨棘平面以下 3 cm 者,应尽快阴道助产娩出胎儿。

(3)做好新生儿抢救和复苏的准备。

(4)心理护理:①向孕产妇提供相关信息,包括医疗措施的目的、操作过程、预期结果及孕产妇需做的配合;将真实情况告知孕产妇,有助于其减轻焦虑,也可帮助产妇面对现实。必要时陪伴产妇,对产妇的疑虑给予适当的解释。②对于胎儿不幸死亡的父母亲,护理人员可安排一个远离其他婴儿和产妇的单人房间,陪伴他们或安排家人陪伴他们,勿让其独处;鼓励其诉说悲伤,接纳其哭泣及抑郁的情绪,陪伴在旁提供支持及关怀;若他们愿意,护理人员可让他们看看死婴并同意他们为死产婴儿做一些事情,包括沐浴、更衣、命名、拍照或举行丧礼,但事先应向他们描述死婴的情况,使之有心理准备。解除"否认"的态度而进入下一个阶段,提供足印卡、床头卡等作为纪念,帮助他们使用适合自己的压力应对技巧和方法。

九、结果评价

(1)胎儿情况改善,胎心率在 120～160 次/分。

(2)妊娠妇女能运用有效的应对机制来控制焦虑,叙述心理和生理上的感受。

(3)产妇能够接受胎儿死亡的现实。

(杨丽丽)

第九章 儿科护理

第一节 小儿传染病

由于小儿免疫功能低下,传染病发病率较成人高,且起病急,发展快,症状重,易发生并发症。因此,护士必须掌握传染病的有关知识,积极预防和控制传染病。

一、小儿传染病的护理管理

(一)传染过程

传染是病原体进入人体后,与人体相互作斗、相互斗争的过程,产生5种不同的结局。

1.病原体被清除

病原体侵入人体后,被人体的非特异性免疫或特异性免疫消灭或排出体外,不引起病理变化和临床症状。

2.隐性感染

隐性感染又称亚临床感染,指病原体侵入人体后,机体仅发生特异性免疫应答和轻微组织损伤,不出现临床症状、体征,只有免疫学检查才发现异常。隐性感染后可获得对该病的特异性免疫力,其结局多数为病原体被清除,部分成为病原携带状态。

3.显性感染

显性感染又称临床感染,指病原体侵入人体后,引起机体免疫应答,导致组织损伤和病理改变,出现临床表现。显性感染后可获得特异性免疫力,其结局大多数为病原体被清除,仅部分成为病原携带状态。

4.病原携带状态

病原携带状态包括带菌、带病毒和带虫的状态,病原体在人体内生长繁殖,但不出现疾病的临床表现。由于携带者向外排出病原体,成为传染病的重要传染源。

5.潜在性感染

病原体侵入人体后寄生于机体某个部位,机体的免疫功能使病原体局限而不发病,但不能清除病原体,病原体潜伏在体内。只有当机体防御功能减低时,病原体趁机繁殖,引起发病。

(二)传染病的特点

1.传染病的基本特征

包括:有病原体;有传染性;有流行性、季节性、地方性、周期性;有免疫性。

2.传染病的临床特点

病程发展有阶段性,列述如下。①潜伏期:病原体侵入人体至出现临床症状之前。②前驱期:起病至出现明显症状为止。③症状明显期:前驱期后出现该传染病特有的症状和体征。④恢复期:患儿症状和体征基本消失,多为痊愈而终结,少数可留有后遗症。

3.传染病的流行环节

传染病的传播必须具备3个基本环节。①传染源:指体内带有病原体,并不断向体外排出病原体的人和动物。包括患者、隐性感染者、病原体携带者、受感染的动物。②传播途径:指病原体离开传染源后到达另一个易感者所经历的途径。有呼吸道传播、消化道传播、虫媒传播、接触传播、血液传播等方式。③人群易感性:指人群对某种传染病病原体的易感程度或免疫水平。人群易感性越高,传染病越易发生、传播和流行。

(三)影响流行过程的因素

1.自然因素

自然因素包括地理、气候、温度、湿度因素。大部分虫媒传染病和某些自然疫源性传染病,有地区性和季节性。寒冷季节易发生呼吸道传染病,夏秋季易发生消化道传染病。

2.社会因素

社会因素包括社会制度、经济和生活条件、文化水平等,对传染病流行过程有决定性的影响。我国建立了各级卫生防疫机构,颁布了《传染病防治法》,制订各项卫生管理法,实行计划免疫等,有效控制了传染病的流行。

(四)传染病的预防

1.控制传染源

对传染病患者、病原携带者管理应做到"五早":早发现、早诊断、早报告、早隔离、早治疗;对传染病接触者应进行检疫,检疫期限为接触日至该病的最长潜伏期。

2.切断传播途径

不同传染病传播途径不同,采取的措施也不一样。如消化道传染病,应注意管理水源、饮食、粪便,灭苍蝇、蟑螂,环境消毒;呼吸道传染病,应注意空气消毒、通风换气、戴口罩;虫媒传染病,应注意杀虫防虫。

3.保护易感人群

保护易感人群包括增强易感人群的非特异性和特异性免疫力、药物预防,其中预防接种是预防传染病的最有力武器。

(五)小儿传染病的护理管理

1.传染病的隔离

传染病的隔离分为A系统和B系统两类,A系统以类别特点分类,B系统以疾病分类。目前我国大多数医院实行A系统隔离法。

(1)呼吸道隔离(蓝色标志):适用于经空气传播的呼吸道传染病。

(2)消化道隔离(棕色标志):适用于消化道传染病。

(3)严密隔离(黄色标志):适用于有高度传染性及致死性传染病。

（4）接触隔离（橙色标志）：适用于预防高度传染性及有重要流行病学意义的感染。

（5）血液（体液）隔离（红色标志）：适用于因直接或间接接触感染的血液及体液引起的传染病。

（6）脓汁（分泌物）隔离（绿色标志）：适用于因直接或间接接触感染部位的脓液或分泌物引起的感染。

（7）结核菌隔离（灰色标志）：适用于肺结核痰涂片阳性者或X线检查为活动性肺结核者。

2.传染病的消毒

（1）消毒种类：包括预防性消毒和疫源地消毒，前者指未发现传染源，对可能受病原体污染的场所、物品和人体进行的消毒；后者指对目前存在或曾经存在传染源的地方进行消毒，可分为随时消毒（对传染源的泄物、分泌物及被污染的物品和场所随时行的消毒）和终末消毒（传染病患者出院、转科或死亡后，对患者、病室及用物进行一次彻底的消毒）。

（2）消毒方法：包括物理消毒和化学消毒。前者是利用机械、热、光、微波、辐射等方法将病原体消除或杀灭；后者是应用2.5%碘酊、戊二醛、过氧乙酸、乙醇等化学消毒剂使病原体的蛋白质凝固变性或失去活性。

3.小儿传染病的一般护理

（1）建立预诊制度：门诊预诊能及早发现传染病患儿，避免和减少交叉感染。

（2）严格执行隔离消毒制度：隔离与消毒是防止传染病弥散的重要措施。应根据具体情况采取相应的隔离消毒措施，控制传染源、切断传播途径、保护易感人群。

（3）及时报告疫情：护士是传染病的法定报告人之一，发现传染病后应及时填写"传染病疫情报告卡"，并按国家规定的时间向防疫部门报告，以便采取措施进行疫源地消毒，防止弥散。

（4）密切观察病情：传染病病情重、进展快，护理人员应仔细观察患儿病情变化、服药反应、治疗效果、有无并发症等。正确做出护理诊断，采取有效护理措施，做好各种抢救的准备工作。

（5）指导休息，做好生活护理：急性期应绝对卧床休息，症状减轻后可逐渐增加下床活动；小儿生活自理能力差，应做好日常生活护理。

（6）保证营养供给：供给患儿营养丰富、易消化的流质、半流质食物，鼓励患儿多饮水，维持水、电解质平衡和促进体内毒素排泄。不能进食者可鼻饲或静脉补液。

（7）加强心理护理：传染病患儿需要单独隔离，易产生孤独、紧张、恐惧心理，护理人员应多给予关心。鼓励患儿适量活动，保持良好情绪，促进疾病康复。

（8）开展健康教育：卫生宣教是传染病护理的重要环节。护理人员应向患儿及家属宣讲传染病的防治知识，使其认真配合医院的隔离消毒工作，控制院内交叉感染。

二、麻疹

麻疹是由麻疹病毒引起的一种急性出疹性呼吸道传染病，临床以发热、咳嗽、流涕、结膜炎、口腔麻疹黏膜斑及全身斑丘疹为主要表现。

（一）病原学及流行病学

几种常见传染病病原学及流行病学特点比较见表9-1。

表 9-1　几种常见传染病病原学及流行病学特点比较

鉴别点	麻疹	水痘	猩红热	流行性腮腺炎	中毒型细菌性痢疾
好发季节	冬春季	冬春季	冬春季	冬春季	夏秋季
病原体	麻疹病毒	水痘-带状疱疹病毒	A组β溶血性链球菌	腮腺炎病毒	痢疾杆菌(我国以福氏志贺菌多见)
传染源	麻疹患者	水痘患者	患者及带菌者	患者及隐形感染者	患者及带菌者
传染期及隔离期	潜伏期末至出疹后5天;并发肺炎者至出疹后10天	出疹前1~2天至疱疹结痂	隔离至症状消失后一周,咽拭子培养3次阴性	腮腺肿大前1天至消肿后3天	隔离至症状消失后1周或大便培养3次阴性
传播途径(主要)	呼吸道	呼吸道及接触传播	呼吸道	呼吸道	消化道
易感人群	6月~5岁小儿	婴幼儿、学龄前儿童	3~7岁小儿	5~14岁小儿	3~5岁体格健壮儿童
病后免疫力	持久免疫	持久免疫	获得同一菌型抗菌免疫和同一外毒素抗毒素免疫	持久免疫	病后免疫力短暂,不同菌群与血清型间无交叉免疫

(二)临床表现

1.典型麻疹

(1)潜伏期:一般为6~18天,可有低热及全身不适。

(2)前驱期:一般为3~4天。主要表现:①中度以上发热。②上呼吸道炎:咳嗽、流涕、喷嚏、咽部充血。③眼结膜炎:结膜充血、畏光流泪、眼睑水肿。④麻疹黏膜斑:为本期的特异性体征,有诊断价值。为下磨牙相对应的颊黏膜上出现的直径为0.5~1.0 mm大小的白色斑点,周围有红晕,出疹前1~2天出现,出疹后1~2天迅速消失。

(3)出疹期:一般为3~5天。皮疹先出现于耳后发际,渐延及额面部和颈部,再自上而下至躯干、四肢,乃至手掌足底。皮疹初为淡红色斑丘疹,直径为2~4 mm,略高出皮面,压之褪色,疹间皮肤正常,继之转为暗红色,可融合成片。发热、呼吸道症状达高峰,肺部可闻及湿啰音,伴有全身浅表淋巴结及肝脾大。

(4)恢复期:一般为3~5天。皮疹按出疹顺序消退,疹退处有米糠样脱屑及褐色色素沉着。体温下降,全身症状明显好转。

2.非典型麻疹

少数患者呈非典型经过。有一定免疫力者呈轻型麻疹,症状轻,无黏膜斑,皮疹稀且色淡,疹退后无脱屑和色素沉着;体弱、有严重继发感染者呈重型麻疹,持续高热,中毒症状重,皮疹密集融合,有并发症或皮疹骤退、四肢冰冷、血压下降等循环衰竭表现;注射过麻疹减毒活疫苗的患儿可出现皮疹不典型的异性麻疹。

3.并发症

肺炎为最常见并发症,其次为喉炎、心肌炎、脑炎等。

（三）辅助检查

1.血常规

白细胞总数减少,淋巴细胞相对增多;若白细胞总数及中性粒细胞增多,提示继发细菌感染。

2.病原学检查

从呼吸道分泌物中分离或检测到麻疹病毒可做出特异性诊断。

3.血清学检查

用酶联免疫吸附试验检测血清中特异性 IgM 抗体,有早期诊断价值。

（四）治疗原则

1.一般治疗

卧床休息,保持眼、鼻及口腔清洁,避光,补充维生素 A 和维生素 D。

2.对症治疗

降温,止咳祛痰,镇静止惊,维持水、电解质及酸碱平衡。

3.并发症治疗

有并发症者给予相应治疗。

（五）护理诊断及合作性问题

（1）体温过高:与病毒血症及继发感染有关。

（2）有皮肤完整性受损的危险:与皮疹有关。

（3）营养失调,低于机体需要量:与消化吸收功能下降、高热消耗增多有关。

（4）潜在并发症:肺炎、喉炎、心肌炎、脑炎等。

（5）有传播感染的危险:与患儿排出有传染性的病毒有关。

（六）护理措施

1.维持正常体温

（1）卧床休息至皮疹消退、体温正常;出汗后及时更换衣被,保持干燥。

（2）监测体温,观察热型;处理高热时要兼顾透疹,不宜用药物或物理方法强行降温,忌用冷敷及乙醇擦浴,以免影响透疹;体温＞40 ℃时可用小剂量退热剂或温水擦浴,以免发生惊厥。

2.保持皮肤黏膜的完整性

（1）加强皮肤护理:保持床单整洁干燥和皮肤清洁,每天温水擦浴更衣 1 次;勤剪指甲,避免抓伤皮肤继发感染;如出疹不畅,可用中药或鲜芫荽煎水服用并抹身,帮助透疹。

（2）加强五官护理:用生理盐水清洗双眼,滴抗生素眼药水或涂眼膏,并加服鱼肝油预防眼干燥症;防止眼泪及呕吐物流入外耳道,引起中耳炎;及时清除鼻痂,保持鼻腔通畅;多喂开水,用生理盐水或 2％硼酸溶液含漱,保持口腔清洁。

3.保证营养供给

给予清淡易消化的流质、半流质食物,少量多餐;多喂开水及热汤,利于排毒、退热、透疹;恢复期应添加高蛋白、高热量、高维生素食物。

4.密切观察病情,及早发现并发症

出疹期如出现持续高热不退、咳嗽加剧、发绀、呼吸困难、肺部湿啰音增多等表现;出现声嘶、气促、吸气性呼吸困难、三凹征等为喉炎的表现;出现嗜睡、昏迷、惊厥、前囟饱满等为脑炎表现。出现上述表现应给予相应处理。

5.预防感染的传播

(1)控制传染源:隔离患儿至出疹后 5 天,并发肺炎者延至出疹后 10 天。密切接触的易感儿隔离观察 3 周。

(2)切断传播途径:病室通风换气并用紫外线照射;患儿衣被及玩具暴晒 2 小时,减少不必要的探视,预防继发感染。

(3)保护易感人群:流行期间不带易感儿童去公共场所;8 个月以上未患过麻疹者应接种麻疹减毒活疫苗,7 岁时复种;对未接种过疫苗的体弱及婴幼儿接触麻疹后,应尽早注射人血丙种球蛋白,可预防发病或减轻症状。

6.健康教育

向家长宣传控制传染源的知识,说明患儿隔离的时间;指导切断传播途径的方法,如通风换气、定期消毒、用物暴晒等;指导家长对患儿进行皮肤护理、饮食护理及病情观察。

三、水痘

水痘是由水痘-带状疱疹病毒引起的急性出疹性传染病,临床以皮肤黏膜相继出现和同时存在斑疹、丘疹、疱疹及结痂为特征。

(一)病原学及流行病学

病原学及流行病学特点见表 9-1。

(二)临床表现

1.潜伏期

一般为 2 周左右。

2.前驱期

一般为 1～2 天。婴幼儿多无明显前驱症状,年长儿可有低热、头痛、不适、食欲缺乏等。

3.出疹期

皮疹先出现于躯干和头部,后波及面部和四肢。其特点有以下几点。

(1)皮疹分批出现,可见斑疹、丘疹、疱疹及结痂同时存在,为水痘皮疹的重要特征。开始为红色斑疹,数小时变为丘疹,再数小时发展成椭圆形水疱疹,疱液先清亮后浑浊,周围有红晕。疱疹易破溃,1～2 天后开始干枯、结痂,脱痂后一般不留瘢痕,常伴瘙痒使患儿烦躁不安。

(2)皮疹呈向心性分布,主要位于躯干,其次头面部,四肢较少,为水痘皮疹的另一特征。

(3)黏膜疱疹可出现在口腔、咽、结膜、生殖器等处,易破溃形成溃疡。

4.并发症

以皮肤继发细菌感染常见,少数为血小板减少、肺炎、脑炎、心肌炎等。

水痘多为自限性疾病,10 天左右自愈。除上述典型水痘外,可有疱疹内出血的出血型重症水痘,多发生于免疫功能低下者,常因并发血小板减少或弥散性血管内凝血而危及生命,病死率高;此外,孕母患水痘可感染胎儿,导致先天性水痘。

(三)辅助检查

1.血常规

白细胞总数正常或稍低,继发细菌感染时可增高。

2.疱疹刮片

疱疹刮片可发现多核巨细胞和核内包涵体。

3.血清学检查

补体结合抗体高滴度或双份血清抗体滴度 4 倍以上升高可明确病原。

(四)治疗原则

1.抗病毒治疗

抗病毒治疗首选阿昔洛韦,但需在水痘发病后 24 小时内应用效果更佳。此外,也可用更昔洛韦及干扰素。

2.对症治疗

高热时用退热剂,皮疹瘙痒时可局部用炉甘石洗剂清洗或口服抗组胺药,疱疹溃破后可涂 1% 甲紫或抗生素软膏,有并发症时进行相应的对症治疗。水痘患儿忌用肾上腺皮质激素。

(五)护理诊断及合作性问题

(1)体温过高:与病毒血症及继发细菌感染有关。

(2)皮肤完整性受损:与水痘病毒引起的皮疹及继发细菌感染有关。

(3)潜在并发症:皮肤继发细菌感染、脑炎、肺炎等。

(4)有传播感染的危险:与患儿排出有传染性的病毒有关。

(六)护理措施

1.维持正常体温

(1)卧床休息至热退,症状减轻;出汗后及时更换衣服,保持干燥。

(2)监测体温,观察热型;高热时可用物理降温或退热剂,但忌用乙醇擦浴、口服阿司匹林(以免增加瑞氏综合征的危险);鼓励患儿多饮水。

2.促进皮肤完整性恢复

(1)室温适宜,衣被不宜过厚,以免增加痒感。

(2)勤换内衣,保持皮肤清洁,防止继发感染。

(3)剪短指甲,婴幼儿可戴并指手套,以免抓伤皮肤。

(4)皮肤瘙痒时,可温水洗浴,口服抗组胺药物;疱疹无溃破者,涂炉甘石洗剂或 5% 碳酸氢钠溶液;疱疹溃破者涂 1% 甲紫或抗生素软膏防止继发感染,必要时给予抗生素。

3.病情观察

注意观察疱疹溃破处皮肤、精神、体温、食欲,有无咳嗽、气促、头痛、呕吐等,及早发现并发症,予以相应的治疗及护理。

4.预防感染的传播

(1)控制传染源:患儿应隔离至疱疹全部结痂或出疹后 7 天;密切接触的易感儿隔离观察 3 周。

(2)切断传播途径:保持室内空气新鲜,托幼机构应做好晨间检查和空气消毒。

(3)保护易感人群:避免易感者接触,对体弱、免疫功能低下及应用大剂量激素者尤应加强保护,应在接触水痘后 72 小时内肌内注射水痘-带状疱疹免疫球蛋白,可起到预防或减轻症状的作用。

5.健康教育

向家长宣传控制传染源的知识,说明患儿隔离的时间;指导切断传播途径的方法,如通风换气、定期消毒、用物暴晒;指导家长对患儿进行皮肤护理,防止继发感染;加强预防知识教育,流行期间避免易感儿去公共场所。

四、猩红热

猩红热是由 A 组 β 溶血性链球菌引起的急性呼吸道传染病,临床以发热、咽峡炎、杨梅舌、全身弥漫性红色皮疹及疹退后皮肤脱屑为特征。多见于 3～7 岁小儿,少数患儿在病后 2～3 周可发生风湿热或急性肾小球肾炎。

（一）病原学及流行病学

病原学及流行病学特点见表 9-1。

（二）临床表现

1.潜伏期

一般为 2～3 天,外科型 1～2 天。

2.前驱期

起病急,有畏寒、高热、头痛、咽痛、恶心、呕吐等。咽部及扁桃体充血,颈及颌下淋巴结肿大、压痛。

3.出疹期

(1)出疹顺序:发病后 1～2 天出疹,先耳后、颈部、腋下和腹股沟,然后迅速蔓延至躯干及上肢,最后至下肢,24 小时波及全身。

(2)皮疹形态:为弥漫性针尖大小、密集的点状红色皮疹,压之褪色,有砂纸感,疹间无正常皮肤,伴瘙痒。

(3)贫血性皮肤划痕:疹间皮肤以手按压红色可暂时消退数秒钟,出现苍白的手印,为猩红热特征之一。

(4)帕氏线:肘窝、腋窝、腹股沟等皮肤皱褶处,皮疹密集成线压之不退,为猩红热特征之二。

(5)杨梅舌:病初舌面有灰白苔,边缘充血水肿,2～3 天后白苔脱落,舌面呈牛肉样深红色,舌乳头红肿突起,称杨梅舌,为猩红热特征之三。

(6)环口苍白圈:口周皮肤与面颊部发红的皮肤比较相对苍白。

4.恢复期

一周后皮疹按出疹顺序开始脱皮,脱屑程度与皮疹轻重一致,轻者呈糠屑样,重者呈大片状脱皮,手、脚呈"手套""袜套"状。

5.并发症

急性肾小球肾炎、风湿热。

除上述普通型外,还可出现中毒型、脓毒型、外科型猩红热。

（三）辅助检查

1.血常规

白细胞总数增高,中性粒细胞可达 80% 以上,严重者可有中毒颗粒。

2.细菌培养

鼻咽拭子培养出 A 组 β 溶血性链球菌为诊断的"金标准"。

3.抗链球菌溶血素"O"

滴度明显增高提示 A 组链球菌近期感染。

(四)治疗原则

1.一般治疗

卧床休息,供给充分的水分及营养;保持皮肤清洁,防止继发感染;高热者给予物理降温或退热剂。

2.抗生素治疗

抗生素治疗首选青霉素,剂量每天 5 万 U/kg,分 2 次肌内注射,严重感染者 10 万～20 万 U/kg 静脉滴注,疗程7～10天。如青霉素过敏,可选用红霉素、头孢菌素等药物。

(五)护理诊断及合作性问题

(1)体温过高:与细菌感染及外毒素血症有关。

(2)皮肤完整性受损:与皮疹脱皮有关。

(3)潜在并发症:急性肾小球肾炎、风湿热。

(4)有传播感染的危险:与患儿排出有传染性的病原菌有关。

(六)护理措施

1.维持正常体温

(1)卧床休息2～3周,出汗后及时更换衣服,保持干燥。

(2)高热时给予物理降温或退热剂,鼓励患儿多饮水,并用生理盐水漱口。

(3)给予营养丰富、易消化的流质、半流质食物。

(4)遵医嘱使用青霉素抗感染。

2.病情观察

密切观察病情变化,若出现眼睑水肿、少尿、血尿、高血压等,则提示并发急性肾炎;若出现心率增快、心脏杂音、游走性关节肿痛、舞蹈病等,则提示风湿热,均应及时进行相应处理。

3.预防感染的传播

(1)控制传染源:呼吸道隔离至症状消失后 1 周,咽拭子培养连续 3 次呈阴性。有化脓性并发症者应隔离至治愈为止。

(2)切断传播途径:通风换气,并用紫外线消毒,鼻咽分泌物须以 2％～3％氯胺或漂白粉澄清液消毒,患者分泌物所污染的物品,可采用消毒液浸泡、擦拭、蒸煮或日光暴晒等。

(3)保护易感人群:接触者观察 7 天,用青霉素或磺胺类药物预防。

4.健康教育

向其家长宣传控制传染源的知识,说明患儿隔离的时间,不需住院者指导在家隔离治疗;指导切断传播途径的方法,如通风换气、定期消毒、用物暴晒;加强预防知识教育,流行期间避免易感儿去公共场所,托幼机构加强晨间检查。

五、流行性腮腺炎

流行性腮腺炎是由腮腺炎病毒引起的急性呼吸道传染病,临床以腮腺非化脓性肿胀、疼痛为特征,大多有发热、咀嚼受限,并可累及其他腺体及脏器,预后良好。

(一)病原学及流行病学

病原学及流行病学特点见表9-1。

（二）临床表现

1.潜伏期

一般为 14～25 天,平均 18 天。

2.前驱期

此期可无或很短,一般为数小时至 1～2 天。可有发热、头痛、乏力、食欲缺乏、恶心、呕吐等症状。

3.腮腺肿胀期

通常一侧腮腺先肿大,2～4 天累及对侧,也可双侧同时肿大或始终局限于一侧。腮腺肿大以耳垂为中心,向前、后、下发展,边缘表面热而不红,触之有弹性感,伴有疼痛及压痛,张口、咀嚼、食酸性食物时胀痛加剧。腮腺管口可有红肿,但压之无如液流出。腮腺肿大 1～3 天达高峰,一周左右消退。颌下腺、舌下腺可同时受累。

4.并发症

脑膜脑炎、睾丸炎及卵巢炎、急性胰腺炎、心肌炎等。

（三）辅助检查

1.血常规

白细胞总数正常或稍高,淋巴细胞相对增多。

2.血清及尿淀粉酶测定

90％的患儿发病早期血清及尿淀粉酶增高,常与腮腺肿胀程度平行。血脂肪酶增高有助于胰腺炎的诊断。

3.血清学检查

血清特异性 IgM 抗体阳性提示近期感染。

4.病毒分离

患儿唾液、脑脊液、血及尿中可分离出病毒。

（四）治疗原则

治疗原则主要为对症处理。急性期注意休息,补充水分和营养,避免摄入酸性食物;高热者给予物理降温或退热剂;腮腺肿痛严重时可酌情应用止痛药;并发睾丸炎者局部给予冷敷,并将阴囊托起以减轻疼痛;并发重症脑膜脑炎、睾丸炎或心肌炎者可用中等剂量的糖皮质激素治疗 3～7 天。此外,也可采用中医中药内外兼治。

（五）护理诊断及合作性问题

1.疼痛

与腮腺非化脓性炎症有关。

2.体温过高

与病毒感染有关。

3.潜在并发症

脑膜脑炎、睾丸炎、胰腺炎等。

4.有传播感染的危险

与患儿排出有传染性的病毒有关。

（六）护理措施

1.减轻疼痛

（1）饮食护理：给予富营养、易消化的半流质或软食，忌酸、辣、干、硬食物，以免因唾液分泌增多及咀嚼食物使疼痛加剧。

（2）减轻腮腺肿痛：局部冷敷收缩血管，以减轻炎症充血及疼痛；也可用中药（如意金黄散、青黛散）调食醋局部涂敷；或采用氦氖激光局部照射。

（3）口腔护理：用温盐水漱口，多饮水，以保持口腔清洁，防止继发感染。

2.降温

监测体温，高热者给予冷敷、温水擦浴等物理降温或服用适量退热剂；发热伴有并发症者应卧床休息至热退；在发热早期遵医嘱给予利巴韦林、干扰素或板蓝根颗粒等抗病毒治疗；鼓励患儿多饮温开水以利汗液蒸发散热。

3.密切观察病情，及时发现和处理并发症

（1）若患儿出现高热、头痛、呕吐、颈强直、抽搐、昏迷等，则提示已发生脑膜脑炎，应立即行脑脊液检查，并给予降低颅内压、止惊等处理。

（2）若患儿出现睾丸肿胀疼痛，提示并发睾丸炎，可用丁字带托起阴囊消肿，局部冰袋冷敷止痛。

（3）若患儿出现上腹痛、发热、寒战、呕吐、腹胀、腹泻等，则提示并发胰腺炎，应给予禁食、胃肠减压等处理。

4.预防感染的传播

（1）控制传染源：呼吸道隔离至腮腺肿大消退后3天；密切接触的易感儿隔离观察3周；流行期间应加强托幼机构的晨检。

（2）切断传播途径：居室应空气流通，对患儿呼吸道分泌物及其污染物应进行消毒。

（3）保护易感人群：易感儿接种减毒腮腺炎活疫苗。

5.健康教育

向其家长宣传控制传染源的知识，说明患儿隔离的时间，不需住院者指导在家隔离治疗。指导切断传播途径的方法，如通风换气、定期消毒、用物暴晒；加强预防知识教育，流行期间避免易感儿去公共场所，托幼机构加强晨间检查；指导患儿家长学会观察病情，有并发症时应即时就诊，并介绍减轻疼痛的方法。

六、中毒型细菌性菌痢疾

中毒型细菌性痢疾是急性细菌性痢疾的危重型，是由志贺菌属引起的肠道传染病，起病急骤，临床以突然高热、反复惊厥、嗜睡、迅速发生休克和昏迷等为特征，病死率高，必须积极抢救。

（一）病原学及流行病学

病原学及流行病学特点见表9-1。

（二）临床表现

潜伏期多为数小时至1～2天。起病急骤，数小时内即可出现严重中毒症状，如高热（可达40 ℃以上）、惊厥、休克、昏迷等，腹泻、解黏液脓血便、里急后重等肠道症状往往在数小时或十几小时后出现，故常被误诊为其他热性疾病。根据其临床表现分为以下4型。

1.休克型（皮肤内脏微循环障碍型）

休克型主要表现为感染性休克。患儿出现精神萎靡、面色苍白或发灰、四肢厥冷、脉搏细速、皮肤花纹、血压下降、心音低钝、少尿或无尿等。

2.脑型（脑微循环障碍型）

脑型主要表现为颅内压增高、脑水肿和脑疝。患儿出现头痛、呕吐、嗜睡、血压增高、反复惊厥、昏迷等；严重者出现脑疝，表现为两侧瞳孔大小不等、对光反射迟钝或消失，呼吸节律不齐，甚至呼吸停止。此型较重，病死率高。

3.肺型（肺微循环障碍型）

肺型主要表现为呼吸窘迫综合征。以肺微循环障碍为主，此型少见，常由休克型或脑型发展而来，病情危重，病死率高。

4.混合型

上述两型或三型同时或先后出现，最为凶险，病死率更高。

（三）辅助检查

1.血常规

白细胞总数及中性粒细胞量增高，可见核左移。有 DIC 时，血小板减少。

2.大便常规

有黏液脓血便者，镜检可见大量脓细胞、红细胞和吞噬细胞。尚无腹泻的早期病例，可用生理盐水灌肠后做大便检查。

3.大便培养

分离出志贺菌属痢疾杆菌，有助于确诊。

4.免疫学检测

可用免疫荧光抗体等方法检测大便得细菌抗原，有助于早期诊断，但应注意假阳性。

5.血清电解质及二氧化碳结合力

测定血钠、血钾及二氧化碳结合力等多偏低。

（四）治疗原则

1.对症治疗

高热时用物理、药物或亚冬眠疗法降温；惊厥者给予地西泮、苯巴比妥钠、10％水合氯醛等止惊。

2.控制感染

选用两种痢疾杆菌敏感的抗生素静脉滴注。常用阿米卡星、头孢哌酮、头孢噻肟钠、头孢曲松钠等。

3.抗休克治疗

扩充血容量，纠正酸中毒，维持水、电解质及酸碱平衡；在充分扩容基础上应用多巴胺、酚妥拉明等血管活性药物改善微循环；及早应用地塞米松静脉滴注。

4.降低颅内压，防治脑水肿及脑疝

首选 20％甘露醇，每次 0.5～1 g/kg，每 6～8 小时 1 次，必要时应与利尿剂交替使用。呼吸衰竭时应保持呼吸道通畅，给予吸氧及呼吸兴奋剂，使用人工呼吸器。

（五）护理诊断及合作性问题

1.体温过高

与痢疾杆菌感染及内毒素血症有关。

2.组织灌注量改变

与机体高敏状态和毒血症致微循环障碍有关。

3.潜在并发症

颅内压增高。

4.有皮肤完整性受损的危险

与腹泻时大便刺激臀部皮肤有关。

5.有传播感染的危险

与患儿排出有传染性的细菌有关。

（六）护理措施

1.降低体温

保持室内通风，卧床休息；监测体温变化，高热时给予物理降温或药物降温，持续高热不退甚至惊厥者采用亚冬眠疗法，控制体温在37 ℃左右；遵医嘱给予敏感抗生素，控制感染；供给富营养、易消化的流质或半流质食物，多饮水，促进毒素排出。

2.维持有效的血液循环

每15～30分钟监测生命体征1次，观察神志、面色、肢端肤色、尿量等；休克患儿应迅速建立静脉通道，遵医嘱用2：1等张含钠液、右旋糖酐-40等扩充血容量，给予抗休克治疗，并保证输液通畅，维持水、电解质及酸碱平衡；患儿取平卧位，适当保暖，以改善周围循环。

3.降低颅内压、控制惊厥，防治脑水肿及脑疝

（1）遵医嘱用20％甘露醇降低颅内压，必要时配合使用呋塞米及肾上腺皮质激素，以减轻脑水肿、防止脑疝发生。

（2）遵医嘱用地西泮、苯巴比妥钠、10％水合氯醛等止惊，并注意防止外伤和窒息。

（3）密切观察病情变化，当出现两侧瞳孔不等大、对光反射迟钝或消失，呼吸节律不规则、甚至呼吸停止时，应考虑脑疝及呼吸衰竭的存在，立即用脱水剂快速降颅内压，同时保持呼吸道通畅，给予吸氧和呼吸兴奋剂，使用呼吸机维持呼吸。

4.预防疾病的传播

（1）控制传染源：患儿应消化道隔离至症状消失后1周或大便培养3次阴性；密切接触者应隔离观察7天；对饮食行业及托幼机构的工作人员应定期做大便培养，及早发现带菌者并积极治疗。

（2）切断传播途径：加强对饮食、饮水、粪便的管理及消灭苍蝇；加强卫生教育，注意个人卫生和饮食卫生，如饭前便后洗手、不喝生水、不吃变质及不洁食品。

（3）保护易感人群：菌痢流行期间口服痢疾减毒活菌苗。

5.健康教育

向其家长宣传控制传染源的知识，说明患儿隔离的时间；指导切断传播途径的方法，对患儿的排泄物及污染物进行消毒；加强预防知识教育，注意饮食卫生，不吃生冷及不洁食品，养成饭前便后洗手的良好卫生习惯。

（罗旋旋）

第二节 小儿高血压

高血压分原发性高血压和继发性高血压两类。小儿大多为后者,且以肾性高血压最常见,占75%～80%,其他继发性高血压主要见于嗜铬细胞瘤、先天性肾上腺皮质增生症、原发性醛固酮增生症、主动脉缩窄、肾动脉狭窄等。

一、临床特点

(一)症状

轻度高血压患儿常无明显症状,仅于体检时发现。血压明显增高时可有头痛、眩晕、恶心、呕吐和视力改变。继发性高血压往往有各种基础疾病的临床表现。部分患儿可出现高血压脑病,表现有呕吐、运动失调、惊厥、失语、偏瘫和昏迷。

(二)体征

血压超过下列值:足月新生儿 12.0/8.0 kPa(90/60 mmHg),早产儿 10.7/5.3 kPa(80/40 mmHg),婴幼儿 13.3/8.0 kPa(100/60 mmHg),学龄前儿童 14.7/9.3 kPa(110/70 mmHg),学龄儿童 16.0/10.7 kPa(120/80 mmHg),≥13 岁 18.7/12.0 kPa(140/90 mmHg)。任何年龄组超过20.0/13.3 kPa(150/100 mmHg),则为重度高血压。

(三)辅助检查

(1)肾性高血压尿中可出现红细胞、蛋白。血尿素氮、肌酐增高,血电解质发生变化;先天性肾上腺皮质增生症患儿尿 17-羟类固醇,17-酮类固醇增高等;嗜铬细胞瘤患儿 24 小时尿香草苦杏仁酸(VMA)值升高。

(2)X 线胸片、心电图、超声心动图、肾脏 B 超、静脉肾盂造影、同位素肾图及肾扫描可出现异常。

(3)肾活体病理检查可有阳性发现。

二、护理评估

(一)健康史

了解原发病情况及高血压的程度,患儿的饮食结构,了解有无家族史。

(二)症状、体征

测量生命体征,评估患儿有无头晕、恶心、视力等改变。

(三)社会、心理

评估家庭支持系统对患儿的影响程度,患儿的心理状态。

(四)辅助检查

了解并分析尿、血、心电图、B 超等各种检查结果。

三、常见护理问题

(一)舒适的改变
与血压增高致头痛、头晕、恶心、呕吐有关。

(二)合作性问题
高血压危象。

(三)知识缺乏
缺乏高血压自我保健知识。

四、护理措施

(一)休息
对血压较高,症状明显者应卧床休息。

(二)饮食
应适当控制钠盐及动物脂肪的摄入,避免高胆固醇食物,多食含纤维素、蛋白质的食物,适当控制食量和总热量,以清淡、无刺激的食物为宜。

(三)严密观察病情
对有心、脑、肾并发症患儿应严密观察血压波动情况,如患儿血压急剧升高,同时出现头痛、呕吐等症状时应考虑发生高血压危象的可能,立即通知医师并让患儿卧床、吸氧,同时准备快速降压药物、脱水剂等,监测其心率、呼吸、血压、神志等。如患儿抽搐、躁动,则应注意安全。

(四)用药护理
观察各药物的疗效及不良反应,及时采取措施。

(五)心理护理
了解患儿的性格特征,有无引起精神紧张的心理-社会因素,根据患儿不同的性格特征给予指导,训练自我控制能力,同时指导家长要尽力避免各种可能导致患儿精神紧张的因素,尽可能减轻患儿的心理压力和矛盾冲突。

(六)健康教育
(1)疾病知识的宣教:对患儿及家长进行高血压有关知识和服用降压药物应注意的事项的教育,对使用后可引起直立性低血压的降压药物,如钙通道阻滞剂时,应向其说明在变换体位时,动作应尽量缓慢,特别在夜间起床如厕时更应注意,以免动作过快致血压骤降,引起晕厥而发生意外。

(2)饮食与运动:协助患儿安排合理的饮食和适当的体育活动,注意改进饮食结构,减少钠、脂肪的摄入,多吃富含钾、钙的食物,并补充优质蛋白质。

(3)自我保健的教育:对患儿及家长进行高血压自我保健的教育,并协助制订个体化的自我保健计划,指导患儿及家长掌握自测血压的方法。

五、出院指导

(1)宣教有关高血压病的知识,合理安排生活,注意劳逸结合,定期测量血压。提高患儿的社会适应能力,维持心理平衡,避免各种不良刺激。

(2)注意饮食控制和调节,减少钠盐、动物脂肪的摄入。

（3）保持大便通畅。

（4）适当参与运动。

（5）定期随访血压持续升高或出现头晕、头痛、恶心等症状时，应及时就医。

（6）保持心理平衡，避免情绪激动，生气和愤怒可诱发血压的升高。

（7）指导患儿遵医嘱准时服药，不可自行改变剂量或增减药物，不可突然停药，以免造成血压突然升高。服药时出现不良反应，应及时就诊。

（罗旋旋）

第三节　小儿心律失常

正常心律起源于窦房结，心激动按一定的频率、速度及顺序传导到结间传导束、房室束、左右束支及浦肯野纤维网而达心室肌。如心激动的频率、起搏点或传导不正常都可造成心律失常。

一、期前收缩

期前收缩是由心脏异位兴奋灶发放的冲动所引起，为小儿时期最常见的心律失常。异位起搏点可位于心房、房室交界或心室组织，分别引起房性、交界性及室性期前收缩，其中室性期前收缩为多见。

（一）病因

其常见于无器质性心脏病的小儿。可由疲劳、精神紧张、自主神经功能不稳定引起，但也可发生于病毒性心肌炎、先天性心脏病或风湿性心脏病。另外，拟交感胺类洋地黄、奎尼丁、锑剂中毒及缺氧、酸碱平衡失调、电解质紊乱（低血钾等）、心导管检查、心脏手术等均可引起期前收缩。健康学龄儿童1‰～2‰有期前收缩。

（二）症状

年长儿可诉述心悸、胸闷、不适。听诊可发现心律不齐，心搏提前，其后常有一定时间的代偿间歇，心音强弱也不一致。期前收缩常使脉律不齐，若期前收缩发生过早，可使脉搏短绌，期前收缩次数因人而异，且同一患儿在不同时期亦可有较大出入。某些患儿于运动后心率增快时期前收缩减少，但也有些反而增多，前者常提示无器质性心脏病，后者则可能同时有器质性心脏病存在。为了明确诊断，了解期前收缩的性质，必须做心电图检查。根据心电图上有无 P 波、P 波形态、P-R 的长短及 QRS 波的形态，来判断期前收缩属于何型。

1.房性期前收缩的心电图特征

（1）P 波提前，可与前一心动的 T 波重叠，形态与窦性 P 波稍有差异，但方向一致。

（2）P-R＞0.10 秒。

（3）期前收缩后的代偿间歇往往不完全。

（4）一般 P 波、QRS-T 正常，若不继以 QRS-T 波，称为阻滞性期前收缩；若继以畸形的 QRS-T 波，为心室差异传导所致。

2.交界性期前收缩的心电图特征

（1）QRS-T 波提前，形态、时限与正常窦性基本相同。

（2）期前收缩所产生的 QRS 波前或后有逆行 P 波，P-R＜0.10 秒，R-P＜0.20 秒，有时 P 波可与 QRS 波重叠，辨认不清。

（3）代偿间歇往往不完全。

3.室性期前收缩的心电图特征

（1）QRS 波提前，形态异常、宽大、QRS 波＞0.10 秒，T 波与主波方向相反。

（2）QRS 波前多无 P 波。

（3）代偿间歇完全。

（4）有时在同一导联出现形态不一、配对时间不等的室性期前收缩，称为多源性期前收缩。

（三）治疗

必须针对基本病因治疗原发病。一般认为若期前收缩次数不多、无自觉症状者可不必用药。若期前收缩次数＞10 次/分，有自觉症状，或在心电图上呈多源性者，则应予以治疗。可选用普罗帕酮（心律平）口服，每次 5～7 mg/kg，每 6～8 小时 1 次。亦可服用 β 受体阻滞剂普萘洛尔（心得安）每天 1 mg/kg，分 2～3 次；房性期前收缩若用之无效可改用洋地黄类。室性期前收缩必要时可每天应用苯妥英钠 5～10 mg/kg，分 3 次口服；胺碘酮 5～10 mg/kg，分 3 次口服；普鲁卡因胺 50 mg/kg，分 4 次口服；或奎尼丁 30 mg/kg，分 4～5 次口服。后者可引起心室内传导阻滞，需心电图随访，在住院观察下应用为妥。对洋地黄过量或低血钾引起者，除停用洋地黄外，应给予氯化钾口服或静脉滴注。

（四）预后

其预后取决于原发疾病。有些无器质性心脏病的患儿期前收缩可持续多年，不少患儿最后终于消失，个别患儿可发展为更严重的心律失常，如室性心动过速等。

二、阵发性心动过速

阵发性心动过速是异位心动过速的一种，按其发源部位分室上性（房性或房室结性）和室性两种，绝大多数病例属于室上性心动过速。

（一）室上性阵发性心动过速

室上性阵发性心动过速是由心房或房室交界处异位兴奋灶快速释放冲动所产生的一种心律失常。本病虽非常见，但属于对药物反应良好、可以完全治愈的儿科急症之一，若不及时治疗易致心力衰竭。本病可发生于任何年龄，容易反复发作，但初次发病以婴儿时期为多见，个别可发生于胎儿末期（由胎儿心电图证实）。

1.病因

其可在先天性心脏病、预激综合征、心肌炎、心内膜弹力纤维增生症等疾病基础上发生，但多数患儿无器质性心脏疾病。感染为常见的诱因，也可由疲劳、精神紧张、过度换气、心脏手术时和手术后、心导管检查等诱发。

2.临床表现

临床表现小儿常突然烦躁不安、面色青灰或灰白、皮肤湿冷、呼吸增快、脉搏细弱，常伴有干咳，有时呕吐，年长儿还可自诉心悸、心前区不适、头晕等。发作时心率突然增快，为 160～300 次/分，多数＞200 次/分，一次发作可持续数秒钟至数天。发作停止时心率突然减慢，恢复正常。此外，听诊时第一心音强度完全一致，发作时心率较固定而规则等均为本病的特征。发作持续超过 24 小时者，容易发生心力衰竭。若同时有感染存在，则可有发热、周围血常规白细胞增高等表现。

3.X 线检查

X 线检查取决于原来有无心脏器质性病变和心力衰竭,透视下见心脏搏动减弱。

4.心电图检查

心电图检查中 P 波形态异常,往往较正常时小,常与前一心动的 T 波重叠,以致无法辨认。如能见到 P 波,则 P-R 间期常为 0.08～0.13 秒。虽然根据 P 波和 P-R 间期长短可以区分房性或交界性,但临床上常有困难。QRS 波形态同窦性,发作时间持久者,可有暂时 ST 段及 T 波改变。部分患儿在发作间歇期可有预激综合征。

5.诊断

发作的突然起止提示这是心律失常,以往的发作史对诊断很有帮助。体格检查:心律绝对规律、匀齐,心音强度一致,心率往往超出一般窦性范围,再结合上述心电图特征,诊断不太困难,但需与窦性心动过速及室性心动过速鉴别。

6.治疗

其可先采用物理方法以提高迷走神经张力,如无效或当时有效但很快复发时,需用药物治疗。

(1)物理方法:①冰水毛巾敷面法。对新生儿和小婴儿效果较好。用毛巾在 4～5 ℃水中浸湿后,敷在患儿面部,可强烈兴奋迷走神经,每次 10～15 秒。如 1 次无效,可隔 3～5 分钟再用,一般不超过 3 次。②压迫颈动脉窦法。在甲状软骨水平扪得右侧颈动脉搏动后,用大拇指向颈椎方向压迫,以按摩为主,每次时间不超过 5～10 秒,一旦转律,便停止压迫,如无效,可用同法再试压左侧,但禁忌两侧同时压迫。③以压舌板或手指刺激患儿咽部使之产生恶心、呕吐。

(2)药物治疗:①洋地黄类药物。对病情较重,发作持续 24 小时以上,有心力衰竭表现者,宜首选洋地黄类药物。此药能增强迷走神经张力,减慢房室交界处传导,使室上性阵发性心动过速转为窦性心律,并能增强心肌收缩力,控制心力衰竭,室性心动过速或洋地黄引起室上性心动过速禁用此药。低钾、心肌炎、室上性阵发性心动过速伴房室传导阻滞或肾功能减退者慎用,常用制剂有地高辛口服、静脉注射或毛花苷 C 静脉注射,一般采用快速饱和法。②β 受体阻滞剂。可试用普萘洛尔,小儿静脉注射剂量为每次 0.05～0.15 mg/kg,以 5% 葡萄糖溶液稀释后缓慢推注,不少于 5～10 分钟,必要时每 6～8 小时重复 1 次。重度房室传导阻滞,伴有哮喘症及心力衰竭者禁用。③维拉帕米(异搏定)即戊胺安。此药为选择性钙通道阻滞剂,抑制 Ca^{2+} 进入细胞内,疗效显著。不良反应为血压下降,并能加重房室传导阻滞。剂量:每次 0.1 mg/kg,静脉滴注或缓注,每分钟不超过 1 mg。④普罗帕酮。有明显延长传导作用,能抑制旁路传导。剂量为每次 1～3 mg/kg,溶于 10 mL 葡萄糖液中,静脉缓注 10～15 分钟;无效者可于 20 分钟后重复 1～2 次;有效时可改为口服维持,剂量同治疗期前收缩。⑤奎尼丁或普鲁卡因胺。此两药能延长心房肌的不应期和降低异位起搏点的自律性,恢复窦性节律。奎尼丁口服剂量开始为每天 30 mg/kg,分 4～5 次,每 2～3 小时口服 1 次,转律后改用维持量;普鲁卡因胺口服剂量为每天 50 mg/kg,分 4～6 次服;肌内注射用量每次 6 mg/kg,每 6 小时 1 次,至心动过速停止或出现中毒反应为止。

(3)其他:对个别药物疗效不佳者可考虑用直流电同步电击转复心律,或经静脉插入起搏导管至右心房行超速抑制治疗。近年来对发作频繁、药物难以满意控制的室上性阵发性心动过速采用射频消融治疗取得成功。

7.预防

发作终止后可口服地高辛维持量 1 个月,如有复发,则于发作控制后再服 1 个月。奎尼丁对预激综合征患者预防复发的效果较好,可持续用半年至 1 年,也可用普萘洛尔口服。

(二)室性心动过速

凡有连续 3 次或 3 次以上的室性期前收缩发生时,临床上称为室性心动过速,小儿时期较少见。

1.病因

室性心动过速可由心脏手术、心导管检查、严重心肌炎、先天性心脏病、感染、缺氧、电解质紊乱等原因引起,但不少病例的病因不易确定。

2.临床表现

临床表现与室上性阵发性心动过速相似,唯症状较严重。小儿烦躁不安、苍白、呼吸急促;年长儿可诉心悸、心前区痛,严重病例可有晕厥、休克、充血性心力衰竭等。发作短暂者血流动力学的改变较轻,发作持续 24 小时以上者则可发生显著的血流动力学改变,且很少有自动恢复的可能。体检发现心率增快,常>150 次/分,节律整齐,心音可有强弱不等现象。

3.心电图检查

心电图中心室率常在 150～250 次/分。R-R 间期可略有变异,QRS 波畸形,时限增宽(0.10 秒),P 波与 QRS 波之间无固定关系,心房率较心室率缓慢,有时可见到室性融合波或心室夺获现象。

4.诊断

心电图是诊断室性心动过速的重要手段,但有时与室上性心动过速伴心室差异传导的鉴别比较困难,必须结合病史、体检、心电图特点、对治疗的反应等仔细加以区别。

5.治疗

药物治疗可应用利多卡因 0.5～1.0 mg/kg 静脉滴注或缓慢推注,必要时可每 10～30 分钟重复,总量不超过 5 mg/kg。此药能控制心动过速,但作用时间很短,剂量过大能引起惊厥、传导阻滞等毒性反应,少数患者对此药有过敏现象。普鲁卡因胺静脉滴也有效,剂量 1.4 mg/kg,以 5% 葡萄糖稀释成 1% 溶液,在心电图监测下以每分钟 0.5～1 mg/kg 速度滴入,如出现心率明显改变或 QRS 波增宽,应停药;此药不良反应较利多卡因大,可引起低血压,抑制心肌收缩力。美西律口服,每次 100～150 mg,每 8 小时 1 次,对某些利多卡因无效者可能有效;若无心力衰竭存在禁用洋地黄类药物。对病情危重、药物治疗无效者,可应用直流电同步电击转复心律。个别患者采用射频消融治疗获得痊愈。

6.预后

本病的预后比室上性阵发性心动过速严重。同时有心脏病存在者病死率可达 50% 以上,原无心脏病者也可发展为心室颤动,甚至死亡,所以必须及时诊断,予以适当处理。

三、房室传导阻滞

心脏的传导系统包括窦房结、结间束(前、中、后束)、房室结、房室束、左右束支及浦肯野纤维。心脏的传导阻滞可发生在传导系统的任何部位,当阻滞发生于窦房结与房室结之间,便称为房室传导阻滞。阻滞可以是部分性的(一度或二度),也可能为完全性的(三度)。

(一)一度房室传导阻滞

其在小儿中比较常见。大都由急性风湿性心肌炎引起,但也可发生于发热、心肌炎、肾炎、先天性心脏病及个别正常小儿,在应用洋地黄时也能延长 P-R 间期。由希氏束心电图证实阻滞可发生于心房、房室交界或希氏束,其中以房室交界阻滞者最常见。一度房室传导阻滞本身对血流动力学并无不良影响,临床听诊除第一心音较低钝外,无其他特殊体征,诊断主要通过心电图检查,心电图表现为 P-R 间期延长,但小儿 P-R 间期正常值随年龄、心率不同而不同,必须加以注意。部分正常小儿静卧后在 P-R 间期延长,直立或运动后可使 P-R 间期缩短至正常,此种情况说明 P-R 间期延长与迷走神经的张力过高有关。一度房室传导阻滞应着重病因治疗,其本身无须治疗,预后较好,部分可发展为更严重的房室传导阻滞。

(二)二度房室传导阻滞

二度房室传导阻滞时窦房结的冲动不能全部传到心室,因而造成不同程度的漏搏。

1.病因

产生原因有风湿性心脏病,各种原因引起的心肌炎、严重缺氧、心脏手术后及先天性心脏病(尤其是大动脉错位)等。

2.临床表现及分型

临床表现取决于基本心脏病变及由传导阻滞而引起的血流动力学改变。当心室率过缓时可引起胸闷、心悸,甚至产生眩晕和昏厥。听诊时除原有心脏疾病所产生的改变外,尚可发现心律不齐、脱漏搏动。心电图改变可分为两种类型:①第Ⅰ型(文氏型):R-R 间期逐步延长,终于后不出现 QRS 波;在 P-R 间期延长的同时,R-R 间期往往逐步缩短,而且脱落的前、后两个 P 波的距离,小于最短的 P-R 间期的两倍。②第Ⅱ型(莫氏Ⅱ型):此型 P-R 间期固定不变,但心室搏动呈规律地脱漏,而且常伴有 QRS 波增宽。近年来,通过希氏束心电图的研究发现第Ⅰ型比第Ⅱ型为常见,但第Ⅱ型的预后比较严重,容易发展为完全性房室传导阻滞,导致阿-斯综合征。

3.治疗

二度房室传导阻滞的治疗应针对原发疾病。当心室律过缓,心脏搏出量减少时可用阿托品、异丙肾上腺素治疗。病情轻者可以口服,后者舌下含用,情况严重时则以静脉输药为宜,有时甚至需要安装起搏器。

4.预后

预后与心脏的基本病变有关。由心肌炎引起者最后多完全恢复;当阻滞位于房室束远端,有 QRS 波增宽者预后较严重,可能发展为完全性房室传导阻滞。

(三)三度房室传导阻滞

它又称完全性房室传导阻滞,小儿较少见。完全性房室传导阻滞时心房与心室各自独立活动,彼此无关,此时心室率比心房率慢。

1.病因

病因可分为获得性和先天性两种。获得性者以心脏手术后引起的最为常见,尤其是发生于大型室间隔缺损,法洛四联症、主动脉瓣狭窄等心脏病的手术后;其次则为心肌炎,如病毒性或白喉引起的心肌炎;此外,新生儿低血钙与酸中毒也可引起暂时性三度房室传导阻滞。先天性房室传导阻滞中约有 50％患儿的心脏无形态学改变,部分患儿合并先天性心脏病或心内膜弹力纤维增生症等。

2.临床表现

临床表现不一,部分小儿并无主诉,获得性者和伴有先天性心脏病者病情较重。患儿因心搏出量减少而自觉乏力、眩晕、活动时气短。最严重的表现为阿-斯综合征发作,小儿检查时脉率缓慢而规则,婴儿<80 次/分,儿童<60 次/分,运动后仅有轻度或中度增加;脉搏多有力,颈静脉可

有显著搏动,此搏动与心室收缩无关;第一心音强弱不一,有时可闻及第三心音或第四心音;绝大多数患儿心底部可听到1～2级喷射性杂音,为心脏每次搏出量增加引起的半月瓣相对狭窄所致。由于经过房室瓣的血量也增加,所以可闻及舒张中期杂音。可有心力衰竭及其他先天性、获得性心脏病的体征。在不伴有其他心脏疾病的三度房室传导阻滞患儿中,X线检查可发现60%有心脏增大。

3.诊断

心电图是重要的诊断方法。由于心房与心室都以其本身的节律活动,所以P波与QRS波之间彼此无关。心房率较心室率快,R-R间期基本规则。心室波形有两种形式:①QRS波的形态、时限正常,表示阻滞在房室束之上,以先天性者居多数。②QRS波有切迹,时限延长,说明起搏点在心室内或者伴有束支传导阻滞,常为外科手术所引起。

4.治疗

凡有低心排血量症状或阿-斯综合征表现者需进行治疗。少数患者无症状,心室率又不太缓慢,可以不必治疗,但需随访观察。纠正缺氧与酸中毒可改善传导功能。由心肌炎或手术暂时性损伤引起者,肾上腺皮质激素可消除局部水肿,恢复传导功能。起搏点位于希氏束近端者,应用阿托品可使心率增快。人工心脏起搏器是一种有效的治疗方法,可分为临时性与永久性两种。对急性获得性三度房室传导阻滞者临时性起搏效果很好;对三度房室传导阻滞持续存在,并有阿-斯综合征发作者需应用埋藏式永久性心脏起搏器。有心力衰竭者,尤其是应用人工心脏起搏器后尚有心力衰竭者,需继续应用洋地黄制剂。

5.预后

非手术引起的获得性者,可能完全恢复,手术引起者预后较差。先天性三度房室传导阻滞,尤其是不伴有其他先天性心脏病者,则预后较好。

四、心律失常的护理

(一)护理评估

1.健康史

(1)了解既往史,对患者情绪、心慌气急、头晕等表现进行评估。

(2)应注意评估可能存在的诱发心律失常的因素:如情绪激动、紧张、疲劳、消化不良、饱餐、用力过猛、洋地黄、奎尼丁、普鲁卡因胺、麻醉药等毒性作用及低血钾、心脏手术或心导管检查。

2.身体状况

(1)主要表现:①窦性心律失常。窦性心动过速患者可无症状或有心悸感;窦性心动过缓,心率过慢时可引起头晕、乏力、胸痛等。②期前收缩。患者可无症状,亦可有心悸或心跳暂停感,尤其频发室性期前收缩可致心悸不适、胸闷、乏力、头晕,甚至晕厥,室性期前收缩持续时间过长,可因此诱发或加重心绞痛、心力衰竭。③异位性心动过速。室上性阵发性心动过速在器质性心脏病的患者,大多有心悸、胸闷、乏力,而心脏病患者发作时可出现头晕、黑蒙、晕厥、血压下降、心力衰竭。室性阵发性心动过速发作时多有晕厥、呼吸困难、低血压,甚至晕厥、抽搐、心绞痛等。④心房颤动。多有心悸、胸闷、乏力,严重者发生心力衰竭、休克、晕厥及心绞痛发作。⑤心室颤动。室颤一旦发生,患者立即出现阿-斯综合征,表现为意识丧失、抽搐、心跳呼吸停止。

(2)症状、体征。护士应重点检查脉搏频率及节律是否正常,结合心脏听诊可发现:①期前收缩时心律不规则,期前收缩后有较长的代偿间歇,第一心音增强,第二心音减弱,桡动脉触诊有脉搏缺如。②室上性阵发性心动过速心律规则,第一心音强度一致;室性阵发性心动过速心律可略不规则,第一心音强度不一致。③心房颤动时心音强弱不等、心律绝对不规则、脉搏短绌、脉率<心率。④心室颤动患者神志丧失、大动脉摸不到搏动,继以呼吸停止、瞳孔散大、发绀。⑤一度房室传导阻滞,听诊时第一心音减弱;二度Ⅰ型者听诊有心搏脱漏,二度Ⅱ听诊心律可慢而整齐或不齐;三度房室传导阻滞时,听诊心律慢而不规则,第一心音强弱不等,收缩压增高,脉压增宽。

3.社会-心理因素

患者可由于心律失常引起的胸闷、乏力、心悸等而紧张不安。期前收缩患者易过于注意自己脉搏,思虑过度;房颤患者可因血栓脱落导致栓塞,使患者致残而忧伤、焦虑;心动过速发作时病情重,患者有恐惧感;严重房室传导阻滞患者不能自理生活,需使用人工起搏器者对手术及自我护理缺乏认识,因而情绪低落、信心不足。

(二)护理诊断与合作性问题

1.心排血量减少

患者出现心慌、呼吸困难、血压下降,这与严重心律失常有关。

2.焦虑

患者因发生心绞痛、晕厥、抽搐而产生情绪紧张、恐惧感,其与严重心律失常致心跳不规则、与停跳感有关。

3.活动无耐力

此与心律失常导致心排血量减少有关。

4.并发症

并发症有晕厥、心绞痛,与严重心律失常导致心排血量降低,脑和心肌血供减少有关。

5.潜在并发症

其包括心搏骤停,与心室颤动、缓慢心律失常或心室停搏、持续性室性心动过速使心脏射血功能突然中止有关。

(三)预期目标

(1)血压稳定,呼吸平稳,心慌、乏力减轻或消失。

(2)忧虑恐惧情绪减轻或消除。

(3)保健意识增强,病情稳定。

(四)护理措施

1.减轻心脏负荷,缓解不适

(1)对功能性心律失常患者,应鼓励其正常生活,注意劳逸结合。频发期前收缩、室性阵发性心动过速或二度Ⅱ型及三度房室传导阻滞患者,应绝对卧床休息,为患者创造良好的安静休息环境,协助做好生活护理,关心患者,减少和避免任何不良刺激,促进身心休息。

(2)遵医嘱给予抗心律失常药物治疗。

(3)患者心悸、呼吸困难、血压下降、发生晕厥时,及时做好对症护理。

(4)终止室上性阵发性心动过速发作者,尚可试用兴奋迷走神经的方法:①用压舌板刺激腭垂,诱发恶心呕吐。②深吸气后屏气,再用力做呼气动作。③颈动脉窦按摩,患者取仰卧位,先按摩右侧5~10秒,如无效再按摩左侧,不可两侧同时进行,按摩同时听诊心率,当心率减慢,立即停止。④压迫眼球,患者平卧,闭眼并眼球向下,用拇指在一侧眼眶下压迫眼球,每次10秒,青光眼或高度近视者禁忌。

（5）嘱患者当心律失常发作导致胸闷、心悸、头晕等不适时采取高枕卧位、半卧位或其他舒适体位,尽量避免左侧卧位,因左侧卧位时患者常能感受到心脏的搏动而使不适感加重。

（6）伴有气促、发绀等缺氧指征时,给予氧气持续吸入。

（7）评估患者活动受限的原因和体力活动类型,与患者及家属共同制订活动计划,告诉患者限制最大活动量的指征。对无器质性心脏病的良好心律失常患者,鼓励其正常工作和生活,建立健康的生活方式,避免过度劳累。

（8）保持环境安静、限制探视,保证患者充分的休息睡眠。给予高蛋白、高维生素、低钠食物,多吃新鲜蔬菜和水果,少量多餐,避免刺激性食物。

（9）监测生命体征,皮肤颜色及温度、尿量有无改变;监测心律、心率、心电图,判断心律失常的类型;评估患者有无头晕、晕厥、气急、疲劳、胸痛、烦躁不安等表现;严密心电监护,发现频发、多源性、二度Ⅱ型房室传导阻滞,尤其是室性阵发性心动过速、三度房室传导阻滞等,应立即报告医师,协助采取积极的处理措施;监测血气分析结果、电解质及酸碱平衡情况;密切观察患者的意识状态、脉率及心率,血压等。一旦发生如意识突然丧失、抽搐、大动脉搏动消失、呼吸停止等猝死表现,立即进行抢救,如心脏按压、人工呼吸、非同步直流电复律或配合临时起搏等。

2.调整情绪

患者焦虑、烦躁和恐惧情绪不仅加重心脏负荷,更易诱发心律失常,故须给予必要的解释和安慰。说明心律失常的可治性,稳定的情绪和平静的心态对心律失常的治疗是必不可少的,以消除思想顾虑和悲观情绪,使其乐于接受和配合各种治疗。了解患者思想动态和生活上的困难,进一步给予帮助,增加患者的安全感。

3.协助完成各项检查及治疗

（1）心电监护:对严重心律失常患者必须进行心电监护,护理人员应熟悉监护仪的性能、使用方法和观察结果。特别要密切注意有无引起猝死的危险征兆:①潜藏着引起猝死危险的心律失常,如频发性、多源性、成联律的室性期前收缩,室上性阵发性心动过速,心房颤动,二度Ⅱ型房室传导阻滞。②随时有猝死危险的严重心律失常,如室性阵发性心动过速、心室颤动、三度房室传导阻滞等。一旦发现应立即报告医师,紧急处理。

（2）特殊检查护理:心律失常的心脏电学检查除常规心电图、动态心电图记录外,其他如经食管心脏调搏术、记录心室晚电位等。护士应了解这些检查具有无创性、安全可靠、易操作、有实用性。向患者解释其作用目的和注意事项,鼓励患者消除顾虑配合检查。

（3）特殊治疗的护理配合:电复律为利用适当强度的高压直流电刺激,使全部心肌纤维瞬间同时除极,消除异位心律,转变为窦性心律,与抗心律失常药物联合应用,效果更为满意。人工心脏起搏器已广泛应用于临床,它能按一定的频率发放脉冲电流刺激心脏,引起心脏兴奋和收缩;安置起搏后可能发生感染、出血、皮肤压迫不死等不良反应,护士应熟悉起搏器性能并做好相应护理。介入性导管消融术是使用高频电磁波的射频电流直接作用于病灶区,治疗快速心律失常,不需开胸及全麻;安全有效,可告知患者大致过程、需要配合的事项及疗效,避免患者因精神紧张而影响配合。术前准备除一般基本要求外,需注意检查患者足背动脉搏动情况,以便与术中、术后搏动情况相对照;术中、术后加强心电监护和仔细观察患者有无心慌、气急、恶心、胸痛等症状,及时发现心脏穿孔和心脏压塞等严重并发症的早期征象;术后注意预防股动脉穿刺处出血,局部压迫止血20分钟,再以压力绷带包扎,观察15分钟,然后用沙袋压迫12小时,术侧肢体伸直制动,并观察足背动脉和足温情况,利于早期发现栓塞症状并及时做溶栓处理,常规应用抗生素和清洁伤口,预防感染,卧床 24 小时后如无并发症可下地活动。

五、健康教育

(1)积极防治原发疾病,避免各种诱发因素如发热、疼痛、寒冷、饮食不当、睡眠不足等。应用某些药物后产生不良反应及时就医。

(2)适当休息与活动。无器质性心脏病者应积极参加体育锻炼,调整自主神经功能;器质性心脏病者可根据心功能情况适当活动,注意劳逸结合。

(3)教会患者及家属检查脉搏和听心律的方法,每天至少 1 次,每次 1 分钟以上。向患者及家属讲解心律失常的常见病因、诱因及防治知识。

(4)指导患者正确选择食谱。饱食、刺激性饮料均可诱发心律失常,应选择低脂、易消化、清淡、富营养的食物。合并心力衰竭及使用利尿剂时应限制钠盐摄入及多进含钾的食物,嘱患者多食纤维素丰富的食物,保持大便通畅,心动过缓患者避免排便时屏气,以免兴奋迷走神经而加重心动过缓,以减轻心脏负荷和防止低钾血症诱发心律失常,保持大便通畅。嘱患者注意劳逸结合、生活规律;保持乐观、稳定的情绪。

(5)让患者认识服药的重要性,按医嘱继续服用抗心律失常药物,不可自行减量或撤换药物,如有不良反应及时就医。

(6)教给患者自测脉搏的方法,以利于自我病情监测;教会家属心肺复苏术以备急用;定期随访,经常复查心电图,及早发现病情变化。

(罗旋旋)

第四节　小儿病毒性心肌炎

一、概述

病毒性心肌炎是由多种病毒侵犯心脏,引起局灶性或弥漫性心肌间质炎性渗出和心肌纤维变性、坏死或溶解的疾病,有的可伴有心包或心内膜炎症改变。可导致心肌损伤、心功能障碍、心律失常和周身症状。可发生于任何年龄,近年来发生率有增多的趋势,是儿科常见的心脏疾病之一。据全国九省市"病毒性心肌炎协作组"调查,其发病率占住院病儿总数的 5.97%,占门诊患者总数的 0.14%。

(一)病因

近年来由于病毒学及免疫病理学的迅速发展,通过大量动物实验及临床观察,证明多种病毒皆可引起心肌炎。其中柯萨奇病毒 B6(1~6 型)最常见,其他如柯萨奇病毒 A、ECHO 病毒、脊髓灰质炎病毒、流感及副流感病毒、腮腺炎病毒、水痘病毒、单纯疱疹病毒、带状疱疹病毒及肝炎病毒等也可能致病。由于柯萨奇病毒具有高度亲心肌性和流行性,据报道在很多原因不明的心肌炎和心包炎中,约 39% 由柯萨奇病毒 B 所致。

尽管罹患病毒感染的机会很多,而多数不发生心肌炎,在一定条件下才发病。例如,当机体由于继发细菌感染(特别是链球菌感染)、发热、缺氧、营养不良、接受类固醇或放疗等,而抵抗力低下时,可诱发发病。

病毒性心肌炎的发病原理至今未完全了解,目前提出病毒学说、免疫学说、生化机制等几种学说。

(二)病理

病毒性心肌炎病理改变轻重不等。轻者常以局灶性病变为主,而重者则多呈弥漫性病变。局灶性病变的心肌外观正常,而弥漫性者则心肌苍白、松软,心脏呈不同程度的扩大、增重。镜检可见病变部位的心肌纤维变性或断裂,心肌细胞溶解、水肿、坏死。间质有不同程度水肿,以及淋巴细胞、单核细胞和少数多核细胞浸润。病变以左室及室间隔最显著,可波及心包、心内膜及传导系统。

慢性病例心脏扩大,心肌间质炎症浸润及心肌纤维化并有瘢痕组织形成,心内膜呈弥漫性或局限性增厚,血管内皮肿胀等变化。

二、临床表现

病情轻重悬殊。轻症可无明显自觉症状,仅有心电图改变。重型可出现严重的心律失常、充血性心力衰竭、心源性休克,甚至个别患者因此而死亡。有 1/3 以上病例在发病前 1～3 周或发病同时呼吸道或消化道病毒感染,同时伴有发热、咳嗽、咽痛、周身不适、腹泻、皮疹等症状,继而出现心脏症状如年长儿常诉心悸、气短、胸部及心前区不适或疼痛、疲乏感等。发病初期常有腹痛、食欲缺乏、恶心、呕吐、头晕、头痛等表现。3 个月以内婴儿有拒乳、苍白、发绀、四肢凉、两眼凝视等症状。心力衰竭者,呼吸急促、突然腹痛、发绀、水肿等;心源性休克者,烦躁不安,面色苍白、皮肤发花、四肢厥冷或末梢发绀等;发生窦性停搏或心室纤颤时可突然死亡;高度房室传导阻滞在心室自身节律未建立前,由于脑缺氧而引起抽搐、昏迷称心脑综合征。如病情拖延至慢性期。常表现为进行性充血心力衰竭、全心扩大,可伴有各种心律失常。

体格检查:多数心尖区第一音低钝。一般无器质性杂音,仅在胸前或心尖区闻及 1～2 级吹风样收缩期杂音。有时可闻及奔马律或心包摩擦音。心律失常多见如阵发性心动过速、异位搏动、心房纤颤、心室扑动、停搏等。严重者心脏扩大,脉细数,颈静脉怒张,肝大和压痛,肺部啰音等;或面色苍白、四肢厥冷、皮肤发花、指(趾)发绀、血压下降等。

三、辅助检查

(一)实验室检查

(1)白细胞总数为$(10.0～20.0)×10^9/L$,中性粒细胞偏高。血沉、抗链"O"大多数是正常的。

(2)血清肌酸磷酸激酶、乳酸脱氢酶及其同工酶、谷草转氨酶在病程早期可增高。超氧化歧化酶急性期降低。

(3)若从心包、心肌或心内膜分离到病毒,或用免疫荧光抗体检查找到心肌中有特异的病毒抗原,电镜检查心肌发现有病毒颗粒,可以确定诊断;咽洗液、粪便、血液、心包液中分离出病毒,同时结合恢复期血清中同型病毒中和抗体滴度较第 1 份血清升高或下降 4 倍以上,则有助于病原诊断。

(4)补体结合抗体的测定,以及用分子杂交法或聚合酶链反应检测心肌细胞内的病毒核酸也有助于病原诊断。部分病毒性心肌炎患者可有抗心肌抗体出现,一般于短期内恢复,如持续提高,表示心肌炎病变处于活动期。

(二)心电图检查

心电图在急性期有多变与易变的特点,对可疑病例应反复检查,以助诊断。其主要变化为ST-T 改变,各种心律失常和传导阻滞。恢复期以各种类型的期前收缩为多见。少数为慢性期病儿可有房室肥厚的改变。

(三)X 线检查

心影正常或不同程度的增大,多数为轻度增大。若反复迁延不愈或合并心力衰竭,心脏扩大明显。后者可见心搏动减弱,伴肺淤血、肺水肿或胸腔少量积液。有心包炎时,有积液征。

(四)心内膜心肌活检

心导管法心内膜心肌活检,在成人患者中早已开展,小儿患者仅是近年才有报道,为心肌炎诊断提供了病理学依据。据报道:原因不明的心律失常、充血性心力衰竭患者,经心内膜心肌活检证明约 40% 为心肌炎;临床表现和组织学相关性较差。原因是 EMB 取材很小且局限,以及取材时不一定是最佳机会;心内膜心肌活检本身可导致心肌细胞收缩,而出现一些病理性伪迹。因此,对于心内膜心肌活检病理无心肌炎表现者不一定代表心脏无心肌炎,此时临床医师不能忽视临床诊断。此项检查一般医院尚难开展,不作为常规检查项目。

四、诊断与鉴别诊断

(一)诊断要点

1.病原学诊断依据

(1)确诊指标:自患儿心内膜、心肌、心包(活检、病理)或心包穿刺液检查,发现以下之一者可确诊心肌炎由病毒引起。①分离到病毒。②用病毒核酸探针查到病毒核酸。③特异性病毒抗体阳性。

(2)参考依据:有以下之一者结合临床表现可考虑心肌炎系病毒引起。①自患儿粪便、咽拭子或血液中分离到病毒,且恢复期血清同抗体滴度较第一份血清升高或降低 4 倍以上。②病程早期患儿血中特异性 IgM 抗体阳性。③用病毒核酸探针自患儿血中查到病毒核酸。

2.临床诊断依据

(1)心功能不全、心源性休克或心脑综合征。

(2)心脏扩大(X 线、超声心动图检查具有表现之一)。

(3)心电图改变以 R 波为主的 2 个或 2 个以上主要导联(Ⅰ、Ⅱ、aVF、V_5)的 ST-T 改变持续4 天以上伴动态变化,窦房传导阻滞,房室传导阻滞,完全性右或左束支阻滞,成联律、多形、多源、成对或并行性期前收缩,非房室结及房室折返引起的异位性心动过速,低电压(新生儿除外)及异常 Q 波。

(4)CK-MB 升高或心肌肌钙蛋白(cTnI 或 cTnT)阳性。

3.确诊依据

(1)具备临床诊断依据 2 项,可临床诊断为心肌炎。发病同时或发病前 1~3 周有病毒感染的证据支持诊断者。

(2)同时具备病原学确诊依据之一,可确诊为病毒性心肌炎,具备病原学参考依据之一,可临床诊断为病毒性心肌炎。

(3)凡不具备确诊依据,应给予必要的治疗或随诊,根据病情变化,确诊或除外心肌炎。

（4）应除外风湿性心肌炎、中毒性心肌炎、先天性心脏病、结缔组织病，以及代谢性疾病的心肌损害、甲状腺功能亢进症、原发性心肌病、原发性心内膜弹力纤维增生症、先天性房室传导阻滞、心脏自主神经功能异常、β受体功能亢进及药物引起的心电图改变。

4.临床分期

（1）急性期：新发病，症状及检查阳性发现玥显且多变，一般病程在半年以内。

（2）迁延期：临床症状反复出现，客观检查指标迁延不愈，病程多在半年以上。

（3）慢性期：进行性心脏增大，反复心力衰竭或心律失常，病情时轻时重，病程在1年以上。

（二）鉴别诊断

在考虑九省市心肌炎协作组制订的心肌炎诊断标准时，应首先除外其他疾病，包括风湿性心肌炎、中毒性心肌炎、结核性心包炎、先天性心脏病、结缔组织病或代谢性疾病或代谢性疾病的心肌损害（包括维生素 B_1 缺乏症）、原发性心肌病、先天性房室传导阻滞、高原性心脏病、克山病、川崎病、良性期前收缩和神经功能紊乱、电解质紊乱及药物等引起的心电图改变。

五、治疗、预防、预后

本症尚无特殊治疗。应结合患儿病情采取有效的综合措施，可使大部患儿痊愈或好转。

（一）一般治疗

1.休息

急性期至少应卧床休息至热退 3～4 周，有心功能不全或心脏扩大者，更应强调绝对卧床休息，以减轻心脏负荷及减少心肌耗氧量。

2.抗生素

虽对引起心肌炎的病毒无直接作用，但因细菌感染是病毒性心肌炎的重要条件因子，故在开始治疗时，均主张适当使用抗生素。一般应用青霉素肌内注射 1～2 周，以清除链球菌和其他敏感细菌。

3.保护心肌

大剂量维生素 C，具有增加冠状血管血流量、心肌糖原、心肌收缩力、改善心功能、清除自由基、修复心肌损伤的作用。剂量为 100～200 mg/(kg·d)，溶于 10%～25% 葡萄糖液 10～30 mL 内静脉注射，每天 1 次，15～30 天为 1 个疗程；抢救心源性休克时，第一天可用 3～4 次。

至于极化液、能量合剂及 ATP 等均因难进入心肌细胞内，故疗效差，近年来多推荐：①辅酶 Q_{10} 1 mg/(kg·d)，口服，可连用 1～3 个月。②1,6-二磷酸果糖 0.7～1.6 mL/kg 静脉注射，最大量不超过 2.5 mL/kg(75 mg/mL)，静脉注射速度 10 mL/min，每天 1 次，10～15 天为 1 个疗程。

（二）激素治疗

肾上腺皮质激素可用于抢救危重病例及其他治疗无效的病例。口服泼尼松 1.0～1.5 mg/(kg·d)，用 3～4 周，症状缓解后逐渐减量停药。对反复发作或病情迁延者，依据近年来对本病发病机制研究的进展，可考虑较长期的激素治疗，疗程不少于半年，对于急重抢救病例可采用大剂量，如地塞米松 0.3～0.6 mg/(kg·d)，或氢化可的松 15～20 mg/(kg·d)，静脉滴注。

（三）免疫治疗

动物及临床研究均发现丙种球蛋白对心肌有保护作用。在美国波士顿及洛杉矶儿童医院已将静脉注射丙种球蛋白作为病毒性心肌炎治疗的常规用药。

（四）抗病毒治疗

动物试验中联合应用利巴韦林和干扰素可提高生存率，目前欧洲正在进行干扰素治疗心肌炎的临床试验,其疗效尚待确定。环孢霉素 A、环磷酰胺目前尚无肯定疗效。

(五)控制心力衰竭

心肌炎患者对洋地黄耐受性差,易出现中毒而发生心律失常,故应选用快速作用的洋地黄制剂,如毛花苷 C(西地兰)或地高辛。病重者用地高辛静脉滴注,一般病例用地高辛口服,饱和量用常规的 1/2～2/3 量,心力衰竭不重,发展不快者,可用每天口服维持量法。利尿剂应早用和少用,同时注意补钾,否则易导致心律失常。注意供氧,保持安静。若烦躁不安,可给镇静剂。发生急性左心功能不全时,除短期内并用毛花苷 C(西地兰)、利尿剂、镇静剂、氧气吸入外,应给予血管扩张剂,如酚妥拉明 0.5～1 mg/kg 加入 10% 葡萄糖液 50～100 mL 内快速静脉滴注。紧急情况下,可先用半量以 10% 葡萄糖液稀释静脉缓慢注射,然后将其余半量静脉滴注。

(六)抢救心源性休克

镇静、吸氧、大剂量维生素 C、扩容、激素、升压药、改善心功能及心肌代谢等。

近年来,应用血管扩张剂硝普钠取得良好疗效,常用剂量 5～10 mg,溶于 5% 葡萄糖 100 mL 中,开始 0.2 μg/(kg·min)滴注,以后每隔 5 分钟增加 0.1 μg/kg,直到获得疗效或血压降低,最大剂量不超过每分钟 4～5 μg/kg。

(七)纠正严重心律失常

心律失常的纠正在于心肌病变的吸收或修复。一般轻度心律失常如期前收缩、一度房室传导阻滞等,多不用药物纠正,而主要是针对心肌炎本身进行综合治疗。若发生严重心律失常(如快速心律失常、严重传导阻滞)应迅速及时纠正,否则威胁生命。

六、护理

(一)护理诊断

(1)活动无耐力:与心肌功能受损,组织器官供血不足有关。

(2)舒适的改变——胸闷:与心肌炎症有关。

(3)潜在并发症:心力衰竭、心律失常、心源性休克。

(二)护理目标

(1)患儿活动量得到适当控制休息得到保证。

(2)患儿胸闷缓解或消失。

(3)患儿无并发症发生或有并发症时能被及时发现和适当处理。

(三)护理措施

1.休息

(1)急性期卧床休息至热退后 3～4 周,以后根据心功能恢复情况逐渐增加活动量。

(2)有心功能不全者或心脏扩大者应绝对卧床休息。

(3)总的休息时间不少于 6 个月。

(4)创造良好的休息环境,合理安排患儿的休息时间。保证患儿的睡眠时间。

(5)主动提供服务,满足患儿的生活需要。

2.胸闷的观察与护理

(1)观察患儿的胸闷情况,注意诱发和缓解因素,必要时给予吸氧。

(2)遵医嘱给予心肌营养药,促进心肌恢复正常。

(3)保证休息,减少活动。

(4)控制输液速度和输液总量,减轻心肌负担。

3.并发症的观察与护理

(1)密切注意心率、心律、呼吸、血压和面色改变,有心力衰竭时给予吸氧、镇静、强心等处理,应用洋地黄制剂时要密切观察患儿有无洋地黄中毒表现,如出现新的心律失常、心动过缓等。

(2)注意有无心律失常的发生,警惕危险性心律失常的发生,如频发室性期前收缩、多源室性期前收缩、二度以上房室传导阻滞、房颤、室颤等。一旦发生,需及时通知医师并给予相应处理。若为高度房室传导阻滞,给予异丙肾上腺素和阿托品提升心率。

(3)警惕心源性休克,注意血压、脉搏、尿量、面色等变化,一旦出现心源性休克,立即取平卧位,配合医师给予大剂量维生素C或肾上腺皮质激素治疗。

(四)康复与健康指导

(1)讲解病毒性心肌炎的病因、病理、发病机制、临床特点及诊断、治疗措施。

(2)强调休息的重要性,指导患儿控制活动量,建立合理的休息制度。

(3)讲解本病的预防知识,如预防上呼吸道感染和肠道感染等。

(4)有高度房室传导阻滞者讲解安装心脏起搏器的必要性。

七、展望

近年来,由于对心肌炎的病原学进一步了解和诊断方法的改进,心肌炎已成为常见心脏病之一,对人类健康构成了不同程度的威胁,因而对此病的诊治研究也正日益受到重视。其中,胸闷、心悸常可提示心脏波及,心脏扩大、心律失常或心力衰竭为心脏明显受损的表现,心电图ST-T改变与异位心律或传导阻滞反映心肌病变的存在。但对于怀疑为病毒性心肌炎的患者,提倡进行心脏活检以行病理学检查。

但分离病毒检查或特异性荧光抗体检查存在以下几个问题。

(1)患者不宜接受。

(2)炎性组织在心肌中呈灶状分布,由于活检标本小而致病灶标本不一定取到。

(3)提取RNA的质量和检测方法的敏感性不同。

(4)心脏上有病毒存在,而血液中不一定有抗原或抗体检出;心脏上无病毒存在,而心脏中有抗原或抗体检出;即使二者构成阳性反应也不足以证实有病毒性心肌炎存在;只有当感染某种病毒并引起相应的心脏损害时,心脏和血液检查呈阳性反应才有意义。在检查血液中抗原或抗体时,也会因检测试剂、检查方法、操作技术的不同而使结果迥异。

因此,病毒性心肌炎的确诊相当困难。由于抗病毒药物的疗效不显著,目前建议采用中西医结合疗法。有人用黄芪、牛磺酸及一般抗心律失常药物等为主的中西医结合方法治疗病毒感染性心肌炎,取得了比较满意的效果,如中药黄芪除具有抗病毒、调节免疫、保护心肌的作用,还可拮抗病毒感染心肌细胞对L型钙通道的增加,抑制内向钠钙交换电流,改善部分心电活动,清除氧自由基,而广泛应用于临床。牛磺酸是心肌游离氨基酸的重要成分,也可通过抑制病毒复制,抑制病毒感染心肌细胞引起的钙电流增加,使受感染而降低的最大钙电流膜电压及外向钾电流趋于正常,使心肌细胞钙内流减少,在病毒性心肌炎动物模型及临床病毒性心肌炎患者中,具有保护心肌、改善临床症状等作用。

(罗旋旋)

第十章 眼科护理

第一节 泪器病

一、急性泪囊炎患者的护理

(一)概述

急性泪囊炎由毒力强的致病菌如金黄色葡萄球菌或β-溶血链球菌、少见的白色念珠菌引起，多为慢性泪囊炎的急性发作，也可以无溢泪史而突然发生。新生儿泪囊炎的致病菌多为流感嗜血杆菌。

(二)病因

(1)在慢性泪囊炎的基础上侵入毒力强的细菌。

(2)机体抵抗力下降。

(三)诊断要点

1.临床表现

起病急，泪囊部红、肿、热、痛明显，可波及眼睑及颜面部，甚至引起蜂窝织炎或脓肿，局部形成的脓肿破溃后可形成泪囊瘘，可伴有发热、畏寒等全身症状。

2.辅助检查

(1)血常规检查可见中性粒细胞计数升高。

(2)分泌物做细菌培养。

(四)治疗

(1)早期局部热敷，超短波治疗。

(2)滴抗生素眼药，全身使用抗生素或磺胺类药物。

(3)脓肿出现波动感则切开引流。

(4)炎症期禁忌泪道冲洗或泪道探通，以免感染扩散。

(五)主要护理问题

1.疼痛与泪

与泪囊感染有关。

2.焦虑/恐惧

与急性起病、疼痛及担心预后有关。

3.知识缺乏

缺乏急性泪囊炎相关治疗、护理的知识。

4.潜在并发症

眼眶蜂窝织炎。

(六)护理目标

(1)患者疼痛消除或程度减轻。

(2)患者焦虑/恐惧程度减轻,配合治疗及护理。

(3)患者能掌握急性泪囊炎治疗、护理的相关知识。

(4)无并发症的发生。

(七)护理措施

1.眼痛护理

(1)评估患者疼痛情况,了解疼痛的性质及程度,及时告知医师给予正确的处置。

(2)疼痛较轻,随时间的延长而消失或缓解,可安慰患者、给予解释,加强观察。

(3)疼痛较重,立即通知医师予以检查,按医嘱予止痛药并安慰患者。

(4)提供安静舒适的环境。

2.伤口观察及护理

(1)脓肿切开引流后注意观察敷料有无渗血、渗液,若有,应及时通知医师并更换敷料。

(2)保持敷料的清洁与干燥,如有污染及时更换。

3.用药护理

按医嘱局部及全身应用敏感抗生素。

4.基础护理

加强巡视,保持床单元卫生及患者的个人卫生。

5.其他护理

早期指导患者进行局部热敷。注意避免温度过高烫伤患者,注意观察热敷部位皮肤情况。

(八)并发症的处理及护理

并发症的处理及护理见表10-1。

表10-1 并发症的处理及护理

常见并发症	临床表现	处理
眼眶蜂窝组织炎	眼睑皮肤呈鲜红色,肿胀、隆起,波及同侧颜面部压痛明显,皮肤接触坚硬球结膜水肿 全身伴寒战、高热、头痛等中毒症状	全身应用敏感抗生素,肿胀成熟后切开引流
泪囊瘘管	瘘管形成 局部化脓病灶或多发性脓肿形成	全身应用敏感抗生素 急性炎症消退后再行鼻腔泪囊吻合术
全身脓毒血症	全身高热、烦躁、恶心、头痛等症状	做体液培养,明确病原微生物 全身足量应用敏感抗生素 脓肿有波动感时切开引流

常见并发症	临床表现	处理
	白细胞计数明显升高,C反应蛋白试验结果阳性	
术后伤口裂开	出血 眼部不适、异物感	包扎、观察 必要时重新处理伤口

二、慢性泪囊炎患者的护理

(一)概述

慢性泪囊炎(chronic dacryocystitis)是由于鼻泪管下端阻塞,泪囊内分泌物滞留伴发感染引起。常见的致病菌有肺炎球菌、链球菌、葡萄球菌等。好发于婴儿和中老年女性,单侧发病较多。慢性泪囊炎是眼部的感染病灶,对眼球构成潜在威胁。一旦角膜损伤或行内眼手术时,泪囊中的致病菌及脓性分泌物反流到结膜囊或内眼导致角膜炎或眼内炎。

(二)病因

(1)成人发病的原因不明,可能与沙眼、泪道外伤、鼻中隔偏曲、下鼻甲肥大、鼻炎等因素有关。

(2)新生儿由于鼻泪管下端的胚胎残膜尚未退化,造成鼻泪管下端阻塞,使泪液和细菌潴留于泪囊,引发感染。

(三)诊断要点

1.临床表现

主要表现为泪溢,泪溢使泪囊部皮肤潮红、糜烂,出现泪囊区湿疹样表现。鼻侧球结膜充血。挤压泪囊区有黏液脓性分泌物从泪小点溢出。泪囊区可出现囊样隆起。

2.辅助检查

(1)X线泪道造影检查。

(2)分泌物做细菌培养。

(四)治疗

1.手术治疗

手术是主要的治疗手段。

(1)鼻腔泪囊吻合术:在泪囊和鼻腔间建立永久性的泪液引流通道。

(2)内镜:通过鼻内镜行泪囊鼻腔道口术,重建泪液引流通道。

(3)泪囊摘除术:高龄患者可行泪囊摘除术,但术后泪溢症状仍然存在。

2.其他治疗

(1)药物治疗:可予抗生素眼液点眼治疗,或泪道冲洗后注入抗生素眼液。药物治疗仅能暂时减轻症状。

(2)不能耐受手术者:可使用 Transluminal 扩张球扩张远端鼻泪管。

(五)主要护理问题

1.舒适的改变

与泪溢及脓性分泌物的刺激有关。

2.焦虑

与长期泪溢有关。

3.知识缺乏

与缺乏慢性泪囊炎相关治疗、护理知识有关。

4.潜在并发症

角膜炎、眼内炎等。

(六)护理目标

(1)消除或减少患者的泪溢症状,及时清除脓性分泌物。

(2)患者焦虑程度减轻,积极配合治疗、护理。

(3)患者能掌握慢性泪囊炎治疗、护理的相关知识。

(4)减少并发症的发生。

(七)术前护理措施

1.心理护理

(1)向患者解释手术方式、术中配合方法、注意事项等。对于泪囊摘除的患者,术前应告知患者手术可以消除病灶,不能解决泪溢的问题。使患者提前做好心理准备。

(2)根据患者的具体情况采取针对性的心理干预措施。

2.生活护理

(1)主动巡视病房,尽量满足患者生活上的合理需求。

(2)将常用物品放在患者易于取放的位置,尽量定位放置。

(3)为患者提供不能自理部分的生活护理。

3.眼部准备

(1)术前滴用抗生素眼液。

(2)协助患者完成术前各项眼部检查。

(3)泪囊内有脓液时,禁忌做泪道探通术。

4.术前常规准备

(1)协助完善各项术前检查。

(2)测量生命体征。

(八)术后护理措施

1.泪囊炎术后护理常规

(1)密切观察伤口敷料情况。注意加压包扎的敷料是否固定,有无渗血的情况,若有,及时通知医师并给予处理。

(2)关注患者术后是否有眼痛、畏光、流泪等角膜刺激症状。并了解疼痛的性质及程度,及时告知医师给予正确的处置。

(3)嘱患者勿擤鼻、挖鼻,以免引起逆行感染或引流管的移位耽误伤口愈合。

(4)预防感冒、咳嗽,以免引起感染及出血。用1%麻黄碱液滴鼻,一天3次,用3～5天。

(5)加强巡视,做好患者的基础护理及生活护理。

(6)术后第二天拔除鼻腔填塞的油纱条,应注意与术中记录的纱条数吻合,防止遗漏。

2.体位与活动

术后患者取半坐卧位,有利于引流,减少活动。

3.健康宣教

(1)嘱患者保护术眼,避免搓揉及抓碰术眼。

(2)指导患者正确点眼药的方法。

(3)嘱患者多食用含维生素 A、B 族维生素丰富的食物。进食温凉饮食,减少出血。

(4)加强锻炼,增强抵抗力。

(九)特别关注

(1)慢性泪囊炎对眼球的潜在威胁,在行内眼手术前应彻底治疗慢性泪囊炎。拟行白内障手术时,应在泪囊炎术后 1 个月或连续 3 次结膜分泌物培养为阴性时方能接受白内障手术。

(2)行泪囊鼻腔吻合术后,在拔除鼻腔填塞的油纱条时,应注意与术中记录的纱条数吻合,防止遗漏。

(张加丽)

第二节　角结膜干燥症

一、概述

角结膜干燥症(keratoconjunctivitis sicca,KCS)又称干眼症(dry eye syndrome),是因泪腺分泌数量下降或泪液质量异常导致的泪膜功能异常,是常见的眼表疾病。临床上通常分为泪液生成不足型和蒸发过强型两类。

二、病因与发病机制

病因很多,研究认为主要因素为泪液质和量或动力学异常,导致泪膜不稳定和眼表组织病变。临床上通常分为泪液生成不足型和蒸发过强型两类。①泪液生成不足型:为水样液缺乏性干眼症。②蒸发过强型:泪液分泌正常,由于蒸发过强导致,如睑板腺功能障碍,长期配戴角膜接触镜等。

三、临床表现

眼部干涩、异物感为最常见症状,其他症状有烧灼感、痒感、视物模糊、畏光、容易视疲劳、粘丝状分泌物等。

四、辅助检查

(一)泪液分泌试验

正常 10～15 mm,低分泌为低于 10 mm,干眼为低于 5 mm。

(二)泪膜破裂时间

小于 10 秒为泪膜不稳定。

(三)角膜荧光素染色、角结膜虎红染色

观察角膜上皮缺损和判断泪河的高度,观察干燥失活的上皮细胞。

（四）泪液溶菌酶含量测定

溶菌区＜21.5 mm² 或含量＜120 μg/L，提示干眼症。

（五）泪液渗透压测定

有一定特异性，大于 312 mOms/L 可诊断为干眼症。

五、处理原则

对症治疗，人工泪液、泪小点封闭治疗。

六、护理评估

（一）健康史

多见于 40 岁以上人群；了解患者是否为长时间近距离用眼者；是否有沙眼病史或长时间配戴隐形眼镜史。

（二）身体评估

常见症状为眼部干涩和异物感。还可有烧灼感、痒感、视物模糊、畏光、容易视疲劳、粘丝状分泌物、不耐受烟尘环境等症状。

（三）心理、社会评估

干眼症为慢性病，需长期用药，且患者易产生视疲劳，影响学习工作。评估患者心理状况，有无焦虑、烦躁情绪。评估患者用眼卫生习惯、职业性质、对本病的认识程度。

七、主要护理诊断/问题

（一）舒适改变

眼干涩、异物、灼烧感等与角结膜缺乏润滑液有关。

（二）知识缺乏

缺乏干眼症的防治及保健知识。

八、护理目标

（1）眼干涩、异物感等症状得到改善或消失，恢复舒适。

（2）了解角结膜干燥症的相关防治知识。

九、护理措施

（一）用药护理

干眼症是慢性病，鼓励患者坚持用药，常用药物：①人工泪液替代治疗，滴用不含防腐剂的人工泪液。一天不可超过 6 次，避免将正常的泪膜冲走，加重症状。②睑板腺功能障碍者可用 0.05％～0.1％环孢霉素 A 滴眼液，2 次/天，维持 6 个月，刺激泪液分泌。

（二）保留泪液

戴硅胶眼罩、湿房镜或潜水镜。暂时性或永久性泪点封闭（激光、烧灼、泪小点栓子等），使泪液不经泪小点排入鼻腔，减少人工泪液使用频率。

（三）严重干眼症者

可行自体游离颌下腺导管移植手术，按外眼手术做好围术期护理。

(四)消除诱因

避免长时间阅读、使用电脑等易产生视疲劳的因素。

十、护理评价

通过治疗和护理,患者能够达到:①眼部不适感减轻,恢复舒适。②了解角结膜干燥症的相关防治知识。

十一、健康教育

(1)干眼症是慢性病,鼓励患者坚持治疗,注意用眼卫生。

(2)避免长时间阅读或使用电脑,注意坐姿,适当做瞬目运动,眺望远方,休息眼睛。

(3)避免接触烟雾、风尘和空调环境,减少对眼睛的刺激。

(4)屈光不正者佩戴合适度数的眼镜;佩戴角膜接触镜者,应选用质量较好的护理液。

(5)饮食营养,多吃新鲜蔬菜、水果,增加维生素类的摄入。

(张加丽)

第三节　结　膜　炎

一、急性细菌性结膜炎

(一)概述

急性细菌性结膜炎是由细菌感染引起的急性结膜炎症的总称,包括超急性化脓性结膜炎和急性卡他性结膜炎。

(二)病因与发病机制

超急性化脓性结膜炎传染性强、破坏性大,主要为淋球菌和脑膜炎球菌感染所致成人主要为淋球菌性尿道炎的自身感染,新生儿主要为出生时被患有淋球菌性阴道炎的母体产道感染。

急性细菌性结膜炎的常见致病菌为肺炎双球菌、Koch-Weeks 杆菌和葡萄球菌等。传染性较强,可在学校、工厂或公共场所如游泳馆等引起群体性传播。

(三)临床表现

超急性化脓性结膜炎:多见于生后 2～5 天的新生儿。起病急骤,多为双眼,有畏光、流泪、眼睑、结膜高度充血、水肿等症状,重者球结膜突出于睑裂外,有假膜形成。大量脓性分泌物,伴有耳前淋巴结肿大。成人症状与之相似,但较小儿轻。

急性细菌性结膜炎(急性卡他性结膜炎):发病急,潜伏期为1～3 天。可双眼同时或先后发病,自觉流泪、异物感、灼热感等,眼部分泌物多,晨起时睁眼困难。

(四)辅助检查

结膜分泌物涂片,结膜刮片,必要时可做细菌培养及药敏实验。

(五)处理原则

抗感染治疗,局部或全身应用抗生素。

（六）护理评估

1.健康史

了解患者有无传染性眼病接触史及用眼卫生情况。有无淋球菌性尿道炎病史。新生儿患儿母亲有无淋菌性尿道炎、阴道炎等病史。

2.身体评估

（1）超急性化脓性结膜炎：起病急骤，多双眼发病，有畏光、流泪，眼睑、结膜高度充血、水肿等症状，大量脓性分泌物，伴有耳前淋巴结肿大。重者球结膜突出于睑裂外，可有假膜形成。多见于生后2～5天的新生儿。

（2）急性细菌性结膜炎（急性卡他性结膜炎）：发病急，潜伏期为1～3天。可双眼同时或先后发病，自觉流泪、异物感、灼热感等，眼部分泌物多，晨起时睁眼困难。眼睑肿胀，结膜充血，穹隆部和睑结膜最为显著，可发生结膜下出血斑点或边缘性角膜浸润或溃疡。

3.心理、社会评估

发病突然，畏光、流泪，眼睑、结膜高度充血、水肿，大量分泌物，常影响患者外观。本病具有传染性，容易造成患者孤僻、自卑心理。了解患者心理状况和对其工作、生活的影响。

（七）主要护理诊断/问题

1.舒适改变

与畏光、流泪，眼睑、结膜高度充血、水肿等症状及并发症有关。

2.潜在并发症

角膜炎症、溃疡、穿孔、眼内炎等。

3.知识缺乏

缺乏相关疾病的预防、治疗知识。

（八）护理目标

（1）刺激症状减轻或消失，恢复舒适。

（2）无并发症发生或并发症及时控制。

（3）患者及家属无交叉感染发生。

（九）护理措施

1.结膜囊冲洗

冲洗结膜囊以清除分泌物，保持眼部清洁。淋球菌感染采用1 000～5 000 U/mL青霉素溶液冲洗。冲洗时患者头偏向患侧，避免冲洗液流入健眼。冲洗动作要轻柔，以免损伤角膜。有假膜形成者，先去除假膜再行冲洗。

2.用药护理

局部用5 000～10 000U/mL青霉素溶液滴眼，急性期5～10分钟滴眼一次。眼睑可涂眼膏。累及角膜时，应用阿托品眼膏散瞳，减少并发症。分泌物较多时，清除分泌物后用药，必要时全身用药。

3.禁忌包扎或热敷

包扎或热敷患眼可导致分泌物排出不畅。结膜囊湿度、温度增高有利于细菌繁殖生长，加重病情。

4.预防交叉感染

实行隔离护理及治疗，注意洗手和个人卫生，接触患者后立即冲洗并消毒双手，眼药一人一瓶、一眼一瓶,禁忌互用。眼部检查时,先检查健眼,后检查患眼。患者用过的医疗器皿,接触过眼分泌物和病眼的仪器、用具等要及时彻底消毒,敷料烧毁。

(十)护理评价

经过精心治疗和护理,患者达到:①症状减轻或消失,恢复舒适。②无并发症发生或并发症得到及时控制。③患者及家属无交叉感染发生。

(十一)健康教育

(1)宣传预防知识,提倡个人卫生,与患者接触后立即洗手。

(2)淋菌性尿道炎患者应积极治疗尿道炎。

(3)患者患病期间不要外出,勤洗手、洗脸,切勿用手揉眼,避免进入公共场所及游泳池,以免发生交叉感染。

(4)做好学校、幼儿园、游泳池等公共场所的卫生管理工作。

二、病毒性结膜炎

(一)概述

病毒性结膜炎是一种常见的急性传染性眼病,可由多种病毒引起,传染性强,好发于夏、秋季节,通常有自限性。流行性角结膜炎、流行性出血性结膜炎临床上最常见。

(二)病因与发病机制

1.流行性角结膜炎

由腺病毒 8、19、29 和 37 型引起的接触性传染病,主要为 8 型引起。发病急剧,可散发或流行。

2.流行性出血性结膜炎

由肠道病毒 70 引起,也可由柯萨奇病毒 A24 引起的接触性传染病。多为双眼,人群普遍易感,易引起大面积暴发流行。

(三)临床表现

自觉异物感、疼痛、畏光、流泪等症状。部分患者可有头痛、发热、咽痛等上呼吸道感染症状,伴有耳前淋巴结肿大、压痛。查体可见眼睑水肿、球结膜充血、睑结膜滤泡增生。水样分泌物,常侵犯角膜,角膜荧光染色见点状上皮脱落。流行性出血性结膜炎可见球结膜上点片状出血。

(四)辅助检查

分泌物涂片镜检见单核细胞增多,可分离到病毒。

(五)处理原则

支持疗法,抗病毒治疗。

(六)护理评估

1.健康史

了解患者有无与病毒性结膜炎患者接触史,或工作、生活环境中近期有无病毒性结膜炎流行。

2.身体评估

(1)症状:自觉异物感、疼痛、畏光、流泪。

(2)体征:眼睑水肿,球结膜充血,睑结膜滤泡增生,角膜点状上皮脱落,水样分泌物。流行性出血性结膜炎可见球结膜上点片状出血。

（3）部分患者可有头痛、发热、咽痛等上呼吸道感染症状,伴有耳前淋巴结肿大、压痛。

3.心理、社会评估

评估患者隔离后的心理状态及对疾病的认知程度。

（七）主要护理诊断/问题

1.舒适改变

异物感、疼痛、畏光、流泪等症状与病毒侵犯角膜有关。

2.知识缺乏

缺乏病毒性结膜炎传染性及预防传染的相关知识。

（八）护理目标

（1）眼部疼痛、异物感等症状消失,恢复舒适。

（2）患者及家属无交叉感染发生。

（九）护理措施

（1）生理盐水冲洗结膜囊,眼局部冷敷以减轻症状及充血。

（2）抗病毒治疗:抗病毒滴眼液（1%碘苷、4%吗啉胍、0.1%阿昔洛韦等）每小时滴眼1次。合并角膜炎、混合感染者,可配合使用抗生素眼药水。角膜基质浸润者可酌情使用糖皮质激素。角膜上皮病变可选用人工泪液及促角膜上皮细胞修复药物。

（十）护理评价

通过精心的治疗与护理,患者能够达到:①疼痛、异物感、畏光、流泪等症状消失,恢复舒适。②严格隔离消毒,未发生交叉感染。

（十一）健康教育

（1）防止交叉感染,做好消毒隔离工作。

（2）患者不要到公共场所活动,家属不与患者共用洗漱用品,以免被传染。

三、沙眼

（一）概述

沙眼是由沙眼衣原体引起的一种慢性传染性结膜角膜炎。因其睑结膜表面粗糙不平,似沙粒状外观,故称沙眼。沙眼是主要的致盲性眼病之一。

（二）病因与发病机制

沙眼是由 A、B、C 或 Ba 抗原型沙眼衣原体感染结膜、角膜所致。通过直接接触眼分泌物或污染物进行传播。

（三）临床表现

急性期有眼红、眼痛、异物感、畏光等症状及少量黏液脓性分泌物。数周后症状逐渐消失进入慢性期,慢性期症状不明显。长期迁延不愈、反复感染,病程迁延数年至数十年。发生角膜并发症后,可导致不同程度视力障碍甚至失明。

（四）辅助检查

结膜刮片 Giemsa 染色后寻找包涵体,荧光抗体染色法及酶联免疫法测定沙眼衣原体抗体明确诊断。

（五）处理原则

局部及全身用药控制沙眼,及时处理并发症及后遗症。

(六)护理评估

1.健康史

了解患者有无沙眼接触史。了解患者个人卫生习惯、生活及环境卫生条件等。

2.身体评估

(1)症状:急性期有眼红、眼痛、异物感、畏光及少量黏液脓性分泌物。数周后症状逐渐消失进入慢性期,症状不明显。长期迁延不愈、反复感染,病程迁延数年至数十年。发生角膜并发症后,可导致不同程度视力障碍甚至失明。

(2)体征:急性期表现为急性滤泡性结膜炎,眼睑红肿,结膜充血,上穹隆部及上睑结膜血管模糊,睑结膜面乳头增生、布满滤泡,耳前淋巴结肿大。慢性期表现为结膜轻度充血,睑结膜面有乳头、滤泡形成,角膜血管翳、倒睫等。

(3)沙眼分期方法。①Ⅰ期(进行活动期):上睑结膜乳头与滤泡并存,上穹隆结膜血管模糊不清,有角膜血管翳。②Ⅱ期(退行期):除少许活动期病变外,有瘢痕形成。③Ⅲ期(完全瘢痕期):活动性病变完全消失,代之以瘢痕,此期无传染性。

(4)后遗症与并发症:倒睫及睑内翻、上睑下垂与睑球粘连、结膜角膜干燥症、角膜混浊、慢性泪囊炎。

3.心理、社会评估

沙眼早期,患者因症状轻多不重视治疗。部分患者因病程长、反复发作,难以坚持药物治疗。晚期患者因并发症导致视力下降、容貌改变易产生悲观、自卑等心理。

(七)主要护理诊断/问题

1.舒适改变

眼部刺激症状及眼部感染导致。

2.潜在并发症

倒睫、睑内翻、上睑下垂、睑球粘连、慢性泪囊炎、结膜干燥症、角膜混浊。

3.知识缺乏

缺乏沙眼相关预防及治疗知识。

(八)护理目标

(1)眼部刺激症状消失或减轻。

(2)无并发症发生。

(3)患者及家属无交叉感染。

(九)护理措施

1.局部治疗

常用药物有0.1%利福平滴眼液、0.3%氧氟沙星滴眼液,每天4~6次,晚间涂红霉素、四环素眼膏,持续用药1~3个月。

2.全身治疗

急性沙眼或严重沙眼患者口服阿奇霉素、红霉素和罗红霉素等。

3.并发症及后遗症治疗

倒睫可行电解术,睑内翻可行睑内翻矫正手术,角膜混浊可行角膜移植术。按外眼手术护理常规及角膜移植护理常规做好手术护理,向患者解释手术方法、目的,缓解患者紧张情绪,积极配合治疗。

（十）护理评价

通过精心的治疗与护理,患者能够达到:①刺激症状消失或减轻,恢复舒适。②无并发症发生。③患者及家属掌握相关疾病预防及治疗知识。

（十一）健康教育

（1）加强卫生宣教,加强对浴室、游泳馆等公共场所的卫生管理,做好水源清洁、消毒工作。

（2）提倡一人一盆一巾,培养不用手揉眼的良好卫生习惯。患者用过的物品应洗净、煮沸、晒干,防止交叉感染。

（3）避免接触传染,避免或减少沙眼反复感染的机会。

（张加丽）

第四节 角 膜 炎

一、细菌性角膜炎患者的护理

（一）概述

细菌性角膜炎是由细菌感染引起的角膜上皮缺损及缺损区下角膜基质坏死的化脓性角膜炎,又称为细菌性角膜溃疡。病情较危重,如果得不到及时有效的治疗,可发生角膜溃疡穿孔,严重时眼球萎缩。即使病情得到及时控制,也会遗留轻重不同的角膜瘢痕或角膜新生血管,影响视力甚至失明。

（二）病因

（1）主要致病菌表皮葡萄球菌、铜绿假单胞菌、金黄色葡萄球菌等。

（2）条件致病菌由于抗生素和糖皮质激素的滥用,一些条件致病菌引起的感染日渐增多。

（3）外伤或佩戴角膜接触镜多为诱发因素。

（三）病理

角膜炎的病因不一,但其病理变化过程具有共同的特性,可以分为浸润期、溃疡期、溃疡消退期及愈合期4个阶段。浸润期可在角膜上形成局限性灰白色浸润灶,溃疡期表现为坏死的角膜上皮和基质脱落形成角膜溃疡,角膜穿孔后极易发生眼内感染,可致眼球萎缩而失明。溃疡消退期症状和体征明显改善,溃疡边缘浸润减轻,可有新生血管进入角膜。随着溃疡区上皮的再生,前弹力层和基质缺损由成纤维细胞产生的瘢痕组织修复。根据溃疡深浅程度的不同而遗留厚薄不等的瘢痕。可分为角膜薄翳、角膜斑翳和角膜白斑。

（四）诊断要点

1.临床表现

发病前多有角膜外伤史。主要表现为角膜刺激征,如患眼疼痛、流泪、畏光、异物感及视力下降;铜绿假单胞菌性角膜炎则以起病急骤,开始即剧烈眼痛,视力减退伴红肿、畏光、流泪为特点,可在数小时或1～2天破坏整个角膜,甚至穿孔。

2.实验室诊断

药物治疗前,从浸润灶刮取坏死组织,涂片染色找到细菌,结合临床大体能做出初步诊断。近年用于临床的角膜共焦显微镜提供了一种无创性的检查手段,适用于早期的病因诊断。

(五)治疗

细菌性角膜炎的治疗原则是积极控制感染,减轻炎症反应,促进溃疡愈合,减少瘢痕形成。

1.抗生素

局部使用是最有效的途径。

(1)高浓度的抗生素眼液:急性期频繁滴眼,每 15～30 分钟一次;严重病例,在开始的 30 分钟,每 5 分钟滴药一次。

(2)浸泡抗生素的胶原盾或药液中添加赋形剂,可延长药物接触时间。

(3)抗生素眼膏:常夜间使用。

(4)如果有巩膜化脓、溃疡穿孔、睑内或全身播散的可能,或继发于角膜或巩膜穿通伤,应同时全身应用抗生素。

2.1％阿托品眼液或眼膏

并发虹膜睫状体炎亦给予散瞳。

3.其他药物

局部使用胶原酶抑制剂,如依地酸二钠、半胱胺酸等,可减轻角膜溃疡发展。口服大量维生素 C、B 族维生素有助于溃疡愈合。

4.治疗性角膜移植

药物治疗无效、病情急剧发展,可能或已经穿孔可考虑施行。

(六)主要护理问题

1.眼痛

与角膜炎症刺激有关。

2.感知改变

视力障碍,与角膜溃疡有关。

3.潜在并发症

角膜溃疡穿孔、化脓性眼内炎及全眼球炎,与严重角膜溃疡有关。

4.焦虑

与病情反复,担心预后有关。

5.有外伤的危险

与视力障碍有关。

6.知识缺乏

缺乏角膜外伤后预防感染的知识。

(七)护理目标

(1)眼痛、畏光、流泪及异物感减轻或消失。

(2)视力提高或稳定。

(3)减少或不发生并发症。

(4)消除焦虑、悲观情绪。

(5)无外伤发生。

(6)获得角膜炎的防治知识。

(八)护理措施

1.一般护理

(1)床边隔离,严禁与内眼手术患者同住一室;房间、家具定期消毒;个人用物及眼药水专用;器械用后消毒,脏敷料焚毁;治疗操作前后消毒双手;铜绿假单胞菌性角膜溃疡患者,按传染病患者进行护理,污染物品严格消毒,避免交叉感染。

(2)加强生活护理,根据视力障碍的程度,采取相应的防护措施,避免因视力障碍发生意外,避免患者外伤,物品放置合理,便于患者取用。

(3)为患者提供清洁、安静、舒适的病室环境,保证患者充足的睡眠,且光线宜暗,患者可戴有色镜或遮盖眼垫,以保护溃疡面,避免光线刺激,减轻畏光、流泪症状。

(4)有前房积脓者取半卧位,使脓液积聚于前房下部,防止脓液流向后方,减少对角膜内皮的损害。

(5)避免剧烈运动、减少户外活动,告知患者勿用手擦眼球,勿用力咳嗽及打喷嚏,防止角膜溃疡穿孔。

(6)服用多种维生素和食用易消化的食物,避免便秘而增加腹压,防止角膜穿孔。

2.用药护理

(1)急性期选用高浓度抗生素眼液频繁滴眼,5分钟一次,病情控制后30分钟一次。在细菌培养、药物敏感试验报告出来之前,常选用0.3%氧氟沙星、0.3%妥布霉素等眼液。睡前涂眼膏。

(2)散瞳:1%阿托品眼膏涂眼,充分散瞳,使眼内肌肉得以休息,减轻炎症反应,预防虹膜后粘连,阿托品有扩张血管和抑制腺体分泌的作用,嘱患者多饮水。

(3)降眼压:深部角膜溃疡,为预防角膜溃疡穿孔可加压包扎,局部及全身应用降眼压剂。

(4)糖皮质激素:细菌性角膜炎急性期不能使用糖皮质激素,可影响角膜溃疡的愈合导致穿孔。慢性期病灶愈合后可酌情使用。

(5)其他辅助治疗:局部应用胶原酶抑制剂,可减轻角膜溃疡发展。口服大量维生素C、B族维生素促进溃疡愈合。局部热敷、眼垫包盖有助于炎症吸收及保护溃疡面。

(6)指导患者进行局部热敷,可促进血液循环,有助于炎症吸收。

(7)严密观察患者角膜刺激征、病灶分泌物、结膜充血、视力及角膜有无穿孔等情况,如出现异常,立即通知医师并协助处理。

3.心理护理

进行耐心的心理护理,鼓励患者表达自己的感受,及时给予安慰,向患者解释眼痛的原因、治疗方法及预后,消除其恐惧、悲观情绪,使其能积极配合治疗、护理工作。

4.健康宣教

(1)饮食指导:进食清淡、易消化、高营养的食物。

(2)保证充足睡眠,注意用眼卫生,避免长时间用眼。

(3)避免揉眼、碰撞眼球或俯身用力等动作,保持排便通畅,以免增加眼压,增加溃疡穿孔危险。

(4)生活用品专用,以免交叉感染。

(5)注意安全,避免眼部外伤的发生。

(6)出院后按时复诊、按时用药,眼部出现异常及时就诊。

5.预防措施

细菌性角膜炎的预防措施主要是防止角膜外伤,注意劳动保护,例如,在农村和工厂要积极宣传和采取措施防止眼外伤的发生。对已受伤者应立即治疗,防止感染。此外,还应积极治疗沙眼,矫正倒睫,根治结膜炎、睑缘炎及泪囊炎,矫正睑外翻或睑闭合不全等眼病。

(九)并发症的处理及护理

并发症的处理及护理见表 10-2。

表 10-2　并发症的处理及护理

常见并发症	临床表现	处理
角膜薄翳 角膜斑翳 角膜白斑	视力减退	口服维生素 A、B 族维生素、维生素 C、维生素 D 等药物来改善 局部抗生素治疗 角膜移植术
化脓性眼内炎	眼红肿、疼痛、畏光、流泪 视力急剧减退 眼睑及角结膜充血、水肿	1%阿托品散瞳 局部使用广谱抗生素,同时给予糖皮质激素 玻璃体腔内注射有效剂量抗生素 手术治疗:行玻璃体切割术
角膜穿孔	视力下降 眼痛、畏光、流泪	患眼遮盖眼垫,勿用手揉眼 饮食清淡、易消化,注意饮水量 深部角膜溃疡,后弹力层膨出者,可加压包扎

(十)特别关注

(1)防止角膜溃疡穿孔。

(2)采取隔离措施,预防交叉感染。

二、真菌性角膜炎患者的护理

(一)概述

真菌性角膜炎是一种由致病真菌引起的、致盲率极高的感染性角膜病。真菌性角膜炎起病缓慢、病程长,病程可持续达 2~3 个月,常在发病数天内出现角膜溃疡。因致病菌种不同,角膜溃疡形态不一。真菌性角膜炎并非少见。夏秋农忙季节发病率高。在年龄与职业上,多见于青壮年、老年及农民。

(二)病因

当眼外伤、手术或长期局部使用抗生素、皮质类固醇,以及机体抵抗力下降或角膜炎症后及干眼症等,可使非致病的真菌变为致病菌,引起角膜继发性真菌感染;或当角膜被真菌污染的农作物(如谷物、枯草、树枝等)擦伤及角膜异物挑除后引起真菌感染。常见的致病菌以曲霉菌多见,其次是镰刀菌、白色念珠菌、头芽孢菌及链丝菌等。

(三)诊断要点

1.病史

植物性角膜外伤史或长期使用激素和抗生素病史。

2.临床表现

起病缓慢、刺激症状较轻,伴视力障碍。前房积脓,特别是在早期,常为本病的特征之一。角膜浸润灶呈灰白色或乳白色浑浊,形状不规则,表面欠光泽,呈"舌苔"或"牙膏"状,高起于角膜表面。基质有菌丝繁殖,浸润较为致密。因菌丝伸入溃疡四周而形成伪足,或在溃疡外围呈现出所谓"卫星"病灶。有时在溃疡边界处可出现浅沟,形成"免疫环"。丝状真菌穿透性强,可穿透角膜进入前房侵犯虹膜和眼内组织,病情极难控制,可导致真菌性眼内炎。

3.实验室诊断

可行溃疡组织刮片检查、角膜组织活检确诊。用共焦显微镜检查角膜感染灶,可直接发现真菌病原体(菌体或菌丝)。

(四)治疗

(1)局部应用的抗真菌类药物,如0.25%两性霉素B眼液、5%那他霉素眼液。在点眼的同时,可使用全身抗真菌药。

(2)并发虹膜睫状体炎者,应扩瞳。本病忌用糖皮质激素。

(3)对药物治疗无效,角膜即将穿孔者可施行穿透性角膜移植。

(五)主要护理问题

1.眼痛

与角膜炎症刺激有关。

2.潜在并发症

角膜溃疡穿孔、真菌性眼内炎,与严重溃疡有关。

3.感知改变

视力障碍,与角膜炎症有关。

4.知识缺乏

缺乏角膜外伤后感染的预防知识。

5.预感性悲哀

与病程长、担心预后有关。

(六)护理目标

(1)眼痛症状减轻或消失。

(2)视力得到提高或稳定。

(3)无并发症发生或得到积极治疗。

(4)消除焦虑心理。

(七)护理措施

1.一般护理

(1)床边隔离:严禁与内眼手术患者同住一室,房间、家具定期消毒;个人用物及眼药水专用;医疗操作前后消毒双手,避免交叉感染。

(2)为患者提供清洁、安静、舒适的病室环境,保证患者充足的睡眠,光线宜暗,以减轻畏光、流泪症状。

(3)告知患者保持排便通畅,勿用力咳嗽及打喷嚏,避免腹压增高。

(4)嘱患者饮食上宜多进含有丰富蛋白质、维生素类和易消化食物。

(5)密切观察患者病情变化。如视力、角膜刺激征及有无角膜穿孔发生,发现异常,及时通知医师给予处理。

2.用药护理

(1)遵医嘱正确应用抗真菌药物:白天滴眼液,每 0.5～1.0 小时点眼一次,睡前涂眼膏。抗真菌药物联合应用,有协同作用,可减少药量和降低毒性反应。临床治愈后仍要坚持用药 1～2 周,以防复发。

(2)伴有虹膜睫状体炎时,应用散瞳剂,散瞳后可防止虹膜后粘连及解除瞳孔括约肌痉挛和睫状肌痉挛,减轻疼痛。点眼后应压迫泪囊部 2～3 分钟,防止通过鼻黏膜吸收,引起不良反应,有穿孔危险者不宜散瞳。

(3)按医嘱用药,角膜溃疡患者眼药种类多时,合理安排点眼药的时间、次序。

(4)注意观察药物的眼表毒性反应,结膜充血水肿、点状角膜上皮脱落等。

3.眼部护理

(1)保持眼部及周围皮肤清洁,每天早上用生理盐水棉签清洁眼部及周围皮肤,如结膜囊脓性分泌物较多时,可行结膜囊冲洗。

(2)检查、治疗及护理操作动作要轻巧,切忌不能向眼球加压,不能翻转眼睑以免溃疡穿孔。

(3)点眼后嘱患者不要用力闭眼及用手揉眼,以防挤压眼球,引起溃疡穿孔。

(4)角膜后弹力层膨出时要用绷带包扎,防止穿孔。

(5)眼部疼痛者,根据病情适当使用止痛药。

(八)健康宣教

(1)嘱患者应注意眼部卫生,不用脏手或脏毛巾擦眼睛。

(2)饮食清淡、高营养、易消化食物,多食水果、蔬菜,忌食刺激性食物。

(3)避免揉眼、碰撞眼球或俯身用力等动作。如眼中进入异物,勿用手揉眼,立即点抗生素眼药水或眼膏预防感染。

(4)告知患者眼外伤后及长期使用糖皮质激素眼药水、眼膏者,应注意眼部病情变化,避免真菌性角膜炎的发生。

(5)生活用品专用,以免交叉感染。

(6)保持情绪稳定,建立良好的生活方式,避免熬夜、饮酒、暴饮暴食、感冒发热、日光曝晒等诱因。

(7)出院指导按医嘱继续药物治疗;按时复诊,发现病情变化随时就诊;病情稳定后每月复查,直至痊愈。

(九)预防措施

眼角膜外伤及药物的滥用是真菌性角膜炎发病的主要相关因素;避免眼角膜外伤,禁止滥用抗生素及皮质类固醇等激素类药物,是预防本病的关键。

(十)并发症的处理及护理

并发症的处理及护理见表 10-3。

表 10-3　并发症的处理及护理

常见并发症	临床表现	处理
真菌性眼内炎	眼痛 视力下降	遵医嘱正确应用抗真菌药物,每 0.5～1 小时点眼一次,睡前涂眼膏。抗真菌药物联合应用,有协同作用,可减少药量和降低毒性反应。临床治愈后仍要坚持用药 1～2 周,以防复发

续表

常见并发症	临床表现	处理
角膜穿孔	视力下降 眼痛加剧、畏光、流泪	患眼遮盖眼垫,勿用手揉眼 饮食清淡、易消化,注意饮水量 深部角膜溃疡,后弹力层膨出者,可加压包扎 使用散瞳剂,防止虹膜后粘连 结膜下注射时,避开溃疡面并避免同一部位反复穿刺

(十一)特别关注

(1)防止角膜溃疡穿孔和真菌性眼内炎的发生。

(2)避免发生院内交叉感染。

三、单纯疱疹病毒性角膜炎患者的护理

(一)概述

单纯疱疹病毒性角膜炎(herpes simplex keratitis,HSK)是因单纯疱疹病毒感染使角膜形成不同形状和不同深度的浑浊或溃疡的角膜炎症,是目前最严重的常见角膜病。人类是 HSK 的唯一天然宿主,主要通过密切接触感染。在 6 个月至 5 岁的儿童感染者中约 60% 有潜伏感染。几乎 100% 三叉神经节内有 HSK 潜伏。此病反复发作,严重威胁视功能,在角膜病中致盲率居首位。

(二)病因

单纯疱疹病毒性角膜炎分为 HSK-Ⅰ型和 HSK-Ⅱ型两个血清型,大多数眼部感染都是由HSK-Ⅰ型所引起。原发感染后病毒终生潜伏于体内待机再发。继发感染多见于 5 岁以上儿童和成人。一些非特异性刺激如感冒、发热、疟疾、感情刺激、月经、日晒、应用皮质类固醇、退翳及创伤等都可能成为复发的因素。

(三)病理

其主要病理损害机制,一方面是由于单纯疱疹病毒对角膜细胞的直接损害,另一方面是感染病毒作为外来抗原,引起机体自身的免疫反应,导致细胞免疫对自身角膜组织的损害。原发性角膜感染仅局限上皮病变,而角膜的原发上皮损害常很快消退,使角膜基质和内皮细胞免受损害。对于复发性感染,HSK-Ⅰ首先感染角膜上皮细胞,形成上皮型损害,表现为点状、树枝状、地图状的典型病损。随着病变的不断恶化,角膜基质细胞可能受到累及,形成临床上更为常见的迁延性基质型角膜病损。而内皮型病变通常是由于HSK-Ⅰ直接侵犯角膜内皮细胞而引起,并非由上皮型或基质型病变进展而来的。

(四)诊断要点

1.临床表现

(1)原发单疱病毒感染:常见于幼儿,有全身症状,眼部表现为滤泡性结膜炎,眼睑皮肤疱疹,点状或树枝状角膜炎,其特点是树枝短,出现时间晚,持续时间短。

(2)复发单疱病毒感染:①树枝状和地图状角膜炎。常见症状有畏光、流泪、眼睑痉挛。树枝状角膜溃疡是单疱病毒角膜炎最常见的形式。溃疡形态似树枝状,在树枝的末端可见结节状小泡,病变区附近上皮水肿、松解,易自前弹力层剥脱。2% 荧光素染色,呈明显树枝状淡绿色着色,

故称树枝状角膜炎。在病变区角膜知觉减退或完全丧失,可能延误就诊时机。随着病情进展,树枝状角膜炎病变向四周及基质深层扩展,溃疡面积扩大,边缘不整齐,呈灰白色地图状。②盘状角膜炎和葡萄膜炎,是角膜基质受侵犯的常见类型。角膜表面粗糙,呈颗粒状水肿或上皮完整。而基质层则由于浸润、水肿而增厚,呈毛玻璃样灰色浑浊。病变区多位于角膜中央,呈盘状,境界清楚。有时可表现为基质的弥漫性浸润。后弹力层出现皱襞,内皮有水肿;有较多灰色带色素斑点状角膜后沉降物(KP)。角膜知觉消失。视力明显减退。刺激症状轻微或无症状。病程可长达一至数月。轻者水肿吸收,愈后遗留斑翳。重者伴有基质坏死病变,有浅层及深层血管伸入。常并发虹膜睫状体炎,可出现前房积脓。亦可继发青光眼。愈后遗留永久性角膜瘢痕。

2.实验室诊断

实验室检查有助于诊断,如角膜上皮刮片发现多核巨细胞,角膜病灶分离到单疱病毒,单克隆抗体组织化学染色发现病毒抗原。PCR 技术可检测角膜、房水、玻璃体内及泪液中的病毒DNA,是印证临床诊断的一项快速和敏感的检测方法。近年发展的原位 PCR 技术敏感性和特异性更高。

(五)治疗

治疗原则为抑制病毒在角膜内的复制,减轻炎症反应引起的角膜损害。

1.一般治疗

树枝状角膜炎可以行清创性刮除病灶区上皮的治疗,以减少病毒向角膜基质蔓延。

2.药物治疗

常用抗病毒药物有更昔洛韦眼液和眼膏、1%三氟胸腺嘧啶核苷、0.05%安西他滨(环胞苷)滴眼液、0.1%碘苷(疱疹净)眼液等。急性期每1~2小时点眼1次,晚上涂抗病毒药物眼膏。

3.手术治疗

可行结膜瓣遮盖术、前房穿刺术、板层或穿透角膜移植术。已穿孔的病例可行治疗性穿透性角膜移植。术后局部使用激素同时应全身使用抗病毒药物。

4.中医治疗

根据发病原因进行辨证治疗。

(六)主要护理问题

1.眼痛

与角膜炎症反应有关。

2.感知改变

视力障碍,与角膜浸润灶有关。

3.潜在并发症

角膜溃疡、穿孔、眼内炎、继发青光眼。

4.预感性悲哀

与疾病反复发作、担心预后有关。

(七)护理目标

(1)眼痛症状减轻或消失。

(2)视力得到提高或稳定。

(3)无并发症发生或得到积极治疗。

(4)消除焦虑心理。

（八）护理措施

1.一般护理

（1）加强生活护理。避免患者外伤，物品放置合理，便于患者取用。

（2）为患者提供清洁、安静、舒适的病室环境，保证患者充足的睡眠，必要时，患者可戴有色镜或遮盖眼垫，以保护溃疡面，减轻畏光、流泪症状。

（3）告知患者勿用手擦眼球，保持排便通畅，勿用力咳嗽及打喷嚏。

（4）密切观察患者病情变化。如视力、角膜刺激征、结膜充血，以及角膜病灶和分泌物变化，有无角膜穿孔发生，发现异常，及时通知医师给予处理。

2.治疗与用药护理

（1）使用抗单纯疱疹病毒眼药水及眼膏，常用的有更昔洛韦、三伏胸腺嘧啶、安西他滨，要注意观察肝、肾功能。

（2）有虹膜睫状体炎时，应用散瞳剂，散瞳后可防止虹膜后粘连及解除瞳孔括约肌痉挛和睫状肌痉挛，减轻疼痛。点眼后应压迫泪囊部2～3分钟，防止通过鼻黏膜吸收，引起不良反应。外出可戴有色眼镜，以减少光线刺激。

（3）遵医嘱使用糖皮质激素眼药水者，要告知患者配合使用抗单纯疱疹病毒眼药水，停药时，要逐渐减量，注意激素类药物的并发症，如细菌和真菌的继发感染、角膜溶解、青光眼等。

（4）对于树枝状、地图状上皮性角膜炎或有角膜溃疡者，禁用糖皮质激素药物。

3.心理护理

加强与患者的沟通，进行细致的心理护理，向患者解释疾病的诱因、复发原因、治疗方法及预后，解除其恐惧、悲观情绪，能积极配合治疗、护理工作。

4.健康宣教

（1）指导家属医疗护理，帮助患者消除诱发因素，合理用药，减低复发率。

（2）加强身体锻炼，增强机体免疫力。

（3）保持个人卫生，注意休息，饮食清淡、高营养。避免揉眼、碰撞眼球或俯身用力等，保持排便通畅，以免增加眼压，增加溃疡穿孔危险。

（4）生活用品专用，以免交叉感染。

（5）出院指导按时用药、按时复诊，直至病情稳定痊愈。

5.预防措施

单纯疱疹病毒性角膜炎病程长，易复发。平时应注意增强体质，一旦患病，应频繁滴用抗病毒眼药水，同时用抗生素眼药水预防细菌感染。在溃疡活动期不能为了缓解症状而滥用皮质类固醇眼药水，以免引起病情加重甚至角膜穿孔等严重并发症的发生。纠正偏食，补充多种维生素，对预防本病的发生也起重要的作用。

（九）并发症的处理及护理

并发症的处理及护理见表10-4。

（十）特别关注

（1）避免复发。

（2）积极采取措施，控制病情进展，防止角膜穿孔。

表 10-4 　并发症的处理及护理

常见并发症	临床表现	处理
虹膜睫状体炎	疼痛 畏光 流泪及视力减退	充分散瞳：早期、有效 外出可戴有色眼镜，以减少光线刺激 糖皮质激素的应用：用药2周以上者不要突然停药，应酌情减量 非激素性消炎剂：吲哚美辛（消炎痛）有镇痛及消炎作用，主要抑制葡萄膜炎时前房中前列腺素的增高，以达到抗炎或降压的作用，常用的有阿司匹林、吲哚美辛
继发性青光眼	视力下降 眼痛、头痛、恶心、呕吐 眼压升高	口服碳酸酐酶抑制剂 静脉输注甘露醇溶液 局部滴用β受体阻滞剂

（张加丽）

<h1 align="center">第五节　葡 萄 膜 炎</h1>

一、概述

　　葡萄膜为眼球壁的中层，位于巩膜和视网膜之间，由虹膜、睫状体及脉络膜三部分构成。具有为眼球提供营养、调节眼内压、隔热、遮光、排泄等作用。

　　葡萄膜炎指的是虹膜、睫状体、脉络膜的炎症，是一种多发于青壮年的眼病，常合并系统性自身免疫性疾病，病情反复。其种类繁多，病因复杂，发病及复发机制尚不完全清楚。在我国，葡萄膜炎是常见的致盲眼病，其患病率占眼病的5.7%～8.2%，致盲率达1.1%～9.2%。

二、病因

　　葡萄膜炎的发病原因复杂，可分为外因性病因、继发性病因、内因性病因。

（一）外因性病因

1.感染性

由病原体直接植入眼内引起葡萄膜炎症反应。

2.非感染性

如机械性、化学性和热烧伤等引起葡萄膜炎症反应。

（二）继发性原因

（1）继发于眼球附近组织的炎症。

（2）继发于眼内病变的毒素刺激。

（三）内因性原因

1.感染性

病原体或其产物通过血行播散，从身体其他部位进入眼内引起的葡萄膜炎。

2.非感染性

病原体不明,往往有免疫异常表现或伴有全身症状。

三、诊断要点

按解剖部位将葡萄膜炎分为前葡萄膜炎、中间葡萄膜炎、后葡萄膜炎和全葡萄膜炎(表10-5)。

表 10-5 葡萄膜炎的临床表现及诊断要点

分类	症状	体征
前葡萄膜炎	眼部疼痛:急性发作者疼痛加剧,慢性发作者疼痛多不明显,或有慢性隐痛 畏光、流泪:急性发作者刺激症状较重,慢性发作者多无或刺激症状轻 视力减退 合并系疾病则有相关症状	睫状充血:急性前葡萄膜炎的重要体征 角膜后沉着物(KP)细点状、尘状、羊脂状 房水闪辉:严重时可有前房积脓 虹膜改变:急性炎症时虹膜充血水肿,色泽污暗,纹理不清。慢性炎症可有虹膜前、后粘连,甚至瞳孔闭锁。炎症反复发作可见虹膜萎缩,虹膜新生血管。另在炎症时可见虹膜膨隆、Koeppe 结节、Busacca 结节等 瞳孔改变:急性炎症时瞳孔缩小,对光反应迟钝。炎症时渗出物沉积于瞳孔区可致瞳孔膜闭,散瞳时部分粘连不能散开可见瞳孔呈梅花状或不规则状 晶状体改变:可见晶状体前表面色素沉积,并多与虹膜粘连,慢性炎症时可并发晶状体浑浊 玻璃体改变:前部玻璃体可有细小尘埃状及絮状浑浊
中间葡萄膜炎	轻者初发可无症状,或有眼前黑影,重者可出现中心视力及周边视力减退,偶有眼痛。合并系疾病则有相关症状	眼前段一般正常,少数有 KP 及房水闪光 玻璃体前部及基底部可见小白雪球样浑浊,锯齿缘及周边部可见雪堤状渗出,晶状体后可见色素沉着眼底可见黄斑及视盘水肿,周边视网膜血管炎、血管白鞘及闭塞
后葡萄膜炎	主要症状取决于炎症的类型、受累部位及严重程度。可有眼前黑影或暗点、闪光、视物模糊、视力下降等,合并系疾病则有相关症状	玻璃体内炎症细胞和浑浊 视网膜血管炎、血管白鞘及闭塞 黄斑水肿 局灶性脉络膜视网膜浸润病灶。还可见渗出性视网膜脱离、增殖性视网膜病变和玻璃体积血
全葡萄膜炎	可出现前、中间、后葡萄膜炎的各种症状	可出现前、中间、后葡萄膜炎的各种体征

四、治疗

(一)散瞳治疗

前葡萄膜炎一旦明确诊断,应立即应用散瞳和睫状肌麻痹剂,解除瞳孔括约肌和睫状肌痉挛,缓解临床症状,同时使瞳孔开大,防止虹膜后粘连,或及时拉开后粘连。常用药物有阿托品、后马托品、托品卡胺等。

(二)皮质类固醇治疗

炎症仅限于前葡萄膜时使用局部滴眼剂即可,病情严重时可予以结膜下注射、球周注射及口服或静脉滴注。

(三)非甾体类抗炎药治疗

抑制前列腺素的合成,缓解炎症。可用于不能使用皮质激素的单纯疱疹病毒性角膜虹膜炎。局部药物有双氯芬酸钠、普南扑林等,口服药有吲哚美辛。

(四)病因治疗

如感染引起者可予以抗感染治疗等。

(五)免疫抑制剂治疗

针对顽固性或特殊类型的有明确免疫指标的葡萄膜炎,因毒性反应应谨慎使用。

(六)其他疗法

热敷、发热疗法、超短波理疗等。

(七)并发症及后遗症的治疗

针对继发性青光眼可予以降眼压药物或手术治疗,并发白内障在炎症控制情况下可行白内障摘除术,并发玻璃体增生及视网膜脱离者可行玻璃体手术治疗,严重眼底血管病变者可行激光光凝及冷凝治疗等。

五、主要护理问题

(一)焦虑/恐惧

与对疾病的不了解和担心预后,以及疾病的反复发作有关。

(二)疼痛

与葡萄膜炎引起的虹膜刺激症状及眼压异常有关。

(三)感知紊乱

与视力下降有关。

(四)潜在并发症

青光眼、白内障、视网膜脱离等。

(五)知识缺乏

缺乏葡萄膜炎的相关保健知识。

六、护理目标

(1)患者焦虑/恐惧程度减轻,配合治疗及护理。

(2)疼痛得到缓解。

(3)视力得到提高。

(4)并发症发生后能得到及时治疗与处理。

(5)患者能掌握葡萄膜炎的相关知识及滴眼液使用方法。

七、护理措施

(一)药物治疗的护理

(1)散瞳是最重要的治疗措施。散瞳应早期、足量、及时。局部滴阿托品眼液或结膜下注射散瞳合剂。注射量不超过 0.3 mL,剂量大了可引起角结膜粘连处血管撕裂出血。注射部位离角膜缘较近散瞳效果好,较远药液随血液循环进入眼睑和眼眶,散瞳效果差。滴阿托品眼液后可出现口干、面色潮红、心跳加快等不良反应,每次滴完眼液后应压迫内眦部 3~5 分钟,减少药液的吸收。同时嘱咐患者多饮水,加速药物的排泄。儿童患者宜用低浓度阿托品眼液或阿托品眼膏散瞳。

(2)长时间滴糖皮质激素眼液时,可引起激素性青光眼和白内障等并发症,应注意观察眼压。全身不良反应包括向心性肥胖、胃出血、骨质疏松等,应注意观察。

(二)症状的观察及护理

葡萄膜炎的主要症状有眼痛、畏光、流泪、视力下降等,护理时应认真了解患者的反应,仔细倾听患者的主诉。可局部行热敷,促进血液循环、扩张血管,减轻疼痛。外出时为减少光线对眼睛的刺激,可戴遮光眼镜保护患眼。

(三)健康宣教

(1)饮食宜清淡、易消化,禁食刺激性食物。

(2)本病容易复发,应嘱咐患者加强体质锻炼,增强机体抵抗力。

(3)积极治疗全身免疫性疾病或感染性眼病。

八、并发症的处理及护理

并发症的处理及护理见表10-6。

表 10-6　葡萄膜炎患者的并发症处理及护理

常见并发症	临床表现	处理
继发性青光眼	视力下降 眼痛、头痛、恶心、呕吐 眼压升高	口服碳酸酐酶抑制剂 静脉输注甘露醇溶液等 局部滴用β受体阻滞剂等
并发性白内障	视力下降 晶状体浑浊	行白内障摘除等手术治疗 保守治疗,予以抗氧化损伤药物等
视网膜脱离眼球萎缩	视力下降或丧失 眼压降低 玻璃体浑浊	可行玻璃体切除等手术治疗 予以激素及改善视网膜微循环等药物治疗 可行眼球摘除术

九、特别关注

(1)预防复发。

(2)并发症的预防及处理。

（张加丽）

第六节　急性视网膜坏死综合征

一、概述

急性视网膜坏死综合征(acute retinal necrosis,ARN)是一种被认为由病毒引起的,以视网膜血管炎、视网膜坏死、全葡萄膜炎及后期出现视网膜裂开、脱离为特征的严重致盲眼病。多隐匿起病,出现眼红、眼痛或眶周疼痛,疾病早期即可出现视物模糊、眼前黑影。该病可发生于任何年龄,以成人多见,无明显性别差异,常单眼患病,治疗困难,视力预后差。

二、病因

由水痘-带状疱疹病毒或单纯疱疹病毒所致,至于这些病毒如何引起急性视网膜坏死综合征,目前尚无满意的解释。

三、病理

该病以急性全葡萄膜炎、闭塞性视网膜动脉炎、视网膜全层坏死为显著特征。病变主要位于周边部视网膜,且为多发,逐渐融合可发展至360°。病程中血-视网膜屏障功能遭到破坏,蛋白和炎症趋化因子等进入玻璃体,迅速引起玻璃体浑浊,并引发增殖性玻璃体视网膜病变,形成对视网膜的牵拉。视网膜坏死引起的多发性视网膜裂孔,以及增殖性玻璃体视网膜病变的牵引造成疾病后期的视网膜脱离。

四、诊断要点

(一)临床表现

发病比较隐匿。急性炎症时出现眼红、眼痛或眶周疼痛症状,早期出现视物模糊、眼前黑影、病变累及黄斑时可有严重视力下降。眼后段早期可出现轻度及重度玻璃体浑浊,以后发展为显著的浑浊,并出现纤维化,视网膜出现黄白色浸润水肿病灶。后期视网膜出现脱离,眼球萎缩而失明。

(二)实验室诊断

血清抗体测定、玻璃体及视网膜组织活检有助于病因诊断。

五、治疗

(一)抗病毒制剂

如阿昔洛韦、丙氧鸟苷等。

(二)抗凝剂

如肝素、阿司匹林等,以减轻血管闭塞。

(三)糖皮质激素

可在急性炎症期全身或局部使用。

(四)激光光凝

在缓解期对视网膜缺血坏死萎缩部位施行,以防止视网膜脱离。

(五)玻璃体手术

在视网膜脱离、玻璃体严重浑浊、严重增殖性玻璃体视网膜病变等时施行。

六、主要护理问题

(一)焦虑/恐惧

对疾病造成的疼痛的恐惧及担心预后有关。

(二)感知紊乱

与视力下降有关。

(三)有外伤的危险

与视力下降有关。

(四)潜在并发症

视网膜脱离、增殖性玻璃体视网膜病变、并发性白内障等。

(五)知识缺乏

缺乏对急性视网膜坏死综合征的相关知识。

七、护理目标

(1)患者焦虑/恐惧程度减轻,配合治疗及护理。

(2)视力得到一定恢复。

(3)能配合采取防止意外发生的措施。

(4)病情稳定,无并发症的发生,或并发症发生后能得到及时治疗与处理。

(5)患者能掌握急性视网膜坏死综合征相关知识及药物使用方法。

八、护理措施

(一)心理护理

解释急性视网膜坏死综合征的治疗措施及相关注意事项。鼓励患者表达自身感受和想法,采取针对性的心理干预措施。

(二)药物护理

按医嘱及时、准确用药。局部滴药时要掌握正确的滴药方法,避免逆行污染药液。静脉输注抗病毒的药物时,注意观察药物的不良反应,如有不适,及时告知主管医师。

(三)安全护理

嘱咐患者注意自身安全,防跌伤。需要时寻求护理人员帮助。避免剧烈运动,防止视网膜脱离。

九、并发症的处理及护理

并发症的处理及护理见表 10-7。

表 10-7　并发症的处理及护理

常见并发症	临床表现	处理
视网膜脱离	视力减退 眼前黑影 眼前闪光感 眼压降低	告知医师相关临床表现 行激光或冷冻封闭裂孔
并发性白内障	视力下降	告知医师相关临床表现 必要时行白内障摘除手术

续表

常见并发症	临床表现	处理
高眼压	视力下降	口服或局部应用碳酸酐酶抑制剂
	眼痛伴同侧头痛	静脉输注甘露醇溶液
	恶心、呕吐	局部滴用 β 受体阻滞剂
	眼压升高	监测眼压

十、特别关注

(1)伴发视网膜脱离及裂孔患者的体位和活动。

(2)并发症的预防及处理。

（张加丽）

第十一章　消毒供应室护理

第一节　检查、组配、包装

一、检查

(一)目的

保证器械物品的清洗、消毒、干燥质量,以及器械物品的功能完好,便于临床科室使用。

(二)操作规程

(1)物品准备:设备设施(应备带光源的放大镜、带光源的包布检查操作台)、棉签、纱布等。

(2)着装:戴圆帽、口罩,穿专用鞋,戴手套。

(3)器械检查:在打开光源的放大镜下逐个查看器械,如刀子、剪子、各种钳子表面、轴节、齿牙是否光亮、洁净,用棉签检查穿刺针座内部是否清洁。用纱布检查管腔器械腔体内部是否洁净,擦拭器械表面是否有油污。

(4)将检查出的有污渍、锈迹的器械进行登记,并由传递窗传回去污区,重新浸泡、去污、除锈、清洗处理,按登记数目及时索要,保证临床供应数目相对恒定。

(5)检查有轴节松动的器械,将轴节螺钉拧紧。穿刺针尖有钩、不锋利的可在磨石上修复。检查剪刀是否锋利,尖部完好。

(6)将不能修复的坏损器械进行登记,交护士长报损并以旧换新。

(7)检查合规的器械进入包装程序。

(8)敷料检查:将各种敷料如包布、手术中单、手术衣等单张放在打开光源的包布检查操作台上检查,检查是否有小的破洞、棉布纱织密度是否均匀、清洁、干燥。检查手术衣带子是否齐全、牢固,袖口松紧是否适度。洗手衣腰带、橡皮带、扣子是否整齐牢固。

(9)将不合规的手术敷料挑拣并登记数量,以备到总务处报损,领取新敷料。护士长补充当天检出的敷料,保证临床和手术室无菌物品的供应。

(10)检查质量合规的敷料进入包装程序。

(三)质量标准

1.日常检查有记录

其意义有两个:首先,便于器械物品流通时的查找,保证器械物品数量的恒定,满足临床工作需要;其次,为管理者提供数据资料,便于管理者发现问题,保证器械物品清洗、消毒质量,使灭菌合格率达100%。

2.每周定期抽查有记录

记录内容包括检查时间、检查内容、检查者、责任人、出现的问题、原因分析、整改措施。

3.每月定期总结有记录

记录整月出现问题整改后的效果,对屡次出现而本科室采取积极措施不能解决的问题,报有关职能部门请求帮助解决。

(四)注意事项

(1)有效应用带光源放大镜和操作台,使其保持功能完好。

(2)各项检查记录要翔实,不能流于形式,对工作确实起到督促指导作用,以保证工作质量。

(3)定期进行清洗、消毒等各个环节质量标准的培训学习,对检查中发现的问题及时组织讨论,查找原因,提高消毒供应中心全员的责任心和业务水平。

二、组配

(一)目的

根据临床各个科室的工作特点和需要,组配出不同规格、数量、材质的无菌物品。

(二)操作规程

组配过程是消毒供应中心一项细致而严谨的工作。把好这一关,不但能满足临床工作需要,提高临床科室对消毒供应中心的满意度,而且能降低消耗,避免浪费。需要组配的物品种类繁多,大体可遵循如下原则。

(1)明确物品的用途。

(2)明确物品组配的标准。

(3)物品、原料准备。

(4)组配后、包装前检查核对(此项工作需双人进行)。

(5)放置灭菌检测用品(生物或化学指示物)。

(6)进入包装流程。

(三)质量标准

(1)用物准备齐全,做到省时省力。

(2)物品组配符合制作标准。

(3)器械、物品数量和功能满足临床科室需要。

(4)例行节约原则,无浪费。

(四)注意事项

(1)敷料类、器械包类分室组配,以防棉絮污染。

(2)临床科室的特殊需求,要与科室护士长或使用者充分沟通并得到其认可后进行组配。

(3)定期随访临床科室使用情况,根据反馈信息及时调整组配方法。

三、包装

(一)目的

需要灭菌的物品,避免灭菌后遭受外界污染,需要进行打包处理。

(二)操作规程

1.包装材料的准备

根据包装工艺和消毒工艺的需要选择包装材料的材质、规格。无菌包装材料包括医用皱纹纸、纸塑包装袋、棉布、医用无纺布等。

(1)医用皱纹纸:有多种规格型号,用于包装各种诊疗器械及小型手术器械,为一次使用包装材料,造价高,抗拉扯性差。

(2)纸塑包装袋:用于各种器械和敷料的包装,需要封口机封口包装。为一次性使用包装材料,造价高,对灭菌方式有要求,高温高压蒸汽灭菌的有效期相对低温灭菌短,适用于低温灭菌。

(3)棉布:用于各种器械、敷料的包装。要求其密度在每平方英寸 140 支纱以上,为非漂白棉布。初次使用应使用 90 ℃水反复去浆洗涤,防止带浆消毒后变硬、变色。严禁使用漂白剂、柔顺剂,防止对棉纱的损伤和化学物品的残留。棉贡包布可重复使用,价格低,其适用于高温高压蒸汽灭菌,皱褶性、柔顺性强,抗拉扯性强。但需要记录使用次数,每次使用前要检查其质量完好状态。当出现小的破洞、断纱、致密度降低(使用 30～50 次后)时,其阻菌效果减弱,应检出报废。

(4)医用无纺布:用于各种器械、敷料的包装。其皱褶性、柔顺性强,抗拉扯性次于棉布;阻菌性强,适用于高温高压蒸汽灭菌和指定低温灭菌的包装。它是一次性使用包装材料,造价高。

(5)包装材料的规格根据需要包装的物品大小制定。

2.包装

(1)打器械包和敷料包的方法通常采用信封式折叠或包裹式折叠,这样打开外包装平铺在器械台上,形成了一个无菌界面,有利于无菌操作。这种打包方法适用于布类、纸类和无纺布类包装材料。①信封式包装折叠方法:内层包装,将内外双层包布平铺在打包台上,将器械托盘沿包布对角线放置包布中央,将离身体近的一角折句器械托盘,将角尖向上反折,将有侧一角折向器械,角尖向上反折,重复左侧,将对侧一角盖向器械,此角尖端折叠塞入包内,外留置角尖约 5 cm长度。外层包布的包装方法同内层。用封包胶带粘贴两道封严包裹,在一侧封包胶带上粘贴 5 cm长带有化学指示剂的胶带。并贴上标有科室、名称、包装者、失效日期的标示卡。②包裹式包装折叠方法:内层包装,将内外双层包布平铺在打包台上,将器械托盘沿包布边缘平行的十字线放置包布中央,将身体近侧一端盖到器械托盘上,向上反折 10 cm,将对侧一端盖到器械托盘上,包裹严密,边缘再向上反折 10 cm,将左有两侧分别折叠包裹严密。外层包布的包装方法同内层。用封包胶带粘贴两道封严包裹,在一侧封包胶带上粘贴 5 cm 长带有化学指示剂的胶带。并贴上标有科室、名称、包装者、失效日期的标示卡。

(2)用包装袋包装的物品,应根据所包装物品的大小选择不同规格的包装袋,剪所需要的长度,装好物品,尖锐物品应包裹尖端,以免穿破包装袋。包内放化学指示卡,能透过包装材料看到指示卡变色的包外不再贴化学指示标签。用医用封口机封口。在封口外缘注明科室、名称、包装者、失效日期。

(三)质量标准

(1)包装材料符合要求:有生产许可证、营业执照、卫生检验报告。

(2)物品齐全。

(3)体积、重量不超标:用下排气式压力蒸汽灭菌器灭菌,灭菌包体积不超过 30 cm×30 cm×25 cm,预真空或脉动真空压力灭菌器灭菌,灭菌包体积不超过 30 cm×30 cm×50 cm,敷料包重量不超过 5 kg。金属器械包重量不超过 7 kg。

(4)标示清楚:包括注明无菌包名称、科室、包装者、失效日期。

(5)植入性器械包内中央放置生物灭菌监测指示剂或五类化学指示卡或称爬行卡,其他可放普通化学指示卡以监测灭菌效果。

(6)准确的有效期:布类和医用皱纹纸类包装材料包装的物品有效期为 6 个月,其他根据包装材料使用说明而定。

(7)清洁后的物品应在 4 小时内进行灭菌处理。

(8)包布干燥无破洞,一用一清洗。

(9)封口应严密。

(四)注意事项

(1)手术器械应进行双层包装,即包装两次。

(2)手术器械筐或托盘上垫吸水巾。

(3)手术器械码放两层时中间放吸水巾,有利于器械的干燥。

(4)纸塑包装袋封口和压边宽度不少于 6 mm。

(5)新的棉布包装必须彻底洗涤脱浆后使用,否则变硬、变黄呈地图状。每次使用后要清洗。

(6)化学气体低温灭菌应使用一次性包装材料。

(7)等离子气体低温灭菌使用专用的一次性包装材料。

(宋　梅)

第二节　灭菌、储存、发放

一、灭菌

(一)目的

通过压力蒸汽或气体等灭菌方法对需要灭菌的物品进行处理,使其达到无菌状态。

(二)操作规程

压力蒸汽灭菌器。

1.灭菌操作前灭菌器的准备

(1)清洁灭菌器体腔,保证排汽口滤网清洁。

(2)检查门框与橡胶垫圈有无损坏、是否平整、门的锁扣是否灵活、有效。

(3)检查压力表、温度表是否在零位。

(4)由灭菌器体腔排汽口倒入 500 mL 水,检查有无阻塞。

(5)检查蒸汽、水源、电源情况及管道有无漏气、漏水情况。打开压缩机电源、水源、蒸汽、压缩机,蒸气压力达到 0.3~0.5 MPa;水源压力 0.15~0.30 MPa;压缩气体压力≥0.4 MPa 等运行条件符合设备要求。

(6)检查与设备相连接的记录或打印装置处于备用状态。

(7)进行灭菌器预热,当夹层压力≥0.2 MPa 时,则表示预热完成。排尽冷凝水,特别是冬天,冷凝水是导致湿包的主要原因。

(8)预真空压力蒸汽灭菌器做 B-D 试验,以测式灭菌器真空系统的有效性,B-D 测试合格后方可使用。

具体操作:①待灭菌器预热之后,由消毒员将 B-D 测试包平放于排气孔上方约 10 cm 处,关闭灭菌器门,启动 B-D 运行程序(标准的 B-D 测试程序即 134 ℃、3.5 分钟)。②B-D 程序运行结束,即在 B-D 测试纸上注明 B-D 测试的日期、灭菌锅编号、测试条件,以及操作者姓名或工号。③查看 B-D 测试结果:查看 B-D 测试纸变色是否均匀,而非变黑的程度。B-D 测试纸变色均匀则为 B-D 测试成功,即可开始运行灭菌程序;否则 B-D 测试失败,查找失败原因予以处理后,连续进行 3 次 B-D 测试,均合格后方可使用。④B-D 测试资料需留存3年以上。

标准 B-D 测试包的制作方法:①100%脱脂纯棉布折叠成长(30±2)cm、宽(25±2)cm、高25～28 cm 大小的布包,将专门的 B-D 测试纸放入布包中心位置;所使用的纯棉布必须一用一清洗。②测试包的重量为 4 kg＋5%(欧洲标准为 7 kg;美国标准为 4 kg)。

标准 B-D 包与一次性 B-D 包的区别:①标准 B-D 包需每次打包,费时费力;打包所用材料多次洗涤,洗涤剂的残留,影响到测试的稳定性;受人为因素影响大,打包的松紧程度不同会影响到测试的结果。②一次性 B-D 包使用简便,受人为及环境因素影响小,但成本较高。③模拟 B-D 测试装置,使用简便,包装小,灭菌难度可控,但处于发展阶段。

2.灭菌物品装载

装载前检查灭菌包外标志内容,并注明灭菌器编号、灭菌批次、灭菌日期及失效日期。

具体装载要求如下。

(1)装载时应使用专用灭菌架或篮筐装载灭菌物品,物品不可堆放,容器上下均有一定的空间,灭菌包之间间隔距离≥2.5 cm(物品之间至少有足够的空间可以插入伸直的手),以利灭菌介质的穿透,避免空气滞留、液体积聚,避免湿包产生。

(2)灭菌物品不能接触灭菌器的内壁及门,以防吸入冷凝水。

(3)应将同类材质的器械、器具和物品,置于同一批次进行灭菌。若纺织类物品与金属类物品混装时,纺织类物品应放置于灭菌架上层竖放,且装载应比较宽松;金属类则置于灭菌架下层平放;底部无孔的盘、碗、盆等物品应斜放,且开口方向一致;纸袋、纸塑袋亦应斜放。

(4)预真空灭菌器的装载量不得超过柜室容积的 90%,下排气灭菌器的装载量不能超过柜室容积的 80%,同时预真空和脉动真空压力蒸汽灭菌器的装载量义分别不得小于柜室容积的10%和 5%,以防止"小装量效应"残留空气影响灭菌效果。

(5)各个储槽的筛孔需完全打开。

(6)易碎物品需轻拿轻放,轻柔操作。

(7)将批量监测随同已装载好的灭菌物品一同推入灭菌器内,批量监测放置在灭菌柜腔内下部、排气孔上方。

3.灭菌器工作运行中

(1)关闭密封门,根据被灭菌物品的性质选择灭菌程序,检查灭菌参数是否正确,启动运行程序。如根据蒸汽供给的压力,判断灭菌所能达到的最高温度,选择采用温度 132～134 ℃,压力

205.8 kPa,灭菌维持时间 4 分钟;或温度 121 ℃,压力 102.9 kPa,灭菌维持时间 20～30 分钟。目前多数灭菌器采用电脑自动控制程序,当温度达不到 132 ℃时自动转入 121 ℃灭菌程序。

(2)灭菌过程中,操作人员必须密切观察设备的运行时仪表和显示屏的压力、温度、时间、运行曲线等物理参数,如有异常,及时处理。

(3)每批次灭菌物品按要求做好登记工作:灭菌日期、灭菌器编号、批次号、装载的主要物品、灭菌程序号、主要运行参数、操作员签名或工号,便于物品的跟踪、追溯。

4.无菌物品卸载

(1)灭菌程序结束后,从灭菌器中拉出灭菌器柜架或容器,放于无菌保持区或交通量小的地方,直至冷却至室温,冷却时间应＞30 分钟,防止湿包产生。

(2)灭菌质量确认:确认每批次的化学批量监测或生物批量监测是否合格;对每个灭菌包进行目测,检查包外的化学指示标签及化学指示胶带是否合格,检查有无湿包现象,湿包或无菌包掉落地上均应视为污染包,污染包应重新进入污染物品处理程序,不得烘烤。

(三)质量标准

(1)物品装载正确:①包与包之间留有空间符合要求。②各种材质物品摆放位置、方式符合要求。③在灭菌器柜室内物品的摆放符合要求,避免接触门或侧壁,以防湿包。④有筛孔的容器必须把筛孔打开,其开口的平面与水平面垂直。

(2)按《消毒技术规范》要求完成灭菌设备每天检查内容。

(3)灭菌包规格、重量符合标准:装载容量符合要求,容量不能超出限定的最大值和最小值。

(4)灭菌包外应有标志,内容包括物品名称、检查打包者姓名或编号、灭菌器编号、批次号、灭菌日期和失效日期。

(5)每天灭菌前必须进行 B-D 检测,检测结果合格方可使用,B-D 检测图整理存档,保留 3 年。

(6)根据灭菌物品的性能,所能耐受的温度和压力确定灭菌方式。凡能耐受高温、高压的医疗用品采用压力蒸汽灭菌。油剂、粉剂采用干热灭菌。不耐高温的精密仪器、塑料制品等采用低温灭菌。

(7)选择正确的灭菌程序:根据灭菌物品的材质如器械、敷料等选择相应的灭菌程序。

(8)选择正确的灭菌参数,每锅次灭菌的温度、压力、灭菌时间等物理参数有记录。

(9)严格执行灭菌与非灭菌物品分开放置。

(10)每周每台灭菌器进行生物检测 1 次,结果登记并存档保留 3 年。

(11)每批次有化学指示卡检测,检测结果有记录并存档保留 3 年。

(12)植入性器械每批次有生物检测合格后方可发放,急诊手术有五类化学指示卡 PCD 批量检测合格后可临时发放并做好登记以备召回。

(13)无菌物品合格率达 100％。确认灭菌合格后,批量监测物存档并做好登记。

(14)按要求做好设备的维护和保养,并有记录。

(四)注意事项

(1)开放式的储槽不应用于灭菌物品的包装。

(2)严格执行安全操作,消毒员经过培训合格,持证上岗。

(3)排冷凝水阀门开放大小要适当,过大蒸汽大量释放造成浪费,过小冷凝水不能排尽,造成湿包,灭菌失败。

（4）灭菌器运行过程，消毒员不得离开设备，应密切观察各个物理参数和机器运行情况，出现漏气、漏水情况及时解决。

（5）灭菌结束，开门操作时身体避开灭菌器的门，以防热蒸汽烫伤。

（6）待冷却的灭菌架应挂有防烫伤标示牌，卸载时戴防护手套，防止烫伤。

（7）压力蒸汽灭菌器不能用于凡士林等油类或粉剂的灭菌，不能用于液体的灭菌。

二、储存

（一）目的

灭菌物品在适宜的温度、湿度独立空间集中保存，在有效期内保持无菌状态。

（二）操作规程

1.空间要求

无菌物品应存放在消毒供应中心洁净度最高的区域，尽管卫健委对无菌物品存放区未做净化要求，对其空气流向及压强梯度做了明确规定：空气流向由洁到污；无菌物品存放区为洁净区，其气压应保持相对正压，湿度低于70%，温度低于24℃。目前有些医院消毒供应中心的无菌物品存放区与消毒间无菌物品出口区域连通，其弊病是造成无菌物品储存区域温度、湿度超标。无菌物品存放间与灭菌间的无菌物品出口区域应设屏障。

2.无菌物品储存架准备

无菌物品的储存架最好选用可移动、各层挡板为镂空的不锈钢架子，优点是根据灭菌日期排序时不用搬动无菌包，直接推动架子，减少对无菌包的触摸次数且省时省力。挡板为镂空式，有利于散热，及时散发无菌包内残留的热量，防止大面积接触金属，蒸汽转化为冷凝水造成湿包现象。

3.无菌物品有序存放

无菌物品品种名称标示醒目且位置固定。根据灭菌时间的先后顺序固定排列，先灭菌的物品先发放，后灭菌的后发放。库存无菌物品基数有备案，每天或每班次物品查对有记录。

4.及时增补

根据临床需要无菌物品情况，及时增补，以保证满足临床使用。

（三）质量标准

（1）进入无菌物品存放区按要求着装。

（2）无菌物品存放区不得有未灭菌或标示不清物品存放。

（3）外购的一次性使用无菌物品，须先去掉外包装方可进入无菌物品存放区。

（4）室内温度保持在24℃以下，湿度在70%以下。

（5）存放间每月监测一次：空气细菌数≤200 cfu/m³；物体表面数＜5 cfu/cm²；工作人员手细菌数＜5 cfu/cm²；灭菌后物品及一次性无菌医疗器具不得检出任何种类微生物及热原体。

（6）物品存放离地20～25 cm、离顶50 cm、离墙5 cm。

（7）无菌包包装完整，手感干燥，化学指示剂变色均匀，湿包视为污染包应重新清洗灭菌。

（8）无菌包一经拆开，虽未使用应重新包装灭菌，无过期物品存放，物品放置部位标示清楚醒目，并按灭菌日期有序存放，先人先发，后人后发。

（9）凡出无菌室的物品应视为污染，应重新灭菌。

（四）注意事项

环境的温度、湿度达到标准时,使用纺织品材料包装的无菌物品有效期宜为 14 天;未达到环境标准时,有效期宜为 7 天。医用一次性纸袋包装的无菌物品,有效期宜为 1 个月;使用一次性医用皱纹纸、医用无纺布包装的无菌物品,有效期宜为 6 个月;使用一次性纸塑袋包装的无菌物品,有效期宜为 6 个月。硬质容器包装的无菌物品,有效期宜为 6 个月。

三、发放

（一）目的

根据临床需要,将无菌物品安全、及时运送到使用科室。

（二）操作规程

（1）与临床科室联系,确定各科室需要的无菌物品名称、数量。并记录在无菌物品下送登记本上。根据本院工作量进行分组,按省时省力的原则分配各组负责的科室。

（2）准备下送工具。无菌物品下送工具应根据工作量采用封闭的下送车或封闭的整理箱等。下送工具每天进行有效消毒处理,并存放在固定的清洁区域内。

（3）于无菌物品发放窗口领取并清点下送无菌物品。

（4）发放车上应备有下送物品登记本,科室意见反馈本。与科室负责治疗室工作人员认真交接,并在物品登记本上双方签字。定期征求科室意见,并将科室意见反馈给护士长。

（三）质量标准

（1）运送工具定点存放标示清楚。

（2）无菌物品下送车或容器不得接触污染物品,污车、洁车严格区分,并分别定点放置。每次使用后彻底清洗、消毒,擦干备用。

（3）严格查对无菌物品的名称、数量、灭菌日期、失效期、包装的完整性、灭菌合格标示及使用科室。

（4）物品数目登记完善准确,下发物品账目清楚。

（5）及时准确将消毒物品送到临床科室。

（6）对科室意见有记录,并有相应整改措施和评价。

（四）注意事项

发放无菌物品剩余物品不得返回无菌物品存放区,按污染物品重新处理。

（宋　梅）

第三节　微波消毒

波长为 0.001～1.000 m、频率为 300～300 000 MHz 的电磁波称微波。物质吸收微波能所产生的热效应可用于加热,在加热、干燥和食品加工中,人们发现微波具有杀菌的效能,于是又被逐渐用于消毒和灭菌领域。近年来,微波消毒技术发展很快,在医院和卫生防疫消毒中已有较广泛的应用。

一、微波的发生及特性

微波是一种波长短而频率较高的电磁波。磁控管产生微波的原理是使电子在相互垂直的电场和磁场中运动,激发高频振荡而产生微波。磁控管的功率可以做得很大,能量由谐振腔直接引出,而无须再经过放大。现代磁控管一般分为两类:一类是产生脉冲微波的磁控管,其最大输出功率峰值可达 10 000 kW,另一类是产生连续微波的磁控管,如微波干扰及医学上使用的磁控管,其最大输出功率峰值可达 10 kW。用于消毒的微波的频率为 2 450 MHz 及 915 MHz,由磁控管发生,能使物品发热,热使微生物死亡。微波频率高、功率大,使物体发热时,内外同时发热且不需传导,故所需时间短,微波消毒的主要特点如下。

(一)作用快速

微波对生物体的作用就是电磁波能量转换的过程,速度极快,可在 10^{-9} 秒之内完成,加热快速、均匀,热力穿透只需几秒至数分钟,不需要空气与其他介质的传导。用于快速杀菌时是其他因子无法比拟的。

(二)对微生物没有选择性

微波对生物体的作用快速而且不具选择性,所以其杀菌具有广谱性,可以杀灭各种微生物及原虫。

(三)节能

微波的穿透性强,瞬时即可穿透到物体内部,能量损失少,能量转换效率高,便于进行自动化流水线式生产杀菌。

(四)对不同介质的穿透性不同

对有机物、水、陶瓷、玻璃、塑料等穿透性强,而对绝大部分金属则穿透性差,反射较多。

(五)环保、无毒害

微波消毒比较环保、无毒害、无残留物、不污染环境,也不会形成环境高温。还可对包装好的,较厚的或是导热差的物品进行处理。

二、微波消毒的研究与应用

(一)医疗护理器材的消毒与灭菌

微波的消毒灭菌技术是在微波加热干燥的基础上发展而来的,这一技术首先是在食品加工业得到推广应用,随着科技的发展,微波的应用越来越广泛。现在微波除了用于医院和卫生防疫消毒以外,还广泛用于干燥、筛选及物理、化工等行业。但是微波消毒目前仍处于探索研究阶段,许多试验的目的主要是探索微波消毒的作用机制。目前使用较多的有以下几种。

1.微波牙钻消毒器

目前市场上,已有通过国家正式批准生产的牙钻涡轮机头专用微波消毒装置,WBY 型微波牙钻消毒器为产品之一,多年临床使用证明,该消毒器有消毒速度快,效果可靠,不损坏牙钻,操作简单等优点。

2.微波快速灭菌器

型号为 WXD-650A 的微波快速灭菌器是获得国家正式批准的医疗器械微波专用灭菌设备,该设备灭菌快速,5 分钟内可杀灭包括细菌芽孢在内的各种微生物,效果可靠,可重复使用,小型灵活,适用范围广,特别适合用于需重复消毒、灭菌的小型手术用品,它可用于金属类、玻璃陶瓷类、塑料橡胶类材料的灭菌。

3.眼科器材的专用消毒器

眼科器械小而精细、要求高、消毒后要求不残留任何有刺激性的物质,目前眼科器械消毒手段不多,越来越多的眼科器械、仿人工替代品、角膜接触镜(又称隐形眼镜)等物品的消毒开始使用微波消毒。

4.口腔科根管消毒

有研究者将 WB-200 型电脑微波口腔治疗仪用于口腔急、慢性根尖周炎及牙髓坏死患者根管的治疗,微波消毒组治愈率 95.2%、好转率 3.1%、无效率 1.8%,常规组分别为 90.0%、5.0%、5.0%,统计学处理显示,两者差别显著。

5.微波消毒化验单

用载体定量法将菌片置于单层干布袋和保鲜袋内,用 675 W 微波照射 5 分钟,杀菌效果与双层湿布袋基本一致,照射 8 分钟,对前两种袋内的大肠埃希菌、金黄色葡萄球菌、枯草杆菌黑色变种芽孢平均杀灭率均达到 99.73%～99.89%,而双层湿布包达到 100%。有报道,利用家用微波炉对人工染菌的化验单进行消毒,结果以 10 张为一本,800 W 照射 5 分钟,以 50 张为一本,照射 7 分钟,均可完全杀灭大肠埃希菌、金黄色葡萄球菌和铜绿假单胞菌,但不能完全杀灭芽孢;以 50 张为一本,800 W 作用 7 分钟可以杀灭细菌繁殖体,但不能杀灭芽孢。

6.微波消毒医用矿物油

医用矿物油类物质及油纱条的灭菌因受其本身特性的影响,仍是医院消毒灭菌的一个难题。常用的干热灭菌和压力蒸汽灭菌都存在一些弊端,而且灭菌效果不理想。采用载体定性杀菌试验方法,观察了微波灭菌器对液状石蜡和凡士林油膏及油纱布条的杀菌效果。结果液状石蜡和凡士林油膏经 650 W 微波灭菌器照射 20 分钟和 25 分钟,可全部杀灭嗜热脂肪杆菌芽孢;分别照射 25 分钟和 30 分钟,可全部杀灭枯草杆菌黑色变种芽孢,但对凡士林油纱布条照射 50 分钟,仍不能全部杀灭枯草杆菌黑色变种芽孢,试验证明,微波照射对液状石蜡和凡士林油膏可达到灭菌效果。

(二)食品与餐具的消毒

由于微波消毒快捷、方便、干净、效果可靠,将微波应用于食品与餐具消毒的报道亦较多。将 250 mL 酱油置玻璃烧杯中,经微波照射 10 分钟即达到消毒要求。有研究者将细菌总数为 312×10^6 cfu/g 的塑料袋装咖喱牛肉置微波炉中照射 40 分钟,菌量减少至 413×10^2 cfu/g。市售豆腐皮细菌污染较严重,当用 650 W 功率微波照射 300 g 市售豆腐皮 5 分钟,可使之达到卫生标准。用微波对牛奶进行消毒处理,亦取得了较好的效果。用微波炉加热牛奶至煮沸,可将铜绿假单胞菌、分枝杆菌、脊髓灰质炎病毒等全部杀灭;但白色念珠菌仍有存活。用 700 W 功率微波对餐茶具,如奶瓶、陶瓷碗及竹筷等照射 3 分钟,可将污染的大肠埃希菌全部杀灭,将自然菌杀灭 99.17% 以上;照射 5 分钟,可将 HBsAg 的抗原性破坏。专用于餐具和饮具的 WX-1 微波消毒柜,所用微波频率为 2 450 MHz,柜室容积为 480 mm×520 mm×640 mm。用该微波消毒柜,将染有枯草杆菌黑色变种(ATCC9372)芽孢、金黄色葡萄球菌(ATCC6538)、嗜热脂肪杆菌芽孢及短小芽孢杆菌(E601 及 ATCC27142)的菌片放置于成捆的冰糕棍及冰糕包装纸中,经照射 20 分钟,可达到灭菌要求。

(三)衣服的消毒

用不同频率的微波对染有蜡状杆菌(4 001 株)芽孢的较大的棉布包(16 cm×32 cm×40 cm)进

行消毒,当微波功率为 3 kW 时,杀灭 99.99% 芽孢,2 450 MHz 频率微波需照射 8 分钟,而 915 MHz 者则仅需 5 分钟。微波的杀菌作用随需穿透物品厚度的增加而降低。如将蜡状杆菌芽孢菌片置于含水率为 30% 的棉布包的第 6、34 和 61 层,用 2 450 MHz 频率(3 kW)微波照射 2 分钟,其杀灭率依次为 99.06%、98.08% 和 91.57%。关于照射时间长短对杀菌效果影响的试验证明,用 2 450 MHz 频率(3 kW)微波处理,当照射时间由 1 分钟增加至 2、3、4 分钟时,布包内菌片上的残存芽孢的对数值由 3.8 依次降为 1.4、0.7 和 0。在一定条件下,微波的杀菌效果可随输出功率的增加而提高。当输出功率由 116 kW 增至 216 kW 和 313 kW 时,布包内菌片上的残存蜡状杆菌芽孢的对数值依次为 3.0、1.5 和 0。将蜡状杆菌芽孢菌片置于含水率分别为 0、20%、30%、45% 的棉布包中,用 450 MHz(3 kW)微波照射 2 分钟。结果,残存芽孢数的对数值依次为 3.31、2.39、1.51 和 2.62。该结果表明,当含水率在 30% 左右时最好,至 45% 其杀菌效果反而有所降低。有报道,用家用微波炉,以 650 W 微波照射 8 分钟,可完全杀灭放置于 20 cm×20 cm×20 cm 衣物包(带有少量水分)中的枯草杆菌黑色变种芽孢。有报道,用 915 MHz(10 kW)微波照射 3 分钟,可使马鬃上蜡状杆菌芽孢的杀灭率达 100%。

(四)废弃物等的消毒

用传送带连续照射装置对医院内废物,包括动物尸体及组织、生物培养物、棉签,以及患者的血、尿、粪便标本和排泄物等进行微波处理。结果证明,该装置可有效地杀灭废弃物中的病原微生物。为此,建议在医院内可用这种装置代替焚烧炉。在德国(1991),污泥的农业使用有专门法规,如培育牧草用的污泥,必须不含致病微生物。传送带式微波处理为杀灭其中病原微生物的方法之一。用微波-高温压力蒸汽处理医疗废物,效果理想。处理流程见图 11-1。

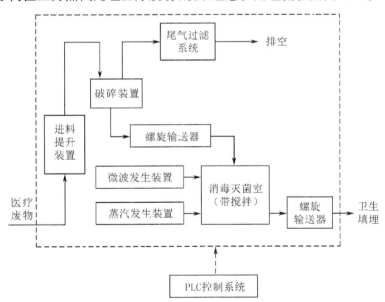

图 11-1 微波高温高压处理医疗废物流程

(五)固体培养基的灭菌

金龟子绿僵菌是一种昆虫病原真菌,在农林害虫生物防治中应用广泛。为了大批量培养绿僵菌,其培养基的灭菌工作十分重要。目前常用的灭菌方法是传统的压力蒸汽灭菌法,存在灭菌时间长,不能实现流水作业等缺点。微波灭菌具有灭菌时间短、操作简便以及对营养破坏小等特点。

为探讨微波对金龟子绿僵菌固体培养基的灭菌效果及其影响因素,用家用微波炉、载体定量法对农业用绿僵菌固体培养基灭菌效果进行了实验室观察,结果随着负载量的增大,杀菌速度降低。负载量为 200 g 以下时,微波处理 3 分钟,全部无菌生长。负载量为 250 g 时,微波照射 4 分钟,存活菌数仍达 100 cfu/g,试验证明,随着微波处理时间的延长,灭菌效果增强。以 100 g 固体培养基加 60 g 水的比例经微波处理效果比较好,灭菌处理 3 分钟均能达到灭菌目的。微波对绿僵菌固体培养基灭菌最佳工艺为 100 g 的固体培养基加 60 g 水,浸润 3 小时,在 800 W 的微波功率处理 3 分钟,可达到灭菌效果。

三、影响微波消毒的因素

(一)输出功率与照射时间

在一定条件下,微波输出功率大,电场强,分子运动加剧,加热速度快,消毒效果就好。

(二)负载量的影响

以不同重量敷料包为负载,分别在上、中、下层布放枯草杆菌芽孢菌片,经 2 450 MHz、3 kW 照射 13 分钟,结果 4.25~5.25 kg 者,杀灭率为 99.9%;5.5 kg 者,杀灭率为 99.5%;6.0 kg 者,杀灭率为 94.9%。

(三)其他因素

包装方法、灭菌材料含湿量、协同剂等因素对微波杀菌效果的影响也是大家所认同的,这些因素在利用微波消毒时应根据现场情况酌情考虑。

四、微波的防护

微波过量照射对人体产生的影响,可以通过个体防护而减轻,并加以利用,因此在使用微波时需要采取的防护措施如下。

(一)微波辐射的吸收和减少微波辐射的泄漏

当调试微波机时,需要安装功率吸收天线,吸收微波能量,使其不向空间发射。设置微波屏障需采用吸收设施,如铺设吸收材料,阻挡微波扩散。做好微波消毒机的密封工作,减少辐射泄漏。

(二)合理配置工作环境

根据微波发射有方向性的特点,工作点置于辐射强度最小的部位,尽量避免在辐射束的前方进行工作,并在工作地点采取屏蔽措施,工作环境的电磁强度和功率密度,不要超过国家规定的卫生标准,对防护设备应定期检查维修。

(三)个人防护

针对作业人员操作时的环境采取防护措施。可穿戴喷涂金属或金属丝织成的屏障防护服和防护眼镜。对作业人员每隔 1~2 年进行一次体格检查,重点观察眼晶状体的变化,其次为心血管系统,血常规及男性生殖功能,及早发现微波对人体健康危害的征象,只要及时采取有效的措施,作业人员的安全是可以得到保障的。

(宋　梅)

第四节　超声波消毒

近年来,人们一直在努力寻找一种更迅速、更便宜而又能克服高温(饱和蒸汽或干热)消毒灭菌方法和化学消毒法的弱点的消毒方法,超声波消毒就是其中的一种。随着超声波的使用越来越广泛,人们对其安全性产生了担忧。事实上,临床实践证明,即使以超过临床使用数倍的剂量也难以观察到其对人体的损伤,现在普遍认为,强度小于 20 mW/cm² 的超声波对人体无害,但对大功率超声波照射还是应注意防护。

一、超声波的本质与特性

超声波和声波一样,也是由振动在弹性介质中的传播过程形成的,超声波是一种特殊的声波,它的声振频率超过了正常人听觉的最高限额,达到 20 000 Hz 以上,所以人听不到超声波。

超声波具有声波的一切特性,它可以在固体、液体和气体中传播。超声波在介质中的传播速度除了与温度、压强及媒介的密度等有关外,还与声源的振动频率有关。在媒介中传播时,其强度随传播距离的增长而减弱。超声波也具有光的特性,可发生辐射和衍射等现象,波长越长,其衍射现象越明显。但由于超声波的波长仅有几毫米,所以超声波的衍射现象并不明显。高频超声波也可以聚焦和定向发射,经聚焦而定向发射的超声波的声压和声强可以很大,能贯穿液体或固体。

二、超声波消毒的研究与应用

(一)超声波的单独杀菌效果

用 2.6 kHz 的超声波进行微生物杀灭实验,发现某些细菌对超声波是敏感的,如大肠埃希菌、巨大芽孢杆菌、铜绿假单胞菌等可被超声波完全破坏。此外,超声波还可使烟草花叶病毒、脊髓灰质炎病毒、狂犬病毒、流行性乙型脑炎病毒和天花病毒等失去活性。但超声波对葡萄球菌、链球菌等效力较小,对白喉毒素则完全无作用。

(二)超声波与其他消毒方法的协同作用

虽然超声波对微生物的作用在理论上已获得较为满意的解释。但是,在实际应用上还存在一些问题。例如,超声波对水、空气的消毒效果较差,很难达到消毒作用,而要获得具有消毒价值的超声波,必须首先具有高频率、高强度的超声波波源,这样,不仅在经济上费用较大,而且与所得到的实际效果相比是不经济的。因此,人们用超声波与其他消毒方法协同作用的方式,来提高其对微生物的杀灭效果。例如,超声波与紫外线结合,对细菌的杀灭率增加;超声波与热协同,能明显提高对链球菌的杀灭率;超声波与化学消毒剂合用,即声化学消毒,对芽孢的杀灭效果明显增强。

1.超声波与戊二醛的协同消毒作用

据报道,单独使用戊二醛完全杀灭芽孢,要数小时,在一定温度下戊二醛与超声波协同可将杀灭时间缩短为原来的 1/12～1/2。如果事先将菌悬液经超声波处理,则它对戊二醛的抵抗力是一样的。将戊二醛与超声波协同作用,才能提高戊二醛对芽孢的杀灭能力(表 11-1)。

表 11-1　超声波与戊二醛协同杀菌效果

戊二醛含量(%)	温度(℃)	超声波频率(kHz)	完全杀灭芽孢所需时间(分钟)
1	55	无超声波	60
1	55	20	5
2	25	无超声波	180
2	25	250	30

2.超声波与环氧乙烷的协同消毒作用

Boucher 等用频率为 30.4 kHz,强度为 2.3 W/cm² 的连续性超声波与浓度 125 mg/L 的环氧乙烷协同,在 50 ℃恒温,相对湿度 40%的条件下对枯草杆菌芽孢进行消毒,作用 40 分钟可使芽孢的杀灭率超过 99.99%,如果单用超声波时只能使芽孢的菌落数大约减少 50%。因此,认为环氧乙烷与超声波协同作用的效果比单独使用环氧乙烷或超声波消毒效果好,而且还认为用上述频率与强度的超声波,在上述的温度与相对湿度的条件下,与环氧乙烷协同消毒是最理想的条件。环氧乙烷与超声波协同消毒在不同药物浓度、不同温度条件及不同作用时间的条件下消毒效果有所不同。环氧乙烷与超声波协同消毒在相同药物浓度、相同温度时,超声波照射时间越长,杀菌率越高;在相同药物浓度、相同照射时间下,温度越高,杀菌率越高;而在相同照射时间、相同温度下,药物浓度越高,杀菌率也越高。

3.超声波与环氧丙烷的协同消毒作用

有报道,在 10 ℃,相对湿度为 40%的条件下,暴露时间为 120 分钟时,不同强度的超声波与环氧丙烷协同消毒的结果不同,在环氧丙烷浓度为 500 mg/L,作用时间为 120 分钟时,用强度为 1.6 W/cm² 的超声波与环氧丙烷协同作用,可完全杀灭细菌芽孢。在相同条件下,单独使用环氧丙烷后,不能完全杀灭。而且,在超声波与环氧丙烷协同消毒时,存活芽孢数是随声强的增加而呈指数下降。

4.超声波与强氧化高电位酸性水协同杀菌

强氧化高电位酸性水是一种无毒无不良气味的杀菌水,技术指标是氧化还原电位(ORP)值≥1 100 MV,pH≤2.7,有效氯≤60 mg/L。如单独使用超声波处理 10 分钟,对大肠埃希菌杀灭率为 89.9%;单独使用强氧化高电位酸性水作用 30 秒,对大肠埃希菌杀灭率为 100%;超声波与氧化水协同作用 15 秒,杀灭率亦达到 100%。单用超声波处理 10 分钟、单独用强氧化高电位酸性水作用 1.5 分钟,可将悬液内 HBsAg 阳性血清的抗原性完全灭活,两者协同作用仅需 30 秒即可达到完全灭活。

5.超声波与其他消毒液的协同杀菌作用

经试验表明,用超声波(10 W/cm²)与多种消毒液对芽孢的杀灭均有协同作用,特别是对一些原来没有杀芽孢作用的消毒剂,如氯己定(洗必泰)、苯扎溴铵(新洁尔灭)、醛醇合剂等,这种协同作用不仅对悬液中的芽孢有效,对浸于液体中的载体表面上的芽孢也有同样效果。Ahemd 等报道,超声波可加强过氧化氢的杀菌作用,使其杀芽孢时间从 25 分钟以上缩短到 10～15 分钟。Jagenberg-Werke 用超声波使过氧化氢形成气溶胶,使之均匀附着在消毒物表面,从而提高消毒效果。

Burleson 用超声波与臭氧协同消毒污水,有明显增效作用,可能是因为超声波:①增加臭氧溶解量。②打碎细菌团块和外围有机物。③降低液体表面张力。④促进氧的分散,形成小气泡,增加接触面积。⑤加强氧化还原作用。声化学消毒的主要机制是由于超声波快速而连续性的压缩与松弛作用,使化学消毒剂的分子打破细菌外层屏障,加速化学消毒剂对细菌的渗透,细菌则被进入体内的化学消毒剂的化学反应杀死。超声波本身对这种化学杀菌反应是没有作用的,但它能加速化学消毒剂在菌体内的扩散。在声化学消毒中,超声波的振幅与频率最为重要。

(三)超声波的破碎作用

利用高强度超声波照射菌液,由于液体的对流作用,整个容器中的细菌都能被破碎(图 11-2)。超声波的破碎作用应用于生物研究中,能提高从器官组织或其他生物学基质中分离病毒及其他生物活性物质(如维生素、细菌毒素等)的阳性率。

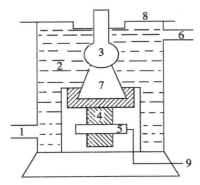

1.冷却水进口;2.冷却水;3.处理容器;4.换能器;5.高频线圈;6.冷却水出口;7.增幅杆;8.固定容器装置;9.电源输入

图 11-2　超声波细胞破碎器结构

三、影响超声波消毒效果的因素

超声波的消毒效果受到多种因素的影响,常见的有超声波的频率、强度、照射时间、媒质的性质、细菌的浓度等。

(一)超声波频率

在一定频率范围内,超声波频率高,能量大,则杀菌效果好,反之,低频率超声波效果较差。但超声波频率太高则不易产生空化作用,杀菌效果反而降低。

(二)超声波的强度

利用高强度超声波处理菌液,由于液体的对流作用,整个容器中的细菌都能被破碎。据报道,当驱动功率为 50 W 时,容器底部的振幅为 10.5 μm,对 50 mL 含有大肠埃希菌的水作用 10~15 分钟后,细菌 100% 破碎。驱动功率增加,作用时间减少。

(三)作用时间和菌液浓度

超声波消毒的消毒效果与其作用时间成正比,作用时间越长,消毒效果越好。作用时间相同时,菌液浓度高比浓度低时消毒效果差,但差别不很大。有人用大肠埃希菌试验,发现 30 mL 浓度为 3×10^6 cfu/mL 的菌液需作用 40 分钟,若浓度为 2×10^7 cfu/mL 则需作用 80 分钟。15 mL 浓度为 4.5×10^6 cfu/mL 的菌液只需作用 20 分钟即可杀死。另有人用大肠埃希菌、金黄色葡萄球菌、枯草杆菌、铜绿假单胞菌试验发现,随超声波作用时间的延长,其杀灭率皆明显提高,而且在较低强度的超声波作用下以铜绿假单胞菌提高最快,经统计学处理发现,铜绿假单胞菌、枯草杆菌的杀灭率和超声波作用时间之间的相关系数有统计学意义。

（四）盛装菌液容器

R. Davis 用不锈钢管作为容器,管长从 25 cm 不断缩短,内盛 50％酵母菌液 5 mL,用 26 kHz 的超声波作用一定时间,结果发现,细菌破碎的百分数与容器长度有关,在 10～25 cm 之间,出现 2 个波峰和 2 个波谷,两波峰或两波谷间相距约 8 cm。从理论上说盛装容器长度以相当于波长的一半的倍数为最好。

（五）菌液容量

由于超声波在透入媒质的过程中不断将能量传给媒质,自身随着传播距离的增长而逐渐减弱。因此,随着被处理菌悬液的菌液容量的增大,细菌被破坏的百分数降低。R. Davis 用 500 W/cm² 的超声波对 43.5％的酵母菌液作用 2 分钟,结果发现,容量越大,细菌被破坏的百分数越低。此外被处理菌悬液中出现驻波时,细菌常聚集在波节处,在该处的细菌承受的机械张力不大,破碎率也最低。因此,最好使被处理液中不出现驻波,即被处理菌悬液的深度最好短于超声波在该菌悬液中波长的一半。

（六）媒质

一般微生物被洗去附着的有机物后,对超声波更敏感,另外,钙离子的存在,pH 的降低也能提高其敏感性。

（宋　梅）

第十二章　手术室护理

第一节　外科手术新进展

最近几十年,微创外科在医学领域得到广泛应用。早期微创手术是指通过腹腔镜、胸腔镜等在人体内施行手术的一种技术。随着科学技术的进步,微创这一概念已经深入到外科手术的各个领域,且早已不局限于普外科范畴,而是扩展到神经外科、骨科、妇产科、耳鼻喉科、眼科等。有学者预言,微创技术将是21世纪外科发展的主要方向之一。

一、微创手术的临床发展

腹腔镜技术是借助摄像系统、光源和器械操作的手术方法,与传统手术相比,具有切口小、手术效果好、术后痛苦少、恢复快、住院时间短等特点。自腹腔镜胆囊切除术成功开展以来,腹腔镜技术在外科领域得到广泛应用,手术范围从单一的胆囊切除扩展到普外科、肝胆外科、胸外科、妇产科及泌尿外科等多个专业领域。

但腔镜手术也存在一定的缺点和局限性,如通过器械感觉病症性质不够精确,易误诊;手术适应证比开腹手术严格;费用高、可能出现腔镜相关并发症、医师技术不够熟练增加风险等影响腔镜技术的开展。近年来随着设备更新和技术提高,其临床应用不断拓展。

(一)腹腔镜技术不断改进

传统的腹腔镜下胆囊切除术是最为常见、最为成熟的术式之一。随着技术的发展,早期的一些禁忌证已逐渐成为适应证,成为胆囊疾病治疗的"金标准"。在此基础上,新的技术不断涌现,三孔或两孔法"针式镜"胆囊切除术在全世界许多治疗中心得到应用,近年来经脐单孔腹腔镜技术逐渐在临床应用(图12-1)。

单孔腹腔镜技术作为近年来国内发展成熟起来的最新微创手术,以其显著的微创性、美观性、经济性、舒适性、成功率高、并发症少而得到认可和推广。目前在普外科、泌尿外科等手术中得到应用。与传统腔镜比较,单孔技术的价值体现在先进的视频技术,放大局部结构图像,从而可以进行相对于开腹手术更加精细的操作,减少损伤。以后努力的方向是腔镜下的严谨、程序化的手术流程等,从而不断扩大其应用范围。

另外,经自然腔道内镜手术(natural orifice transluminal endoscopic surgery,NOTES)也是

外科技术的一大突破性进展。法国首例经阴道入路 NOTES 实现了腹部无手术切口,具有里程碑式的意义。近年来 NOTES 迅速发展并呈现出巨大潜力,但在入路选择的安全性、合理性、内脏穿刺孔的闭合及防治内脏损伤和感染方面,需要进一步研究。

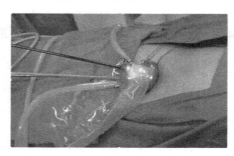

图 12-1　经脐单孔腹腔镜手术

(二)腹腔镜手术适应证不断扩展

腹腔镜手术在普外科领域得到广泛应用;除了胆囊手术外,腹腔镜手术还被应用于胃、十二指肠溃疡、直肠等部位。其中肝脏手术的应用是一大难点。自首例腹腔镜肝切除术成功完成以来,多年的实践经验积累使腔镜手术在肝脏良性肿瘤、肝内肝管结石、肝囊肿切除、活体肝移植供体肝脏切取等手术中得到应用。这得益于腹腔镜器械、特别是止血技术的迅速发展,如钛夹、Ligasure、超声刀、超声吸引设备、腔镜切割缝合器等。

在妇产科领域,腹腔镜自 20 世纪 60 年代用于诊断,近年来得到迅速发展,逐渐成为许多妇科良性疾病的首选手术方式,并逐渐在恶性肿瘤的治疗中开展。在泌尿外科领域,腹部手术也经历了从开腹手术,到手助腹腔镜手术、标准三孔腹腔镜手术,再到单孔手术的演变;总之,尽可能减少手术创伤是外科医师追求的目标,也是外科学发展的方向。

(三)手术机器人的临床应用

随着微米/纳米材料、微电子机械等的迅速发展,手术机器人更加微型化,近年来发达国家研究的第一代微型机器人系统,具有检查、诊断和治疗胃肠道系统疾病的功能,能自动平稳地进入体内并柔顺地调节弯曲形状,发挥了很大作用。后来,达·芬奇机器人手术系统通过美国 FDA 认证,成为世界上首套用于医院临床腹腔手术的机器人辅助系统,使外科医师能以微创外科的方式表达开腹手术的理念,进而优化了各种手术切除技术。机器人腹腔镜完全按照手术医师的指令操作,更利于精细操作,也节省人力,实现了"单人外科"。借助达·芬奇机器人手术系统的灵巧器械,外科医师手部的震颤被滤除,手指的操作等比例缩小,从而可以实现精细的手术解剖和稳定准确的缝合操作,加上三维视野及手眼协调、更加稳定的图像、舒适的操作界面,使外科医师真正实现以开腹的手术技术进行复杂的腹腔镜手术操作,大大缩短了学习曲线,促进了腔镜手术的普及。机器人腹腔镜手术医师还可以通过因特网远程操控其他地区的机器人,远程遥控手术。计算机和图像处理技术的发展使远程手术和图像引导的外科手术成为机器人辅助外科手术发展的方向(图 12-2)。

二、各外科领域的新进展

(一)整形外科的新进展

微创整形美容相对于普通手术是一个飞跃,是高科技手段应用于整形美容外科的结果。微创不仅是最小手术切口或没有切口,更重要的是,它通过运用各种高新技术和材料,以及精细的操作,在美容手术中对正常组织损伤最小,炎症反应最轻,肿胀、淤血最少,并发症最少,瘢痕最小,而且治疗时间短、患者痛苦小、术后康复快、安全性高,疗效好,无须住院。预计不久的将来,微创美容外科将更快发展,甚至成为一支独立的医学学科分支。

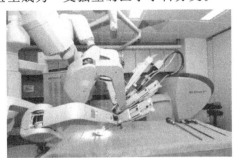

图 12-2　达·芬奇(da Vinci)机器人手术系统

近年发展的组织工程,即通过各种技术,在体外预先构建一个有生物活性的假体,然后植入体内,起到修复、代替组织或者器官的功能,如能与整形外科结合,将会发挥非常重要的作用。目前,通过组织工程,已经在构建皮肤、脂肪、骨骼肌、软骨、骨、血管和周围神经方面取得了很多进展,但应用于临床尚有很多困难。

(二)心胸血管外科新进展

在心内介入治疗发展迅猛的时代,心胸血管外科也在积极发展新的领域和新的技术。房颤的外科治疗技术随着对心脏电生理机制的不断深入理解,在心脏外科"切与缝"技术基础上,多种外科消融及器械的研发,心脏外科在房颤治疗领域呈现出蓬勃发展和革新的势态。瓣膜外科的进展主要为 3 F 无须缝合主动脉瓣的研发和使用,更加精确地附和人体瓣膜的几何构型,具有良好的血流动力学特点,大大缩短了手术时间;另外,经皮主动脉瓣置换手术的研究也取得了很大进展,改善了手术入路和途径,且不断发展出新的微创手术类型。另外,心脏肿瘤、心脏移植、心脏外科心室起搏的调控治疗等也在迅速发展中。

(三)神经外科新进展

神经外科手术的最关键技术是最大限度地保护神经功能,并保持患者最佳的生活质量。因此,越来越多的微创技术应用于神经外科疾病的治疗,包括显微神经外科、立体定向放射外科、神经内镜技术、神经导航技术的发展和完善。

显微外科技术是神经外科的标志性技术,娴熟的显微手术操作结合丰富的显微解剖知识,打破了脑干等以往手术的禁区,使脑干肿瘤和脑干血管病变得到手术治疗。在颅底肿瘤的手术治疗中,特别是中央颅底区的病变治疗,更依赖于显微解剖和手术技术。接触性激光、电磁刀等新技术使解剖复杂、位置深伴有重要血管神经穿行的肿瘤达到全部切除的目的;神经刺激电极的使用,使手术操作中最大限度地保护了面、听等重要神经的功能,微创和锁孔的显微神经外科技术,不断更新传统手术的理念(图 12-3)。

立体定向这一古老的神经外科手术技术通过和影像学、放射外科学等的有机结合,衍生出许多新型治疗手段,伽马刀、X 刀及质子束放射系统在神经外科疾病治疗中也已经成熟,逐渐成为主要的治疗手段之一。神经外科手术导航系统通过无框架式立体定向系统引导外科手术在三维空间定位,精确设计手术入路,模拟最安全的手术方法,极大地提高了手术的安全性和准确性,并使微创向无创定向转变。计算机和机器人辅助立体定向手术技术虽然还不完善,但将是今后的发展方向。

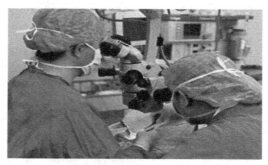

图 12-3　显微外科技术

（四）骨科手术新进展

创伤骨科的内固定理念和材料不断发展。四肢骨折的治疗原理从 AO 理论,即借助坚强固定,一期恢复解剖连续性和力学完整性,转变为 BO 理论,即生物学内固定,充分重视和保护软组织的血运,促进肢体康复。

(1)各种新型内固定材料正在快速研发,如不扩髓的髓内锁钉、髓内扩张自锁钉等,以及加压钢板、点接触钢板、各种治疗骨端骨折的解剖型钢板。

(2)骨盆骨折和复合型创伤的急救技术、脊柱内固定技术及材料不断得到发展和完善。

(3)脊柱的微创手术及导航系统增加了手术的准确性,加快了患者功能的康复。

(4)人工关节假体逐渐采用高科技金属材料、高分子生物材料等,帮助患者恢复行走能力。

(5)关节镜技术强调尽可能少地切除组织,实现修复、移植、重建功能,其手术范围和适应证不断拓宽。同时,膝关节镜技术得到普及,而肩关节镜、肘关节镜、手外科与足外科关节镜、脊柱外科关节镜等正在不断发展中。

（王亚楠）

第二节　手术室规章制度

随着科技的不断发展,外科手术也日益更新、不断完善,新技术、新设备不断投入临床使用,对手术室提出了更高的要求,手术室必须建立一套科学的管理体系和严密的组织分工,健全的规章制度和严格的无菌技术操作常规,创造一个安静、清洁、严肃的良好工作环境。由于手术室负担着繁重而复杂的手术医疗和抢救患者的工作,具有工作量大,各类工作人员流动性大等特点,造成手术室工作困难。因而,要求各类工作人员务必严格贯彻遵守手术室各项规章制度。

一、手术室管理制度

（一）手术室基本制度

(1)为严格执行无菌技术操作,除参加手术的医疗人员和有关工作人员外,其他人员一律不准进入手术室(包括直系家属)。患有呼吸道感染,面部、颈部、手部有创口或炎症者,不可进入手术室,更不能参加手术。

(2)手术室内不可随意跑动或嬉闹,不可高声谈笑、喊叫,严禁吸烟,保持肃静。

(3)凡进入手术室人员,必须按规定更换手术室专用的手术衣裤、口罩、帽子、鞋等。穿戴时头发、衣袖不得外露,口罩遮住口鼻;外出时更换指定的外出鞋。

(4)手术室工作人员,应坚守工作岗位,不得擅离、接私人电话和会客,遇有特殊情况必须和护士长联系后,把工作妥善安排,方准离开。

(二)手术室参观制度

如无教学参观室,必须进入手术室者,应执行以下制度。

(1)外院来参观手术者必须经医务科同意;院内来参观者征得手术室护士长同意后,方可进入手术室。

(2)学员见习手术必须按计划进行,由负责教师联系安排。

(3)参观及见习手术者,先到指定地点,更换参观衣裤、帽子、口罩及拖鞋。

(4)参观及见习手术者,手术开始前在更衣室等候,手术开始时方可进入手术间。

(5)参观及见习手术者,严格遵守无菌原则,接受医护人员指导,不得任意走动和出入。

(6)每一手术间参观人员不得超过2人,术前1天手术通知单上注明参观人员姓名。

(7)对指定参观手术人员发放参观卡,持卡进入,用后交回。

(三)更衣管理制度

(1)手术人员包括进修医师进入手术室前,必须先办理登记手续,如科室、姓名及性别等,由手术室安排指定更衣柜和鞋柜,并发给钥匙。

(2)进入手术室先换拖鞋,然后取出手术衣裤、帽子和口罩到更衣室更换,穿戴整齐进入手术间。

(3)手术完毕,交回手术衣裤、口罩和帽子,放入指定衣袋内,将钥匙退还。

(4)管理员必须严格根据每天手术通知单、手术者名单,发给手术衣裤和更衣柜钥匙,事先未通知或未写入通知单内的人员,一律不准进入手术室。

(四)更衣室管理制度

(1)更衣室设专人管理,保持室内清洁整齐。

(2)脱下的衣裤、口罩和帽子等放入指定的袋内,不得随便乱扔。

(3)保持淋浴间、便池清洁,便后立即冲净,并将手纸丢入筐内,防止下水道阻塞。

(4)除参加手术人员在工作时间使用淋浴外,任何人不得随意使用淋浴并互相监督。

(5)参加手术人员应保持更衣室清洁整齐,严禁吸烟,谨防失火,随时关紧水龙头和电源开关,爱护一切公物。

二、手术室工作制度

(一)手术间清洁消毒制度

(1)保持手术间内医疗物品清洁整齐,每天手术前后,用固定抹布擦拭桌面、窗台、无影灯及托盘等,擦净血迹,托净地面,通风消毒。

(2)手术间每周扫除1次,每月彻底大扫除1次,扫除后空气消毒,并做空气细菌培养。手术间拖把、敷料桶等应固定使用。

(3)每周室内空气培养1次,每立方米细菌数不得超过500个。如不合格,必须重新关闭消毒,再做培养,合格后方可使用。

(4)污染手术后,根据不同类型分别按消毒隔离制度处理。

(二)每天手术安排制度

(1)每天施行的常规手术,由手术科负责医师详细填写手术通知单,一式3份,于手术前1天按规定时间送交手术室指定位置。

(2)无菌手术与污染手术应分室进行,若无条件时,应先做无菌手术,后做污染手术。手术间术后必须按消毒隔离制度处理后方可再使用。

(3)临时急诊手术,由值班负责医师写好急诊手术通知单送交手术室。如紧急抢救危重手术,可先打电话通知,手术室应优先安排,以免延误抢救时间,危及患者生命。

(4)夜间及节假日应有专人值班,随时进行各种急诊手术配合。

(5)每天施行的手术应分科详细登记,按月统计上报。同时经常和手术科室联系,了解征求工作中存在的问题,研究后及时纠正。

(三)接送患者制度

(1)接送患者一律用平车,注意安全,防止坠床。危重患者应有负责医师陪送。

(2)接患者时,遵守严格查对制度,对床号、住院号、姓名、性别和年龄,同时检查患者皮肤准备情况及术前医嘱执行情况,衣裤整洁,嘱解便后携带患者病历和输液器等,随时推入手术室。患者贵重物品,如首饰、项链、手表等不得携入手术室内。

(3)患者进入手术室后必须戴手术帽,送到指定手术间,并与巡回护士当面交接,严格做好交接手续。

(4)患者进入手术间后,卧于手术台上,防止坠床。核对手术名称和部位,防止差错。

(5)患者步行入手术室者,更换指定的鞋、帽后护送到手术间,交巡回护士做好病历物品等交接手续。

(6)危重和全麻患者,术后由麻醉医师和手术医师送回病房。

(7)护送途中,注意保持输液通畅。到病房后详细交代患者术后注意事项,交清病历和输液输血情况及随带的物品,做好交接手续并签名。

(四)送标本制度

(1)负责保存和送检手术采集标本,放入10%甲醛溶液标本容器内固定保存,以免丢失。

(2)对病理申请单填写不全、污染、医师未签字的,通知医师更正,2天内不改者按不要处理。

(3)负责医师详细登记患者姓名、床号、住院号、科室、日期,在登记本上签名,由手术室专人核对,每天按时与病理科交接,查对后互相签名。

(五)借物制度

(1)凡手术室物品、器械,除抢救外一律不准外借。特殊情况需经医务科批准方可外借。

(2)严格执行借物登记手续,凡经批准或经护士长同意者,应登记签字。外借物品器械如有损坏或遗失,及时追查,照价赔偿。

(3)外借物品器械,应消毒处理后方可使用。

(六)安全制度

(1)手术室电源和蒸气设备应定期检查,手术后应拔去所有电源插头,检查各种冷热管道是否漏水漏气。

（2）剧毒药品应标签明确，专柜存放，专人保管，建立登记簿，经仔细检对后方能取用。

（3）各种易燃药品及氧气筒等，应放置指定通风阴暗地点，专人领取保管。

（4）各手术间无影灯、手术床、接送患者平车等应定期检查其性能；检查各种零件、螺丝、开关等是否松解脱落，使用时是否正常运转。

（5）消防设备、灭火器等，应定期检查。

（6）夜班和节假日值班人员交班后，应检查全手术室水、电是否关闭，门窗是否关紧，手术室大门随时加锁。非值班人员不得任意进入手术室。

（7）发生意外情况，应立即向有关部门及院领导汇报。

（王亚楠）

第三节 手术室护士职责

现代科学技术的发展，对我们的护理职业提出了更高的要求。另一方面创新的许多科学仪器和新设备，扩大了手术配合工作范围同时也增加工作难度，因此手术室护士必须有热爱本职工作和广泛的知识和技术，才能高标准地完成各科日益复杂的手术配合任务。

一、手术室护士应具备的素质

护理人员在工作中应不断提高个人素质，加强对护理职业重要意义的认识，把护理工作看作是光荣的神圣的职业。因此，要努力做到以下几点。

（一）具有崇高的医德和奉献精神

一名护士的形象，通过它的精神面貌和行动表现出内在的事业品德素质，胜过一个护士的经验和业务水平所起的作用，也可能给患者带来希望、光明和再生。所以，护士要具备高尚的医德和崇高的思想，具有承受压力、吃苦耐劳、献身的精神，并有自尊、自爱、自强的思想品质。为护理科学事业的发展做出自己的贡献，无愧于白衣天使的光荣称号。

（二）树立全心全意为患者服务的高尚品德

手术室的工作和专业技术操作都具有独特性。要求手术室护士必须自觉的忠于职守、任劳任怨，无论工作忙闲、白班夜班都要把准备工作、无菌技术操作、贯彻各种规章制度等认真负责地做好。对患者要亲切、和蔼、诚恳，不怕脏、不怕累、不厌烦，使者解除各种顾虑，树立信心，主动与医护人员配合，争取早日康复。

（三）要有熟练的技能和知识更新

随着医学科学的发展，特别是外科领域手术学的不断发展，新的仪器设备不断出现，因而护理工作范围也日益扩大，要求也越来越高。护理工作者如无广泛的有关学科的基本知识，对今天护理的工作复杂技能就不能理解和担当。所以今天作为一名有远大眼光的护士，必须熟悉各种有关护理技能的基本知识，才能达到最高的职业效果。护理学亦成为一门专业科学，因此，作为一名手术室护士，除了伦理道德修养外，还应有基础医学、临床医学和医学心理学等新知识。努力学习解剖学、生理学、微生物学、化学、物理学，以及各种疾病的诊断和治疗等知识，特别是外科学更应深入学习。此外，还要了解各种仪器的基本结构、使用方法、熟练掌握操作技能。只有这样,才能高质量完成护理任务。

二、手术室护士长应具备的条件

护理工作范围极广,有些工作简单、容易,有些工作却很复杂,需要有高度的判断力和精细的技术、熟练的技巧。今天的护理工作,一个人已不能独当重任,而需要即分工又协作来共同完成。因此,必须有一名护士长,把每个护理人员的思想和行为统一起来,才能使人的积极性、主动性和创造性得到充分发挥,团结互助,共同完成任务。护士长应具备的条件归纳如下。

(一)有一定的领导能力及管理意识

有一整套工作方法和决策能力。善于出主意想办法,提出方案,做出决定,推动下级共同完成,并具有发现问题、分析问题的能力,了解存在问题的因素,掌握本质,抓住关键,分清轻重缓急,提出中肯意见。出现无法协商的问题时能当机立断,勇于负责。有创新的能力,对新事物敏感,思路开阔,能提出新的设想。要善于做思想工作。能否适时的掌握护士的心理动向,并进行针对性的思想教育,使之正确对待个人利益和整体利益的关系,不断提高思想水平,是提高积极性和加强凝聚力最根本的问题。

(二)有一定组织能力和领导艺术

管理是一门艺术,也是一门科学。首先处理好群体间人际关系。护士长需要具有丰富的才智和领导艺术,才能胜任手术室护士护理管理任务。具体要求如下。

(1)护士长首先应把自己置身于工作人员之中,经常想到自己与护士之间只是分工的不同,而无地位高低之分。要有民主作风,虚心听取护士的意见,甚至批评意见,认真分析,不埋怨、不沮丧,不迁怒于人,有助于建立自己的威信。

(2)护士长首先想到的是人,是护士和工作人员,而不是自己,不管是关心任务完成情况,还要关心她们的生活、健康、思想活动及学习情况等。都使每个护士和工作人员亲身感到群体的温暖,对护士长产生亲切感。

(3)护士长要善于调动护士的积极性,培养集体荣誉感,善于抓典型,树标兵,运用先进榜样推动各项手术室工作,充分调动护士群体的积极性,护士长的领导作用才能得到体现。

(三)有较高的素质修养

手术室护士长应较护士具备更高的觉悟和更多的奉献精神。科里出现的问题应主动承担责任,实事求是向上级反映,不责怪下级。凡要求护士做到的,首先自己要做到,严格要求自己,树立模范行为,才能指挥别人。要注意廉洁,不要利用工作之便谋私,更不能要患者的礼物,注意自身形象。此外,要做到知识不断更新,经常注意护理方面的学术动态,接受新事物,在这方面应较护士略高一筹,使护士感到护士长是名副其实的护理业务带头人。

三、手术室护士的分工和职责

(一)洗手护士职责

(1)洗手护士必须有高度的责任心,对无菌技术有正确的概念。如有违反无菌操作要求者,应及时提出纠正。

(2)术前了解患者病情,具体手术配合,充分估计术中可能发生的意外,术中与术者密切配合,保证手术顺利完成。

(3)洗手护士应提前30分钟洗手,整理无菌器械台上所用的器械、敷料、物品是否完备,并与巡回护士共同准确清点器械、纱布脱脂棉、缝针,核对数字后登记于手术记录单上。

(4)手术开始时,传递器械要主动、敏捷、准确。器械用过后,迅速收回,擦净血迹。保持手术野、器械台的整洁、干燥。器械及用物按次序排列整齐。术中可能有污染的器械和用物,按无菌技术及时更换处理,防止污染扩散。

(5)随时注意手术进行情况,术中若发生大出血、心脏骤停等意外情况,应沉着果断及时和巡回护士联系,尽早备好抢救器械及物品。

(6)切下的病理组织标本防止丢失,术后将标本放在10%甲醛溶液中固定保存。

(7)关闭胸腹腔前,再次与巡回护士共同清点纱布及器械数,防止遗留在体腔中。

(8)手术完毕后协助擦净伤口及引流管周围的血迹,协助包扎伤口。

(二)巡回护士职责

(1)在指定手术间配合手术,对患者的病情和手术名称应事先了解,做到心中有数,有计划的主动配合。

(2)检查手术间各种物品是否齐全、适用。根据当日手术需要落实补充、完善一切物品。

(3)患者接来后,按手术通知单核对姓名、性别、床号、年龄、住院号和所施麻醉等,特别注意对手术部位(左侧或右侧),不发生差错。

(4)安慰患者,解除思想顾虑。检查手术区皮肤准备是否合乎要求,患者的假牙、发卡和贵重物品是否取下,将患者头发包好或戴帽子。

(5)全麻及神志不清的患者或儿童,应适当束缚在手术台上或由专人看护,防止发生坠床。根据手术需要固定好体位,使手术野暴露良好。注意患者舒适,避免受压部位损伤。用电刀时,负极板要放于臀部肌肉丰富的部位,防止灼伤。

(6)帮助手术人员穿好手术衣,安排各类手术人员就位,随时调整灯光,注意患者输液是否通畅。输血和用药时,根据医嘱仔细核对,避免差错。补充室内手术缺少的各种物品。

(7)手术开始前,与洗手护士共同清点器械、纱布、缝针及线卷等,准确地登记于专用登记本上并签名。在关闭体腔或手术结束前和洗手护士共同清点上述登记物品,以防遗留体腔或组织内。

(8)手术中要坚守工作岗位,不可擅自离开手术间,随时供给手术中所需一切物品,经常注意病情变化。重大手术充分估计术中可能发生的意外,做好应急准备工作,及时配合抢救。监督手术人员无菌技术操作,如有违犯,立即纠正。随时注意手术台一切情况,以免污染。保持室内清洁、整齐、安静,注意室温调节。

(9)手术完毕后,协助术者包扎伤口,向护送人员清点患者携带物品。整理清洁手术间,一切物品归还原处,进行空气消毒,切断一切电源。

(10)若遇手术中途调换巡回护士,须做到现场详细交代,交清患者病情,医嘱执行情况,输液是否通畅,查对物品,在登记本上互相签名,必要时通知术者。

(三)夜班护士职责

(1)要独立处理夜间一切患者的抢救手术配合工作,必须沉着、果断、敏捷、细心地配合各种手术。

(2)要坚守工作岗位,负责手术室的安全,不得随意外出和会客。大门随时加锁,出入使用电铃。

(3)白班交接班时,如有手术必须现场交接,如患者手术进行情况和各种急症器械、物品、药品等。认真写好交接班本,当面和白班值班护士互相签名。

(4)接班后认真检查门窗、水、电、氧气,注意安全。

(5)严格执行急症手术工作人员更衣制度和无菌技术操作规则。

(6)督促夜班工友清洁工作,保持室内清洁整齐,包括手术间、走廊、男女更衣室、值班室和办公室。

(7)凡本班职责范围内的工作一律在本班完成,未完不宜交班,特殊情况例外。

(8)早晨下班前,巡视各手术间、辅助间的清洁、整齐、安全情况。详细写好交接班报告,当面交班后签字方可离去。

(四)器械室护士职责

(1)负责手术科室常规和急症手术器械准备和料理工作,包括每天各科手术通知单上手术的准备供应,准确无误。

(2)保证各种急症抢救手术器械物品的供应。

(3)定期检查各类手术器械的性能是否良好,注意器械的关节是否灵活,有无锈蚀等,随时保养、补充、更新,做好管理工作,保证顺利使用。特殊精密仪器应专人保管,损坏或丢失时,及时督促寻找,并和护士长联系。

(4)严格执行借物制度,特殊精密仪器需取得护士长同意后,两人当面核对并签名后方能外借。

(5)保持室内清洁整齐,包括器械柜内外整齐排列,各科器械柜应贴有明显的标签。定期通风消毒。

(五)敷料室护士职责

(1)制定专人负责管理。严格按高压蒸汽消毒操作规程使用。定期监测灭菌效果。

(2)每天上午检查敷料柜 1 次,补充缺少的各种敷料。

(3)负责一切布类敷料的打包,按要求保证供应。

(六)技师职责

(1)负责对各种仪器使用前检查,使用时巡查,使用后再次检查其运转情况,以保证各种电器、精密仪器的正常运转。

(2)定期检查各种器械台、接送患者平车的零件和车轮是否运转正常,负责各种仪器的修理或送交技工室修理。

(3)坚守工作岗位,手术过程中主动巡视各手术间,了解电器使用情况。有问题时做到随叫随到随维修,协助器械组检查维修各种医疗器械。

(4)帮助护士学习掌握电的基本知识和各种精密仪器基本性能、使用方法与注意事项等。

（王亚楠）

第四节　手术室职业安全与防护

一、职业暴露的概念与防护

职业暴露是指医务人员从事诊疗、护理等工作过程中意外被感染性病原体携带者或患者的血液、体液等污染了皮肤或黏膜,或者被含有感染性病原体的血液、体液污染的针头及其他锐器刺破皮肤有被感染的可能。护理工作目标是促进健康、预防疾病、减轻痛苦和提高生命质量。护士在护理患者的过程中,将健康带给他们的同时,自身却可能暴露于各种各样的危险因素之中。

(一)手术室职业暴露的危险因素

1.生物性或感染性危险因素

手术室是手术患者高度聚集及病原微生物相对集中的地方,医务人员在手术操作过程中直接频繁接触患者的体液、血液、分泌物,发生感染性疾病的风险最高。血液性病原体对护理人员最具危险性,其主要的传播途径为皮肤暴露或黏膜暴露,包括针刺、锐器伤、安瓿割伤等。针刺伤是护理人员最常见的职业事故,据资料统计,在中国98%护理人员发生过针刺伤。

2.化学药物损伤

手术室工作人员每天接触的各种清洁剂、消毒剂、麻醉废气、药品等有着潜在的毒性反应,护士在配制各种术中化疗药物同时,药物颗粒释放到空气中,含有毒性微粒的气溶胶通过呼吸道吸入,药物接触皮肤直接吸收入体内,引起白细胞下降、头晕、咽痛、月经不调、脱发等,对妊娠期可引起自然流产,致畸、致癌等;配制使用各种消毒剂如戊二醛、甲醛等对人体皮的皮肤、眼睛、呼吸系统都有一定程度的损伤。

3.物理性损伤

对手术室工作人员构成职业危害的物理性因素包括放射性、辐射、电磁波、负重等,手术护士长时间站立,体位相对固定,加上精神高度紧张,可引起腰部肌肉劳损,局部血液循环不良而发生腰酸背疼,下肢静脉曲张发病率高于普通人群,目前因高科技技术的应用而产生的电离辐射给医务人员的损伤已受到关注。

4.心理-社会因素

手术室护理人员女性居多,因女性特有的生理、心理及工作压力,又经常面对死亡、患者伤痛而引起的痛苦呻吟所引起的负性情绪。护理人员严重缺编,工作紧张,对护理人员产生精神压力及心理危害,长期轮值夜班,生物钟打乱,进食休息没有规律,精神紧张,职业压力大,生活不规律可引起胃肠疾病;有的护士利用业余时间自修学历课程,休息时间减少,体力恢复欠佳易出现内分泌功能紊乱及免疫功能低下等一系列临床表现。

(二)职业暴露防护

1.标准预防的概念

对所有患者的血液、体液、分泌物、排泄物均视为具有传染性,必须进行隔离,不论是否有明显的血迹污染或是否接触不完整的皮肤与黏膜,接触上述物质者,必须采取防护措施,也就是标准预防。其基本特点如下。

(1)既要防止血源性疾病的传播,也要防止非血源性疾病的传播。

(2)强调双向防护,即防止疾病从患者传至医务人员,又防止疾病从医务人员传至患者。

(3)根据疾病的主要传播途径,采取相应的隔离措施,包括接触隔离、空气隔离和微粒隔离。

2.职业暴露防护措施

(1)尽快建立职业防护法:把手术人员的职业防护问题上升到法律的高度,在目前我国不具备将医护人员的职业防护问题立法的环境和条件下,卫生行政主管部门和疾病预防控制部门应尽快制定出医疗机构加强此项工作的强制性措施。

(2)强化手术人员职业安全教育,推广普遍性防护原则:坚持标准预防,认真执行消毒隔离制度,严格遵守操作规程,将职业防护纳入护理常规,建立定期体检,计划免疫制度,锐器伤的报告制度。

(3)加强锐器损伤防护管理:有研究表明,护士是发生针刺伤及感染经血液、体液传播疾病的高危职业群体。所以护士要特别注意预防针刺伤,安全处理针头。禁止双手回套针帽,针头用后及时放入防刺穿的容器内,在处理针头时不要太匆忙,在手持针头或锐器时不要将锐利面对着他人;在为不合作患者注射时,应取得其他人的协助;艾滋病患者用过的针头注射器不要分离,整副置于利器盒内;勿徒手处理破碎的玻璃,掰安瓿时用75%乙醇小纱垫,以免手划伤。

(4)规范洗手:接触每例患者前后均要洗手,掌握正确的洗手方法,即七步洗手法。

(5)消毒剂使用防护:在接触消毒剂时戴上防护手套,注意勿泼翻,勿溅入眼内或吸入其产生的气体。使用戊二醛消毒液时应将戊二醛存放于有盖的容器内,室内通风良好,减少有害气体的接触。

(6)气溶胶污染的防护:护理人员正确掌握药物的效能、毒性、进入人体的途径、配制方法及注意事项,配制化疗药物时戴口罩、帽子、乳胶手套、护目镜,将药液加入输液瓶中一定要回抽尽空气,配制后洗手。化疗用过的所有物品放入专用污物袋内扎口焚烧处理,建立护理人员健康档案,定期体检与检测。

(7)合理正确使用保护用具:清洁或无菌手套,塑胶围裙,防水隔离衣,防护镜,口罩,铅屏风、铅衣等都是防止职业暴露的必需品。

(8)减轻身心疲劳,保持体力和能量:加强手术室人员配置,实行弹性排班,适当调整轮班制,注意缓解护士因工作压力大和精神紧张带来的身心疲劳。教育和传授青年护士学会缓解紧张情绪,注意保持体力和能量,合理设计工作流程,既保证工作安全性也为安排工作提供更宽松、更有利的条件。

二、锐器伤的预防与处理

创建一个安全的手术室环境极为重要,因为外科医师、手术室护士、麻醉医师和手术室其他工作人员在手术过程中相互协作,多个人员在有限的空间里工作容易发生意外损伤。外科医师和手术室工作人员经常会发生被锐利器械刺伤,因此重视锐利器械的操作、分析刺伤原因,减少锐器损伤发生率是手术室中职业防护的一项重要内容。

(一)医务人员职业暴露的现状

1.锐器损伤发生频率

针刺伤和锐器损伤是全球医师和护士的一个重要的职业危险因素。一项研究显示,中国护士有95%在工作期间曾发生过锐器损伤。主刀医师和第一助手发生锐器刺伤的危险最高,器械护士和其他刷手技术人员次之。尽管不同人员发生和暴露于此种危险的概率不同,但该危险永远存在于手术室。

2.锐器损伤发生的原因

锐利器械如剪刀、刀片、缝针、钩等在手术室使用最频繁,在术中传递、术后清洗,循环往复在各个环节中,容易误伤他人或自己。其中有1/3的器械在造成手术人员损伤后仍然和患者接触。这意味着不仅存在疾病由患者传递给医务人员的危险,同样也存在疾病由医务人员传递给患者的危险。医务人员发生锐器损伤的常见操作和情形有几种:①调整针头;②开启安瓿;③打开针帽;④寻找物品;⑤清洁器具;⑥针刺破针帽;⑦手术中意外受伤;⑧由患者致伤;⑨由同事致伤。

手术室工作的快节奏、频繁使用锐器、操作间狭小等因素都可能造成工作人员在各项操作中发生针刺伤或锐器伤。

3.发生锐器损伤不报告的原因

锐器损伤在工作场所频繁发生,但是在汇报的过程中常常出现漏报或不报的情况。有研究表明,在一些国家常出现漏报情况。以既往英国的一项研究为例,有28%的医师发生了锐器损伤后未上报。另有研究表明,不报率分别高达85.2%和72.0%。漏报和不报是传染病控制中的一个重要问题。

工作人员发生锐器损伤的原因分析中,缺乏相关知识可能是目前国内医务人员报告率低的一个因素。不报告的常见原因:①我不知道应该上报;②我不知道如何上报;③我的运气不至于这么差而患病;④我很忙,没空报告;⑤患者没有患传染病,没必要上报;⑥我已经接种了HBV疫苗;⑦该器械没有使用过。

(二)锐器损伤预防措施

1.手套的应用

(1)单层手套使用:树立标准防护的理念是防止锐器损伤的关键,将每例患者的血液、体液、排泄物等均按传染性的物品对待,预防污染其他物品及感染医务人员。采取的防护措施有:在进行可能接触到患者血液、体液的操作时应戴手套。有研究表明:如果一个被血液污染的针头刺破一层乳胶手套或聚乙烯手套,医务人员接触的血量比未戴手套时可能减少50%以上。临床工作中外科医师和器械护士普遍意识到单层手套所提供的屏障仍十分薄弱,有报道指出:胸外科医师和器械护士使用手套的穿破率分别达到61%和40%,并且其中83%的破损并未被外科医师发现。

(2)双层手套使用:有研究推荐使用双层手套,使用双层手套能够针对手套破损造成的危险提供较好的保护作用。当外层手套被刺破时,内层手套的隔离保护作用仍然存在,双层手套使工作人员沾染患者的血液危险降低87%。虽然也有双层手套被刺破的现象,但双层手套同时被刺破则很少。此外,缝合用的实心针在穿过双层手套后其附带的血液量将减少95%。由于术中手套破损不易被察觉,双层手套能够预防医务人员的手与患者血液的直接接触。双层手套临床应用的弊端是手的舒适性、敏感性和灵活性下降。

2.针头的使用

(1)注射器针头:工作人员在使用注射器操作后习惯回套上针帽,是造成刺伤的重要原因,尤其在忙碌的工作时,仓促地回套针帽,容易发生针刺伤。为避免针刺伤的发生,应要求工作人员养成良好的操作行为,立即并小心地处理使用过的注射器针头。美国疾病控制中心早于1987年在全面性防护措施中就提出:禁止用双手回套针帽,主张单手套针操作法。目前国内已有大部分医院执行禁止回套针头的保护措施,规范操作行为是降低针刺伤的重要环节之一。

(2)手术缝针:美国外科医师学会推荐:不要对缝针进行校正,在可能的情况下尽量使用无针系统,条件许可尽量使用高频电刀或钉合器。使用合适的器械拿取缝针。在缝针使用中不可使用手拿式直缝针线,不可用手直接拿取缝针,应使用针持或镊子。

(3)手术钝头缝针:手术中采用弧形缝针进行筋膜缝合时发生的刺伤占缝针刺伤的59%。为了减少工作人员针刺伤的危险,人们提议应用钝头针。钝头针能够显著减少手套穿孔率。并且钝头针能够避免外科医师和手术室护士手部的针刺伤。

3.设立传递锐器的中间区域

所谓"中间区域"指被预先指定的放置锐器的区域,并且外科医师、器械护士均能十分方便地从中拿取锐器,这样可以减少用手直接传递锐器。使用中间区域传递锐器,也称为无接触传递技术。围术期护理学会 AORN 提出,手术室成员应当在条件允许时尽量使用无接触传递技术代替用手进行针或其他锐器的传递。

4.尖锐物品的处理

(1)尖锐物品处理原则:①将所有使用过的一次性手术刀、缝针、注射器针头等直接丢弃在利器盒里;②避免双手回套针头,如需重盖,应使用专用的针头移除设备或使用单手操作技巧完成;③不要徒手弯曲或掰断针头。

(2)利器盒的要求:①材质坚硬,不能被利器穿刺;②开口大小合适,能轻易容纳利器,避免开口过大,防止溅洒;③利器盒安置在适当并容易看见的高度;④利器盒装满 3/4 后便及时更换并移去。

(三)针刺伤后的处理

1.紧急处理步骤

(1)戴手套者应迅速、敏捷地按常规脱去手套。

(2)立即用健侧手从近心端向远心端挤压,排出血液,相对减少污染的程度;同时用流动水冲洗伤口。

(3)用 1%活力碘或 2.5%碘酊与 75%乙醇对污染伤口进行消毒。

(4)做进一步检查并向相关部门汇报。

锐器损伤仍然是外科医师和手术室护士及其他工作人员健康的一个危险因素。医务人员必须了解这一危险因素并做好相关的防护工作。目前有许多有关该问题的信息资源,如国际锐器刺伤预防协会、国际医务人员安全中心等均可以提供相关防护知识。

2.建立锐器损伤报告管理制度

护士一旦被刺伤,报告医院有关部门,医院应立即评估发生情况,使受伤者得到恰当的治疗及跟踪观察。美国职业安全卫生署早就已经规定,医院必须上报医务人员血液暴露及针刺伤发生的情况。而且采用了弗吉尼亚大学教授 Janise Jagger 等建立的"血液暴露防治通报网络系统",制订了刺伤发生后的处理流程,以达到对职业暴露、职业安全的控制与管理。目前在我国卫生管理部门尚未制定相关制度,但各医院已在逐步建立刺伤发生后的上报制度。

三、血源性疾病职业暴露预防和处理

医务人员因职业关系,接触致病因子的频率高于普通人群。长期以来,医院感染控制主要是针对患者,而对医务人员因职业暴露而感染血源性传染疾病的情况关注甚少。我国目前人口中乙型病毒性肝炎总感染率高达 60%左右,HBV 携带者已有 1.3 亿,艾滋病的流行在我国也已经进入快速增长期,艾滋病患者已出现猛增趋势。国内学者调查发现,临床医务人员 HBV、HCV、HDV 等肝炎总感染率为 33.3%明显高于普通人群(12.3%)。医务人员正面临着严峻的职业暴露的危险,因此,手术室工作人员明确血源性传染病职业暴露的防护与处理程序尤为重要。

(一)医务人员血源性传染病职业暴露的定义

医务人员在从事诊疗、护理、医疗垃圾清运等工作过程中意外被血源性传染病感染者或携带者的血液、体液污染了破损的皮肤或黏膜,或被含有血源性传染病的血液、体液污染了的针头及其他锐器刺破皮肤,还包括被这类患者抓伤、咬伤等,有可能被血源性传染病感染的事件称为血源性传染病职业暴露。

(二)护士感染血源性传播疾病的职业危害

(1)患者血液中会有致病因子,是造成医务人员感染血源性传播疾病的先决条件,医务人员经常接触患者的血液、体液等,职业暴露后感染的概率较常人高。血源性致病因子对医务人员的传染常发生于锐器和针刺损伤皮肤、黏膜或破损皮肤接触等方式传播,多发生于护士,其次是检验科人员及医师。

(2)长时间从事采血、急救工作,以及手术科、妇产科、血液科的操作,接触患者血液、体液的机会大大增加,接触血量越大,时间越长,机体获得致病因子的量越大。医疗、护理活动中一切可能接触血液、体液的操作,包括注射、采血、输血、手术、内镜、透析及患者各类标本的采集、传递、检验及废弃处理过程均可造成职业性感染。综合不同国家或地区的研究资料,医务人员因针刺或损伤、接触受污染的血液,感染乙型病毒性肝炎的危险性为 $2\%\sim40\%$,感染丙型病毒性肝炎的危险性为 $3\%\sim10\%$ 。护理职业暴露感染 HBV 的危险性明显高于 HCV、HIV。

(三)医务人员血源性传染病职业暴露的防护

(1)防护重点是避免与患者或携带者的血液和体液直接接触。

(2)加强对医务人员防范意识的宣传教育,树立良好的消毒灭菌观念。

(3)医务人员应遵守标准预防的原则,视所有患者的血液、体液及被血液和体液污染的物品为具有传染性的物质,在操作过程中,必须严格执行正确的操作程序,并采取适当的防护措施。

(4)医务人员在接触患者前后必须洗手,接触任何含病原体的物质时,应采取适当的防护措施:①进行有可能接触患者血液、体液的操作时,必须戴手套,操作完毕,脱去手套立即洗手,必要时进行手消毒。②在操作过程中患者的血液、体液可能溅起时,须戴手套、防渗透的口罩、护目镜;在操作时若其血液、体液可能发生大面积飞溅或可能污染医务人员身体时,还必须穿防渗透隔离衣或围裙,以提供有效的保护。③工作人员暴露部位如有伤口、皮炎等应避免参与血源性传染病如艾滋病、乙型病毒性肝炎等感染者的护理工作,也不要接触污染的仪器设备。④医务人员在进行侵袭性操作过程中,应保证充足的光线,注意规范的操作程序,防止发生意外针刺伤事件。

(5)污染的针头和其他一次性锐器用后立即放入耐刺、防渗透的利器盒或进行安全处置。

(6)摒弃将双手回套针帽的操作方法,如需回套,建议单手回套法。禁止用手直接接触使用后的针头、刀片等锐器。禁止拿着污染的锐器在工作场所走动,避免意外刺伤他人或自伤。

(四)应急处理程序

(1)立即在伤口旁轻轻挤压,尽可能挤出损伤处的血液,再用肥皂液和流动水冲洗伤口后用 0.5% 碘伏进行消毒,如果是黏膜损伤则用流动水和生理盐水冲洗。

(2)当事医务人应认真填写本单位的《医疗锐器伤登记表》,其内容应包括发生的时间、地点,经过、具体部位和损伤的情况等。

(3)医务人员发生意外事件后应在 $24\sim48$ 小时内完成自身和接触患者血清的 HIV 和 HBsAg 相关检查,血清学随访时间为 1 年,同时根据情况进行相应处理。

(五)HIV 职业暴露防护工作指导原则

1.HIV 职业暴露的概述

HIV 职业暴露指医务人员从事诊疗、护理等工作中意外被 HIV 感染者或艾滋病患者的血液、体液污染了皮肤或者黏膜,或被含有 HIV 的血液、体液污染的针头及其他锐器刺破皮肤,有可能被 HIV 感染的情况。艾滋病又称获得性免疫缺陷综合征(acquired immune deficiency syndrome,AIDS),是 HIV 感染人体引起的一种传染病。人体感染 HIV 后,免疫系统被破坏而引发一系列机会性感染和恶性肿瘤。HIV感染是指HIV进入人体后的带毒状态,个体称为HIV感染者。AIDS有3种传播途径,即性接触传播、经血液传播及母婴传播。全国AIDS的流行经过散发期、局部流行期已转入广泛流行期。

2.针头刺伤与感染

医务人员在工作中因针刺伤接触HIV的频率为0.19%,其中护士占67.0%,内、外科医师占17.5%,其他人员占15.5%。针刺伤或锐器伤对护士的威胁时刻存在,健康的医务人员患血源性传染病80%~90%是由针刺伤所致,其中护士占80%,经常发生在注射或采血时或处理注射器过程中,手术中传递剪刀、手术刀及缝针时,收拾手术污物或器械时,皮肤、黏膜受损或血液污染的机会也较多。被针头刺伤后是否会感染HIV主要取决于针头是否被HIV污染,如果针头已被HIV污染了,就有感染的危险。感染可能性大小与针头的特性、刺伤的深度,针头上有无可见血液及血液量的多少、感染源患者的感染阶段及受伤者的遗传特性有关。

空心针头较实心针头感染的可能性大;刺伤越深,针头上污染越多,感染的可能性就越大,反之感染的可能性就小;如作为感染源的患者在被刺2个月内因艾滋病死亡,被感染的可能性则更大。

3.HIV职业暴露分级

(1)一级暴露:①暴露源为体液、血液或者含有体液、血液的医疗器械、物品;②暴露类型为暴露源沾染了有损伤的皮肤或黏膜,暴露量小且暴露时间短。

(2)二级暴露:①暴露源为体液、血液或者含有体液、血液的医疗器械、物品;②暴露类型为暴露源沾染了有损伤的皮肤或黏膜,暴露量大且暴露时间长;或暴露类型为暴露源刺伤或割伤皮肤,但损伤程度较轻,为表皮擦伤或被针刺伤。

(3)三级暴露:①暴露源为体液、血液或者含有体液、血液的医疗器械,物品;②暴露类型为暴露源刺伤或割伤皮肤,但损伤程度较重,为深部伤口或者割伤物有明显可见的血液。

4.HIV暴露源的病毒载量分级

HIV暴露源的病毒载量水平分轻度、重度和暴露源不明3种类型。

(1)轻度类型:经检验,暴露源为HIV病毒阳性,但滴度低、HIV病毒感染者无临床症状、CD4计数正常者。

(2)重度类型:经检验,暴露源为HIV病毒阳性,但滴度高、HIV病毒感染者有临床症状、CD4计数低者。

(3)暴露源不明:不能确定暴露源是否为HIV病毒阳性。

5.HIV职业暴露后的处理

医务人员预防HIV感染的防护措施应当遵照标准预防原则,通过采取一套标准的综合性防护措施不但可以大大减少受感染的机会,更可以避免一些不必要的歧视或误会。其措施包括以下几种情况。

(1)自我防护。①洗手:洗手是预防HIV传播最经济、方便、有效的方法。护士在接触患者前后、接触患者的排泄物、伤口分泌物和污染物品后都要洗手。洗手既是任何医疗、护理工作者接触患者前要做的第一件事,也是他们离开患者或隔离区要做的最后一件事。②手的消毒:手的消毒比洗手有更高、更严格的要求。医护人员的手在接触到大量高度致病性的微生物后,为了尽快消除污染到手上的细菌,以保证有关人员不受感染,或防上致病菌在患者和工作人员之间扩散,必须进行严格的手消毒。③戴手套:当护士预计到有可能接触到患者的血液、体液、分泌物、排泄物或其他被污染的物品时,应戴手套。在护理每例患者后要更换手套,防止护士变成传播HIV的媒介。手套发生破裂、被针刺破或其他原因破损时应及时更换手套。操作完毕,应尽快脱去受血液或体液污染的手套。脱去手套后,即使手套表面上并无破损,也应马上清洗双手。④戴口罩或防护眼罩:处理血液、分泌物等有可能溅出液体时,应戴口罩和防护眼罩。这样可以减少患者的体液、血液等传染性物质溅到医务人员眼睛、口腔及鼻腔黏膜上。隔离效果较好的防护性口罩是一种由特殊滤纸(过氯乙烯纤维)制成的高效过滤口罩,口罩只能使用一次,湿了就无阻菌效果。口罩应盖住口鼻部,不能挂在颈部。不反复使用。防护眼罩尽量一次性使用,若有困难每次使用后必须严格消毒处理。⑤穿隔离衣:在执行特殊手术或预料到衣服有可能被血液、体液、分泌物或排泄物污染时,应穿上隔离衣。

(2)HIV患者物品处理。①病理标本的处理:标本容器应用双层包装并标记警示"HIV"字样,放入坚固防漏的密闭容器内以防溅出。②废物的处理:污染的废弃物品,如患者用过的一次性医疗用品及其他各种固体废弃物,应放入双层防水医疗垃圾袋内,密封并贴上"危险"等特殊标记,然后送到指定地点,由专人负责焚烧。没有条件焚烧时,可以先经过消毒后再抛弃。消毒可以用煮沸法,也可用次氯酸钠溶液或1%过氧乙酸。排泄物、分泌物等液体废物应倒入专用容器,然后用等量的含氯消毒剂混合均匀搅拌,作用60分钟以上,排入污水池。③血液、体液溅出的处理:对溅出的血液和体液的清除方法:戴上手套,用一次性毛巾或其他吸水性能好的物品清除溅出的血液或体液,再用消毒液消毒污染的表面;对大面积的溅出,应先用一次性毛巾盖住,然后用1%漂白粉浸泡10分钟,再按上述步骤处理;如有血液溅到嘴内,应用水反复冲洗口腔,用消毒溶液反复漱口;对溅在身上的血液,用吸水纸擦拭,再用去污剂洗涤,最后用消毒剂擦拭。④处理针头和其他尖锐物品:对针头、手术刀片和其他尖锐物品应小心处理,避免针头或其他锐器损伤。用过的针头不要重新回套上针帽,不要用手折弯或折断针头,不要从一次性注射器上取下针头。用过的带有针头的注射器手术刀或其他锐器使用后直接放在坚固的利器盒内,转送到处理部门。巡回护士应记录及报告所有血液、体液接触的情况。

6.HIV暴露后应急处理程序

(1)立即在伤口旁轻轻挤压,尽可能挤出损伤处的血液,再用肥皂液和流动水冲洗伤口后用0.5%碘伏进行消毒,如果是黏膜损伤则用流动水和生理盐水冲洗。

(2)当事医务人员认真填写本单位的《医疗锐器伤登记表》,其内容应包括:发生的时间、地点、经过、具体部位和损伤的情况等,同时进行相关检查的处理。

(3)医疗机构应当根据暴露级别和暴露源病毒载量水平对发生HIV病毒职业暴露的医务人员实施预防用药方案,预防用药方案分基本用药程序和强化用药程序:①基本用药程序为两种反转录酶制剂,使用常规治疗剂量,连续使用28天。②强化用药程序是在基本用药的基础上,同时增加一种蛋白酶抑制剂,使用常规治疗剂量,连续使用28天。预防性用药应当发生在HIV病毒职业暴露后尽早开始,最好在4小时内实施,最迟不得超过24小时,即使超过24小时,也应当实施预防性用药。

(4)医务人员发生HIV病毒职业暴露后,医疗机构应当给予随访和咨询。随访和咨询的内容包括:在暴露后的第4周、第8周、第12周及6个月对HIV病毒抗体进行检测,对服用药物的毒性进行监控和处理,观察和记录HIV病毒感染的早期症状等。

7.登记和报告

(1)医疗卫生机构应当对HIV职业暴露情况进行登记,登记内容包括:①HIV病毒职业暴露发生的时间、地点及经过；②暴露方式；③暴露的具体部位及损伤程度；④暴露源种类和含有 HIV 病毒的情况；⑤处理方法和处理经过，是否实施预防性用药、首次用药时间、药物毒性反应及用药的依从性情况；⑥定期检测和随访情况。

（2）医疗卫生机构每 6 个月应当将本单位发生 HIV 职业暴露情况汇总，逐级上报至上级疾病预防控制机构。

（王亚楠）

第五节　手术室应急情况处理

一、心搏骤停

心搏骤停是指各种原因（如急性心肌缺血、电击、急性中毒等）所致的心脏突然停止搏动，有效泵血功能消失造成全身循环中断、呼吸停止和意识丧失引起全身严重缺血、缺氧。一旦发生手术患者心搏骤停，手术团队成员应第一时间进行快速判断，并实施心肺复苏术。

（一）术中发生心搏骤停的原因

1.各种心脏病

如心肌梗死、心肌病、心肌炎、严重心律失常、严重瓣膜疾病。

2.麻醉意外

术中麻醉过深，或大量应用肌松剂，或气管插管引起迷走神经兴奋性增高，使原来有病变的心脏突然停跳。

3.药物中毒或过敏

常见的如局麻药（普鲁卡因胺）中毒，抗生素过敏，术中血液制品过敏等。

4.心脏压塞

心脏外科手术，如术中止血未完全或术中出血未及时引流出心包，易形成血块导致心脏压塞。

5.血压骤降

如快速大量失血、失液，或术中过量使用扩血管药物（如硝普钠），可使手术患者血压骤降至零，心搏骤停。

（二）心肺复苏术的实施

心肺复苏术（CPR）是针对呼吸心跳停止的急症危重患者所采取的抢救关键措施，即胸外按压形成暂时的人工循环并恢复自主搏动，采用人工呼吸代替自主呼吸，快速电除颤转复心室颤动，以及尽早使用血管活性药物重新恢复自主循环的急救技术。若手术患者因心脏压塞引起心脏呼吸骤停应当马上实行手术，清除心包血块。心跳呼吸骤停急救有效的指标：触及大动脉搏动，收缩压 8.0 kPa（60 mmHg）以上；皮肤、口唇、甲床颜色由紫转红；瞳孔缩小，对光反射恢复，睫毛反射恢复；自主呼吸恢复；心电图表现室颤波由细变粗。

1.迅速评估

如果为术中已实施麻醉监护的手术患者，可以通过监护仪实时监测数据和触摸颈动脉搏动，判断脉搏和呼吸,但不可反复观察心电示波,丧失抢救时机;如果为术中未实施麻醉监护的手术患者,则手术室护士或手术医师应迅速判断其意识反应、脉搏和呼吸情况,若手术患者意识丧失,深昏迷,呼之不应,医护人员用2个或3个手指触摸患者喉结再滑向一侧,于此平面的胸锁乳突肌前缘的凹陷处,触摸颈动脉搏动,检查至少5秒,但不要超过10秒,如果10秒内没有明确地感受到脉搏,应启动心肺复苏应急预案。

2.启动心肺复苏应急预案

如果麻醉师在场,手术室护士应配合麻醉师和手术医师一同进行心肺复苏术;如果为局麻手术患者,手术室巡回护士应当立刻呼叫麻醉师帮助,同时协助手术医师开始心肺复苏术。

3.胸外按压及呼吸复苏

(1)胸部按压:抢救者站于手术患者的一侧,使手术患者仰卧在坚固平坦的手术床上,如果手术患者为特殊体位如俯卧位、侧卧位,手术团队应将其翻转为仰卧位,翻转时应尽量使其头部、颈部和躯干保持在一条直线上。抢救者一手的掌根放在手术患者胸部中央,另一手的掌根置于第一只手上,伸直双臂,使双肩位于双手的正上方。按压时要求用力快速按压,胸骨下陷至少5 cm,按压频率至少100次/分,每次按压后让胸壁完全回弹,尽量减少按压中断。

(2)开放气道,进行呼吸支持:如果手术患者已置气管插管,则应使用呼吸机或简易人工呼吸器进行呼吸支持。如果手术患者未置气管插管,则手术室护士应协助麻醉师或手术医师用仰头提颏法和推举下颌法两种方法开放气道,同时给予简易人工呼吸面罩呼吸支持,同时应尽快实施气管内插管,连接呼吸器或麻醉机。

仰头提颏法是指抢救者一手置于手术患者的前额,用手掌推动,使其头部后仰,另一只手的手指置颏附近的下颌下方,提起下颌,使颏上抬。推举下颌法是指抢救者同时托起手术患者左右下颌,无须仰头,当手术患者存在脊柱损伤可能时,应选择推举下颌法开放气道。

(3)胸内心脏按压:在胸外心脏按压无效的情况下,可实施胸内心脏按压。应用无菌器械局部消毒,于左侧第4肋间前外侧切口进胸,在膈神经前纵向剪开心包,正确地施行单手或双手心脏按压术。一般用单手按压时,拇指和大鱼际紧贴右心室的表面,其余4指紧贴左心室后面,均匀用力,有节奏地进行按压和放松,60~80次/分;双手胸内心脏按压,用于心脏扩大、心室肥厚者,术者左手放在右心室面,右手放在左心室面,双手掌向心脏做对合按压,余同单手法。切勿用手指尖按压心脏,以防止心肌和冠状血管损伤。术后彻底止血,置胸腔引流管。

(三)电除颤

部分循环骤停的手术患者实际上是心室颤动,在心脏按压过程中,出现心室颤动者随时进行电击除颤才能恢复窦性节律。

1.胸外除颤

将除颤电极包上盐水纱布或涂上导电膏,一电极放在患者胸部右上方(锁骨正下方),另一电极放在左乳头下(心尖部),成人一般选用200~400 J,儿童选用50~200 J,第一次除颤无效时,可酌情加大能量再次除颤。

2.胸内除颤

术中或开胸抢救时使用胸内除颤电极板,电极板蘸以生理盐水,左右两侧夹紧心脏,成人用10~30 J,放电后立即观察心电监护波形,了解除颤效果。

二、外科休克

休克是一急性的综合征,是指各种强烈致病因素作用于机体,使循环功能急剧减退,组织器官微循环灌流严重不足,导致细胞缺氧和功能障碍,以至重要生命器官功能、代谢严重障碍的全身危重病理过程。休克分为低血容量性、感染性、心源性、神经性和过敏性休克五类。其中低血容量休克是手术患者最常见的休克类型,由于体内或血管内血液、血浆或体液等大量丢失,引起有效血容量急剧减少所致的血压降低和微循环障碍,如肝脾破裂出血、宫外孕出血、四肢外伤、术中大出血等均可造成低血容量性休克。

(一)低血容量性休克的临床表现

早期患者出现精神紧张或烦躁,面色苍白,出冷汗,肢端湿冷,心跳加快,血压稍高,晚期患者出现血压下降,收缩压<10.7 kPa(80 mmHg),脉压<2.7 kPa(20 mmHg),心率增快,脉搏细速,烦躁不安或表情淡漠,严重者出现昏迷,呼吸急促,发绀,尿少,甚至无尿。

(二)低血容量性休克的急救措施

休克的预后取决于病情的轻重程度、抢救是否及时、抢救措施是否得力。所以一旦手术患者发生低血容量性休克,手术室护士应采取以下护理措施,协助手术医师、麻醉师,共同对手术患者进行急救。

1.一般护理措施

休克的手术患者送入手术室后,首先应维持手术患者呼吸道通畅,同时使其仰卧于手术床并给予吸氧;选择留置针,迅速建立静脉通路,保证补液速度;调高手术间温度,为手术患者盖棉被,同时可使用变温毯等主动升温装置,维持手术患者正常体温。

2.补充血容量

低血容量休克治疗的首要措施是迅速补充血容量,短期内快速输入生理盐水、右旋糖酐、全血或血浆、清蛋白以维持有效回心血量。同时正确地评估失液量,失液量的评估可以凭借临床症状、中心静脉压、尿量和术中出血量等进行判断。因此休克患者术前必须常规留置导尿管,以备记录尿量;术中出血量包括引流瓶内血量及血纱布血量的总和,巡回护士应正确评估、计算后告知手术医师;在快速补液时,手术室护士应密切观察手术患者的心肺功能,防止急性心力衰竭;在给手术患者输注库血前,要适当加温库血,预防术中低体温的发生。

3.积极处理原发病

(1)术前大量出血引起休克:如术前因肝脾破裂出血、宫外孕出血而引起休克的患者,进入手术室后所有手术团队成员应分秒必争,立即实施手术进行止血。

(2)四肢外伤引起休克:手术室护士事先准备止血带,并协助手术医师及时环扎止血带,并记录使用的起止时间。

(3)术中大出血:洗手护士在无菌区内做好应急配合,密切关注手术野,协助手术医师采取各种止血措施,传递器械、缝针时应确保动作迅速、准确。巡回护士应及时向洗手护士提供各类止血物品和缝针,与麻醉师共同准备并核对血液制品。

(4)剖宫产术中发生大出血:手术医师可以通过按摩子宫、使用缩宫素、缝扎等方式进行止血,巡回护士应及时准备缩宫素等增强子宫收缩的药物。如遇胎盘滞留或胎盘胎膜残留情况,洗手护士应配合手术医师尽快徒手剥离胎盘控制出血,若出血未能有效控制,在输血、抗休克的同时,行子宫次全切除术或全子宫切除术,巡回护士应及时提供洗手护士手术器械、敷料及特殊用物,并准确进行添加器械和纱布的清点记录。

4.及时执行医嘱

在抢救手术患者的紧急情况下,巡回护士可以执行手术医师的口头医嘱,执行前必须复述,得到确认后方可执行。

5.做好病情观察及记录

注意观察手术患者的生命体征,包括出入量(输血、输液量、尿量、出血量、引流量等);记录各类抢救措施、术中用药及病情变化。

三、火灾

手术室发生火灾虽然罕见,但如果手术室工作人员忽视防火安全管理,操作不规范,仍然可能发生。因此手术室人员要充分认识到火灾的危险性,提高手术室火灾防范意识,防止发生火灾,并制订火灾应急预案,一旦发生火灾将损失降至最低。

(一)手术室发生火灾的危险因素

1.火源

(1)手术室内各种仪器设备:如电刀、激光、光纤灯源、无影灯、电脑、消毒器等,当设备及线路老化、破损发生漏电、短路,接头接触不良,使用后忘记关闭电源等情况,均是手术室发生火灾的导火索。

(2)手术室相对封闭的空间:如果通风不良、湿度过低,特别是在秋冬季,物体间相互摩擦极易产生静电,遇可燃物或助燃剂即可能导致火灾。

(3)高危设备的使用不当:如高频电刀在使用时会产生很高的局部温度,输出功率越高,产生温度也越高,遇到高浓度氧和乙醇时就会诱发燃烧。

2.氧气

氧气是最常见的助燃剂,患者在手术过程中一般都需持续供养,故可造成手术室中局部高氧环境,特别在患者头部。而当术中面罩吸氧时,由于密闭不严造成无菌巾下腔隙中的氧达到较高的浓度,可燃物在此环境中很容易燃烧。

3.可燃物

手术室内可燃物种类很多,如乙醇、碘酊、无菌巾、纱布、棉球、胶布等,尤以乙醇燃烧最常见,特别是乙醇挥发和氧气浓度增大可造成一种极易燃烧的混合物,一旦有火源就能燃烧,严重者可引起爆炸。

(二)手术室火灾预防措施

1.加强手术室管理

改进手术室的通风设备,防止氧气和乙醇在空气中积聚浓度过高;定期对仪器设备、线路进行维护和检修;氧气瓶口、压力表上应防油、防火,不可缠绕胶布或存放在高温处,使用完毕立即关好阀门;制订手术室防火安全制度及火灾应急预案,手术室内放置灭火器材,保证消防通道通畅。

2.加强术中管理

使用电刀时严格控制输出功率,严禁超出电刀使用的安全值范围;使用75%乙醇或碘酊消毒时,不可过湿擦拭,待其挥发完全后再开始使用电刀;使用任何带电的仪器设备前,必须确定不处在高氧环境中,使用完毕后及时关闭电源;对需要面罩吸氧的手术患者,应尽量给予低流量吸氧。

3.加强手术室人员的消防安全意识

树立防患于未然的观念,杜绝火灾隐患,防止发生火灾。组织全体医务人员学习一些基本的防火灭火安全知识,掌握灭火器材的使用方法。灭火器材有干粉、泡沫、二氧化碳,手术室配备的灭火器主要是二氧化碳灭火器,适合扑灭易燃液体、可燃气体、带电物质引起的火灾。

(三)手术室火灾应急预案及处理流程

1.原则

早发现、早报警、早扑救,及时疏散人员,抢救物资,各方合作,迅速扑灭火灾。

2.现场人员应对火灾四步骤(按照国际通用的灭火程序"RACE")

(1)救援:组织患者及工作人员及时离开火灾现场;对于不能行走的患者,采用抬、背、抱等方式转移。

(2)报警:利用就近电话迅速向医院火灾应急部门及"119"报警,有条件者按响消防报警按钮,迅速向火灾监控中心报警;在向"119"报警时讲清单位、楼层/部门、起火部位、火势大小、燃烧物质和报警人姓名,并通知邻近部门关上门窗、熟悉灭火计划和随时准备接收患者;与此同时,即刻向保卫科、院办、主管副院长汇报,并派人在医院门口接应和引导消防车进入火灾现场。

(3)限制:关上火灾区域的门窗、分区防火门,防止火势蔓延。

(4)灭火或疏散:如果火势不大,用灭火器材灭火;如果火势过猛,按疏散计划,及时组织患者和其他人员撤离现场。

3.救助人员灭火、疏散步骤

救助人员接到报警到达后,立即采取以下步骤展开灭火和疏散。

(1)报警通报:立即通知所有相关领导、部门及可能殃及的区域,要求相关人员到位,启动相应流程,做好灭火和疏散准备。

(2)灭火:①确定火场情况,做到"三查三看"。一查火场是否有人被困,二查燃烧的是什么物质,三查从哪里到火场最近;一看火烟,定风向、定火势、定性质,二看建筑,定结构,定通路,三看环境,定重点、定人力、定路线。②在扑救中,参加人员必须自觉服从现场最高负责人的指挥,沉着、机智、正确使用灭火器材,做到先控制、后扑灭。③抓住灭火有利时机,对存放精密仪器、昂贵物资的部位,应集中使用灭火器灭火,一举将火灾扑灭在初起阶段。④有些物品在燃烧过程中可产生有毒气体,扑救时应采取防毒措施,如使用氧气呼吸面罩,用湿毛巾、口罩捂住口鼻等。

(3)疏散:积极抢救受火灾威胁的人员,应根据救人任务的大小和现有的灭火力量,首先组织人员救人,同时部署一定力量扑救火灾,在力量不足的情况下,应将主要力量投入救人工作。

4.疏散的原则和方法

(1)火场疏散先从着火房间开始,再从着火层以上各层开始疏散救人;本着患者优先的原则,医院员工有责任引导患者向安全的地方疏散。即先近后远,先上后下。要做好安抚工作,不要惊慌、随处乱跑,要服从指挥;对于被火围困的人员,应通过内线电话或手机等通信工具,告知其自救办法,引导他们自救脱险。

(2)疏散通道被烟雾所阻时,应用湿毛巾或口罩捂住口鼻,身体尽量贴近地面,匍匐前进,向消防楼梯转移,离开火场;对火灾中造成的受伤人员,抢救人员应采用担架、轮椅等形式,及时将伤员撤离出危险区域。

（3）禁止使用电梯，防止突然停电造成人员被困在电梯里。疏散通道口必须设立哨位指明方向，保持通道畅通无阻；最大限度分散分流，避免大量人员涌向一个出口，因拥挤造成伤亡事故。

（4）疏散与保护物资：对受火灾威胁的各种物资，是进行疏散还是就地保护，要根据火场的具体情况决定，目标是尽量避免或减少财产的损失。在一般情况下，应先疏散和保护贵重的、有爆炸和有毒害危险的及处于下风方向的物资。疏散出来的物资不得堵塞通路，应放置在免受烟、火、水等威胁的安全地点，并派人保护，防止丢失和损坏。

四、停电

手术室停电通常可分为由人为原因造成的停电和意外情况引起的停电。如维修线路、错峰用电、拉闸限电或打雷时保护性的关闭电源等人为原因导致的停电，应事先告知手术室，做好停电准备，保证手术安全。若由恶劣天气、火灾、电路短路等意外情况引起的手术室停电，虽无法事先预料，但要提高警惕，完善应急工作。

（一）手术室停电预防措施

1.按手术室建筑标准做好配电规划

医院及手术室系统应建立两套供电系统，当其中一路发生故障时，自动切换至备用系统，保障手术室及其他重要部门的供电。同时，医院及手术室还应备有应急自供电源系统，当两套外供系统全部出现故障时，可紧急启动，维持短时间供电，为抢修赢得时间，为患者的安全提供保障。

2.加强手术室管理

每个手术间配备有足够的电插座，术中用电尽量使用吊塔与墙上的电源插座，少用接线板，避免地面拉线太多；电插座应加盖密封，防止进水，避免电路发生故障；每个手术间有独立的配电箱及带保险管的电源插座，以防一个手术间故障影响整个手术室运作；设备科相关人员必须定期对手术室的电器设备进行检测和维护；手术室严禁私自乱拉乱接电线；如发生断电应马上通知相关人员查明原因，防止再次发生。

3.加强手术室人员的用电安全意识

制订防止术中意外停电制度、停电应急预案，组织学习安全用电知识，术中合理使用电器设备，防止仪器短路。

（二）手术室停电应急预案及处理流程

1.手术间突发停电

（1）手术室人员立即报告科主任、护士长，电话报告医院相关部门。

（2）巡回护士使用应急灯照明，保证手术进行，清醒的患者做好安抚工作。

（3）断电后麻醉呼吸机、监护仪、微量输液泵等用电设备均停止工作，尽量使用手动装置替代动力装置，如呼吸机改手控呼吸，监护仪蓄电池失灵无法正常工作，应手动测量血压、脉搏和呼吸，以及时判断患者的生命体征，保证手术患者呼吸循环支持。

（4）防止手术野的出血，维持手术患者生命体征稳定，如为单间手术间停电可以先将电刀、超声刀等仪器接手术间外电源；如为整个手术室的停电应立即启动应急电源。

（5）关闭所有用电设备开关（除接房外电源的仪器），由专业人员查明断电原因，排除后恢复供电。

(6)做好停电记录包括时间及过程。

2.手术室内计划停电

(1)医院相关部门提前通知手术室停电时间,做好停电前准备。

(2)停电前相关部门再次与手术科室人员确认,以保证手术的安全。

(3)问题解除后及时恢复供电。

(王亚楠)

第六节　普外科手术的护理

普外科是外科领域中历史最长、发展较全面的学科。该学科内容广泛,是外科其他各专业学科的基础;其范围较大,除了各个专业学科,如颅脑外科、骨科、整形外科,泌尿外科等之外,其余未能包括在专科范围内的内容均属于普通外科的范畴。普通外科手术以腹部外科为基础,还包括了甲状腺疾病、乳腺疾病,周围血管疾病等。在实际工作中,普通外科又可分出一些学科,如胃肠外科、肛肠外科、肝胆外科、胰腺外科、周围血管外科等。下面以几个经典的普通外科手术为例,介绍手术的护理配合。

一、急性肠梗阻手术的护理配合

小肠分为十二指肠、空肠和回肠三部分,十二指肠起自胃幽门,与空肠交接处为十二指肠悬韧带(Treitz 韧带)所固定。回肠末端连接盲肠,并具回盲瓣。空肠和回肠全部位于腹腔内,仅通过小肠系膜附着于腹后壁。肠梗阻是指肠内容物不能正常运行、顺利通过肠道,是外科常见急腹症之一常为物理性或功能性阻塞,发病部位主要为小肠。小肠梗阻是指小肠肠腔发生机械性阻塞或小肠正常生理位置发生不可逆变化,如肠套叠、肠嵌闭和肠扭转等。绝大多数机械性肠梗阻需做外科手术治疗,缺血性肠梗阻和绞窄性肠梗阻更需及时急诊手术处理。

(一)主要手术步骤及护理配合

1.手术前准备

手术患者取仰卧位,行全身麻醉。切口周围皮肤消毒范围为上至剑突、下至大腿上 1/3,两侧至腋中线。按照腹部正中切口手术铺巾法建立无菌区域。

2.主要手术步骤

(1)经腹正中切口开腹:22 号大圆刀切开皮肤,电刀切开皮下组织、腹白线、腹膜,探查腹腔。

(2)分离:切开相应肠系膜,分离、切断肠系膜血管,传递血管钳 2 把,钳夹血管,解剖剪剪断,慕丝线结扎或缝扎。

(3)分别切断肠管近远端:传递肠钳钳夹肠管,15 号小圆刀于两肠钳间切断,移除标本,传递碘伏棉球擦拭残端(图 12-4)。

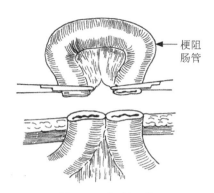

图 12-4　切断肠管

（4）关闭腹腔：传递温生理盐水冲洗腹腔；放置引流管，三角针慕丝线固定；传递可吸收缝线或圆针慕丝线关腹。

（5）行肠肠吻合：对拢肠两断端，传递圆针慕丝线连续缝合或传递管型吻合器吻合（图 12-5）。

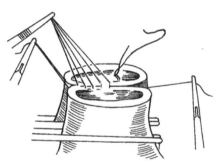

图 12-5　肠肠吻合

（6）关闭肠系膜裂隙：传递圆针慕丝线或可吸收缝线间断缝合（图 12-6）。

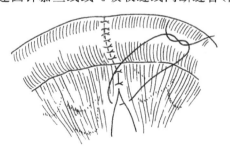

图 12-6　关闭肠系膜裂隙

（二）围术期特殊情况及处理

1.急诊手术,病情危急

手术室值班护士接到急诊手术通知单,立即安排手术间,联系相关病房做好术前准备,安排人员转运患者（病情危重的手术患者必须由手术医师陪同送至手术室）。

手术室护士按照手术要求,备齐手术器械及仪器等设备,如高频电刀、超声刀、负压吸引装置,检查仪器功能,并调试至备用状态。同时应预计可能出现的突发事件和可能需要的物品,以备不时之需。如这位患者为剖腹探查手术,除了肠道切除和吻合外,可能存在肠道破裂、腹腔污染的可能,因此必须备齐大量冲洗液体。

同时应通知手术医师及麻醉师及时到位,三方进行手术患者手术安全核查,保证在最短时间内开始手术。

2.肠道吻合的护理配合

肠道吻合器是临床常用的外科吻合装置之一,在手术使用时,主要做好以下护理配合。

(1)型号选择:应按照医师要求,根据肠腔直径和吻合位置,目测或利用测量器,选择不同型号的吻合器,目前常用的肠道吻合器型号有 25～34 号,并分直线和弯型吻合器。

(2)严格核对:手术医师要求使用 32 号直线型管型吻合器吻合肠腔,由于吻合器价格较高,为一次性高值耗材,巡回护士在打开吻合器外包装之前必须再次与手术医师认真确认吻合器的型号、规格,检查有效期及外包装完整性,均符合要求方可打开使用。

(3)配合使用:洗手护士将抵钉座组件取下交予手术医师,手术医师将抵钉座与吻合器头部分别放入将欲吻合的消化管两端,旋转吻合器手柄末端调节螺母,通过弹簧管及吻合器头部伸出的芯轴,将抵钉座连接固定于吻合器头部。医师进行击发,完成肠管钉合并切除消化管腔内多余的组织。

(4)使用后处置:吻合完成后,配合医师共同检查切下的组织切缘是否完整成环,以保证不出现吻合口瘘。吻合器使用后,按照一次性医疗废弃物标准处理,严禁任何人员将使用过的吻合器带出手术室。

二、甲状腺手术的护理配合

甲状腺是人体最大的内分泌腺体,位于甲状软骨下方,紧贴于气管两旁,由中央的峡部和左右两个侧叶构成。甲状腺由两层被膜包裹,内层被膜称甲状腺固有被膜,紧贴腺体并伸入到腺实质内;外层被膜称甲状腺外科被膜,易于剥离,两层被膜之间有甲状腺动、静脉、淋巴结、神经和甲状旁腺等,因此手术时分离甲状腺应在此两膜间进行。当单纯性甲状腺肿压迫气管、食道、喉返神经等引起临床症状,或巨大单纯甲状腺肿物影响患者生活工作,或结节性甲状腺肿有甲状腺功能亢进或恶变,或甲状腺良性肿瘤都应行甲状腺大部或部分(腺瘤小)切除,其中甲状腺腺瘤是最常见的甲状腺良性肿瘤。

(一)主要手术步骤及护理配合

1.手术前准备

手术患者取垂头仰卧位,行全身麻醉。切口周围皮肤消毒范围为:上至下唇,下至乳头连线,两侧至斜方肌前缘。

2.主要手术步骤

(1)切开皮肤、皮下组织及肌肉:传递 22 号大圆刀在胸骨切迹上两横指处切开皮下组织及颈阔肌。

(2)分离皮瓣:传递纱布,缝合在上下皮瓣处,牵引和保护皮肤;传递组织钳提起皮肤,电刀游离上、下皮瓣。

(3)暴露甲状腺:纵向打开颈白线,传递甲状腺拉钩牵开两侧颈前带状肌群,暴露甲状腺。

(4)处理甲状腺血管:传递圆针慕丝线缝扎甲状腺上动脉和上静脉、甲状腺下动脉和下静脉。

(5)处理峡部:传递血管钳或直角钳分离并钳夹峡部,传递 15 号小圆刀或解剖剪切除峡部。

(6)切下甲状腺组织:传递血管钳或蚊氏钳,沿预定切线依次钳夹,传递 15 号小圆刀切除,取下标本,切除时避免损伤喉返神经。传递慕丝线结扎残留甲状腺腺体,传递圆针慕丝线间断缝合甲状腺被膜。

(7)冲洗切口,置引流管,关切口:生理盐水冲洗,传递吸引器吸尽冲洗液并检查有无活动性出血;放置负压引流管置于甲状腺床,传递三角针慕丝线固定;传递圆针慕丝线依次缝合颈阔肌、皮下组织,三角针慕丝线缝合皮肤,或使用无损伤缝线进行皮内缝合,或使用专用皮肤吻合皮钉吻合皮肤。

(二)围术期特殊情况及处理

1.甲状腺次全切除术患者体位

甲状腺次全切除术的手术患者应放置垂头仰卧位,该体位适用于头面部及颈部手术。在手术患者全身麻醉(简称全麻)后,巡回护士与手术医师、麻醉师一同放置体位。放置垂头仰卧位时除了遵循体位放置一般原则外,还需注意:①在仰卧位的基础上,双肩下垫一肩垫平肩峰,抬高肩部20°,使头后仰颈部向前突出,充分暴露手术野。②颈下垫颈枕,防止颈部悬空。③头下垫头圈,头两侧置小沙袋,固定头部,避免术中移动。④双手平放于身体两侧并使用中单将其保护、固定。⑤双膝用约束带固定。

2.甲状腺手术术中发生电刀故障

术中发生高频电刀报警,电刀无法正常工作使用,巡回护士应先检查连接线各部分完整性,以及电刀连接线与电刀主机、电极板连接线与电刀主机的连接处,避免连接线折断或连接部位接触不紧密的情况发生;查看电极板与手术患者身体部位贴合是否紧密,是否放置在合适部位,当进行以上处理后问题仍未解除,应更换电刀头,如仍无法正常使用,更换高频电刀主机,及时联系厂家维修。此外,当手术医师反映电刀输出功率不够,要求加大功率时,巡回护士不可盲目加大功率,造成手术患者发生电灼伤隐患;应积极寻找原因,检查电刀各连接线连接是否紧密的同时,提醒洗手护士及时清除电刀头端的焦痂,保持良好传导性能。

3.手术并发症

手术患者在拔管后突然自觉呛咳、胸闷、心悸、呼吸困难、氧饱和度下降等情况,说明很可能由于手术止血不彻底,形成了切口内血肿。应立即通知手术医师及麻醉师进行抢救,并查看手术患者情况:若伤口敷料有渗血、颈部肿胀、负压引流内有大量新鲜血液,则可初步判断为切口内出血所致,应立即备好手术器械,准备二次手术止血。手术室护士首先应配合麻醉师再次气管插管,保持呼吸道通畅;传递线剪或拆钉器,协助手术医师打开切口,清除血肿,解除对气管的压迫,寻找并结扎出血的血管或组织,如手术患者情况仍无改善,则立即行气管切开。

三、肝移植手术的护理配合

移植术是指将一个体的细胞、组织或器官用手术或其他方法,移植到自体或另一个体的某一部位。人体移植学科的发展是近几十年来医学最杰出的成就之一。从最早开展的输全血,到肾、肝、心、胰腺和胰岛、肺、甲状旁腺等器官组织的移植,一直发展到心肺、心肝、胰肾联合移植和腹内多器官联合移植,移植手术的操作技术和移植效果都取得了巨大成就。

近年来,伴随外科技术、器官保存水平、免疫抑制剂运用等各医疗领域技术发展,作为移植手术中难度较高的肝移植也取得了飞速发展,成为治疗末期肝病的首选方法。目前,全世界肝移植中心已超过30个,每年平均以8 000例次为基数持续上升。标准的肝移植术式为原位肝移植,近年来创新多种术式,包括减体积性肝移植、活体部分肝移植、劈离式肝移植、背驮式原位肝移植等,其中活体肝移植是指从健康捐肝人体上切取部分肝脏作为供肝移植给患者的手术方式,其已成为众多先天性胆道闭锁患儿治疗的唯一选择(图12-7)。

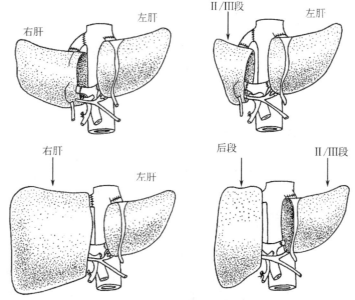

图12-7 活体肝移植

(一)主要手术步骤及护理配合

1.手术前准备

(1)物品准备:准备肝移植器械、肝移植双支点自动拉钩、肝移植显微器械及常用敷料包。准备高频电刀、负压吸引装置、氩气刀、变温水毯、保温箱、各种止血物品。

(2)患者准备:患者放置仰卧位,行全身麻醉。手术医师进行切口周围皮肤消毒,范围为上至颈,下至大腿中上1/3,包括会阴部,两侧至腋中线。

(3)核对:手术划皮前巡回护士、手术医师和麻醉师三方进行Time Out核对患者身份、手术方式、术前备血情况等。

2.供体手术主要手术步骤

活体肝移植包括供体手术和受体手术两部分,供体手术通常为左半肝切除,具体操作如下。

(1)上腹部L形切口进腹:传递22号大圆刀划开皮肤;传递两把有齿镊、高频电刀配合常规进腹。

(2)安装肝移植悬吊拉钩:传递大纱布保护切口,按顺序安装悬吊拉钩。

(3)切除胆囊,进行胆道造影:传递小分离钳、无损伤镊、解剖剪游离胆囊和胆囊管,丝线结扎。传递硅胶管和抽有造影剂的20 mL针筒配合术中造影。

(4)解剖第一肝门:传递小分离钳、解剖剪进行游离;传递橡皮悬吊带牵引左肝动脉、门静脉左支。

(5)阻断左肝动脉、门静脉左支:传递无损伤镊、血管阻断夹进行阻断。

(6)切除肝脏实质:传递氩气刀或CUSA刀配合,遇到所有肝内管道结构,传递小分离钳、无损伤镊、解剖剪进行游离、钳夹、剪断,传递丝线进行结扎、缝扎或钛夹夹闭。

（7）处理左肝管：传递小分离钳进行游离；传递橡皮悬吊带牵引左肝管，穿刺造影确认左肝管位置后，传递解剖剪剪断并缝扎。

（8）游离左肝静脉：传递小分离钳、解剖剪，游离左肝静脉；传递橡皮悬吊带牵引。

（9）供肝血管离断、切除供肝：传递小分离钳、解剖剪剪断左肝动脉；传递2把门静脉阻断钳、解剖剪断门静脉左支；传递肝静脉阻断钳、解剖剪剪断左肝静脉。

（10）止血、关腹：传递无损伤缝针关闭血管及胆道残端；传递引流管；传递圆针慕丝线缝合肌肉和皮下组织，三角针慕丝线缝皮。

3.受体手术主要手术步骤

（1）上腹部 Mercede 切口（Mercede 切口又称"人字形"切口，先在肋缘下2横指做弧形切口，再做一纵形切口向上至剑突下）进腹：传递22号大圆刀划开皮肤；传递两把有齿镊、电刀配合常规进腹。

（2）肝周韧带及第一肝门、第二肝门的游离解剖：传递小分离钳、解剖剪、电刀进行游离解剖；遇血管分支准备结扎、缝扎或钛夹传递；传递橡皮悬吊带对肝动脉、门静脉、肝静脉进行牵引。

（3）切除病肝、准备供肝植入：传递阻断钳和血管阻断夹进行血管阻断。

（4）依次行供受体肝静脉、门静脉、肝动脉及胆道的吻合：传递无损伤镊、笔式持针器和无损伤缝针进行配合；在吻合肝动脉时，巡回护士须及时准备术中用显微镜；洗手护士传递显微镊、显微剪刀配合动脉吻合。

（5）止血，放置引流管，关腹：准备各类止血用物，传递引流管进行放置；传递碘伏与生理盐水1:10配制的冲洗溶液及大量灭菌注射用水进行腹腔及伤口冲洗；传递圆针慕丝线关腹。

4.术后处置

巡回护士协助麻醉师妥善固定气管导管；连接腹腔引流管与集尿袋，并妥善固定，观察引流液色、质、量。仔细检查手术患者皮肤状况，尤其是骶尾部、足跟、肩胛骨、手臂肘部和枕部。监测手术患者体温，控制室温，做好保暖措施，预防术后低体温发生。巡回护士与麻醉师、手术医师一同送患者入重症监护室。若手术患者为肝炎病毒携带者，则术后按一般感染手术术后处理原则进行用物和环境处理。

（二）围术期特殊情况及处理

1.肝移植手术过程中变温水毯操作

（1）变温水毯（以"Blanketrol Ⅱ型变温水毯"为例）操作步骤如下。①手术前：检查蓄水池内水量及水位→安装耦合接头，阴阳相接→确认连接管已接好→放平水毯。②手术时：插入电源插头→打开总电源，开关处于"On"→机器自检，控制面板显示"CK STEPT"→按下"TEMPSET"开关→按上下箭头调节所需水温→按下"Manual Control"启动变温水毯。

（2）使用"Blanketrol Ⅱ型变温水毯"的注意事项：①蓄水池内只能使用蒸馏水，禁止使用去离子水，大部分的去离子水不是 pH 等于7的中性水。如果去离子水是酸性，它将导致电池效应，铜质制冷机将开始腐蚀，最终导致制冷机系统泄漏。②禁止使用乙醇，因为乙醇会腐蚀变温水毯。③蓄水池应每月更换蒸馏水，保护蓄水池不受细菌污染。④变温水毯禁止在无水条件下操作，避免该情况引起对内部组件的破坏。⑤禁止蓄水池内过分充水，当变温水毯里的水流回进处于关闭状态的系统当中，过分充水可能导致溢出。⑥禁止在患者和变温水毯之间放置额外的加热设备，引起皮肤损伤。⑦患者和变温水毯之间的区域应该保持干燥以避免患者意外受伤。

⑧使用变温水毯每隔20分钟,或者在医师的指导下,巡回护士应检查患者的体温和与变温水毯接触区域的皮肤状况,同时检查变温水毯里的水温,对小儿患者、温度敏感者、血管疾病患者必须更为频繁地进行检查。⑨关闭变温水毯电源开关时,应待水毯内的水回流到蓄水器内(让管子和变温水毯连接10分钟以上)再拔出电源线。

2.手术过程中使用氩气刀的注意事项

每次使用前,先检查钢瓶内氩气余量。操作时一定要先开氩气再开机,先关氩气再关机。术中使用时将电刀头缩回并打开氩气,将氩气喷头对准渗血部位,按下电凝开关。注意提醒手术医师氩气刀适当的工作距离,氩气刀刀头与创面最佳工作距离一般为 1.0～1.5 cm,禁止将氩气刀刀头直接接触创面工作。使用时注意观察氩气刀喷射时氩弧颜色:正常为蓝色,出现发红则说明工作距离太近。选择合适喷射角度使氩气喷头与受损组织呈 45°～60°最佳。每次使用完毕后,检查钢瓶内氩气余量,当余量不足时应充足备用。

(王亚楠)

第七节　神经外科手术的护理

神经外科作为一门独立的学科是在 19 世纪末神经病学、麻醉术、无菌术发展的基础上诞生的。神经外科是医学中最年轻、最复杂而又发展最快的一门学科。神经外科是外科学的分支,包括颅脑损伤、脑肿瘤、脑血管畸形、脊髓病变。神经外科又可分出颅底外科、脑内镜、功能神经外科等。下面以几个经典神经外科手术为例,介绍手术的护理配合。

一、颅内动脉瘤夹闭术的护理配合

颅内动脉瘤是当今人类致死、致残最常见的脑血管病。颅内动脉瘤是脑动脉上的异常膨出部分,指血管壁上浆果样的或先天性的突起,可能是血管先天性的缺陷或血管壁变性引起,通常发生在脑底动脉环的大血管分叉处。颅内动脉瘤分类:颈内动脉瘤(30%～40%)、前交通动脉瘤(30%)、大脑中动脉瘤(20%)、大脑后动脉瘤(1%)、椎-基底动脉瘤(10%)。颅内动脉瘤夹闭术手术治疗的原则是将动脉瘤排除于血循环之外,使之免于再破裂,同时保持载瘤动脉的通畅,防止发生脑缺血。

(一)主要手术步骤及护理配合

1.手术前准备

手术患者行全身麻醉,手术体位为仰卧位,患侧肩下垫一小枕,头向右倾斜 30°～45°,上半身略抬高,脑外科头架固定。双眼涂金霉素眼药膏并用眼贴膜覆盖保护,双耳塞干棉球保护,以免消毒液流入眼和耳内。头部手术皮肤消毒时,应由手术区中心部向四周涂擦,包括头部及前额。消毒范围包括手术切口周围 15～20 cm 的区域。按照神经外科手术铺巾法建立无菌区域。

2.主要手术步骤

(1)铺巾:按常规皮肤消毒铺巾。

(2)切开头皮:传递 22 号大圆刀切开皮肤,传递头皮夹,夹住皮肤切口止血。

（3）皮瓣形成：以锐性分离法将皮瓣沿帽状腱膜下游离，并向后翻开皮瓣。

（4）骨瓣形成：传递骨膜剥离器剥离骨膜，暴露颅骨，选择合适的钻孔部位，安装并传递气钻或电钻进行钻孔，并用铣刀铣开骨瓣。

（5）切开硬脑膜：打开硬脑膜前传递腰穿针行脑脊液引流；传递蚊氏钳提夹，11号尖刀切开硬脑膜一小口，传递解剖剪（又称"脑膜剪"）扩大切口，圆针0号慕丝线悬吊。

（6）游离载瘤动脉：传递显微弹簧剪刀切开蛛网膜，神经剥离子协助轻轻剥开；传递脑压板，其下垫脑棉牵开并保护脑组织；传递小号显微吸引器、双极电凝暴露肿瘤邻近的血管及神经组织，逐步游离载瘤动脉的近端和远端、瘤颈直至整个瘤体。

（7）确认和夹闭动脉瘤：夹闭动脉瘤，根据情况选择合适长短及角度的动脉瘤夹蘸水后，与施夹钳一同传递。

（8）切口缝合：逐层关闭切口，放置引流，骨瓣覆盖原处并使用连接片和螺钉固定，传递圆针慕丝线依次缝合颞肌筋膜、帽状腱膜，缝合皮下组织，角针慕丝线缝合皮肤。

3.术后处置

为手术患者包扎伤口，戴上弹力帽，注意保护耳郭避免受压。检查受压部位皮肤，固定引流管，护送手术患者入神经外科监护室进行交接。

（二）围术期特殊情况及处理

1.急诊手术的术前准备

接到急诊手术通知单，立即选择安排特别洁净或标准洁净手术室，联系急诊室或者病房做好术前准备，安排人员转运患者（病情危重的手术患者必须由手术医师陪同送至手术室）。

（1）环境准备：手术室温度保持在23～25℃，相对湿度保持在40％～60％。严格根据手术间面积控制参观人员，1台手术不得超过3名。

（2）特殊器械准备：显微持针器、显微弹簧剪刀、显微枪形镊、各种型号的显微吸引器、神经剥离子、各种型号动脉瘤夹及施夹钳、可调节吸引器、多普勒探头、多普勒血流测定仪。

（3）特殊物品准备：血管缝线、"纤丝速即纱"止血材料和3％罂粟碱溶液。

（4）辅助物品准备：准备带有腰穿针留置孔的手术床及两套负压吸引装置。

同时通知手术医师及麻醉医师及时到位，三方进行手术患者安全核查，保证在最短时间内开始手术。

2.腰椎穿刺术手术体位

术前腰穿留置针的操作应在全麻后进行，避免刺激患者诱发动脉瘤的破裂出血。具体配合方法如下（图12-8）。

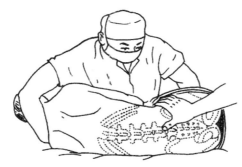

图12-8 腰椎穿刺术

（1）调整体位：手术患者行全身麻醉后，巡回护士与手术医师、麻醉师一同缓慢地将手术患者翻转呈侧卧位，背齐床沿，头部和两膝尽量向胸部屈膝，腰背部向后弓起，使棘突间的椎间隙变宽，利于腰穿针进入鞘膜囊内，巡回护士站立于手术患者前面，帮助固定体位并保护手术患者以防坠床，配合麻醉师行腰穿。

（2）保护腰穿针头：完成腰穿留置引流后，立即用无菌小纱布保护腰穿针头，胶布固定，避免针芯脱落。

（3）确认腰穿留置针位置：手术医师、麻醉师共同将手术患者向床中央稍稍移动，其中一人用手轻扶腰穿针，巡回护士负责观察、确认腰穿留置针与手术床中央留置孔的位置相吻合后，共同将手术患者安置成仰卧位。

（4）术中监测：地面与手术床上留置孔的相应部位放置药碗（当腰穿针开放时可存取脑脊液）。加强巡视和检查，并按照要求进行相应特殊检查。

3.动脉瘤手术过程中的药物管理

对于手术台上使用的各种药物，巡回护士必须与洗手护士严格核对；无菌台上的术中用药，洗手护士必须加强管理，以防混淆或错用。

（1）药物标识规范：手术台上所有的药物及盛放药物的容器（包括注射器、药杯、药碗）必须有明确的标识，其上注明药物名称、浓度、剂量。

（2）杜绝混淆：无菌台上第一种药物未做好标识前，不可传递第二种药物至无菌台。

（3）特殊药物的配合：当需解除血管痉挛时，递显微枪形镊夹持有 3% 罂粟碱溶液的小脑棉湿敷载瘤动脉 5 分钟。

（4）严格区分放置：注射药、静脉输液、消毒液必须严格区分放置，标识清晰。外观相似或读音相近的药物必须严格区分放置。

4.颅内动脉瘤过早破裂

颅内动脉瘤破裂是手术中的危急情况，必须及时、恰当处理，主要方法包括以下几种。

（1）指压法：巡回护士或台下医师协助压迫颈动脉，手术医师在颅内暂时阻断载瘤动脉，制止出血，同时处理颅内动脉瘤。洗手护士传递两只大号吸引器，手术医师迅速清除手术视野内的血液，找到动脉瘤破口，立即用其中一只吸引器对准出血点，迅速游离和处理动脉瘤。

（2）吸引器游离法：洗手护士传递大号显微吸引器，手术医师将动脉瘤吸住后，迅速夹闭瘤颈，该法适用于瘤颈完全游离，如使用不当可引起动脉瘤破口再次扩大。

（3）压迫止血法：洗手护士根据要求传递比破口小的锥形吸收性明胶海绵，手术医师将起头端插入动脉瘤破口处，并传递小型脑棉，在其外覆盖，同时传递小型显微吸引器轻压片刻后，迅速游离动脉瘤。

（4）双极电凝法：仅适用于颅内动脉瘤破口小且边缘整齐的情况下。洗手护士准确快速传递双极电凝镊，手术医师用其夹住出血部位，启动电凝，帮助止血。

5.脑棉的使用和清点

神经外科手术风险大、难度高、手术时间长，脑棉的清点工作是神经外科手术护理的重点和难点，应按照以下方法进行。

（1）术前清点：术前洗手护士应提前洗手，保证充分的时间进行脑棉的清点和整理。由洗手护士和巡回护士两人共同清点脑棉，并记录于手术护理记录单上。清点脑棉时应特别注意,脑棉以10块1包装,每台手术以50块为基数。清点脑棉时需细致谨慎,应及时发现是否存在两块脑棉重叠放置的现象。此外必须检查每一块脑棉的完整性,确认每一块脑棉上带有牵引线。

(2)术中管理:传递脑棉时,需将脑棉平放于示指的指背上或手背上,光面向前,牵引线向后。术中添加脑棉也必须及时清点并记录。添加脑棉时,同样以10块的倍数进行添加。术中严禁手术医师破坏脑棉的形状,如修剪脑棉或撕扯脑棉。巡回护士应及时捡起手术中掉落的脑棉并放至指定位置。

(3)关闭脑膜前清点:必须确认脑棉的数量准确无误方可关闭并记录。关闭脑膜后必须再次确认脑棉的数量准确无误并记录。

二、后颅肿瘤切除手术的护理配合

后颅肿瘤是指小脑幕下的颅后窝肿瘤,常见有小脑、脑桥小脑角区、第四脑室、斜坡、脑干、枕大孔区肿瘤等。经临床和影像学检查证实的后颅肿瘤,除非有严重器质性病变不宜开颅者,一般均应手术治疗,根据手术部位常采用正中线直切口、钩状切口、倒钩形切口。此节以最典型和最常用的枕下正中切口颅后窝开颅术为例说明手术入路及手术配合。

(一)主要手术步骤及护理配合

1.术前准备

手术患者行全身麻醉,手术体位为俯卧位,上半身略抬高,头架固定。双眼涂金霉素眼药膏并用眼贴膜覆盖保护,双耳塞棉花球保护,以免消毒液流入眼和耳内。头部手术皮肤消毒时,应由手术区中心部向四周涂擦。消毒范围要包括手术切口周围15~20 cm的区域。按照神经外科手术铺巾法建立无菌区域。

2.手术步骤

(1)常规皮肤消毒铺巾。

(2)切开头皮:传递22号大圆刀切开皮肤,传递头皮夹,夹住皮肤切口止血。

(3)牵开肌层:传递骨膜剥离器分离两侧附着于枕骨的肌肉及肌腱,显露寰椎后结节和枢椎棘突,传递乳突拉钩或梳式拉钩用于牵开肌层。

(4)骨窗形成:传递气钻或电钻在枕骨鳞部钻一孔,并传递鼻甲咬骨钳扩大骨窗,向上至横窦,向下咬开枕骨大孔,必要时咬开寰椎后弓。

(5)切开并悬吊硬脑膜:传递蚊氏钳提夹,11号尖刀切开硬脑膜一小口,传递解剖剪扩大切口,圆针0号慕丝线悬吊。

(6)肿瘤切除并止血:传递取瘤钳分块切取肿瘤,传递止血纱布进行止血。

(7)清点脑棉,缝合硬脑膜。

(8)切口缝合:逐层关闭切口,放置引流,严密缝合枕下肌肉、筋膜,缝合皮下组织和皮肤。

3.术后处置

为手术患者包扎伤口,戴上弹力帽,注意保护耳郭,检查受压部位皮肤,固定引流管,护送患者入复苏室进行交接。处理术后器械及物品。

(二)围术期特殊情况及处理

1.小脑肿瘤切除术的术前准备

小脑手术部位深,手术复杂,对护理的配合要求高,因此,手术室护士应尽最大可能做好充分的手术准备。具体包括以下几项。

(1)环境准备:安排入特别洁净或标准洁净手术室,手术室温度保持在23～25℃,相对湿度保持在40%～60%。严格根据手术间面积控制参观人员,1台手术不得超过3名。

(2)特殊器械及物品准备:头架、气钻、显微镜、一次性显微镜套、超声刀、吸收性明胶海绵、骨蜡、电刀、"纤丝速即纱"、双极电凝、负压球、医用化学胶水、脑棉、显微弹簧剪、显微枪形剪、枪形息肉钳等。

(3)常规用品准备:术前了解手术患者病情、手术部位,根据手术患者的体型、手术体位等实际情况准备手术所需常规用品。

(4)抢救用品准备:充分估计术中可能发生的意外,提前准备好各种抢救用品。对出血比较多的手术如巨大脑膜瘤等,应事先准备两路吸引器。

2.患者俯卧位的摆放

摆放体位之前,巡回护士应做好充分的准备;将体位垫4～5个呈三角形放于手术床上,体位垫的大小选择根据手术患者的体型确定,体位垫上的布单应保持平整,无皱褶、无潮湿。

手术患者在患者推床上接受全身麻醉后,巡回护士脱去患者衣服,双臂放于身体两旁,用中单加以固定,防止在翻身时肩关节、肘关节扭曲受伤。然后巡回护士与手术医师、麻醉师同时将患者抬起缓慢翻转到手术床上呈俯卧位;注意其中手术医师托住患者颈肩部和腰部,巡回护士托住患者臀部和窝部,麻醉师注意避免气管插管、输液管及导尿管脱落;同时应注意保持头、颈、胸椎在同一水平上旋转。翻转成功后巡回护士根据需要调整体位垫,保证胸腹悬空不受压,四肢处于功能位,全身各个部位得到妥善固定。

3.术中观察

术中还应巡逻护士要密切观察生命体征的变化,观察四肢有无受压、静脉回流是否畅通等。注意保持静脉通路和导尿管的通畅,特别是应手术需要在手术进行中挪动患者体位或疑似患者体位有变动时必须立即检查。常规状态下每1～2小时观察一次。

4.超声刀的连接和使用

脑外科专用超声刀设备较为昂贵,使用要求高,手术室护士应正确使用,以确保其发挥最大的效能。

(1)超声刀使用流程(图12-9)。

(2)脑外科专用超声刀使用前的操作要点包括:①先插上电源,连接踏脚和机器,打开机器开关。检查仪器是否完好。②吸引瓶内采用一次性带止逆阀吸引袋,并连接机器。③洗手护士正确无误地衔接好超声刀手柄电线、吸引管、冲洗管并将三者合一,妥善固定,将其远端传递给辅助护士。巡回护士分别将超声刀插头、吸引管、冲洗管与机器相应插口及冲洗液连接。④巡回护士根据需要调节吸引力、超声频率、冲洗液流量至最合适的范围。

(3)脑外科专用超声刀仪使用时的注意事项:①超声刀头置于安全稳妥的地方,刀头不可触及任何物品。②及时擦净超声刀头上的血迹并吸取生理盐水保持吸引头通畅。③当仪器处于工作状态时,手远离转轴。

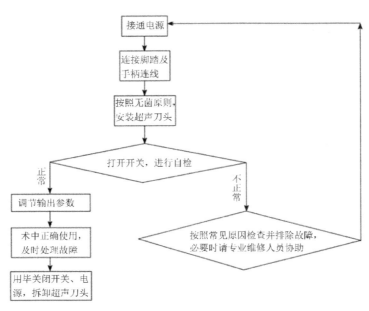

图 12-9　超声刀使用流程

（4）脑外科专用超声刀使用后的注意事项：①脚踩踏脚开关，用超声刀头吸生理盐水 200 mL 冲洗超声刀头中的管腔，然后关闭电源开关。②超声刀头用湿纱布擦拭干净，禁止放在含酶的消毒液中，应送环氧乙烷灭菌。③收好电源电线、踏脚开关等物件，吸引袋按一次性医疗废弃物处理。④登记使用情况。

5.神经外科手术中显微镜的使用

显微镜是神经外科手术最为常用的仪器设备之一，护士应掌握正确的使用和维护保养方法，从而为患者提供安全的治疗，同时延长物品的使用寿命。

（1）使用前的注意事项：①接通电源，连接视频线至彩色监视器，打开电源开关。②根据手术部位调整好助手镜的位置，打开显微镜开关。检查显微镜的各项功能，如聚焦、调整平衡等。目镜的屈光度数，使图像清晰度与助手镜和监视器一样。③拉直显微镜臂，用无菌显微镜套将显微镜套好。

（2）使用中的注意事项：①洗手护士在手术显微镜下配合手术时，要特别注意显示屏上显示的手术操作及进展，主动与主刀医师配合。②传递器械动作幅度要小，做到轻、稳、准。做到一手递，一手接，保证医师在接后即能用。③传递脑棉时，根据需要将不同大小的脑棉传递到医师的视野内。④做各种操作时绝对不可倚靠及碰撞手术床及显微镜底座，以免影响手术区域及操作。

（3）使用后的注意事项：①关闭手术显微镜光源，打开固定器，将显微镜推离手术区。②将手术显微镜镜臂收起，缩至最短距离，注意保护镜头。③关闭总电源，收好电源线和视频线，将手术显微镜放置原位，固定底座开关。④取下手术显微镜套后，应检查手术显微镜上有无血迹，清洁擦拭干净。⑤按要求在专用登记本上记录显微镜使用状况。

（4）保养的注意事项：①手术显微镜的镜头是整个机器的心脏，非常娇贵，所以每次使用后，要用镜头专用纸清洁镜头，禁用粗糙的物品擦拭，防止出现划痕，影响镜头的清晰程度。②勿用乙醇、乙醚等有机溶剂擦拭镜身，可用软布蘸水擦拭；各个螺丝和旋钮不要拧得过紧或过松。

③关闭显微镜时,要先将调节光源旋钮旋至最小,再将光源电源关闭,最后关闭显微镜电源开关,以延长灯泡的使用寿命。④随时记录手术显微镜的使用情况、性能、故障及解决方法。⑤手术显微镜应放置于干净、干燥通风的地方,注意避免碰撞。⑥显微镜通常处于平衡状态,无特殊要求,不要轻易调节。⑦专人负责检查,设专用登记本,每次使用后需登记情况并签名。⑧每3个月由专业人员做一次预防性维修和保养,每年进行1次安全性检查。

(王亚楠)

参考文献

[1] 张世叶.临床护理与护理管理[M].哈尔滨:黑龙江科学技术出版社,2020.

[2] 窦超.临床护理规范与护理管理[M].北京:科学技术文献出版社,2020.

[3] 王婷,王美灵,董红岩,等.实用临床护理技术与护理管理[M].北京:科学技术文献出版社,2020.

[4] 方习红,赵春苗,高莹.临床护理实践[M].长春:吉林科学技术出版社,2019.

[5] 赵安芝.新编临床护理理论与实践[M].北京:中国纺织出版社,2020.

[6] 蒙黎.现代临床护理实践[M].北京:科学技术文献出版社,2018.

[7] 王林霞.临床常见病的防治与护理[M].北京:中国纺织出版社,2020.

[8] 沈燕.实用临床护理实践[M].北京:科学技术文献出版社,2019.

[9] 程娟.临床专科护理理论与实践[M].开封:河南大学出版社,2020.

[10] 张文燕,冯英,柳国芳,等.护理临床实践[M].青岛:中国海洋大学出版社,2019.

[11] 彭旭玲.现代临床护理要点[M].长春:吉林科学技术出版社,2019.

[12] 尹玉梅.实用临床常见疾病护理常规[M].青岛:中国海洋大学出版社,2020.

[13] 姜永杰.常见疾病临床护理[M].长春:吉林科学技术出版社,2019.

[14] 管清芬.基础护理与护理实践[M].长春:吉林科学技术出版社,2020.

[15] 孙彩粉,李亚兰.临床护理理论与实践[M].南昌:江西科学技术出版社,2018.

[16] 万霞.现代专科护理及护理实践[M].开封:河南大学出版社,2020.

[17] 刘有林.实用临床护理实践[M].哈尔滨:黑龙江科学技术出版社,2018.

[18] 任潇勤.临床实用护理技术与常见病护理[M].昆明:云南科技出版社,2020.

[19] 吴欣娟.临床护理常规[M].北京:中国医药科技出版社,2020.

[20] 孙平.实用临床护理实践[M].天津:天津科学技术出版社,2018.

[21] 吕巧英.医学临床护理实践[M].开封:河南大学出版社,2020.

[22] 徐宁.实用临床护理常规[M].长春:吉林科学技术出版社,2019.

[23] 孙丽博.现代临床护理精要[M].北京:中国纺织出版社,2020.

[24] 赵倩.现代临床护理实践[M].北京:科学技术文献出版社,2019.

[25] 池末珍,刘晓敏,王朝.临床护理实践[M].武汉:湖北科学技术出版社,2018.

[26] 张铁晶.现代临床护理常规[M].汕头:汕头大学出版社,2019.

［27］周英,赵静,孙欣.实用临床护理［M］.长春:吉林科学技术出版社,2019.

［28］邵小平,杨丽娟,叶向红,等.实用急危重症护理技术规范［M］.上海:上海科学技术出版社,2020.

［29］黄俊蕾,赵娜,李丽沙.新编实用临床与护理［M］.青岛:中国海洋大学出版社,2019.

［30］伍海燕,贺大菊,金丹.临床护理技术实践［M］.武汉:湖北科学技术出版社,2018.

［31］许家明.实用临床护理实践［M］.北京:中国纺织出版社,2019.

［32］张俊花.临床护理常规及专科护理技术［M］.北京:科学技术文献出版社,2020.

［33］王绍利.临床护理新进展［M］.长春:吉林科学技术出版社,2019.

［34］刘淑芹.综合临床护理实践［M］.北京:科学技术文献出版社,2020.

［35］明艳.临床护理实践［M］.北京:科学技术文献出版社,2019.

［36］李伟,尚文涵,冯晶晶,等.护理人员常见职业暴露监测与防护指标的构建［J］.中国护理管理,2023,23(1):6-11.

［37］曾聪.基于护理信息能力培养的中职信息技术基础课程混合式教学改革与实践［J］.卫生职业教育,2023,41(8):43-46.

［38］李馨宇,姚春艳,肖清.预见性护理程序的临床应用现状［J］.全科护理,2022,20(25):3476-3479.

［39］黄晨,潘红英,庄一渝,等.医院护理信息应急体系的构建及效果评价［J］.护理与康复,2023,22(2):53-56.

［40］高晔秋,刘娟.信息化技术在基础护理技术实训教学中的应用［J］.医药高职教育与现代护理,2023,6(1)22-25.